临床危重病救治与护理技术

主 编　李　霞　韩珊珊　穆玉仙　初丽娜
　　　　刘　颖　冯海霞　于　艳

U0254859

四川科学技术出版社

图书在版编目（CIP）数据

临床危重病救治与护理技术/李霞等主编. —成都：
四川科学技术出版社，2023.7
ISBN 978 - 7 - 5727 - 1045 - 2

Ⅰ.①临… Ⅱ.①李… Ⅲ.①急性病—急救②急性病
—护理③险症—急救④险症—护理 Ⅳ.①R459.7
②R472.2

中国国家版本馆 CIP 数据核字（2023）第 124295 号

临床危重病救治与护理技术

LINCHUANG WEIZHONGBING JIUZHI YU HULI JISHU

主　　编　李　霞　韩珊珊　穆玉仙　初丽娜　刘　颖　冯海霞　于　艳

出 品 人　程佳月
责任编辑　吴晓琳
助理编辑　王天芳
封面设计　刘　蕊
责任出版　欧晓春
出版发行　四川科学技术出版社
　　　　　成都市锦江区三色路 238 号　邮政编码 610023
　　　　　官方微博：http://weibo.com/sckjcbs
　　　　　官方微信公众号：sckjcbs
　　　　　传真：028 - 86361756
成品尺寸　185mm×260mm
印　　张　21.5
字　　数　500 千
印　　刷　成都博众印务有限公司
版　　次　2023 年 7 月第 1 版
印　　次　2023 年 7 月第 1 次印刷
定　　价　88.00 元

ISBN 978 - 7 - 5727 - 1045 - 2

邮　　购：成都市锦江区三色路 238 号新华之星 A 座 25 层　邮政编码：610023
电　　话：028 - 86361770

本书编委会

主　编　李　霞　韩珊珊　穆玉仙　初丽娜　刘　颖
　　　　冯海霞　于　艳
副主编　杨　颖　闫　华　王　雪　田凤娥　孙明媚
　　　　张丽娜　焦艳艳
编　委　（排名不分先后）
　　　　李　霞　泰安市中心医院（青岛大学附属
　　　　　　　　泰安市中心医院，泰山医养中心）
　　　　韩珊珊　枣庄市山亭区人民医院
　　　　穆玉仙　滨州市沾化区黄升中心卫生院
　　　　初丽娜　滨州医学院烟台附属医院
　　　　刘　颖　滨州医学院烟台附属医院
　　　　冯海霞　山东省公共卫生临床中心
　　　　于　艳　威海市妇幼保健院
　　　　杨　颖　山东中医药大学第二附属医院
　　　　闫　华　泰安市中心医院（青岛大学附属
　　　　　　　　泰安市中心医院，泰山医养中心）
　　　　王　雪　滨州医学院附属医院
　　　　田凤娥　单县中心医院
　　　　孙明媚　莱阳市城厢街道社区卫生服务中心
　　　　张丽娜　海军青岛特勤疗养中心
　　　　焦艳艳　嘉兴市秀洲区油车港镇卫生院
　　　　王丽媛　山东中医药大学第二附属医院
　　　　祝　静　山东省公共卫生临床中心
　　　　王新华　山东省公共卫生临床中心
　　　　史　燕　山东省公共卫生临床中心
　　　　王晓艳　山东省公共卫生临床中心

前　言

　　危重病医学涉及的病种几乎涵盖各临床学科，但又截然不同于各临床学科。由于医学科学的发展和社会的需要，其发展较快，已成为一门独立的学科，在保障人民健康、促进国民经济发展等方面发挥越来越重要的作用。急诊科的医护人员，每天可能遇见面广量大、各种各样的急症患者，且有时情况十分紧急，因此，这给从事急诊医学的医护人员又提出了新的要求。为了向广大急诊临床医护人员提供一本具有极强实用性的临床工具书，我们组织了具有急诊临床工作经验的专家学者，编写了《临床危重病救治与护理技术》一书。

　　全书共十章，内容包括临床常见危重病救治和护理技术。内容丰富，简明实用，具有较强的可操作性。本书参考了大量文献资料，因篇幅所限，未能列出，敬请原著者见谅，并向被引用资料的所有专家学者致以最诚挚的谢意。

　　由于编写时间仓促，编者水平有限，书中难免有不足之处，敬请广大读者批评指正。

编　者

2022 年 12 月

目　录

第一章　急危症状 …………………………………………………………… 1

　第一节　高　热 …………………………………………………………… 2

　第二节　呼吸困难 ………………………………………………………… 6

　第三节　胸　痛 …………………………………………………………… 9

　第四节　发　绀 …………………………………………………………… 17

　第五节　咯　血 …………………………………………………………… 23

　第六节　腹　痛 …………………………………………………………… 30

　第七节　头　痛 …………………………………………………………… 35

　第八节　晕　厥 …………………………………………………………… 38

　第九节　昏　迷 …………………………………………………………… 42

第二章　心搏骤停与心肺脑复苏 ………………………………………… 46

　第一节　心搏骤停概述 …………………………………………………… 47

　第二节　基础生命支持 …………………………………………………… 49

　第三节　高级生命支持 …………………………………………………… 53

　第四节　持续生命支持 …………………………………………………… 55

第三章　休　克 ……………………………………………………………… 61

　第一节　概　述 …………………………………………………………… 62

　第二节　心源性休克 ……………………………………………………… 69

　第三节　感染性休克 ……………………………………………………… 73

　第四节　低血容量性休克 ………………………………………………… 77

　第五节　过敏性休克 ……………………………………………………… 79

　第六节　休克的监测与护理 ……………………………………………… 80

第四章　急性肺损伤与急性呼吸窘迫综合征 …………………………… 83

第五章　急性消化道出血 ………………………………………………… 92

　第一节　急性上消化道出血 ……………………………………………… 93

第二节　急性下消化道出血 ……………………………………… 102

第六章　多脏器功能衰竭 ……………………………………… 109

第一节　急性呼吸衰竭 …………………………………………… 110

第二节　急性心力衰竭 …………………………………………… 115

第三节　急性肾衰竭 ……………………………………………… 118

第四节　弥散性血管内凝血 ……………………………………… 123

第七章　急性脑血管疾病 ……………………………………… 133

第一节　脑血栓形成 ……………………………………………… 134

第二节　脑栓塞 …………………………………………………… 141

第三节　脑出血 …………………………………………………… 146

第四节　蛛网膜下隙出血 ………………………………………… 153

第八章　儿科疾病 ……………………………………………… 160

第一节　哮　喘 …………………………………………………… 161

第二节　小儿腹泻 ………………………………………………… 167

第三节　急性坏死性肠炎 ………………………………………… 175

第四节　肠套叠 …………………………………………………… 178

第五节　心力衰竭 ………………………………………………… 180

第六节　病毒性心肌炎 …………………………………………… 189

第七节　急性肾小球肾炎 ………………………………………… 194

第八节　原发性肾病综合征 ……………………………………… 199

第九节　泌尿道感染 ……………………………………………… 206

第九章　耳鼻咽喉科危重病 …………………………………… 210

第一节　鼻出血 …………………………………………………… 211

第二节　急性鼻窦炎 ……………………………………………… 215

第三节　鼻及鼻旁窦恶性肿瘤 …………………………………… 218

第四节　急性咽炎 ………………………………………………… 225

第五节　急性扁桃体炎 …………………………………………… 227

第六节　咽旁脓肿 ………………………………………………… 229

第七节　咽后脓肿 ………………………………………………… 230

第八节　重度阻塞性睡眠呼吸暂停低通气综合征 ……………… 232

第九节　急性喉炎 ………………………………………………… 235

第十节　急性会厌炎 ……………………………………………… 238

第十一节　喉阻塞 ………………………………………………… 240

第十二节　急性化脓性中耳炎 …………………………………… 243

第十章 常用急救护理技术 ……………………………………………………………………… 246

第一节 环甲膜穿刺及气管插管 …………………………………………… 247

第二节 气管切开术 …………………………………………………………… 250

第三节 心脏起搏术 …………………………………………………………… 252

第四节 心脏电复律 …………………………………………………………… 256

第五节 胸腔穿刺术 …………………………………………………………… 259

第六节 胸腔闭式引流术 ……………………………………………………… 260

第七节 心包穿刺术 …………………………………………………………… 262

第八节 导尿术 ………………………………………………………………… 263

第九节 鼻饲术 ………………………………………………………………… 264

第十节 洗胃术 ………………………………………………………………… 266

第十一节 三腔二囊管压迫止血法 …………………………………………… 268

第十二节 机械通气 …………………………………………………………… 269

第十三节 输血技术 …………………………………………………………… 278

第十四节 降颅内压疗法 ……………………………………………………… 307

第十五节 疼痛治疗 …………………………………………………………… 312

第十六节 外伤止血、包扎技术 ……………………………………………… 328

第十七节 骨折固定、搬运技术 ……………………………………………… 332

第一章　急危症状

第一节 高 热

发热是指体温调节中枢受致热原作用或本身功能紊乱时，人体体温升高超过正常的高限，即人体在休息状态下口腔温度大于 37.2℃，直肠温度大于 37.6℃，腋温大于37℃。发热是临床上最常见的症状之一，是发热性疾病所共有的一种病理生理过程。

一、病因

发热的病因较多，临床上主要分为感染性发热与非感染性发热两大类，以前者多见。

（一）感染性发热

感染性发热依病原体的不同可分为以下几类：

1. 病毒性感染

如流行性感冒（简称流感）、其他病毒性上呼吸道感染、病毒性肝炎、流行性乙型脑炎、脊髓灰质炎、麻疹、流行性腮腺炎等。

2. 细菌性感染

如伤寒、结核病、细菌性心内膜炎、败血症、大叶性肺炎、急性细菌性痢疾（简称急性菌痢）、丹毒等。

3. 支原体感染

如支原体肺炎。

4. 立克次体感染

如斑疹伤寒、恙虫病等。

5. 螺旋体感染

如钩端螺旋体病、回归热等。

6. 真菌感染

如念珠菌病、放线菌病等。

7. 寄生虫感染

如疟疾、急性血吸虫病等。

（二）非感染性发热

非感染性发热主要有无菌性坏死物质引起的吸收热、抗原—抗体反应（如风湿热）内分泌与代谢性疾病引起的发热、皮肤散热减少（如广泛性皮炎引起的发热）、体温调节中枢功能异常引起的发热、自主神经功能紊乱引起的发热等。

二、病情评估

发热的原因复杂，临床表现千变万化，往往给诊断带来困难，因此，对一些非典型的疑难病例，除仔细询问病史，进行全面的体格检查和一些辅助检查外，更应注意动态观察，并对搜集来的资料进行仔细的综合分析才能及时得出确切的诊断。

（一）病史

现病史和过去史的详细询问常常能为发热性疾病的诊断和鉴别诊断提供重要的线索。如黑热病、血吸虫病、丝虫病、华支睾吸虫病等有相对严格的地区性；疟疾、流行性乙型脑炎、流行性脑脊髓膜炎（简称流脑）、细菌性痢疾等有一定的季节性；麻疹、猩红热、天花患者痊愈后有长期免疫力；食物中毒多见于集体发病，有进食不洁食物史；有应用广谱抗生素、激素、抗肿瘤药物及免疫抑制剂药物史者，经抗生素治疗无效，要考虑二重感染的可能性；有应用解热镇痛药、抗生素、磺胺等药物史，要警惕药物热，如果同时有皮疹出现，药物热的可能性更大；输血后发热时间长，要考虑疟疾、病毒性肝炎、巨细胞病毒（CMV）感染的可能性；既往有肺结核或有与肺结核患者密切接触史者，要警惕结核复发或结核感染的可能；有恶性肿瘤史，不管是手术后、放射治疗（简称放疗）后或化学治疗（简称化疗）后，再次发热不退要警惕肿瘤转移。

（二）体格检查

详细询问病史和细致的体格检查对大部分高热均能做出正确的判断。病史中考虑到的疾病，还要重点检查有关的系统或脏器，阳性体征的发现对高热的病因诊断有重要参考价值。

1. 一般情况

若一般情况良好而无其他阳性体征者，急性感染性高热应考虑呼吸道病毒感染。

2. 皮肤、黏膜、淋巴结检查

如皮肤、黏膜有黄疸表现应考虑肝、胆疾患。淤点对流脑、败血症、血液病等的诊断有帮助。对有特殊的淋巴结肿大、明显压痛者，应考虑附近器官的炎症等。

3. 头面部

应注意检查巩膜有无黄疸，鼻旁窦有无压痛，外耳道有无流脓，乳突有无压痛，扁桃体有无红肿等。

4. 胸部

应注意乳房有无肿块，肺部有无啰音、胸膜摩擦音，心脏有无杂音等。

5. 腹部

注意有无压痛、反跳痛及肌紧张，有无固定明显压痛点，如右上腹压痛常考虑胆囊炎，女性下腹部压痛应考虑附件炎、盆腔炎等。还须注意有无肿块及肝、脾、肾等情况。

6. 神经系统检查

注意有无脑膜刺激征及病理反射等。

（三）辅助检查

1. 血常规

白细胞计数和分类计数最具初筛诊断意义。白细胞计数偏低，应考虑疟疾或病毒性感染；白细胞计数增高和中性粒细胞左移，常为细菌性感染；有大量幼稚细胞出现时要考虑白血病，但须与类白血病反应相鉴别。

2. 尿液大便检查

尿液检查对尿路疾病的诊断有很大帮助。对昏迷、高热而无阳性神经系统体征患者，应做尿液检查，以排除糖尿病酮症酸中毒合并感染的可能。对高热伴有脓血便或有高热、昏迷、抽搐而无腹泻者，在疑为中毒性菌痢时应灌肠做大便检查。

3. X线检查

X线检查常有助于肺炎、胸膜炎、椎体结核等疾病的诊断。

4. 其他检查

对诊断仍未明确的患者，可酌情做一些特殊的检查，如血培养、抗链球菌溶血素O试验（简称抗O试验）、各种穿刺及活体组织检查（简称活检）。还可依据病情行B型超声（简称B超）、计算机断层扫描（CT）、内镜检查等。

5. 剖腹探查

如果能适当应用CT检查、超声检查以及活检，一般不需要剖腹探查。但对CT的异常发现需要进一步阐明其性质，或制订准确的处理方案，或需做引流时，剖腹探查可作为最后确诊的步骤而予以实施。

（四）诊断性治疗试验

总的来说，不主张在缺乏明确诊断的病例中应用药物治疗，但是，如果在仔细检查和病原学培养后，临床和实验室资料支持某种病因诊断但又未能完全明确时，诊断性治疗试验是合理的。

1）血培养阴性的心内膜炎：有较高的死亡率，如果临床资料表明此诊断是最有可能的，抗生素试验治疗可能是救命性的，常推荐应用广谱抗生素2种以上，联合、足量、早期、长疗程应用，一般用药4~6周，人工瓣膜心内膜炎者疗程应更长，培养阳性者应根据药物敏感试验（简称药敏试验）给药。

2）结核：对有结核病史的患者，应高度怀疑有结核病的活动性病灶，2~3周的抗结核治疗很可能使体温下降，甚至达到正常。

3）疟疾：如果热型符合疟疾（间日疟或三日疟）改变，伴有脾肿大、白细胞计数减少，处于疟疾流行季节或从疟疾流行区来的患者，而一时未找到疟原虫的确切证据，可试验性抗疟治疗，或许能得到良好的疗效，并有助于诊断。

4）疑为系统性红斑狼疮，而血清学检查未能进一步证实的患者，激素试验性用药可获良效而进一步证实诊断。

由于多数不明原因的高热是由感染引起，所以一般抗生素在未获得确诊前是常规地使用以观疗效。

三、治疗措施

（一）一般处理

将患者置于安静、舒适、通风的环境。有条件时应安置在有空调的病室内，无空调设备时，可采用室内放置冰块、电扇通风等方法达到降低室温的目的。高热惊厥者应置于保护床内，保持呼吸道通畅，予足量氧气吸入。

（二）降温治疗

可选用物理降温法或药物降温法。

1. 物理降温法

利用物理原理达到散热目的，临床上有局部和全身冷疗两种方法。

1）局部冷疗：适用于体温超过39℃者，给予冷毛巾或冰袋及化学制冷袋，将其放置于额部、腋下或腹股沟部，通过传导方式散发体内的能量。

2）全身冷疗：适用于体温超过39.5℃者，采用乙醇擦浴、温水擦浴、冰水灌肠等方法。

（1）乙醇擦浴法：乙醇是一种挥发性强的液体，擦浴后乙醇在皮肤上迅速蒸发，吸收和带走机体的大量能量；同时乙醇擦浴又具有刺激皮肤血管扩张的作用，使散热增加。一般选用25%～35%的乙醇100～200 ml，温度为30℃左右。擦浴前先置冰袋于头部，以助降温，并可防止由于擦浴时全身皮肤血管收缩所致头部充血；置热水袋于足底，使足底血管扩张有利散热，同时减少头部充血。擦浴中应注意患者的全身情况，若有异常立即停止。擦至腋下、掌心、腘窝、腹股沟等血管丰富处应稍加用力且时间稍长些，直到皮肤发红为止，以利散热。禁擦胸前区、腹部、后颈、足底，以免引起不良反应。擦浴完毕，移去热水袋，间隔30分钟，测体温、脉搏、呼吸，做好记录，如体温降至39℃以下，取下头部冰袋。

（2）温水擦浴法：取32～34℃温水进行擦浴，体热可通过传导散发，并使血管扩张，促进散热。方法同乙醇擦浴法。

（3）冰水灌肠法：用于体温高达40℃的清醒患者，选用4℃的生理盐水100～150 ml灌肠，可达到降低深部体温的目的。

2. 药物降温法

应用解热剂使体温下降。

1）适应证：①婴幼儿高热，因小儿高热引起"热惊厥"；②高热伴头痛、失眠、精神兴奋等症状，影响患者的休息与疾病的康复；③长期发热或高热，经物理降温无效者。

2）常用药物：有吲哚美辛、异丙嗪、哌替啶、氯丙嗪、激素（如地塞米松）等。对于超高热伴有反复惊厥者，可采用亚冬眠疗法［静脉滴注氯丙嗪、异丙嗪各2 mg/（kg·次）］。降温过程中严密观察血压变化，视体温变化调整药物剂量。

必要时物理降温与药物降温可联合应用，注意观察病情。

（三）病因治疗

诊断明确者应针对病因采取有效措施。

（四）支持治疗

注意补充营养和水分，保持水、电解质平衡，保护心、脑、肾功能及防治并发症。

（五）对症处理

如出现惊厥、颅内压增高等症状，应及时处理。

四、护理

1）做好患者皮肤、口腔等基础护理，满足患者的基本需要，尽可能使患者处于舒适状态，预防并发症的发生；做好发热患者的生活照顾，如发热患者的衣被被汗液浸湿，应及时更换。

2）患者由于疾病和高热的折磨，容易出现烦躁、焦虑等心理变化，需要更多的关心、抚慰和鼓励。医护人员要多接近患者，耐心解答患者提出的各种问题，使患者从精神、心理上得到支持。

3）严密观察体温、脉搏、呼吸、血压、神志变化，以了解病情及观察治疗反应。在物理降温或药物降温过程中，应持续测温或每5分钟测温1次，昏迷者应测肛温。体温突然下降并伴有大量出汗可导致虚脱或休克，此种情况在老年、体弱患者中尤应注意。

4）观察与高热同时存在的其他症状，如是否伴有寒战、大汗、咳嗽、呕吐、腹泻、出疹或出血等，以协助医生明确诊断。

5）观察末梢循环情况，高热而四肢末梢厥冷、发绀者，往往提示病情更为严重。经治疗后体温下降和四肢末梢转暖、发绀减轻或消失，则提示治疗有效。

6）饮食指导，告知患者发热是一种消耗性疾病，饮食中注意高能量、高蛋白、高维生素的摄取是必要的。鼓励患者多食一些营养丰富、易消化、自己喜爱的流质或半流质饮食，保证每日总能量不低于12 552 kJ；同时注意水分和盐分补充，保证每日入水量在3 000 ml左右，防止脱水，促进毒素和代谢产物的排出。

7）正确测量体温，体温测量的正确性对于判断疾病的转归有一定的意义。应教会患者正确测量体温的方法，应告知成人口腔温度和腋下温度测量的方法、时间及测量中的注意事项；应向婴幼儿家属说明婴幼儿肛温测量的方法、时间及注意事项。

8）加强自我保健教育，指导患者建立有规律的生活；适当进行体育锻炼和户外活动，增加机体的耐寒和抗病能力；在寒冷季节或气候骤变时，注意保暖，避免受凉，预防普通感冒、流感等；向患者和家属介绍有关发热的基本知识，避免各种诱因；改善环境卫生，重视个人卫生；告诫患者重视病因治疗，如系感染性发热，当抗生素使用奏效时，体温便会下降。

（田凤娥）

第二节　呼吸困难

呼吸困难是指患者主观感觉吸入空气不足、呼吸费力；客观表现为呼吸运动用力。重者鼻翼扇动、张口耸肩，甚至发绀，辅助呼吸肌也参与活动，并可有呼吸频率、深度与节律异常。

一、病因

呼吸困难最常见的病因是呼吸系统和循环系统疾病，少数则由中毒性、神经精神性、血源性等因素引起。此外，腹内压增高（如大量腹水、妊娠后期等）时也可致呼吸困难。剧烈运动后的正常人，也可出现短暂的生理性呼吸困难。

（一）呼吸系统疾病

1. 上呼吸道疾病

如咽后壁脓肿、扁桃体肿大、喉内异物、喉水肿、喉癌、白喉等。

2. 支气管疾病

如支气管炎、哮喘、支气管肿瘤、广泛支气管扩张、支气管异物、阻塞性肺气肿、支气管狭窄或受压（邻近的淋巴结或肿块等压迫）。

3. 肺部疾病

如各种炎症、肺气肿、广泛肺结核病、大块肺不张、巨大肺囊肿或肺大疱、肿瘤（特别是肺癌）、肺水肿〔特别是急性呼吸窘迫综合征（ARDS）〕、肺尘埃沉着病（简称尘肺）、肺梗死、结节病、弥漫性肺纤维化、肺泡蛋白沉着症、多发性结节性肺动脉炎、肺泡微结石症、肺淀粉样变等。

4. 胸膜疾病

如大量胸腔积液、气胸、间皮瘤、广泛胸膜肥厚粘连等。

5. 胸壁限制性疾病

如胸廓或脊柱畸形、脊柱炎、肋骨骨折、呼吸肌麻痹、膈肌疲劳或麻痹、膈疝、过度肥胖等。

6. 纵隔疾病

如纵隔炎症、气肿、疝、淋巴瘤、主动脉瘤、甲状腺瘤、胸腺瘤、畸胎瘤等。

（二）心脏疾患

1. 充血性心力衰竭

充血性心力衰竭所致的呼吸困难一般在数周和数月中缓慢进展，是左心衰竭所致的肺静脉和肺毛细血管高压的临床表现。根据严重程度可分别表现为：①劳力性呼吸困难；②端坐呼吸；③夜间阵发性呼吸困难；④静息时呼吸困难；⑤急性肺水肿。

2. 动力不足性心力衰竭

如窦性心动过缓，导致心脏缺血缺氧而引起心脏动力不足。

3. 心包积液

心包积液也可引起呼吸困难，由于心包积液量的不断增加压迫邻近的支气管和肺实质，致使呼吸困难进一步加重，可伴有胸部压迫性钝痛、咳嗽、吞咽困难等症状。

二、病情评估

（一）病史

1. 起病形式

1）发病急，常见于急性喉炎、喉头痉挛、呼吸道异物、急性左心衰竭、哮喘发作、自发性气胸、肺梗死。

2）缓慢发病见于慢性支气管炎、慢性心力衰竭、重症肺结核、肺纤维性变、阻塞性肺气肿、二尖瓣狭窄等。

2. 诱发因素

劳动时出现呼吸困难并加重，休息时减轻或缓解，仰卧位时加重，坐位时减轻，夜间阵发性发作，可能系心源性呼吸困难；活动时明显，休息后无气短者，可能为心功能不全、重度肺气肿、哮喘性支气管炎等；在咳嗽或突然用力后发生者可能为自发性气胸；精神刺激后发生的呼吸困难常见于癔症；慢性进行性呼吸困难常见于胸腔积液（如化脓性、结核性、风湿性及肿瘤浸润等）。

3. 伴随症状

1）发作性呼吸困难伴窒息感：常需做紧急处理，见于哮喘发作、心源性哮喘、喉头痉挛或喉头水肿、大块肺栓塞、自发性气胸等。

2）呼吸困难伴发热：可见于肺炎、肺脓肿、肺结核、胸膜炎、急性心包炎、咽后壁脓肿、扁桃体周围脓肿及中枢神经系统疾病。

3）呼吸困难伴意识障碍或昏迷：多见于中枢神经系统疾病、尿毒症、糖尿病、药物中毒等。

（二）体格检查

1）吸气性呼吸困难，其特点是吸气显著困难，常伴有吼声和三凹征（胸骨上窝、锁骨上窝、肋间隙在吸气时明显下陷）。

2）呼气性呼吸困难，其特点是呼气费力、延长而缓慢，常伴有哮鸣音。

3）混合性呼吸困难，常见于肺组织呼吸面积减少，如肺炎、肺水肿、胸膜炎及气胸均可使呼吸受限，出现呼气与吸气均费力。

（三）辅助检查

血、尿液、大便常规检查，尿酮，血糖，血尿素氮，血肌酐，肝功能，血气分析，二氧化碳结合力（CO_2CP），痰查抗酸杆菌、癌细胞，心电图及心肺 X 线检查，支气管镜检查，各种免疫功能试验等，均有助于病因诊断。

三、治疗措施

1. 病因治疗

积极治疗原发病。

2. 对症处理

对症处理包括保持呼吸道通畅，给氧，给支气管解痉药如氨茶碱、酚妥拉明、莨菪类药物等，呼吸衰竭可给呼吸兴奋剂，必要时给予辅助呼吸。对于心脏病引起的呼吸困难，应立即救治，如吸氧、注射吗啡、强心、利尿等。对于慢性阻塞性肺疾病引起的呼吸困难，除一般治疗包括支持疗法，必要时除吸氧、抗生素防治呼吸道感染外，需积极化痰、排痰及解痉平喘，大力改善呼吸道阻塞。对于大量胸腔积液引起的呼吸困难，为解除呼吸困难及诊断，需进行穿刺及抽液，并针对病因进行全身用药或胸腔内注射。对于自发性气胸引起的呼吸困难，若病情危重不允许 X 线检查者应立即用人工气胸器抽气。干性胸膜炎引起的呼吸困难除病因治疗外，可予以消炎镇痛药如阿司匹林，必要时可予以可待因等。

四、护理

1）保持室内空气新鲜和适宜的温度、湿度；协助患者取舒适的体位，如抬高床头、半坐卧位。

2）教会患者正确的咳嗽、排痰方法，以确保有效咳嗽和顺利排痰，若病情许可，每2小时改变1次体位，以利痰液的移动和清除，必要时吸痰，保持呼吸道通畅。

3）指导患者采取有效的呼吸技术

（1）缩唇式呼吸法：患者用鼻吸气，然后通过半闭的口唇慢慢呼气，边呼气边数数，数到第7后做一个"扑"声，尽量将气呼出，以改善通气，吸与呼的时间之比为1:2或1:3。

（2）膈式呼吸法：护士将双手放在患者肋弓下缘，嘱患者用鼻吸气并将其腹部向外膨起顶住护士双手，屏气1~2秒以使肺泡张开，然后护士双手在患者肋弓下方轻轻施加压力，让患者用口慢慢呼出气体，如此练习数次后鼓励患者自己实施，以增加肺活量。

4）病情许可时，鼓励患者有计划地逐渐增加每日的活动量，以保持和改善肺功能，但应避免过度劳累。

5）向患者说明预防呼吸道感染的重要性和吸烟的危害性，指导患者注意保暖，避免到人多和空气污浊的地方，实施戒烟计划。

6）观察呼吸频率、深度和节律的改变，有无呼吸困难及三凹征，胸锁乳突肌等辅助呼吸肌是否参与呼吸运动。注意心、肺体征，尤其是两侧呼吸音是否对称，啰音的性质与分布，以及心界、心音、心律、杂音与血压。还要检查有无颈静脉怒张、肝大或下肢水肿。若为神经肌肉疾患所致呼吸困难，还应进行肌力、肌张力、腱反射、病理反射等神经系统检查。

7）呼吸困难者要按医嘱进行氧疗，如慢性Ⅱ型呼吸衰竭患者一般采用鼻导管持续给氧，氧流量为1~2 L/min，浓度为24%~30%。按医嘱给予消炎、化痰、止喘药，进行超声雾化等治疗，必要时协助建立和维持人工气道。严重呼吸困难患者要做好机械通气的准备工作，必要时进行机械通气。合并心力衰竭者应按医嘱给予减负荷、强心、利尿等治疗。

（闫华）

第三节　胸　痛

胸痛是一种很常见的临床症状，属于患者就诊时的主诉，很多人在生活中都可能出现过各种类型不同、程度不一的胸痛。虽说大多数胸痛的病因都是良性过程，预后良好，但是一部分起源于重要脏器的疾病（如心肌缺血性疾病）可以直接威胁生命。此时，时间对于患者来说非常重要，早期诊断是关键，早期治疗可获得最佳疗效。如何鉴别这些情况是本节讨论的重点。

胸痛的剧烈程度并不与病情严重性直接相关。详细区分各种胸痛的类型，排除一些良性疾病，有助于降低心肌梗死等一些重症的死亡率。

一、病因

胸痛病因可分为八大类。

（一）胸壁病变

最为常见，如胸壁挫伤、胸肌劳损、肋骨骨折、肋间神经炎、肋软骨炎、带状疱疹等。

（二）肺及胸膜病变

如炎症、肿瘤、气胸。

（三）心血管病变

如心绞痛、心肌梗死、心包炎及心肌炎。

（四）纵隔及食管病变

如急性纵隔炎、纵隔肿瘤、纵隔气肿、急性食管炎、食管周围炎、食管癌等。

（五）横膈病变

如膈胸膜炎、膈下脓肿、膈疝等。

（六）肩关节及周围组织疾病

如肩胛带骨折、软组织损伤、肩关节脱位、肩关节结核、肩关节肿瘤、胸廓出口综合征、颈胸神经根炎等。

（七）脊柱疾病

如颈椎病、胸骨小关节紊乱症、脊柱压缩变形、骨质疏松症、脊柱畸形、棘上韧带劳损、类风湿关节炎、颈椎和胸椎结核、肋软骨炎综合征、多发性骨髓瘤等。

（八）其他

也可有精神因素等其他因素。

二、病情评估

（一）病史

1. 胸痛部位或其放射部位

不同的病因其胸痛部位或放射部位不同。心前区或胸骨后痛并向左肩或左臂内侧放射，常提示急性冠状动脉综合征（ACS），个别病例先有左肩、左臂及（或）左面颊部痛，后向胸腔中心转移，亦是 ACS 的表现；胸痛伴肩胛间区痛或又出现腹痛、腰痛等多处疼痛，常暗示急性主动脉夹层（AD）；胸痛随体位变化、咳嗽时加剧等提示自发性气胸、胸膜炎和肺栓塞；胸骨后痛、进食或吞咽时加剧，提示食管病变。

2. 胸痛性质

不同的疾病，胸痛的性质各异，胸痛的程度与疾病危险性不完全一致。压榨性痛或压迫感多为心绞痛，如疼痛更剧烈或伴有濒死感常提示急性心肌梗死（AMI）；胸部撕裂样痛可能为气胸或液气胸，胸侧部隐痛或钝痛与呼吸运动有关，可能是肺内病变侵犯脏层胸膜；突发胸背部撕裂样剧痛难忍可能为 AD；右胸下部痛并牵扯右肩部，可能为肝胆疾病或膈下脓肿；阵发性灼痛或刺痛多为肋间神经痛。

3. 持续时间

如疼痛持续 5 秒以上，15 分钟以内，常常是心绞痛，若疼痛持续 30 分钟以上，则常为 AMI；进食时发作或疼痛加剧可能为食管疾病。

4. 影响因素

劳累或紧张时发作，休息或口含硝酸甘油 3 分钟内或吸入亚硝酸异戊酯 30 秒缓解，则为心绞痛；若胸痛持续半小时以上或更长，含硝酸甘油无效，则可能为 AMI；若在劳累或紧张后发生，发作有规律性，持续时间较长，可能为变异型心绞痛；深呼吸或咳嗽时胸痛加重，可能为胸膜炎或心包炎。

5. 伴随症状

胸痛伴大汗、苍白、肢冷时，多考虑 AMI、AD 或肺动脉栓塞；伴呼吸困难者，则可能提示气胸、胸膜炎并发胸腔积液；伴吞咽困难或咽下痛时，提示可能为反流性食管炎等食管疾病。

（二）体格检查

除全面体格检查外，应注意以下三方面。

1. 生命体征

应注意四肢血压、有无奇脉、脉搏两侧是否对称、呼吸节律及频率。

2. 颈部查体

有无气管移位、颈静脉怒张。

3. 胸部查体

皮肤有无皮疹，胸壁有无局部压痛。肺部叩诊音的变化，呼吸音强弱的改变，有无干湿啰音、胸膜摩擦音。心界有无扩大，有无心律失常、心音增强或减弱、附加音、杂音及心包摩擦音。

（三）辅助检查

1. 实验室检查

胸痛患者可通过血常规、血生化、红细胞沉降率（简称血沉）和血清免疫学指标［抗核抗体（ANA）、类风湿因子（RF）、尿酸（UA）］帮助诊断白血病、痛风和结缔组织病。通过肌酶谱、肌钙蛋白帮助诊断心肌梗死。

1）天冬氨酸转氨酶（AST）：升高见于 96% 的 AMI，常于发病后 12～48 小时达高峰，3 日后逐渐恢复正常。心绞痛、心包炎时正常，故有助于鉴别。

2）血清肌酸激酶（CK）：AMI 时升高，特异性较其他为高，出现时间早（起病后 4～6 小时），有利于早期诊断及鉴别诊断。充血性心力衰竭和肺源性心脏病（简称肺心病）所致的心力衰竭不引起此酶活性增高。

3）血清肌红蛋白：AMI 阳性率为 97.1%，但无特异性，须结合临床和排除其他原因的血清肌红蛋白增高方能做出 AMI 的诊断。

2. 心电图

心电图也是胸痛患者就诊时的常规检查，其基本目的是判断有无心肌缺血，同时还可发现肺栓塞出现的心律失常、左室肥大、束支阻滞或左室劳损，故成为常用的筛选方法。

AMI 时出现的 ST 段抬高是最为敏感和特异的指标，在胸部症状出现数分钟后即可表现出来。心肌梗死患者中有 80% ~90% 出现新的局限性 ST 段抬高。然而只有 30% ~40% AMI 的胸痛患者在一开始住院的心电图上就发现有 ST 段抬高。临床发现 ST 段抬高的 AMI 患者，男性比女性更为明显。

ST 段压低提示心肌缺血，但是很难据此判断心肌梗死，大约只有 50% 的患者出现 ST 压低而证实为心肌梗死。

对称性 T 波是非特异性指标，在许多疾病中都可出现，如心肌缺血、心肌炎、肺栓塞。大约 1/3 胸痛伴有对称性 T 波的住院患者最终发展成为 AMI。新发的 Q 波对 AMI 有诊断意义，大约 90% 都可以出现。

因急性胸痛入住急诊科的患者中有 1/3 的心电图正常。在这些患者中有 5% ~40% 可能发展为 AMI。急性心肌缺血有胸痛同时心电图缺乏相应改变的患者中只有 4% 能追溯到冠状动脉粥样硬化性心脏病（简称冠心病）的病史。不论近期还是远期诊断都与住院时的心电图明确相关。如果患者的心电图正常，其死亡率及并发症的概率均很低。长期随访的结果亦是如此。在入院患者心电图上发现 ST 段抬高，其早期死亡率最高，ST 段压低则次之，T 波出现最少。

3. 影像学检查

影像学检查包括胸部 X 线和 CT、磁共振成像（MRI）检查是诊断胸痛的重要检查手段，许多呼吸系统和纵隔疾病，如肺炎、支气管肺癌、气胸以及纵隔气肿均可通过常规 X 线胸片等诊断。借助于 X 线胸片、胸部 CT 及 MRI 还可发现严重的左心衰竭或二尖瓣狭窄以及心包炎、胸膜炎、肺动脉高压和肋骨骨折，胸部高速螺旋和增强 CT 有助于诊断肺栓塞和主动脉夹层分离。此外，腹部平片和 CT 也可除外肝癌、肝脓肿和膈下脓肿等腹部疾病引起的胸痛。血管造影能显示血管结构，有助于诊断肺栓塞和动脉瘤。

4. 超声检查

胸、腹部 B 超检查有助于胸腔积液、肝胆和膈下疾病的诊断。超声心动图有助于诊断和鉴别诊断引起胸痛的心血管疾病，包括心瓣膜病、AMI、急性肺栓塞、心肌病和心包炎及主动脉夹层分离、原发性肺动脉高压和一些先天性疾病，必要时可行心导管检查。

5. 核素显像

核素显像主要包括心肌灌注显像和心血池显像。一般以 ^{201}Tc（镉）或 ^{99m}Tc - 甲氧基异丁基异腈（^{99m}Tc - MIBI）使正常心肌显像，而缺血坏死区不显影的"冷区"显像法；也可以 ^{99m}Tc - 焦磷酸盐（^{99m}Tc - PYP）或 ^{111}In（铟）- 抗肌凝蛋白抗体使新鲜坏死心肌显影，而正常心肌不显影的"热区"显像法。诊断心肌缺血性病灶一般以负荷实验与心肌显像相结合，成像多采用单光子发射计算机断层显像（SPECT），诊断冠心病的敏感性与特异性为 80% ~90%。鉴别心肌细胞是否有活力可用 ^{201}Tl（铊）延迟到

18 小时甚至 72 小时显像或注射后重复显像。目前最准确的检查手段是正电子发射断层显像（PET），以^{18}F – 脱氧葡萄糖（^{18}F – DP）为示踪剂探测病灶区心肌的糖代谢活力，在心肌灌注减低的状况下糖代谢活动存在，增强说明心肌有活力，反之则为瘢痕或坏死组织。

6. 心导管技术

心导管技术在诊断先天性疾病、心瓣膜病、心包病变和心肌病变等中很有价值。利用心导管或漂浮导管（Swan – Ganz 导管）在或不在 X 线监视下送入心脏各腔和大血管，进行有关血流动力学监测，获取包括压力、血氧的资料。

（四）诊断分析

对于有胸痛症状的患者，要详细询问胸痛的部位、程度、范围、持续时间、伴随症状、有无外伤、有无类似发病史等，结合体格检查、辅助检查综合分析，进行病因学诊断。

急性胸痛的临床表现各异，病情千变万化，危险性也存在着较大的区别，多数情况下可能预示有严重的不良预后，比如 ACS、主动脉夹层等高危疾病。而越是严重的疾病，其预后就越具有时间依赖性，即诊断越早，治疗越及时，预后越好；反之则带来灾难性后果。

（五）鉴别诊断

胸痛既可是危及生命的症状，也可仅仅是普通疾病的一种表现，临床上结合其病史、体格检查和相应的辅助检查可对其病因做出诊断。

1. 呼吸系统疾病

1）气胸：气胸是胸痛的常见病因之一，几乎 100% 的气胸患者都会出现不同程度的胸痛。

2）肺栓塞：肺栓塞近年来有增多的趋势，该病的临床误诊率较高，它引起的胸痛常为钝痛，有时因栓塞部位附近的胸膜有纤维素性炎症，可产生与呼吸有关的胸膜性疼痛。

3）胸膜炎和恶性肿瘤：胸膜炎引起的胸痛与呼吸有关，深呼吸或咳嗽时加重，随着积液增多，胸痛减轻甚至消失。胸膜恶性肿瘤的胸痛特点是呈进行性加重。

4）急性支气管炎：急性支气管炎由于频繁咳嗽可引起胸骨后疼痛，临床上容易诊断。

5）其他肺部疾病：任何肺部疾病累及壁层胸膜时均可引起胸痛，如肺炎、肺结核、肺癌等。

2. 心血管系统疾病

1）心肌梗死和主动脉夹层分离：中年以上患者出现持续性心前区痛或（及）休克，不论其胸痛程度如何及有无高血压或心绞痛病史，均应考虑 AMI 的可能，进行心电图动态观察，结合临床表现及其他实验室检查如心肌酶测定，必要时行冠状动脉造影明确诊断。对中年以上有高血压或动脉粥样硬化病史患者突然出现剧烈的撕裂样胸痛，可放射到背部、腹部或腰部，应警惕主动脉夹层分离的可能。应注意检查有无一侧桡动脉搏动减弱或消失、主动脉瓣区舒张期杂音，部分患者可出现心包摩擦音或心包、胸腔积液征象。胸部 X 线检查发现主动脉阴影呈进行性增宽，搏动减弱甚至消失而心电图无 AMI 的特征性改变。超声心动图、增强 CT 或 MRI 对此病诊断很有帮助。

2）心绞痛：主要表现为胸骨后压榨性疼痛，可向心前区和左上肢放射，持续数分钟，休息或含服硝酸甘油后常迅速缓解。根据典型的胸痛发作以及发作时心电图出现缺血性改变可诊断心绞痛。

3）急性心包炎：胸痛多位于心前区或胸骨后，为剧痛、刀割样痛，也可为钝痛或压迫感，呈持续性痛，在体位改变、深呼吸或咳嗽时加重，前倾位时可减轻或缓解。常伴发热、心脏压塞症状，如呼吸困难、烦躁不安、发绀、乏力、水肿。起病前往往有上呼吸道感染或原发感染病史，男性多于女性，成人较儿童多见。心包摩擦音是心包炎的重要体征。心包积液在 200 ~ 300 ml 时，心浊音界向两侧扩大，相对心浊音界消失，心尖搏动减弱或消失，心音遥远，心率快，闻及心包叩击音，颈静脉扩张伴奇脉。影像学检查可确诊。

4）肥厚型心肌病：劳力性胸痛，为心前区疼痛，伴劳累后呼吸困难、心悸、乏力、头晕与晕厥。晚期出现心力衰竭。体征：心浊音界向左下扩大，心尖搏动向左下移位，有抬举样搏动。心脏听诊在心尖区内侧或胸骨左缘中下段闻及喷射性收缩期杂音。第二心音反常分裂。辅助检查：

（1）心电图：ST - T 改变，胸前导联 V_3、V_4、V_5 导联出现巨大的倒置窄的 T 波（ >1 mV）；左心室高电压（RV_5 >2.5 mV 或 SV_1 + RV_5 ≥3.5 mV）；异常 Q 波，$V_{5~6}$、aVL、Ⅰ 导联有深而窄的 Q 波；有时在Ⅱ、Ⅲ、aVF 及 $V_{1~2}$ 导联上也可有 Q 波，相应导联 T 波直立；左心房波形异常；部分合并预激综合征。

（2）超声心动图：不对称性室间隔肥厚，左心室肥厚形态可呈壶腹状；二尖瓣前叶或腱索在收缩期前移；左心室舒张功能障碍。

（3）心肌酶谱、心肌损伤标志物测定正常。

5）二尖瓣脱垂：指各种原因使二尖瓣瓣叶和（或）腱索发生病变，而造成的一叶（多为后叶）或两叶在左心室收缩时向左心房内脱垂，导致二尖瓣关闭不全的一系列临床表现。二尖瓣脱垂发病率为 1.4% ~6% ，是较常见的非风湿性心脏瓣膜病之一。多数患者可无症状。部分患者表现为胸部钝痛、锐痛或刀割痛，持续数分钟至数小时，与劳累或精神因素无关，含服硝酸甘油不能使之缓解。另外，可有不同程度的心悸、呼吸困难、乏力、头晕、晕厥等症状；体格检查可在心尖区或其内侧闻及收缩中晚期喀喇音，伴或不伴有收缩期杂音，典型者呈"雁鸣音"。当立位、屏气或吸入亚硝酸异戊酯时，可使收缩期杂音增强；而下蹲、用 β 受体阻滞剂，可使杂音减弱。多数患者心电图可正常，部分患者表现为Ⅱ、Ⅲ、aVF 导联 T 波双相或倒置。另外，还可见各种心律失常，如房性期前收缩、室性期前收缩、室上性或室性心动过速及不同程度的房室传导阻滞等。超声心动图对诊断本病具有特别的意义，可见二尖瓣前后叶突向左心房，并超过瓣环水平；左心室造影显示二尖瓣脱垂和反流。

6）心脏神经症：大多发生在青年和壮年，以 20 ~40 岁为最多，多见于女性，尤其是更年期的妇女。一般并无器质性心脏病证据，但可与器质性心脏病同时存在，或在后者的基础上发生。严重的心脏神经症可对活动能力及生活质量造成影响。心脏神经症的主要特征为主观感受的心血管症状，包括心悸、心前区刺痛、气短或过度换气。此外，神经系统以焦虑为主要症状，患者可有紧张的表情，手掌汗多，两手颤抖，体温有时升高。详细的全身和心血管系统检查证实并无器质性心脏病证据，但某些器质性心脏病亦可无明显客观证据，并且器质性心脏病亦可与心脏神经症同时存在，或后者发生在前者的基础上，因此诊断宜全面考虑。必要时定期随访，观察病情发展后再下结论。与甲状腺功能亢进等内分泌代谢性疾病和其他器质性心脏病相鉴别。

7）心脏瓣膜病：引起胸痛的心瓣膜病常见的有主动脉瓣狭窄、主动脉瓣关闭不全和二尖瓣脱垂。超声心动图可确诊。

3. 食管疾病

食管疾病引起胸痛的临床表现因其病因不同而不同。

1）胃食管反流：患者有烧心、吞咽痛、胸部不适及胸骨中部的压榨感，亦可有恶心、呕吐和唾液分泌过多的表现。

2）食管炎：食管炎表现为吞咽困难、吞咽疼痛，或者有胃食管反流的症状。胸痛往往突然出现，抗酸剂治疗无效。

3）食管痉挛：食管痉挛表现为一种间歇性的钝痛，疼痛位于胸骨中部，可向颈部、背部或胸部放射。

4）食管癌：食管癌除有吞咽痛外，往往伴有进行性加重的吞咽梗阻感。食管吞钡摄片和内镜检查可确诊。

4. 纵隔疾病

纵隔疾病的主要临床表现为胸痛、胸闷和呼吸困难。

1）纵隔肿瘤：纵隔肿瘤压迫周围脏器可引起胸痛、呼吸困难、吞咽困难、声音嘶哑、霍纳综合征、上腔静脉压迫综合征等表现。胸部 CT、MRI 有助于本病的诊断。

2）纵隔炎：纵隔炎多由化脓性感染或结核引起，除了胸痛，常常还伴有感染性疾病的相关表现。

3）纵隔气肿：纵隔气肿多由自发性气胸或者外伤引起，较严重时可引起胸痛、呼吸困难。临床上根据其颈部、面部、前胸触及皮下"握雪感"或"捻发感"，结合 X 线胸片显示颈部及上纵隔有条索状透亮带可确诊。

5. 腹部脏器疾病

1）膈下脓肿：脓液积聚在一侧或两侧的膈肌下、横结肠及其系膜的间隙内，多见于右侧。膈下脓肿可发生在一个或两个以上的间隙。除全身感染的症状外，有下胸部、背部及侧胸部疼痛，并放射于肩部或胸肋缘。检查局部有压痛，呼吸运动减弱。X 线检查可见胸膜反应、胸腔积液、肺下叶部分不张等，膈下可见占位阴影、左膈下脓肿，胃底可受压下降移位，脓肿含气者可见液气平面。B 超检查或 CT 检查对膈下脓肿的诊断及鉴别诊断帮助较大。特别是 B 超指引下行诊断性穿刺，不仅可帮助定性诊断，而且对于小的脓肿可在吸脓后注入抗生素进行治疗。穿刺阴性者不能排除有脓肿的可能。

2）脾梗死：临床少见，缺乏特征性表现，部分病例因可自愈，在临床易被忽视。早期诊断可减少脾梗死的并发症（如脾脓肿和脾破裂），并可排除其他需及时手术的腹部疾病如肝脾破裂、内脏穿孔而避免不必要的剖腹探查。引起脾梗死的疾病常为二尖瓣疾病、骨髓增生性疾病、动脉炎、脾动脉瘤、动脉硬化等疾病。当有门静脉高压等导致的脾肿大时，更易出现脾梗死。脾梗死临床表现缺乏特征性，约半数患者可无症状，较大的脾梗死可引起恶心、呕吐、左上腹及左下胸持续性剧痛，并可向左肩和背部放射。可伴有贫血、白细胞升高和血小板升高。超声检查和 CT 检查可有阳性表现。多发小灶性脾梗死需与脾淋巴瘤、脾转移瘤鉴别，陈旧性脾梗死需同脾囊肿鉴别。

3）其他疾病：肝脓肿时除有感染症状外，还可出现右下胸疼痛及局部压痛，疼痛可向肩部放射；肝癌（尤其位于右叶顶部的）可引起右下胸疼痛，并向右肩部放射；消化性溃疡急性穿孔时可引起剧烈的上腹痛，有时可伴有下胸部疼痛；胆道疾病可引起右下胸痛，也可出现类似心绞痛的发作；有时甚至由于胆道症状不明显或被胸痛症状所掩盖而误诊为冠心病；胃—心综合征主要表现为左侧胸痛或绞榨感，可向左肩放射，偶尔引起心绞痛样发作；脾曲综合征可引起左上腹和心前区疼痛，亦可向左肩、左上臂及颈部放射，有时酷似心绞痛发作，但用硝酸甘油无效，解便或排气后疼痛缓解。心电图正常，X 线透视可见左侧结肠充气。

6. 其他

1）肋软骨炎：多位于第 2～4 肋软骨。疼痛多为闪电样刺痛或持续钝痛。同侧上肢活动、咳嗽、侧身均可使疼痛加重。多见于青壮年，女性多见。体征：局部增粗、隆起、肿胀，有明显压痛。局部皮肤无红肿，肋软骨表面光滑。无明显阳性影像学征象。

2）肌源性疼痛：常由外伤、肌肉劳损引起，也可由剧烈咳嗽及强力劳动引起。疼痛持续时间长短不一，短者疼痛较剧，长者多为钝痛。体征：局部有压痛。无明显阳性影像学征象。

3）带状疱疹：本病可引起剧烈的胸痛，沿肋间神经放射，呈条带状。皮肤异常过敏。体征：病侧皮肤上出现多个散在的丘疹或小水疱疹，内容物澄清，周围绕以炎症性红晕，小水疱簇集成群，但疏散排列，常发生在身体一侧，沿肋间神经分布，不越过中线，或仅累及对侧皮肤的小部分。病程为 2～4 周，愈合后一般不留瘢痕。

三、治疗措施

（一）病因治疗

积极治疗原发病。

（二）对症治疗

1）关节镇痛膏或伤湿镇痛膏，对轻症病例有一定效果。

2）镇痛药如阿司匹林、吲哚美辛、保泰松等可酌情选用。

3）对于癌肿晚期可给予吗啡或哌替啶，对于咳嗽较剧引起的胸痛可用磷酸可卡因口服。

4）对于肋间疼痛、局部肌肉疼痛或肋软骨炎可用 1% 普鲁卡因 5～10 ml 局部封闭，每日或隔日 1 次。肋软骨炎尚可用 1% 普鲁卡因 2～5 ml 加泼尼松龙 12.5～25 mg 局部封闭，每周 2 次。

5）对于肋骨骨折或胸膜炎可用 5～10 cm 宽胶布固定，胶布两端应超过正中线。对于闭合性多发性肋骨骨折和双骨折，因常引起反常呼吸，合并呼吸及循环障碍，须及时紧急处理，在保证呼吸道通畅及积极处理休克的基础上控制反常呼吸，如棉垫加宽胶布固定、肋骨牵引固定等。

四、护理

1）使患者保持安静休息，适当给予镇静剂，做好心理护理，消除患者焦虑、恐惧情绪。

2）合理安排饮食，保证营养摄入。

3）保持大便通畅，避免用力大便。

4）密切观察病情，加强对生命体征、胸痛变化的观察，如有异常情况应立即通知医生，进行对症处理。

5）做好基础护理，如口腔、皮肤护理，预防并发症。

6）对于各种疾病引起胸痛的患者，医护人员应指导患者注意休息，避免加重胸痛的因素和采取相应措施缓解胸痛，如肺及胸膜病变时在深吸气、咳嗽时胸痛加剧；冠心病患者在饮食、劳累、饮酒、吸烟、受凉、情绪激动等情况下会诱发心绞痛或心肌梗死，此时应使患者采取平卧位，避免搬动患者和使患者情绪紧张，舌下含服硝酸甘油以缓解心前区疼痛。

7）指导患者保证休息，合理饮食，改正吸烟、饮酒不良嗜好，避免过劳、受凉、情绪激动等刺激，教育患者树立战胜疾病的信心，做好患者的心理护理。

（冯海霞）

第四节　发　绀

发绀是指血液中还原血红蛋白增多，使皮肤、黏膜呈青紫色的现象。少数情况下，如高铁血红蛋白、硫化血红蛋白亦可致皮肤、黏膜呈青紫现象，发绀在皮肤较薄、色素较少和毛细血管丰富的部位，如口唇、鼻尖、颊部与牙床等处较为明显，易于观察。

一、病因

1. 中心性发绀

中心性发绀包括肺性发绀和心性混合性发绀。肺性发绀见于呼吸道阻塞或各种严重肺部、胸膜疾病，使肺的氧合作用不足所致。心性混合性发绀见于右至左分流的先天性心脏病，如法洛四联症、法洛三联症等，是由于部分静脉血通过心脏内的异常通道进入动脉，当分流量超过心排血量的1/3时，即可出现发绀。

2. 周围性发绀

由周围组织氧耗量增加、血液循环障碍等因素引起。全身性因素，如严重心力衰竭、休克、缩窄性心包炎、三尖瓣狭窄、血容量不足等。局部因素，肢端循环障碍如雷诺病、血栓性静脉炎及动脉炎。

3. 混合性发绀

由血液在肺氧合不足同时伴有周围血流缓慢所致，见于全心衰竭和慢性支气管炎引起的肺心病。

4. 异常血红蛋白性发绀

血液中高铁血红蛋白量达 30 g/L 时，即可出现发绀，可由药物或化学品如亚硝酸盐、硝基苯、苯胺等引起，或进食大量含亚硝酸盐的蔬菜（肠源性青紫症）；血液中硫化血红蛋白量达 5 g/L 时，可出现发绀，为获得性，是由于硫化氢作用于血红蛋白而产生的，见于非那西丁等乙酰苯胺类药物中毒时；先天性高铁血红蛋白血症也可引起发绀。

二、病情评估

（一）病史

1. 发绀的发生情况

发生的年龄、起病时间、可能诱因、出现的急缓。

2. 发绀的特点及严重程度

注意发绀的部位与范围、青紫的程度，是全身性还是局部性；发绀部位皮肤的温度，经按摩或加温后发绀能否消退；发绀是否伴有呼吸困难。若为中心性发绀，则应询问有无心悸、气促、胸痛、咳嗽、晕厥、尿少等心肺疾病症状；周围性发绀者，则应注意上半身或某个肢体或肢端有无局部肿胀、疼痛、肢体发凉、受寒等情况。异常血红蛋白血症者一般无呼吸困难。红细胞增多者发绀明显，而休克和贫血者发绀不明显。

3. 相关病史

有无心肺疾患及其他与发绀有关的疾病病史；是否出生后及幼年时就有发绀；有无家族史；有无相关药物、化学物品、变质蔬菜摄入史，有无在持久便秘情况下过食蛋类或硫化物病史等。

4. 主要伴发症状

1）发绀伴呼吸困难：见于重症心肺疾病、急性呼吸道梗阻和大量气胸等。高铁血红蛋白血症和硫化血红蛋白血症虽有明显发绀，但无呼吸困难。

2）发绀伴杵状指（趾）：主要见于发绀型先天性心脏病、肺部肿瘤和慢性化脓性疾病，如支气管扩张和肺脓肿。

3）急速发生的发绀伴意识障碍：见于药物或化学物质中毒、休克。

（二）体格检查

1. 一般项目

注意有无窒息、呼吸困难、心力衰竭和休克的表现。

2. 发绀程度与色泽

轻度发绀的发现在很大程度上有赖于检查者的观察能力和经验，极度发绀多见于高铁血红蛋白血症和发绀型先天性心脏病。慢性肺心病、非发绀型先天性心脏病继发肺动脉高压伴右向左分流综合征的发绀往往也较明显。病程冗长的发绀，因继发红细胞增多，发绀多较显著；而发绀病程短者，多不伴有红细胞增多，发绀一般较轻。伴有休克或贫血者，发绀程度大多较为轻微，皮肤黏膜多不出现典型青紫色而呈青灰色。真性红细胞增多症由于血液黏稠、血流缓慢而引起发绀，其程度较轻，且带有紫红色或呈古铜色。

3. 发绀的分布

1）如发绀仅限于末梢部位如鼻尖、耳垂、手指和足趾等处，而温暖部位并无发绀，加温后发绀消失或减轻者则为周围性发绀。身体温暖部位，如眼结膜或口腔黏膜也同时呈现青紫，在加温后发绀并不消失反趋于明显者为中枢性发绀。血管痉挛性病变引起的发绀属周围性发绀，并呈对称性分布，以肢端部分尤为明显。肢端发绀者和雷诺病都以双侧手指发绀为主，而双足较轻；血管闭塞性疾病如肢体动脉硬化或血栓闭塞性脉管炎则主要累及下肢，虽然双侧均累及，但常呈不完全对称。

2）发绀可呈特殊分布，在诊断上具有特征性，见于：

（1）先天性动脉导管未闭合并肺动脉高压伴有右向左分流时，下肢或躯干呈现明显发绀，两足发绀常较面部和两手为明显，趾呈杵状改变，而头部与上肢发绀则较轻，颜面正常。

（2）完全性大血管错位伴有动脉导管未闭合并肺动脉高压产生肺动脉至主动脉分流时，则头部和上肢呈现发绀，而下肢青紫反而不明显。

4. 胸部检查

应对肺和心脏进行全面检查。肺气肿体征及肺部干湿啰音等提示为肺源性发绀；心脏增大，有杂音，并根据杂音的部位、性质以及是否伴有心音异常等可判断是否为心内分流引起的发绀或心力衰竭引起的发绀。

5. 杵状指（趾）

一般而言，慢性中枢性发绀严重或明显时，多伴有杵状指（趾）和红细胞增多，故杵状指（趾）最多见于发绀型先天性心脏病，其程度也最明显。慢性肺部疾病亦可有杵状指（趾）。急性呼吸道疾病、后天性心脏病、高铁血红蛋白血症，以及真性红细胞增多症等一般都不伴有杵状指（趾）。

6. 意识障碍

全身发绀伴有意识障碍者常见于化学性发绀或呼吸、循环功能衰竭者。化学性发绀患者发绀程度虽重，但呼吸困难常不明显；而心功能不全所致的发绀常有明显的呼吸困难，甚至端坐呼吸；休克或弥散性血管内凝血（DIC）时，除了出现意识障碍和全身发绀外，尚有皮肤湿冷、脉搏细速、尿量减少和血压下降等周围循环衰竭的表现。

（三）辅助检查

发绀轻微而肉眼检查难以确定时，应做动脉血氧饱和度（SaO_2）测定。对心源性分流性发绀，还应根据具体情况进行心电、胸部 X 线、超声心动图及心导管等检查。对发绀较明显而一般情况尚好，心肺功能不能解释发绀原因者，应进行血液检查，以确定有无异常血红蛋白的存在。

（四）鉴别诊断

1. 呼吸系统疾病

1）急性喉梗阻：由喉部炎症、过敏、创伤、异物、肿瘤、痉挛、双侧声带外展性麻痹等原因引起。症状：可有声音嘶哑、咽喉部不适、疼痛、发热、呼吸困难、发绀等症状。病史特征：有呼吸道感染、应用药物、创伤、异物吸入、手术等相关病史。体征：发绀、吸气性呼吸困难，吸气时可见锁骨上窝、胸骨上窝、肋间隙同时出现的三凹征，吸气时闻及喉鸣，重症缺氧者表现为呼吸快而浅、心率快、脉无力、面色苍白、出汗。辅助检查：咽、喉、颈、胸部检查及间接喉镜、气管镜及 X 线、CT 检查可有异常发现。

2）慢性阻塞性肺疾病：慢性支气管炎、哮喘、支气管扩张等反复发作，可转变成慢性阻塞性肺疾病。症状：慢性咳嗽、咳痰、气促、呼吸困难和胸闷、发绀、喘息；严重时出现头痛、嗜睡、神志改变。病史特征：起病缓慢、病程长。好发于秋冬寒冷季节。反复发作呼吸道感染及急性加重史。体征：早期体征不明显。随病情进展表现为肺气肿体征，后期出现呼吸急促、发绀、低氧血症和（或）高碳酸血症，可并发慢性肺心病和右心衰竭，合并感染时肺部闻及干湿啰音，散在分布。辅助检查：肺功能检查，吸入支气管舒张药后第一秒用力呼气容积（FEV_1）与用力肺活量（FVC）的比值 [FEV_1/FVC（%）] ＜70% 者，可确定为不能完全可逆的气流受限；胸部 X 线检查，肺过度充气，肺容积增大，胸腔前后径增长，肋骨走向变平，肺野透亮度增高，膈位置低平，心脏悬垂狭长，肺门血管纹理呈残根状，肺野外周血管纹理纤细稀少等，有时可见肺大疱形成；血气检查，表现为低氧血症、高碳酸血症。

3）肺实质和间质疾病：如肺炎、肺水肿、ARDS、肺间质纤维化等。症状：患者呼吸困难明显，往往有咳嗽、咳痰、气喘、胸痛等呼吸系统常见症状。病史特征：往往有呼吸道感染等诱发因素存在，或有慢性心肺部疾病病史。体征：有发绀、呼吸急促、肺部实变或闻及干湿啰音等肺疾病体征。辅助检查：胸部 X 线或胸部 CT 检查有异常发现。

4）肺血管疾病：如肺栓塞、肺动静脉瘘等。症状：有发绀、呼吸困难、咯血等表现。病史特征：往往有心脏病、肿瘤等基础疾病病史。体征：有发绀、呼吸急促，肺部闻及啰音、杂音等体征。辅助检查：胸部 X 线、胸部 CT 或 MRI 检查有助于诊断。

5）胸腔病变：气胸、胸腔积液、创伤等。症状：往往有呼吸困难、胸痛、胸闷、发绀。病史特征：有相应的基础疾病或诱发因素。体征：呼吸困难、发绀、气管及心脏移位，胸部有相应实变或气体增多的体征。辅助检查：胸部 X 线或胸部 CT 检查、超声检查有异常发现。

2. 心血管疾病

1）先天性心脏病：先天性心脏病是心源性发绀最常见的原因，根据出现发绀的早晚可分为早显性与迟显性发绀。当然这种分法并不十分准确，因为同一种发绀型先天性心脏病可以是早显性，也可以是迟显性。每种先天性心脏病由于解剖病理的不同，临床症状、心脏杂音、胸部 X 线、心电图、超声心动图都有其各自的特点，对于疑难病例可考虑心导管检查予以确诊。迟显性发绀型先天性心脏病以艾森门格综合征为代表。

2）风湿性心脏病：心脏瓣膜病变可导致肺动脉高压和肺循环淤血，从而使肺功能下降，引起低氧血症，出现发绀。根据心脏杂音特点及 X 线、心电图和超声心动图检查可以确诊。

3）心源性肺水肿：各种原因引起的左心衰竭，如瓣膜疾病、高血压心脏病、冠心病、心肌病等，导致肺循环流体静压升高，液体漏出至毛细血管，引起气体交换障碍，往往同时合并有周围性发绀。结合呼吸困难的特点、循环淤血的表现、心脏体征及血浆脑钠肽（BNP）、X 线、心电图和超声心动图检查可以诊断。

3. 周围血管疾病

1）血栓闭塞性脉管炎：是一种以周围血管炎症和闭塞为特点的疾病，典型的临床表现为间歇性跛行、休息痛及游走性血栓性静脉炎。该病主要侵犯肢体，尤其是下肢的中、小动脉及伴行的静脉，受累血管呈现血管壁全层的非化脓性炎症，管腔内有血栓形成，管腔呈现进行性狭窄以至完全闭塞引起肢体缺血而产生疼痛，严重者肢端可发生不易愈合的溃疡及坏疽，患肢发凉、发麻、皮肤苍白，有时抽疼，指（趾）甲增厚，粗糙而脆，反复发作或日久局部皮肤呈紫暗色，长时间缺血、缺氧皮肤则变黑、坏死等。

2）闭塞性动脉硬化症：是动脉粥样硬化病变累及周围动脉并引起慢性闭塞的一种疾病。多见于腹主动脉下端的大、中型动脉。动脉粥样斑块及其内部出血或斑块破裂导致继发性血栓形成而逐渐产生管腔狭窄或闭塞，从而出现患肢缺血等临床表现。本病多见于老年人，男性多于女性，20% 的患者伴有糖尿病。最早出现的症状为患肢发凉、麻木和间歇性跛行，随着病情的发展，缺血程度加重，出现下肢持续的静息痛，常在肢体抬高位时加重，下垂位时减轻，疼痛在夜间更为剧烈。患肢颜色改变，特别是足在抬高时苍白，下垂时潮红、发紫，提示微循环水平的动脉缺血；两侧肢体皮温不同，患足变凉。

3）雷诺病：是指在寒冷刺激、情绪激动以及其他因素影响下，肢体末梢动脉阵发性痉挛，临床上多呈对称性，好发于 20 ~ 40 岁女性，以手指苍白—发绀—潮红—正常的皮肤颜色间歇性变化为主要表现。基本变化分为三期：痉挛缺血期、扩张期和充血期。

4）上腔静脉综合征：上腔静脉狭窄及阻塞所致的上腔静脉综合征是一组常见的临床综合征。多数为肿瘤压迫、侵犯上腔静脉所致。上腔静脉位于上纵隔右前方，管壁薄，压力低，易被邻近肿块压迫而产生静脉回流障碍，右上肺癌、纵隔肿瘤、胸腺瘤、巨大甲状腺瘤等均可引起上腔静脉综合征，除原发病表现外有进行性呼吸困难，头、面、上肢水肿，重者可波及颈部及胸背，皮肤发绀，胸壁静脉曲张等。

4. 血液病

1）高铁血红蛋白血症

（1）中毒性高铁血红蛋白血症：常由苯胺、硝基苯、亚硝酸盐、伯氨喹、磺胺等中毒引起，其特点是发绀出现急骤，全身性发绀但不伴有明显的呼吸困难，氧疗不能改善，只有注射亚甲蓝或大量维生素 C 才可消退。肠源性发绀多发生于进食过量含有亚硝酸盐的变质蔬菜或误将亚硝酸盐食用，一般起病急骤，迅速出现缺氧症状，如头晕、乏力，继之口唇发绀，伴有恶心、呕吐等消化道症状，重者可因昏迷、休克而死亡。

（2）先天性高铁血红蛋白血症：自幼有发绀，一般情况好，易误诊为早显性发绀型先天性心脏病。

2）硫化血红蛋白血症：为后天获得性，多由硝酸钾、亚硝酸钠、磺胺、非那西丁等中毒所致，须同时有便秘或服用硫化物在肠内形成硫化氢作为先决条件。硫化血红蛋白呈蓝褐色，当其在血液中浓度超过 5 g/L 时可产生全身明显发绀。硫化血红蛋白一经合成，不论体内或体外都不能恢复为正常血红蛋白，直到红细胞破坏后排出，故发绀持续时间长。本症患者血液呈特殊的蓝褐色，在空气中振摇不能转为鲜红色，分光镜检查时硫化血红蛋白在 618 nm 处产生吸光带，也不被氰化钾所还原，以此与高铁血红蛋白血症相鉴别。

三、治疗措施

（一）病因治疗

对于心源性发绀应治疗和预防感染性心内膜炎，治疗心力衰竭和心律失常，治疗和预防缺氧发作，可长期服普萘洛尔；对大血管错位、三尖瓣闭锁、肺动脉瓣闭锁而房间隔缺口很小者可行心导管气囊房间隔造瘘术；对肺动脉瓣闭锁或严重狭窄等先天性心血管畸形患儿，可静脉注射前列腺素（PG）E，促使和延长动脉导管开放。有手术适应证者行手术治疗。周围性发绀除病因治疗外，还须积极治疗心力衰竭。对于异常血红蛋白引起的发绀，如先天性高铁血红蛋白还原酶缺陷及肠源性发绀者使用亚甲蓝和维生素 C 治疗有效。

（二）一般治疗

①半卧位休息，氧气吸入；②注意保暖；③控制感染及心力衰竭；④避免应用有关药物或食物；⑤严重贫血者输新鲜血等。

四、护理

1）病情评估：了解发绀患者的症状史，包括发绀出现的时间、次数、持续时间、诱因、伴随症状等，了解原发病的治疗情况、患者及家属的心理反应。进行体格检查及实验室检查。

2）针对发绀患者的心身特点，实施不同的心理安抚。

（1）帮助患者树立正确的观念，正视现实。

（2）让发绀患者保持稳定乐观的情绪。在进行治疗工作时，医护人员应注意言行，避免因患者情绪变化而引起原发病的恶化。

（3）热情、主动关心患者，在生活上提供方便，消除患者孤独感。

3）保持室内空气清新、温度适宜，让患者处于一个安心养病的良好环境。

4）严重呼吸困难出现发绀时宜取半卧位，这样可以使膈肌下降，有利呼吸，使血液滞留在下肢，减少回心血量，减轻肺淤血。

5）有发绀症状患者的饮食安排要根据发生原因而定。对于肺源性发绀患者应根据疾病情况，给予高营养、高维生素、高蛋白、易消化的饮食，以补充机体消耗的能量。对充血性心力衰竭患者应注意控制钠的摄入，以免加重心力衰竭。

6）根据不同情况合理用氧。严重缺氧所致的中心性发绀给予氧疗可缓解发绀症状。正确合理掌握吸入氧浓度和流量，在供氧过程中严密观察病情，防止不良反应。极度发绀给氧浓度为28%～35%，中度发绀给氧浓度为28%，轻度发绀给氧浓度为24%～28%。高浓度氧吸入时间不宜过长，可与低浓度氧交替吸入，以免引起肺损害和氧中毒。

7）保暖可使血管扩张并促进血液循环。对于外周血管病变的患者，寒冷天气外出时戴手套和穿羊毛袜，避免肢体外露。休克患者可安置在温暖的空调房间内，多加盖被或用电热毯。但忌用热水袋直接给患者取暖，以免烫伤。

8）遵医嘱按时用药，观察用药情况及用药后的疗效与不良反应。了解药物的性状，向患者讲明用药方法及用药途径。

9）伴随症状：①晕厥、意识障碍等的处理见晕厥、意识障碍相关章节。②血压下降者，严密观察血压、尿量、神志；应用升压药时注意药液的浓度、剂量、滴速，定时测血压，保持静脉通路的通畅。

（冯海霞）

第五节 咯 血

咯血是指喉以下呼吸道及器官病变出血，经口排出者。根据咯血量可分为痰中带血、少量咯血（血＜100 ml/d）、中量咯血（100～500 ml/d）和大量咯血（＞500 ml/d）。咯血常由呼吸系统疾病所致，也见于循环系统及全身其他系统疾病，因此，在询问病史时不仅要考虑呼吸系统疾病，也要考虑其他系统疾病，以免漏诊。

一、病因

（一）支气管疾病

支气管疾病主要由炎症导致支气管黏膜或病灶毛细血管渗透性增加，或黏膜下血管破裂所致。常见于慢性支气管炎、支气管扩张、支气管内膜结核、支气管癌等。

（二）肺部疾病

肺结核是最常见的咯血原因之一。结核性病变可使毛细血管通透性增高、血液渗出，表现为痰中带血；病变侵蚀小动脉管壁则可致咯血；如结核空洞壁肺动脉分支形成的动脉瘤破裂时，则可致大量咯血。此外，肺炎、肺脓肿、肺肿瘤、肺真菌病等均可致不同程度的咯血。

（三）肺血管疾病

1. 肺淤血

咯血者以二尖瓣狭窄引起的肺淤血多见，且发生于较严重的瓣口狭窄的慢性充血期，也可见于其他心脏病引起的急性肺水肿，表现为痰带血丝、少量咯血或咳出粉红色泡沫样痰。

2. 急性肺血栓栓塞症

咯血发生率约30%，量不多，鲜红色，数日后可变成暗红色。伴有呼吸困难、胸痛。常有深静脉血栓形成或血栓性静脉炎、静脉曲张等危险因素。

3. 肺出血肾炎综合征

肺出血肾炎综合征表现为间歇的咯血，合并呼吸困难与胸痛；除肺、肾两脏器之外，其他器官很少受累。此病主要侵犯原来健康的青年男性，病程数月至1年，预后不良。肾脏病变为进行性，尿毒症症状迅速出现，并掩盖肺部症状，死亡通常为肾衰竭所致。

（四）气管、肺先天疾病

1. 单侧肺动脉发育不全

本病少见，患者大多有不同程度的咳嗽、咳痰、痰中带血、胸痛和气促等表现，查体发现患侧胸廓扩张稍受限，语颤及呼吸音减弱，多可闻及啰音，可被误诊为肺气肿、气胸、支气管扩张等。诊断主要依靠胸部X线检查。

2. 肺囊肿

先天性肺囊肿患者往往因突然少量咯血或痰中带血而就诊。如有下列情况应考虑本病：肺部阴影长期存在；阴影在同一部位反复出现；无播散灶；阴影新旧程度一致；肺门纵隔淋巴结不肿大；患者虽反复咯血而无结核中毒症状。支气管造影和CT检查对本病诊断有决定性意义。

（五）全身性疾病的肺部表现

例如急性传染病（钩端螺旋体病肺出血型、出血热等）、各种血液病、白塞病、各种结缔组织病、肺出血肾炎综合征、替代性月经（如子宫内膜异位症）、DIC等。

（六）少见的咯血原因

包括肺囊性纤维化（我国少见）、艾滋病（AIDS）继发卡波西肉瘤（Kaposi肉瘤）时、棘球蚴疾病、硬皮症（伴支气管黏膜毛细血管扩张）、冠心病、恶性纤维组织细胞瘤、主动脉硬化（溃破引起致命性咯血）、急性细菌性心内膜炎（伴动脉瘤）、家族性淀粉样疾病、家族性多器官动脉膨胀病、心室支气管瘘、体外碎石术后、大疱性类天疱疮病、遗传性鼻出血伴出血性毛细血管扩张、肺肉芽肿病、上皮样血管内皮瘤（肺泡出血）、粥样硬化性主动脉瘤、异物食管穿孔、肺曲菌病、肺孢子菌肺炎、尿毒症、间质性肺炎、潜水病、食管疾病等。个别报告有"诈病"或"癔症"患者痰中"带血"。

二、病情评估

（一）病史

咯血的评估首先依据病史。

1. 首先要确定是否咯血

临床上患者自述咯血时首先要除外口腔、鼻咽或喉部出血，必要时，做局部检查以明确诊断。其次，要鉴别是咯血还是呕血。还要排除出血性血液病等。

2. 患者的年龄与性别

青壮年咯血要考虑支气管扩张、肺结核。40 岁以上男性吸烟者首先要考虑支气管肺癌。年轻女性反复咯血要考虑支气管内膜结核和支气管腺瘤。发生于幼年则可见于先天性心脏病。

3. 既往史

幼年曾患麻疹、百日咳，有反复咳嗽咳痰史者首先要考虑支气管扩张。有风湿性心脏病史者要注意二尖瓣狭窄和左心衰竭。

4. 咯血量

一般来说，不能以咯血量多少来判断咯血的病因和病情轻重。痰中带血多为毛细血管通透性增加所致，持续数周，经抗感染治疗无效者应警惕支气管肺癌，只有在排除其他原因后才可考虑慢性支气管炎是少量咯血的原因。反复大量咯血要考虑肺结核空洞、支气管扩张、肺脓肿和风湿性心脏病二尖瓣狭窄。突发急性大量咯血应注意肺梗死。咯血量的估计应注意盛器内唾液、痰及水的含量，以及患者吞咽和呼吸道内存留的血量。

5. 咯血的诱因

有生食螃蟹和蜊蛄史者要考虑肺吸虫病。在流行季节到过疫区者要考虑钩端螺旋体病或流行性出血热。与月经期有一定关系的周期性咯血考虑替代性月经。

6. 咯血的伴随症状

咯血伴刺激性干咳，老年人多见于支气管肺癌，青少年多见于支气管内膜结核；伴乏力、盗汗、食欲缺乏等全身性中毒症状者则肺结核可能性大；伴杵状指（趾）者多见于支气管扩张、支气管肺癌、慢性肺脓肿等；伴全身其他部位皮肤、黏膜出血者多见于血液系统疾病和传染性疾病；伴局限性喘鸣音者应考虑气道不完全性阻塞，见于支气管肺癌或异物。

（二）体格检查

应常规检查脉搏、呼吸、血压、体温；检查皮肤及关节有出血，鼻、咽、口腔有溃疡出血者，应考虑血液病；检查心脏有无扩大、震颤、杂音及心音的改变，特别注意二尖瓣区；检查肺部有无异常浊音区及呼吸音改变等，局限的湿啰音，可能与该部的出血有关；如有杵状指（趾）则应想到肺脓肿、支气管扩张、肺癌等。

（三）辅助检查

1. 血液及痰液检查

血常规、血小板、出凝血时间检查可以提示或排除血液疾病。痰液查结核分枝杆菌、肺吸虫卵、阿米巴原虫、真菌及其他致病菌、癌细胞，对肺结核、肺吸虫病、肺阿米巴病、肺真菌病、肺癌有重要意义。

2. X 线检查

咯血患者均应进行前后位及侧位 X 线胸片检查，在大量咯血不易搬动时可进行床边 X 线检查或咯血停止后再进行检查。

3. 支气管镜检查

支气管镜检查不仅可迅速查明出血部位，也可进行适当的治疗。病情允许时可通过活检或刷检进行组织学或细胞学检查，帮助明确病因。纤维支气管镜（简称纤支镜）

检查应在大量咯血停止 1 ~ 2 小时或少量出血时进行。大量咯血有窒息危险时应用硬质支气管镜进行急救吸引以防气道阻塞，对重度肺功能损害、衰弱不能耐受者应慎用。

4. 支气管造影

对于近期或活动性咯血患者而言，其诊断价值相当有限。目前，主要用于：①为证实局限性支气管扩张（包括隔离的肺叶）的存在；②为排除拟行外科手术治疗的局限性支气管扩张患者存在更广泛的病变。

5. 血管造影

1）选择性支气管动脉造影：咯血患者的出血绝大部分来自支气管动脉系统。选择性支气管动脉造影不仅可以明确出血的准确部位，同时，还能够发现支气管动脉的异常扩张、扭曲变形、动脉瘤形成以及体循环—肺循环交通支的存在，从而为支气管动脉栓塞治疗提供依据。

2）肺动脉造影：对空洞型肺结核、肺脓肿等疾患所引起的顽固性大量咯血，以及怀疑有侵蚀性假性动脉瘤、肺动脉畸形存在者，应在做选择性支气管动脉造影的同时，加做肺动脉造影。

6. 放射性核素检查

出血停止后行通气/灌注扫描有助于明确肺栓塞的诊断。

三、治疗措施

咯血是许多疾病的一个症状，应当积极寻找病因，治疗原发病。如对于左心衰竭及某些血液系统疾病来说，积极治疗原发病即可在短期内起到良好的止血效果；但是，对于大量咯血而言，即刻止血至关重要，否则可能窒息致死。目前，临床上最常见的咯血多为感染性疾病所引起，尤其以支气管扩张、肺结核多见，故对于感染性疾病所致咯血，治疗原发病的同时，止血治疗是首要的治疗措施。

（一）病因治疗

肺结核患者应进行正规抗结核治疗，初治患者可用链霉素、异烟肼、利福平三联治疗。风湿性心脏病左心衰竭患者可静脉推注毛花苷 C 0.2 ~ 0.4 mg 和呋塞米 20 mg。肺部真菌病可应用氟康唑、酮康唑等抗真菌药物。

（二）一般治疗

1. 卧床休息

绝对卧床休息，一般采取半坐位，要符合患者的要求，保持最舒适的体位，如已知出血来源，应采取侧卧位压住出血侧，使出血侧呼吸运动减小。如需平卧，出血侧置沙袋。

2. 镇静

咯血可给患者带来较大的惊恐，应适当予以镇静剂如地西泮 10 mg 肌内注射或苯巴比妥 0.1 ~ 0.2 g 肌内注射。同时指导患者呼吸和咳嗽，不可屏气，有出血务必将血咯出，以防窒息。咳嗽可加剧咯血，剧咳者可给予镇咳剂，如可卡因 15 ~ 30 mg，每日 3 次。也可用喷托维林、复方吐根散、苯丙哌林等，但忌用吗啡，吗啡抑制呼吸中枢，减少咳嗽反射，血液或血块不易咳出，可引起窒息。

3. 吸氧及建立静脉输液通道

失血量多时，可少量多次输新鲜血，既防止休克又有促进止血作用。除非已发生休克，否则不宜大量输液或输血，以免促进出血。不可用低分子右旋糖酐，它能阻止血液凝固。对有缺氧表现者，应给予氧疗，但需首先使呼吸道通畅，免受血液堵塞，才能有效地进行氧疗。采用高频通气方式给氧，可能更为有效。

4. 其他

大量咯血时暂禁食，咯血停止或减轻后可给予易消化食物。保持大便通畅。

（三）止血疗法

1. 止血药物的应用

目前，还没有经双盲试验证明对治疗咯血确切有效的药物。常用止血药物有氨甲苯酸、神经垂体激素、巴曲酶，其他如维生素K、普鲁卡因等。应用止血药物一般没有严格规定，可酌情交替应用，增强治疗效果。

1）神经垂体激素：为脑神经垂体的水溶性成分，可使肺小动脉收缩致血管破裂处血栓形成，同时减少肺内血流量，降低肺循环压力。大量咯血时可用 5～10 U 溶于20～40 ml 生理盐水中或葡萄糖液中缓慢静脉注射，后以 10～40 U 于 5% 葡萄糖液 500 ml 中静脉滴注维持治疗，必要时 6～8 小时重复 1 次。不良反应有头痛、面色苍白、心悸、胸闷、腹痛、便意或血压升高等，高血压、冠心病者及孕妇禁用。

2）普鲁卡因：通过神经阻滞作用达到扩张血管、降低肺循环压力的作用。用于不能使用神经垂体激素者，常用 150～300 mg 普鲁卡因溶于 5% 葡萄糖液 500 ml 内静脉滴注，每日 1 次。少数人对此药过敏，首次应用时应做皮试。

3）酚妥拉明：为 α 受体阻滞剂，直接扩张血管平滑肌，降低肺动静脉压，减轻肺淤血达到止血目的。常用酚妥拉明 10～20 mg 加入 5% 葡萄糖液 250～500 ml 中缓慢静脉滴注，连用 5～7 日，应用过程中注意监测血压，血容量不足时易引起血压下降，故应在补足血容量的基础上应用。

4）巴曲酶：含有类凝血酶和类凝血激酶 2 种有效成分。主要作用为促进出血部位的血小板聚集，促进凝血过程。一般先肌内注射 0.3 U，然后静脉注射 0.3 U，如出血不止，可 4～6 小时重复 1 次。

5）阿托品及山莨菪碱：可用于对神经垂体激素有禁忌者。为治疗肺结核、支气管扩张所致咯血的首选药物。阿托品 1 mg 肌内注射，血不止者于 2～3 小时再次肌内注射 0.5 mg，以后 0.3 mg，每日 2 次口服，血停为止。或山莨菪碱 10 mg 肌内注射，方法同上。机制尚不清楚，可能与其扩张周围血管、减少回心血量以致降低肺动脉压、减少肺血流量有关。青光眼者禁用。

6）催产素：催产素具有直接扩张血管的作用，既能扩张静脉，也能扩张周围小动脉，从而减少回心血量，降低肺动脉压和减少肺循环血量，从而达到止血目的。用法：5～10 U 加入 25% 葡萄糖液 20 ml 中静脉缓慢注射，大部分人 10～20 分钟咯血量明显减少，再用催产素 10～15 U 加入 5% 葡萄糖液 500 ml 静脉滴注，每日剂量 40～50 U，遇有停药后再次咯血者，按原剂量再次给药有效。

7）氯丙嗪：取氯丙嗪 10 mg 每 4～6 小时肌内注射 1 次，必要时增至 15 mg 每 4 小时1次。机制是氯丙嗪既可扩张静脉，也可扩张周围小动脉，从而降低心脏前后负荷而止血。

8）硝酸异山梨酯：硝酸异山梨酯可松弛血管平滑肌，扩张周围血管，减少回心血量，降低心排血量。方法：10～20 mg，每日3次口服。

9）冬眠Ⅱ号：取哌替啶50 mg，异丙嗪25 mg，双氯麦角碱0.3 mg，加注射用水9 ml，共12 ml。每次取2 ml肌内注射，每2～4小时1次，间隔时间长短视患者反应及病情需要而定，待咯血完全停止后再继用3日。

10）肾上腺皮质激素：顽固性咯血病例用一般治疗及神经垂体激素治疗无效时，加用泼尼松每日30 mg，疗程1～2周，可获止血效果，对浸润性肺结核疗效最佳。

11）桂利嗪：每次50 mg，每日2次口服，中等以上咯血者加倍服用。近期疗程1周，血止后长期或间断服用。不良反应有咽干、嗜睡，大多可耐受，无须特殊处理。

12）肼屈嗪：开始用量每次25 mg，每日3～4次，以后可逐渐增加，治疗剂量为每日200～300 mg。肼屈嗪为动脉扩张剂，能有效地降低肺动脉压力，适用于各种原因所致的肺动脉高压性咯血。不良反应有头痛、心悸、心动过速、恶心、呕吐、眩晕、体位性低血压等。

13）其他：如卡巴克洛、维生素K、6－氨基己酸、酚磺乙胺、氨甲苯酸等均可酌情选用。

2. 支气管镜

对采用药物治疗效果不佳的顽固性大量咯血患者，应及时进行纤支镜检查。其目的：一是明确出血部位；二是清除气道内的陈血；三是配合血管收缩剂、凝血酶、气囊填塞等方法进行有效的止血。出血较多时，一般先采用硬质支气管镜清除积血，然后通过硬质支气管镜再应用纤支镜，找到出血部位进行止血。目前，借助支气管镜的常用止血措施有：①支气管灌洗；②局部用药；③气囊填塞。

3. 支气管动脉栓塞术

支气管动脉栓塞术已被广泛应用于大量咯血患者的治疗，尤其是对于双侧病变或多部位出血；心、肺功能较差不能耐受手术或晚期肺癌侵及纵隔和大血管者，支气管动脉栓塞治疗是一种较好的替代手术治疗的方法。

4. 放射治疗

有文献报道，对不适合手术及支气管动脉栓塞术的晚期肺癌及部分肺部曲菌感染引起大量咯血的患者，局限放疗可能有效。

（四）窒息时的紧急处理

窒息是咯血患者致死的主要原因，应及早识别和抢救，窒息抢救的重点是保持呼吸道通畅和纠正缺氧。

1. 体位引流

1）对于一次大咯血窒息者，立即抱起患者下半身，倒置使身体躯干与床成40°～90°角，由另一人轻托患者的头部向背部屈曲并叩击背部，倒出肺内积血，防止血液淹溺整个气道。

2）对一侧肺已切除，余肺发生咯血窒息者，将患者卧于切除肺一侧，健侧肺在上方，头低脚高。

2. 清除积血

用开口器将患者口打开，并用舌钳将舌拉出，清除口咽部积血；或用导管自鼻腔插至咽喉部，用吸引器吸出口、鼻、咽喉内的血块，并刺激咽喉部，使患者用力咳出气道内的积血；必要时，可行气管插管或气管切开，通过冲洗和吸引，亦可迅速恢复呼吸道通畅。

3. 高流量吸氧

高流量吸氧同时，注射呼吸兴奋剂如尼可刹米、洛贝林等。

4. 其他措施

其他措施包括迅速建立输液通道，使用止血药物及补充血容量、纠正休克、抗感染、加强监测和护理，必要时行机械通气。

（五）抗感染

预防肺部感染应予以适当抗生素，特别是支气管扩张、肺脓肿及肺炎等引起的咯血更需要大力抗感染。

四、护理

1）保持病室内安静，避免不必要的交谈，以减少肺部活动度，少量咯血者应静卧休息，大量咯血时应绝对卧床休息。

2）守护在患者身旁并安慰患者，轻声、简要地解释病情，使之有安全感，消除恐惧感。

3）向患者解释心情放松有利止血，告知患者咯血时绝对不能屏气，以免诱发喉头痉挛。血液引流不畅形成血块，导致窒息时，协助患者取患侧卧位或平卧位头偏向一侧，嘱其尽量将血轻轻咯出。

4）大量咯血者暂禁食，少量咯血者宜进少量凉或温的流质饮食，多饮水及多食含纤维素的食物，以保持大便通畅。

5）备好吸痰器、鼻导管、气管插管和气管切开包等急救用品，以便医生及时抢救，解除呼吸道阻塞。

6）严密观察生命体征，及时测量血压、脉搏、呼吸。严密观察精神及意识状态的变化，注意咯血量及速度，及时发现窒息的早期症状，如患者突然发生胸闷、躁动、呼吸困难，突然出现痰鸣音，患者反应迟钝，伴有发绀现象，咯血突然中断等。

7）注意观察患者对治疗的反应，并根据病情变化控制药液滴速。

8）大量咯血病情凶险危重，应迅速建立输液通道，补充血容量及药物。保持呼吸道通畅，体位引流无效时，可通过支气管镜用吸引器抽吸气管、支气管中的血凝块；或用呼吸器行人工呼吸，必要时行气管切开，并协助医生吸取气管内滞留的血块，以保持患者呼吸道通畅。因持续咯血静脉滴注或推注神经垂体激素时，速度不宜过快，并应观察药物反应，如恶心、便意、心悸、面色苍白等。反复应用咯血药物不能奏效时，应做好术前准备、术中配合及术后观察不良反应。需行支气管检查时，应向患者解释手术方法和目的，鼓励患者密切配合。

（冯海霞）

第六节　腹　痛

急性腹痛是急诊患者最常见的主诉之一，涉及内、外、妇、儿等诸多专科。由腹腔内器官病变产生的腹痛称为"真性腹痛"。腹壁和腹部邻近部位病变以及全身性疾病引发的腹痛称为"假性腹痛"。急性腹痛的特点是起病急骤、病因复杂多变、病情严重程度不一，如果诊断不及时或处理不当将产生严重后果。

一、病因

引起腹痛的病因很多，既可由腹内脏器的病变引起，又可由腹外疾患所致。

（一）消化系统疾病

如急性胃炎、消化性溃疡穿孔、急性胃扩张、急性胃扭转、急性胃潴留、胃痉挛、急性肠梗阻、急性胆囊炎、胆石症、胆道蛔虫病、急性胰腺炎等。

（二）泌尿生殖系统疾病

急性肾盂肾炎、肾结石、肾下垂、急性盆腔炎、异位妊娠、卵巢囊肿蒂扭转、卵巢破裂、痛经等。

（三）内分泌及代谢障碍疾病

糖尿病酮症酸中毒、尿毒症、甲状腺功能亢进、腹型嗜铬细胞瘤、急性肾上腺皮质功能不全、低血糖、血卟啉病、高脂血症。

（四）神经系统疾病

腹型癫痫、腹壁神经痛、神经性腹痛。

（五）中毒性疾病

如铅中毒、砷中毒、汞中毒、食物中毒等。

（六）传染病

流行性出血热、登革热、伤寒、急性菌痢、急性阿米巴痢疾等。

（七）腹外脏器疾病

胸部疾病，如细菌性肺炎、急性充血性心力衰竭、AMI、急性心包炎。

二、病情评估

（一）病史

1. 起病的缓急及疼痛程度

疼痛是突然发生还是逐渐出现的，疼痛过程是逐渐加重还是减轻。

2. 腹痛的部位

上腹痛多为食管、胃、十二指肠、胆系或胰腺疾病所致，下腹痛常由结肠病变及盆腔疾病引起。另外，腹痛还应注意是局限性还是弥漫性、固定性还是游走性，是否有放射性。

3. 腹痛性质

疼痛是绞痛、撕裂痛、刀割样、钻顶样，还是钝痛、隐痛、胀痛、闷痛、烧灼痛，是阵发性、持续性，还是持续性疼痛阵发性加重。

4. 腹痛的转移和放射

由于神经分布的关系，一些部位病变引起的疼痛常放射至固定的区域。如胆囊炎、胆石症的疼痛常可放射到右侧肩背部。急性阑尾炎，腹痛常从上腹部和脐周开始，后逐渐转移至右下腹固定。胃、十二指肠穿孔，有时漏出的胃、肠内容物，可沿右侧结肠旁沟流至右下腹，可产生右下腹疼痛及压痛（可误诊为急性阑尾炎）。下叶肺炎、胸膜炎可引起同侧腹部反射性疼痛。肾脏、输尿管结石或女性附件疼痛常可放射到外阴及会阴部。

5. 伴随症状

对急性腹痛患者伴随症状的了解有时可有力地提示疾病的性质，有时可指示疾病的部位和波及范围。如胃肠道疾病常伴有呕吐。肠梗阻呕吐频繁，高位梗阻者呕吐出现较早，吐出内容物多为食物、胃液、胆汁等；低位梗阻者呕吐出现较晚而腹胀明显，吐出的内容物可为粪汁样，并停止排气及排便。吐出褐色腥气味的内容物可能为急性胃扩张。呕吐不消化食物及稀水可能为急性胃炎。吐出蛔虫应考虑十二指肠及胆道蛔虫病的可能。若出现果酱样血便则须想到肠套叠、出血性肠炎的可能。绞痛伴有膀胱刺激征或血尿，常为泌尿系的疾病。腹痛伴有阴道的出血可能为异位妊娠破裂、流产等。腹痛早期伴有休克，见于急性出血坏死性胰腺炎，胃、十二指肠急性穿孔，绞窄性肠梗阻等；腹痛后期伴有休克，多为内出血或弥漫性腹膜炎的表现。先有高热而后有腹痛者可能为内科疾病，外科急性腹痛一般在开始时体温正常或仅有低热，以后随着炎症的进展体温逐渐上升。腹痛伴有寒战、高热或黄疸，应考虑急性梗阻性化脓性胆管炎的可能。腹型癫痫可有短暂的意识丧失。

6. 其他

1）腹痛出现前有无不洁食物史、暴饮暴食、酗酒，有无服药史，所用药物的种类，女性患者应注意月经情况。

2）既往有无类似发作史，有无溃疡病史、肝胆疾病史、糖尿病史、肾脏病史及心脏病史等。

（二）体格检查

对急性腹痛的患者，首先应了解患者的一般状况，包括体温、脉搏、呼吸、血压、神志、舌苔、病容、表情、体位、皮肤情况以及有无贫血、黄疸；且不可忽视全身检查，包括心肺情况，重点检查腹部，同时，要注意双侧腹股沟处，以免漏诊嵌顿性腹股沟斜疝或股疝。腹部检查要注意观察以下几点：

1）腹部外形有无膨隆，有无弥漫性胀气，有无肠型和蠕动波，腹式呼吸是否受限等。如全腹膨胀可能是肠梗阻、肠麻痹、内出血的表现，肠型和肠蠕动波的出现也说明有肠梗阻存在。腹式呼吸运动的减弱或消失可能为腹膜炎。女性患者下腹部隆起块物可能为卵巢囊肿蒂扭转。右上腹局部隆起的包块可能为肿大的胆囊。

2）压痛与肌紧张：检查者动作要轻柔，患者应合作，应先做腹部其他部位的触诊，最后触按患者主诉疼痛部位，并与健侧比较。固定部位的、持续性的深部压痛伴有肌紧张常为炎症的表现。若全腹都有明显压痛、反跳痛与肌强直，为中空脏器穿孔引起腹膜炎的表现。

3）腹部有无肿块：炎性肿块常伴有压痛和腹壁的肌紧张，因此，边界不甚清楚；非炎性肿块境界比较清楚。要注意肿块的部位、大小、形态、活动度以及有无压痛等。

4）肝浊音界和移动性浊音：肝浊音界缩小或消失表示胃肠穿孔；内出血或腹膜炎有大量炎性渗出液时，可有移动性浊音。但有时胃肠穿孔不一定肝浊音界都消失，少量积液时不容易发现移动性浊音，可辅以腹部 X 线透视及诊断性穿刺。

5）肠鸣音亢进还是减弱：肠炎时可有肠鸣音亢进，若听到气过水声为机械性肠梗阻的表现；肠鸣音由亢进到减弱或消失，则为腹膜炎、肠麻痹的表现。

此外，还要注意行直肠、阴道检查。直肠检查对诊断盆腔内的脓肿、肿瘤、炎性肿块、肠套叠等疾病有较大帮助。对已婚妇女请妇科医生协助做阴道检查可有助于对盆腔病变的诊断。

（三）辅助检查

1. 实验室检查

血常规测定有助于了解贫血及感染情况，动态观察有助于了解是否有进行性内出血及炎症变化情况；尿中红细胞、白细胞对诊断肾绞痛及尿路感染有价值，尿糖、酮体、pH 值测定可诊断糖尿病酮症酸中毒；大便潜血试验有助于诊断消化道出血；脓血便见于肠道炎症及肿瘤。

生化检查：血、尿淀粉酶测定，肝、肾功能，血糖、电解质及血气分析等对诊断及治疗均有较大价值。

2. X 线检查

胸腹透视及平片可以排除胸部疾病导致的腹痛，并对肠梗阻、上消化道穿孔有确诊作用。

3. 超声检查

超声检查可发现肝脾包膜断裂、包膜下积血，胆道结石、扩张、蛔虫，胰腺肿大，腹水和肿块。在异位妊娠的超声检查中，有时可看到胎儿影像。

4. 内镜检查

内镜检查包括胃镜、十二指肠镜、胆道镜、结肠镜、腹腔镜等，可根据需要酌情选择。

5. CT 检查

CT 检查可早期发现异常，对病变定位及定性有很大价值。目前，对实质脏器损伤常首选 CT 检查。

6. 诊断性腹腔穿刺术

诊断性腹腔穿刺术主要适用于怀疑腹内出血、原因不明的急性腹膜炎、腹腔积液等。

（四）鉴别诊断

引起急性腹痛的病因复杂，病种繁多，内科的急性腹痛多由消化系统疾病所致，但必须注意与外科、妇科的腹痛相鉴别。

三、治疗措施

（一）病因治疗

对急性腹痛应主要针对病因治疗，属炎症性腹痛则应选择适当的抗感染药物。对一时难以确诊的急性腹痛患者，可先予对症处理。

（二）解痉镇痛

凡诊断未能明确的急性腹痛患者禁用麻醉性镇痛药，如吗啡、哌替啶、可待因等，以免掩盖症状，延误诊断和治疗。可酌情选用下述药物和针灸疗法。

1. 阿托品

取阿托品 0.5 mg 皮下或肌内注射有解痉镇痛作用。

2. 硝苯地平

硝苯地平为钙通道阻滞剂，可阻断平滑肌细胞的钙离子（Ca^{2+}）通道，抑制平滑肌细胞的兴奋—收缩耦联过程，并可直接阻止肥大细胞释放组胺、5-羟色胺等炎症递质。因此，硝苯地平可用于治疗胃肠道、胆道、泌尿道等器官的炎性、痉挛性疼痛。方法：舌下含服硝苯地平 10~20 mg，总有效率为 84%。

3. 吲哚美辛

本品是环氧化酶抑制剂，使用后该酶受抑制，PG 减少，使平滑肌松弛，导管扩张，同时分泌物减少，导管内压降低，疼痛得以缓解，并有利于分泌物、结石、虫体等排出。用法：吲哚美辛每次 50 mg，每日 3 次，剧痛缓解后改为每次 25 mg，每日 3 次，完全缓解后停药。文献报道，用本品治疗胆道蛔虫病、胆囊炎、胆结石、肾结石、胰腺炎引起的腹痛，总有效率为 92.5%。但溃疡病、肾功能不全应避免使用。

4. 尼群地平

本品是二氢吡啶衍生物，为硝苯地平的同系物，属钙通道阻滞剂，临床多用于心、脑血管等疾病治疗。有人对内、外科病因引起腹痛患者 234 例，用尼群地平 20 mg1 次口服，共缓解 250 例次腹痛，总有效率 94.8%，无明显不良反应。

5. 维生素 K_3

研究证实，维生素 K_3 对内脏平滑肌有直接松弛作用。临床上应用维生素 K_3 8~20 mg 肌内注射，对内脏平滑肌绞痛和癌痛有良好效果。有些患者使用阿托品、哌替啶镇痛效果不明显后加用维生素 K_3，疼痛可获明显改善。近年有人报道，用本品治疗肾绞痛、输尿管绞痛 80 例，方法为维生素 K_3 16 mg 肌内注射，每 8 小时 1 次或维生素 K_3 32 mg 加入葡萄糖液 500 ml 中静脉滴注，每日 1 次。结果镇痛效果为 100%，排石率为 82%。用药过程中无 1 例不良反应。

6. 硫酸镁

有人用硫酸镁静脉滴注治疗急性腹痛 48 例，方法为 25% 硫酸镁 10 ml 加入 5% 葡萄糖液 500 ml 中静脉滴注，每分钟 2~3 ml，不用其他解痉镇痛药，必要时重复上述用药，并同时给予病因治疗及对症处理。结果本组病例显效 34 例，有效 14 例，其中急性胃肠道炎 28 例全部为显效。实践证明，此法对缓解急性胃肠道、胆道痉挛等功能性疼痛疗效可靠，且具有见效快、价廉等优点，呼吸及肾功能正常者均可首选本品。镇痛原理：镁离子（Mg^{2+}）浓度增高可阻断神经肌肉的兴奋传导，使平滑肌松弛而镇痛。Mg^{2+} 作为钙通道阻滞剂，竞争神经细胞上的受体，其浓度增高时能有效地阻断 Ca^{2+} 与受体结合而缓解平滑肌痉挛。

7. 地巴唑

需要时皮下注射 10 mg，并同时口服 10 mg，每日 3 次。机制为本品有直接松弛平滑肌的作用。

8. 酚妥拉明

本品有松弛输尿管的作用，据报道，缓解肾绞痛患者较阿托品优。

9. 速效救心丸

每丸 40 mg，1 次 6 粒，15 分钟后无效再服 6 粒。对肾绞痛疗效好。

四、护理

1）急性腹痛除见于外科病种外，妇科、内科疾病亦能以急性腹痛为主要症状。因此，要询问病史，了解腹痛性质、程度、部位，初步鉴别所属科别。同时，接诊时，应主动给患者以关切、同情及适当的语言安慰，并安排其尽早就诊。病情危重患者，应守护在其身旁，并立即通知医生，让其优先就诊。

2）在无休克情况下，患者宜采用半卧位或斜坡卧位，以利腹腔内渗出液积聚盆腔，便于局限、吸收、引流；还可使腹肌松弛、膈肌免受压迫，改善呼吸、循环，减轻腹胀，控制感染等。合并休克者须采用休克体位。

3）对病情较轻者，可给流质或易消化半流质饮食，但须严格控制进食量。对胃肠穿孔、已出现肠麻痹等病情较重者，必须禁食，以减少胃肠道内容物漏出，避免加重腹内积液、积气。

4）严密观察病情变化

（1）观察神态、体温、脉搏、呼吸、血压变化，并详细记录。希氏面容（表情痛苦、面色苍白、两眼无神、额部冷汗、眼窝凹陷、两颧突出、鼻尖峭立）常为急性弥漫性腹膜炎。先发热后腹痛往往以内科疾病为主，而先腹痛后发热常为外科腹痛。腹式呼吸减弱或消失可能为弥漫性腹膜炎。血压降低伴休克症状在腹痛早期出现，表明患者有急性出血坏死性胰腺炎或空腔脏器穿孔的可能；在腹痛晚期出现，提示有弥漫性腹膜炎伴中毒性休克可能。

（2）着重观察腹痛部位、性质、开始时间、引起腹痛原因、腹痛持续时间、规律性、痛点是否转移以及疼痛的发展过程，并观察患者对疼痛的反应。对某些保守治疗的患者，尤应密切观察病情变化，若腹痛加剧、白细胞上升，提示病情在进展，应及早采取有效措施。

（3）及时了解有关化验指标，以判断病情变化。

5）遵循"五禁四抗"原则，外科腹痛患者在没有明确诊断之前，应严格执行"五禁"，即禁食水、禁热敷、禁灌肠、禁服泻药和用吗啡类镇痛药、禁止活动，以免造成炎症扩散。"四抗"即抗休克，抗水、电解质紊乱和酸碱失衡，抗感染，抗腹胀。

6）放置胃管及导尿管。胃肠减压是救治腹痛的重要措施。胃肠道穿孔及肠麻痹患者常需持续胃肠减压，直至穿孔修复及肠蠕动恢复。出现休克、酸碱失衡等情况的危重患者，需及时留置导尿。

7）补液输血，实施静脉补液为治疗腹痛的重要措施之一，需迅速建立静脉输液通道。对病情严重者应输全血、血浆、白蛋白等胶体液。对伴有休克的重症患者，在补液的同时应有必需的监护，包括定时测血压、脉率、中心静脉压（CVP）、尿量、血细胞比容、血清电解质、肌酐、血气分析等。

8）腹痛观察时的一切措施及病情变化都应及时做好记录，内容正确并注明时间。记录既是诊断治疗的重要资料，又是法律的重要依据，切不可忽视。

9）外科腹痛患者大多需要紧急手术，因此，在观察期中须做好急诊手术的术前准备，如做好家属的思想工作、迅速收集各项化验的标本送检并及时收取报告单、遵医嘱迅速做好皮肤准备、按时给予术前用药等。

10）大多数腹痛都是在紧急条件下进行手术的，术后易发生各种并发症。因此，应加强术后护理，如密切观察生命体征的变化、观察伤口及各种引流管有无出血现象、了解肠蠕动恢复情况。继续防止感染，做好皮肤及口腔护理等。

（祝静）

第七节 头 痛

头痛是指额、顶、颞和枕部的疼痛。头痛是一个常见症状，大多无特异性，且为全身性疾病的一个症状，可随原发病的好转而缓解。头痛亦可是严重疾病的症状，如高血压动脉硬化患者若头痛突然加剧，尤其是合并呕吐时，应警惕脑出血的发生。

一、病因

（一）颅内疾病
①脑膜炎、脑炎、脑脓肿等颅内感染性疾病；②脑血管意外（脑出血、脑血栓形成、蛛网膜下隙出血）、高血压脑病、脑供血不足等颅内血管疾病；③脑瘤、脑结核瘤等颅内占位性病变；④脑震荡、脑挫伤、硬脑膜下出血等颅脑外伤；⑤偏头痛等其他类型的头痛。

（二）颅外疾病
①颈椎病等骨科疾病；②三叉神经痛等神经病；③眼源性、耳源性、鼻源性、牙源性头痛。

（三）其他

高血压、急性与慢性全身感染、中暑、系统性红斑狼疮、肺性脑病等全身性疾病。神经衰弱、癔症等神经性疾病。

二、病情评估

（一）病史

诊断时应注意头痛病程、规律、部位和缓解情况。有无感冒或传染病接触史、高血压病史、慢性肾炎史、心瓣膜病史以及脑外伤史等。有无视力改变、耳道流脓、鼻塞、牙痛和失眠等病史。

（二）体格检查

检查时应注意血压、体温及头面、心、肺、腹部检查和颈部淋巴结等检查。神经系统应做全面检查，包括姿势、步态、精神和意识状态、脑神经检查、运动系统检查。必要时进行自主神经及感觉检查。

（三）辅助检查

应根据头痛的具体情况及客观条件，选择必要的辅助检查。如三大常规、血沉、血糖、尿素氮、肝功能、血气分析、心电图、内分泌功能、脑脊液等；怀疑为颅脑疾病者，应行脑电图、脑 CT、脑血流图、颅脑 X 线或 MRI 等检查。

（四）鉴别诊断

头痛是一种症状，诊断时应注意查明原因，如突然出现的剧烈头痛，应考虑与脑血管疾病、急性青光眼、急性鼻窦炎、三叉神经痛等有关。头痛经过数日、数周逐渐加重时，应考虑器质性病变所引起，如脑肿瘤、慢性硬脑膜下血肿、亚急性脊髓膜炎、慢性鼻窦炎及慢性中耳炎等。持续数月或数年的头痛，可考虑肌紧张性头痛、心源性头痛、颈椎病引起的头痛、高血压性头痛、慢性肺疾病引起的头痛。一过性头痛多与发热、乙醇中毒、一氧化碳中毒等有关。鉴别诊断时应详问细查，如头痛的部位、性质、伴随症状、发病时间、诱发加重因素、缓解因素及既往病史等。

三、治疗措施

（一）病因治疗

针对病因进行治疗，如颅内感染应用抗生素；颅内占位性病变可行手术治疗；高血压、五官疾病、精神因素等所致者，均应进行相应的处理。

（二）一般治疗

无论何种原因引起的头痛，患者均应避免过度疲劳和精神紧张，须静卧、保持安静、避光。

（三）对症治疗

1. 镇痛药

镇痛药用于严重头痛时，多为临时或短期用，可用于各型头痛。可选用阿司匹林 0.2～0.5 g，或复方阿司匹林（APC）0.5～1.0 g，吲哚美辛 25 mg，均每日 3 次，口服。若剧痛未止，或伴烦躁者，选用四氢帕马丁 100～200 mg，每日 3 次，口服，或

60～100 mg 皮下或肌内注射；或罗通定 30～60 mg，每日 3 次，口服，或 60 mg 皮下或肌内注射；或可待因 15～30 mg 或哌替啶 50 mg，皮下或肌内注射。

2. 镇静、抗癫痫药

镇静、抗癫痫药通过镇静而减轻疼痛。可用地西泮 2.5～5 mg，口服，每日 3 次；或 5～10 mg，肌内注射。抗癫痫药多用于控制头痛发作，可选用苯妥英钠 50～100 mg，每日 3 次，口服。

3. 控制或减轻血管扩张的药物

控制或减轻血管扩张的药物主要用于血管性头痛。

1）麦角胺：麦角胺咖啡片 1～2 片（每片含酒石麦角胺 1 mg，无水咖啡因 0.1 g）口服，0.5 小时后无效可加用 1 片。严重头痛者用酒石酸麦角胺 0.25～0.5 mg 皮下注射，孕妇，心血管、肝肾疾患患者等忌用。

2）5－羟色胺拮抗剂：二甲麦角新碱每日 2～12 mg；苯噻啶 0.5～1 mg，每日 3 次；赛庚啶 2～4 mg，每日 3 次。

3）单胺氧化酶：苯乙肼 15～25 mg 或阿米替林 10～35 mg，每日 3 次。

4）β 受体阻滞剂：普萘洛尔 10～30 mg，每日 3 次；吲哚洛尔每日 2.5 mg。哮喘、心力衰竭、房室传导阻滞者禁用。

5）可乐定：0.035～0.075 mg，每日 3 次。

4. 脱水剂

颅内高压（脑水肿）时，用 20% 甘露醇或 25% 山梨醇 250 ml，快速静脉滴注，4～6 小时重复 1 次，间隙期静脉注射 50% 葡萄糖 60 ml。必要时加地塞米松 10～20 mg 于 10% 葡萄糖液 500 ml 中静脉滴注，每日 1 次。

（四）手术治疗

对脑血管疾病、脑肿瘤、鼻咽部肿瘤等引起的头痛可考虑行手术治疗。

（五）其他治疗

对不能手术的脑肿瘤等，可采取化疗和放疗。

（六）中药治疗

酌情选用正天丸、清眩丸、牛黄上清丸等。

四、护理

1）避免过度疲劳和精神紧张，保持安静休息。运动使血液中氧消耗增加，促进循环并使血管扩张，可引起和加重血管性头痛。长时间的读书、裁缝、编织、书写等，使头颈部和肩胛部的肌肉负担增加，可引起或加重紧张性头痛，故休息对于缓解头痛大有益处。剧烈头痛者可卧床休息；轻度头痛者则只要适当休息；脑血管疾病、颅内疾病者应绝对卧床休息；青光眼、屈光不正等者应注意眼的休息。

2）注意姿势、枕头的合理调整。采取头部低卧位可改善脑血液循环，使因缺血引起的脑血管收缩得以扩张，缓解头痛。若是由于颅内压升高引起的头痛，则应把头部及肩部抬高 15°～20° 为宜，并减少活动以降低颅内压。腰椎穿刺（简称腰穿）后头痛应去枕平卧，也可将床尾抬高，待症状缓解后再取一般平卧位。因鼻窦炎引起的头痛，应取半坐位，以利鼻腔分泌物排出。

3）保持室内安静，光线不宜过强。肝火头痛者，可用冷毛巾敷头部；风寒头痛剧烈者，可用盐炒附子包在纱布内，频擦痛处，外出时戴帽，避免风寒外袭。

4）保持心情舒畅，避免精神刺激。加强锻炼，生活规律，起居有常，增强体质，抵御外邪侵袭。

5）颅内压增高引起的头痛，应严格限制摄水量，包括口服液和静脉补液。颅内压降低所致头痛可多饮水，以增加颅内压，减轻头痛。

6）血管性头痛剧烈时应冷敷，使血管收缩，提高痛阈。对紧张不安引起的肌肉收缩性头痛可用热敷法缓解。

7）做好心理安抚，关怀、体贴患者。

8）应注意观察头痛的部位、性质、发生的急缓、程度、发生的时间和持续的时间、与体位的关系；注意头痛的前驱症状和伴随症状及激发、加重和缓解头痛的因素；注意患者的神志、意识情绪、瞳孔大小、呼吸、脉搏、体温及血压；注意观察头痛治疗效果。

9）头痛严重时，应遵医嘱给予镇痛药，但要避免镇痛药的长期连续使用，尤其慢性头痛长期给药，易引起药的依赖性。对于常用的镇痛药还要注意其他不良反应，如胃肠道反应、凝血障碍、过敏反应、水杨酸反应等。

10）颅内压增高使用甘露醇或山梨醇时，注意滴入速度要快，宜加压输入，一般250 ml 溶液在 30 分钟内滴完；在用药过程中要随时观察，以免压力过高使空气进入血管；注射部位药液不得外渗，以免引起局部组织坏死；对于慢性心力衰竭的患者，由于增加循环血量和心脏负荷，故应慎用。

11）合理安排工作、休息时间，不应过度疲劳，保障充足睡眠。适当参加娱乐及体育活动。

12）指导患者进行自我病情监测，如头痛的性质、部位、程度、持续时间、前驱症状、伴随症状等，能主动告知医务人员。

13）向患者说明护理措施中减轻头痛的各项疗法的必要性，并指导患者积极参与和配合各种治疗。

14）对头痛的各种检查、用药等给予详细耐心的解释，尤其是所用药物的药名、用法、常见不良反应以及预防发生不良反应的有关措施，使患者主动配合。

（王丽媛）

第八节　晕　厥

晕厥是由于突然发生的一过性广泛性脑供血不足，引起网状结构抑制而出现短暂意识丧失，患者肌张力消失，跌倒，可于短时间内恢复，意识丧失时间若超过 20 秒，可发生抽搐。

一、病因

引起晕厥的原因很多，但主要是低血压、低血糖、脑源性、心源性、血管性、失血性、药物过敏性以及精神因素、剧烈疼痛、剧烈咳嗽等导致的。其中，除心源性〔急性心肌梗死、心室颤动（简称室颤）、心律不齐等〕、脑源性（脑血管破裂、栓塞和脑挫伤等）、失血性（各类大出血）常有生命危险外，其余原因发生的晕厥大都无生命危险。

（一）单纯性晕厥

单纯性晕厥又称血管减压性晕厥，是由于某种强烈刺激引起的，是晕厥中最常见的一种，占半数以上。多见于年轻、平素体弱而情绪不稳的女性，一般无严重器质性病变。其发生是由于各种刺激通过迷走神经反射而引起周围血管扩张，使回心血量减少，心排血量降低，导致脑组织一过性缺血。往往在立位时发生，很少发生于卧位，发病前有明显的诱发因素，如恐惧、剧痛、亲人亡故、遭受挫折、空腹过劳或手术、出血、见血、注射、外伤、空气污浊闷热等。发作前常有头晕、恶心、出冷汗、面色苍白、眼前发黑等前驱症状，持续几秒到几分钟，随即意识丧失而昏倒。晕厥时，心率起初较快，以后则显著减慢，每分钟50次左右，规则而微弱，血压在短时间内可出现偏低现象，让患者躺下后即能恢复，并无明显后遗症。

（二）直立性低血压性晕厥

直立性低血压性晕厥也是临床上较常见的一种晕厥，又称体位性低血压性晕厥。多见于老人或久病常卧者突然站立或蹲下复立时发生。其特点是血压骤然下降，眼前发黑冒"金星"，心率加快，晕厥时间短暂，发生时无明显前兆。

（三）排尿性晕厥

多见于年轻人或老年人夜间起床排尿者。当他们被尿憋醒后，因突然起床和用力排尿，腹压大减，使血液回流腹腔，导致脑部缺血而发生晕厥。

（四）咳嗽性晕厥

多因剧烈的痉挛性咳嗽引起，突然发生，为一时性晕厥。剧咳时患者多先感心悸、气喘、头晕、眼花而很快失去意识与知觉。

（五）颈动脉窦综合征

临床上较少见。好发于中年以上，尤其老年伴动脉硬化者。常因压迫颈动脉窦的动作，如衣领过紧、突然转动颈部以及在室上性心动过速时做颈动脉窦按摩，或因局部淋巴结肿大、肿瘤、瘢痕的压迫等刺激颈动脉窦使迷走神经兴奋，从而使心率减慢，血压下降，脑缺血而发生晕厥，并可伴有抽搐。因此，对老年人尤其伴动脉硬化者，按摩颈动脉窦的时间不宜超过10秒，并切忌两侧同时进行，预防晕厥发生。

（六）癔症性晕厥

临床上多见于年轻女性。发病前往往有明显的精神因素。发作时常有气管堵塞感、心悸、眩晕、过度换气、手足麻木等，随即出现意识丧失、肢体无规律性的抽搐，且持续时间较长，数分钟至数小时，其发作可因暗示而终止或加剧。发作时血压及脉搏往往无改变。此外，患者可伴有其他精神症状，既往可有类似的发作史，并可在卧位时发生。

（七）心源性晕厥

心源性晕厥为晕厥中最严重的一种，是由于心律失常、心排血发生机械性阻塞、血氧饱和度低下等因素引起心排血量减少或中断，导致脑缺血而发生晕厥。在心源性晕厥中，以心律失常所致者最常见，由于各种疾病或药物的毒性作用引起心脏停搏、心动过缓、心动过速，使心排血量骤减或停止，导致急性脑缺血而发生晕厥，见于阿—斯综合征、使用奎尼丁药物、QT间期延长综合征等。心源性晕厥发作的常见诱因是用力，发作与体位一般无关，患者多有心脏病史及体征。

（八）脑源性晕厥

临床上多见于原有高血压史或有肾炎、妊娠毒血症在血压突然升高时，引起脑部血管痉挛、水肿，导致一时性广泛性脑血液供应不足。晕厥发作时多伴有剧烈头痛、视物模糊、恶心、呕吐等先驱症状，继之神志不清伴抽搐。发作和终止均较慢。此外，老年人动脉硬化、偏头痛、主动脉弓综合征，均可发生脑源性晕厥。

（九）低血糖性晕厥

多见于严重饥饿或长时间进食很少者，以及糖尿病与低血糖患者。由于脑部主要靠葡萄糖来供应能量，如果血糖过低则影响脑的正常活动而发生晕厥。发作前常有饥饿、乏力、心悸、头晕、眼前突然发黑等症状。晕厥时有面色苍白、出汗、心率加快等症状，给予葡萄糖后即可清醒。

二、病情评估

（一）病史

在病因诊断时，一些有意义的发作特点，极有助于提示病因和指导进一步检查。如在未曾料及的疼痛、见到不愉快景象、听到异常声音或闻到异常气味后晕厥发作，提示为单纯性晕厥。在排尿、排便、吞咽或咳嗽后发作者，多为情景性晕厥。伴有神经痛，如三叉神经痛、偏头痛者为心动过缓或血管抑制反应所致晕厥。长时间站立且集中精力时发作，为直立性低血压性晕厥。受过良好训练的运动员在用力后发作，为神经介导的晕厥。转换体位，如由坐位转为卧位、弯腰及在床上翻身时发作，可能为心房黏液瘤或栓子堵塞心室所致。因过力而发生晕厥，可能为主动脉瓣狭窄、肺动脉高压、肺栓塞、二尖瓣狭窄、特发性肥厚性主动脉瓣下狭窄、冠心病所导致。因转头、剃须、紧领、压迫颈动脉窦等引起的晕厥为颈动脉窦性晕厥。伴有构音困难、眩晕、复视或其他感觉和神经功能障碍的晕厥，多为一过性脑缺血发作、锁骨下动脉盗血综合征或基底动脉性偏头痛所致。因上肢活动而发作，提示为锁骨下动脉盗血综合征。询问服药史有助于药物所致低血压晕厥的诊断。

（二）主要症状及体征

突然昏倒，不省人事，面色苍白，四肢厥冷，脉搏缓慢，肌肉松弛，瞳孔缩小，收缩压下降，舒张压无变化或较低，短时间内能逐渐苏醒（通常不超过15秒），无手足偏废和口眼歪斜。

体格检查要全面系统地进行，注意测定仰卧和直立位时的血压。心脏听诊注意有无心律失常、心脏瓣膜病等，有无杂音及震颤。神经系统检查有无定位体征等。

（三）辅助检查

1）血常规、血沉、血糖、电解质、血气分析、血液流变学、X 线等检查，可提供病因诊断的线索。

2）心电图检查对心源性晕厥有帮助。

3）脑电图检查需在睡眠时及晕厥发作时进行，对排除癫痫有很大帮助。

4）必要时可进行超声心动图、脑血管造影、CT 检查等，以确定病因诊断。

（四）鉴别诊断

本病应与眩晕、昏迷、休克相鉴别。

三、治疗措施

反射性晕厥多为迷走反射引起心脏的抑制所致，可应用阿托品或心脏起搏器进行防治；直立性低血压性晕厥的患者，应增加液体和盐摄入扩充血容量，但应注意充血性心力衰竭的发生，可用拟交感神经药，也可以使用弹力袜和急救服，对于顽固性特发性直立性低血压性晕厥可试用单胺氧化酶抑制剂；对于颈动脉窦综合征应尽可能去除原发病灶；心源性、脑源性和其他疾病引起的晕厥主要是治疗原发疾病。

四、护理

1）立即将患者放在一个最能增加脑血液灌流量的位置。所有紧的衣服及其他一些紧身的东西均应松解，以利呼吸，将下肢抬高，以增加回心血量。

2）头部应转向一侧，使舌头不能向后坠落至咽喉部而阻塞气道。如果体温低于正常，应在患者身上盖以暖和的被子。勿让患者坐起来，直到患者感到全身无力已消失，在患者坐起后的几分钟内应该特别注意，以免再次晕厥。

3）有抽搐者，将开口器或多个压舌板用纱布包好，置于齿间，将口撑开，以免舌咬伤。

4）观察生命体征，注意血压、呼吸频率及节律、心率及心律有无改变；皮肤有无发绀、水肿、色素沉着；有无病理反射及神经系统阳性体征。如晕厥发作伴面色红润，呼吸慢而伴有鼾声；或晕厥发作期间，心率超过每分钟 180 次或低于每分钟 40 次，分别考虑有脑源性或心源性晕厥可能者，应立即报告医生处理。

5）平时要注意加强思想修养，遇事不要急躁及感情冲动。气血虚弱者要注意劳逸结合，保持充足的睡眠时间，不要过度饥饿。对于精神亏虚、感情脆弱者，不要参加吊死问疾活动，避免恶劣影响而发生晕厥。在盛暑季节，或进行高温作业时，要采取有效措施，预防中暑。要饮食有节，饮酒适量或不饮酒，合理控制房事。

（王雪）

第九节 昏 迷

昏迷是最严重的意识障碍，是高级神经活动极度抑制、意识完全丧失的状态。人类正常意识状态的维持，需要正常的大脑皮质活动以及脑干网状结构不断地将各种内外感觉冲动经丘脑广泛地投射到大脑皮质（即上行网状激活系统）。当弥漫性大脑皮质或脑干网状结构损害或功能抑制时均可造成昏迷。

一、病因

（一）颅内病变

1. 脑出血性疾病

常见于脑出血与蛛网膜下隙出血。但自 CT 应用以来，发现少量的脑出血（包括基底节区出血、桥脑出血）很少引起昏迷。

2. 脑梗死

如脑栓塞、脑血栓形成等也可引起昏迷。

3. 炎症

如各种脑炎、脑脓肿、脑膜炎等。

4. 外伤

如脑震荡、脑挫裂伤、外伤性颅内血肿等。

5. 肿瘤

如脑肿瘤等。

6. 其他

如癫痫、中毒性脑病等。

（二）全身性疾病

1. 急性感染性疾病

见于全身重度感染，包括各种细菌、病毒、螺旋体、寄生虫等。常见于败血症、肺炎、猩红热、白喉、百日咳、伤寒以及泌尿道感染。

2. 心血管疾病

如心律失常、心肌梗死、肺性脑病和高血压脑病等。

3. 水、电解质紊乱

如慢性充血性心力衰竭、慢性肾上腺皮质功能减退症等引起的稀释性低钠血症等。

4. 内分泌及代谢障碍性疾病

如尿毒症、肝病、甲状腺危象、糖尿病、糖尿病非酮症高渗性昏迷、低血糖以及慢性肾上腺皮质功能减退症等所引起的昏迷。

5. 外源性中毒

外源性中毒包括工业毒物中毒、农药类中毒、药物类中毒、植物类中毒、动物类中毒等。

二、病情评估

（一）病史

要注意详细询问发病过程、起病缓急、昏迷时间及伴随症状。如突然发病者见于急性脑血管疾病、颅脑外伤、急性药物中毒、CO中毒等；缓慢起病者见于尿毒症、肝性脑病、肺性脑病、颅内占位性病变、颅内感染及硬脑膜下血肿等；昏迷伴有脑膜刺激征见于脑膜炎、蛛网膜下隙出血；昏迷伴有偏瘫以急性脑血管疾病多见；昏迷伴有颅内压增高者见于脑出血及颅内占位性病变；昏迷抽搐常见于高血压脑病、子痫、脑出血、脑肿瘤、脑水肿等。此外，要注意有无外伤或其他意外事故，如服用毒物、接触剧毒化学药物和煤气中毒等；以往有无癫痫发作、高血压、糖尿病以及严重的心、肝、肾和肺部疾病等。

（二）昏迷程度

昏迷可分为浅度昏迷、中度昏迷和深度昏迷。浅度昏迷，为随意运动丧失，对周围事物及声、光等刺激全无反应，但强痛刺激（如压眶上神经）时患者有痛苦表情、呻吟和下肢退缩等反应；中度昏迷，对各种刺激均无反应，对强烈刺激可有防御反应，但较弱；深度昏迷，为意识全部丧失，对各种刺激均无反应。

（三）昏迷发生的急缓及诱因

昏迷发生急骤且是疾病首发症状者，见于颅脑外伤、急性脑血管疾病、外源性中毒、日射病、中枢神经系统急性感染；昏迷发生缓慢者，见于代谢障碍（如肝、肾性昏迷）、脑肿瘤、低血糖；高温或烈日下工作而突然昏迷者，考虑日射病；高血压、动脉硬化的老年人突然发生昏迷，考虑为急性脑血管疾病或心脏疾病所引起。

（四）伴随状况

昏迷前伴有发热者考虑颅内、外感染；昏迷伴有深而稍快的呼吸见于糖尿病或尿毒症所致的代谢性酸中毒；昏迷前有头痛或伴呕吐者，可能是颅内占位性病变；脑出血患者，有鼾音呼吸伴患侧颊肌如风帆样随呼吸而起落，脉搏慢而洪大，伴呼吸减慢，提示颅内压增高；吗啡类药物中毒昏迷者，呼吸过慢且伴叹息样呼吸，瞳孔缩小呈针尖样大小；昏迷伴偏瘫见于脑血管病、脑部感染、颅外伤、颅内占位性病变等；昏迷伴颈强直见于脑膜炎和蛛网膜下隙出血。

（五）辅助检查

1. 一般常规检查

一般常规检查包括血、尿、大便常规，血生化及血气分析等。

2. 脑脊液检查

脑脊液检查为重要辅助诊断方法之一，脑脊液的压力测定可判断颅内压是否增高，但应慎重穿刺，以免脑疝形成。

3. 其他检查

脑电图、CT、脑血管造影等检查可出现异常。

三、治疗措施

（一）病因治疗

一旦明确，应及时出现。

（二）对症处理

1）呼吸衰竭者，宜充分给氧，尽可能维持正常的通气和换气，保持呼吸道通畅，并使用呼吸兴奋剂。

2）循环衰竭者，补充血容量，合理应用血管扩张剂或收缩剂，纠正酸中毒。

3）促脑细胞代谢药物的应用，选用葡萄糖、三磷酸腺苷（ATP）、细胞色素 C、辅酶 A 等药物。

4）对颅内压增高、脑疝者，应立即采用降低颅内压的措施。

5）开放性伤口应及时止血、清创缝合，注意有无内脏出血。

6）疑有糖尿病、尿毒症、低血糖、电解质及酸碱失衡者应抽血检查。

7）对服毒、中毒可疑者洗胃，并保留洗液送检。

8）有高热或低温者则对症处理。

9）有尿潴留者进行导尿等处理。

10）维持水、电解质及酸碱平衡。

11）防治感染，尤应注意预防肺、尿路、皮肤感染。

12）抗癫痫药物治疗，一旦有癫痫发作，用苯巴比妥 0.1～0.2 g，肌内注射；若呈现癫痫持续状态，可用地西泮 10 mg，缓慢静脉注射。

以上处理应分清轻重缓急，妥善安排，以免坐失转危为安的时机。

四、护理

1）置患者于安静、安全的室内，注意安全，防止意外；对谵妄、烦躁不安者，应加床栏，适当约束，剪短指甲，以防意外；注意保暖，防止烫伤。

2）给予吸氧，保持呼吸道通畅，取仰卧位，头偏向一侧，防止舌后坠或分泌物吸入气道，有义齿者取下义齿，定时翻身拍背，随时吸痰，必要时行气管插管或气管切开。

3）昏迷患者大小便失禁、出汗多，应及时更换污染被褥、衣服并擦洗干净，预防压疮。应使骨骼突出部位轮流承受身体重量，一般每 2～3 小时翻身 1 次，翻身时避免推、拖、拉等动作，防止擦伤皮肤。应在骨隆突处垫以气圈、棉垫、海绵垫，气圈充气 2/3 满并加以布套。翻身后应对易受压部位的皮肤用 50% 的乙醇或红花酒按摩，按摩时应自上而下，压力由轻到重，再由重到轻做环形按摩。夏季皮肤多汗应经常用温水擦澡并扑粉。

4）做好大小便护理，对于尿潴留及尿失禁者应给予留置导尿管并间歇放尿，每 4 小时放尿 1 次，并保持局部清洁。如果 6 小时无尿排出，应及时处理，并及时、详细地记录尿量及尿的性状，定期做尿液细菌培养，有便秘者可先给缓泻剂，如不见效可用开塞露或甘油栓通便或灌肠（颅内压增高者禁灌肠）。如无效应戴上手套将手指放入肛门内掏出粪块。

5）观察昏迷程度，若病儿对周围光、声等反射消失，强刺激亦不能醒，但部分深反射仍存在，有时表现为无目的四肢舞动和谵语，腱反射亢进，为浅昏迷的表现。若仅有呼吸心跳，而无角膜结膜反射、瞳孔对光反射、吞咽反射、肢体动作均消失，为深昏迷的表现。深、浅昏迷的程度与预后有着密切关系。必须密切观察，及时做出正确判断。

6）观察眼球及瞳孔变化，注意有无凝视、斜视、眼球固定、双侧眼球不等大，有利于判断有无颅内病变，如脑水肿、脑疝等。

7）观察病因，以协助医生诊断及抢救。

（1）若昏迷伴发热，起病急，出现不同程度神经系统症状、脑膜刺激征及意识障碍等，应考虑中枢神经系统感染，如化脓性、结核性脑膜炎及乙型脑炎和其他各类脑炎、中毒性脑病、脑脓肿等。

（2）若昏迷不伴发热，有脑膜刺激征或神经系统症状时，应结合年龄、病史或其他症状，考虑非感染性中枢神经系统疾病，如高血压脑病、颅脑外伤、脑血管畸形出血等。

（3）若昏迷伴呕吐、惊厥、呼吸有异味，不伴脑膜刺激征、结核临床表现，可考虑代谢性酸中毒、糖尿病昏迷、尿毒症、肝性脑病等。

8）严密观察体温、脉搏、呼吸、血压的变化，发现异常及时报告医生。

9）备好各种抢救药品及器械。鼻导管吸氧流量以 2 L/min 为宜。呼吸衰竭时，可协助医生采用机械辅助呼吸器维持通气功能。及时准确抽血送有关化验，维持水、电解质及酸碱平衡。

10）对疾病应早诊断、早治疗。糖尿病、癫痫、高血压等易发生昏迷的慢性患者，尽量减少单独外出，外出时应随身携带病历卡片，以备发生昏迷时采取针对性急救措施并可及时通知家属。

（王雪）

第二章 心搏骤停与心肺脑复苏

第一节 心搏骤停概述

心搏骤停是指心脏射血功能的突然终止，大动脉搏动与心音消失，重要器官（如脑）严重缺血缺氧，导致生命终止。引起心搏骤停最常见的原因是室颤。若呼唤患者无回应，压迫眶上、眶下无反应，即可确定患者已处于昏迷状态。再注意观察患者胸腹部有无呼吸运动。如触颈动脉和股动脉无搏动，心前区听不到心跳，可判定患者心搏骤停。

一、心搏骤停的原因

导致心搏骤停的原因可分为两大类，即心源性心搏骤停和非心源性心搏骤停。

（一）心源性心搏骤停

1. 冠心病

急性冠状动脉供血不足或 AMI 常引发室颤或心室停顿，这是造成成人心搏骤停的主要病因。由冠心病所致的心搏骤停，男女患病人数比例为（3~4）：1，大多数发生在急性症状发作 1 小时内。

2. 心肌病变

急性病毒性心肌炎及原发性心肌病常并发室性心动过速或严重的房室传导阻滞，易导致心搏骤停。

3. 主动脉疾病

主动脉瘤破裂、夹层动脉瘤破裂、主动脉发育异常。如马方综合征、主动脉瓣狭窄。

（二）非心源性心搏骤停

1. 呼吸停止

如气管异物、烧伤或烟雾吸入所致呼吸道组织水肿，淹溺和窒息等所致的呼吸道阻塞，脑血管意外、巴比妥类药物过量及头部外伤等，均可致呼吸停止。此时人体气体交换中断，心肌和全身器官组织严重缺氧，可导致心搏骤停。

2. 严重的水、电解质紊乱及酸碱失衡

体内严重缺钾和严重高血钾均可致心搏骤停。血钠和血钙过低可加重高血钾的症状。血钠过高可加重缺钾的症状。严重高血钙也可致传导阻滞、室性心律失常甚至发生室颤。严重高血镁也可引起心搏骤停。酸中毒时细胞内钾外移，心肌收缩力减弱，血钾增高，也可引起心搏骤停。

3. 药物中毒或过敏

锑剂、氯喹、洋地黄类、奎尼丁等药物的毒性反应可致严重心律失常而引起心搏骤停。在体内缺钾时，上述药物毒性反应引起心搏骤停常以室颤多见。静脉内较快注射苯妥英钠、氨茶碱、氯化钙、利多卡因等可导致心搏骤停。青霉素、链霉素、某些血清制剂发生严重过敏反应时，也可导致心搏骤停。

4. 电击伤或淹溺

电击伤可因强电流通过心脏而引起心搏骤停。强电流通过头部，可引起生命中枢功能障碍，导致呼吸和心搏骤停。淹溺多因氧气不能进入体内进行正常气体交换而发生窒息。淹溺较常引起室颤。

5. 麻醉和手术意外

如呼吸道管理不当、麻醉剂量过大、硬膜外麻醉药物误入蛛网膜下隙、肌肉松弛剂使用不当、低温麻醉温度过低、心脏手术等，也可能引起心搏骤停。

6. 其他

某些诊断性操作如血管造影、心导管检查，某些疾病如急性胰腺炎、脑血管疾病等。

二、心搏骤停的类型

心搏骤停时心脏可能处于室颤状态，也可能完全停止活动。导致心搏骤停的电生理机制最常见的为室颤或无脉性室性心动过速，其次为缓慢性心律失常或心室静止，较少见的为无脉性电活动。

（一）室颤

室颤为心室肌发生极不规则的快速而又不协调的颤动；心电图表现为 QRS 波群消失，代之以大小不等、形态各异的颤动波，频率为每分钟 200～400 次。若颤动波波幅高且频率快，较容易复律；若颤动波波幅低且频率慢，则复律可能性小，多为心搏骤停的先兆。

（二）心电—机械分离

心电图可呈缓慢（每分钟 20～30 次）、矮小、宽大畸形的心室自主节律，但无心排血量，即使采用电除颤也常不能获得效果，为死亡率极高的一种心电图表现，易被误认为心脏仍在跳动。

（三）心脏停搏

心脏停搏又称心室静止。心房肌、心室肌完全失去电活动能力，心电图上心房、心室均无激动波可见，呈一条直线，或偶见 P 波。

上述 3 种类型以室颤最为常见，复苏成功率较高。室颤多发生于 AMI 早期或严重心肌缺血时，是冠心病猝死的常见原因，也见于外科心脏手术后。心电—机械分离多为严重心肌损伤的结果，常为左心衰竭的终期表现，也可见于人工瓣膜急性功能不全、张力性气胸和心脏压塞。心脏停搏多见于麻醉、外科手术、缺氧、酸中毒、休克等。

三、病情评估

准确及时地做出诊断是复苏成功的关键。要求尽可能在 30 秒内确定诊断。正在做心电图或直接测动脉血压者，其心搏骤停可即刻发现。但在大多数情况下，须凭借以下征象确定。

1）意识突然消失，呼之不应［在全身麻醉（简称全麻）下无法察觉］。

2）大动脉搏动消失，颈动脉或股动脉搏动摸不到，血压测不到，心音听不到。

3）自主呼吸在挣扎一两次后停止，但在全麻过程中应用骨骼肌松弛药后无挣扎表现。

4）组织缺氧后会出现瞳孔散大，对光反射消失，可作为间接判断心搏骤停的指征。在听不到心音或测不到血压时特别有参考价值。须注意瞳孔变化受多种因素的影响，如用过散瞳药（阿托品或东莨菪碱）或缩瞳药（吗啡、氯丙嗪）者，但对于老年人，其瞳孔大小并不能准确反映脑缺氧状态。

5）突然出现皮肤、黏膜苍白，手术视野血色变暗、发绀，应高度警惕心搏骤停。

（孙明媚）

第二节　基础生命支持

心肺复苏（CPR）是指在心搏骤停后患者在发病现场挽救生命进行的徒手心肺复苏技术，即心肺脑复苏中的第一个阶段的 C—A—B 三步。基础生命支持（BLS）又称初期复苏处理或现场救护，其主要目标是向心脏、脑及其他重要器官供氧，延长机体耐受临床死亡时间（临床死亡时间指心跳、呼吸停止，机体完全缺血，但尚存心肺复苏及脑复苏机会的一段时间，通常约 4 分钟）。基础生命支持的基本内容包括立即识别心搏骤停并启动急救医疗服务体系、CPR 和迅速使用自动体外除颤器（AED）进行电除颤。根据《2015 年美国心脏协会心肺复苏及心血管急救指南》，成人基础生命支持操作包括心跳与呼吸停止的判定、建立有效循环（C）、畅通呼吸道（A）、人工呼吸（B）和转运等环节，概括为心肺复苏的 C—A—B 步骤。

一、立即识别心搏骤停并启动急救医疗服务体系

（一）判断患者反应

在判定事发地点宜于就地抢救后，救护人员快速判断患者有无损伤，是否有反应。可轻拍或摇动患者，并大声呼叫。以上检查应在 10 秒以内完成，不可耗费时间太长。摇动肩部不可用力过重，以防加重骨折等损伤。如果患者有头颈部创伤或怀疑有颈部损伤，切勿轻易搬动，以免造成进一步损伤。

（二）检查循环体征

检查颈动脉搏动，时间不要超过 10 秒。1 岁以上的患者，颈动脉比股动脉易触及，方法是使患者头后仰，救护人员一只手按住前额，用另一只手的食指、中指找到气管，两指下滑到气管与颈侧肌肉之间的沟内即可触摸颈动脉搏动。1 岁以下的婴儿则触摸肱动脉。

（三）启动急救医疗服务体系

一旦判定患者意识丧失，无论有无循环，在确定周围环境安全后救护人员都应立即实施心肺复苏。同时，立即呼救，呼喊附近的人参与急救或帮助拨打当地的急救电话启动急救医疗服务体系。经过培训的救护人员应位于患者一侧，或两人分别位于患者两侧，便于急救时人工通气和胸外心脏按压。

二、早期实施心肺复苏

（一）第一步——C 步骤：建立有效循环

迅速将患者安置于硬的平面上，即硬的地面或硬板床，或在患者胸背部下方安插复苏板，使患者的头部、颈部、躯干呈一条直线，避免扭曲，双上肢分别放置于身体两侧。如果患者面朝下时，应将患者整体翻转以保护颈椎，即头部、肩、躯干同时转动，头部、颈部应与躯干始终保持在同一个轴面上。

救护人员紧靠患者一侧。为确保按压力垂直作用于患者的胸骨，救护人员应根据个人身高及患者位置高低，采用踩踏脚凳或跪式等相应姿势。

1. 按压部位

正确的胸外心脏按压部位为胸部中央胸骨下半部分，可通过胸前两乳头连线的中点或剑突上两横指来定位。

2. 按压手法与姿势

胸外心脏按压的手法与姿势。救护人员一只手掌根部紧贴按压部位，另一只手重叠其上，指指交叉或并拢翘起；双臂伸直并与患者胸部呈垂直方向，用上半身重量及肩臂肌力量向下用力均匀而有节律地按压；救护人员双手在原位放松，使胸廓完全回弹，但手掌不要离开胸壁，以免再次按压时力量分散。儿童可用单手掌根按压法，婴儿可用拇指重叠环抱法或食指、中指两指按压法。

3. 按压深度

成人需使胸骨下陷至少约 5 cm，但不超过 6 cm。儿童和婴儿需使胸骨下陷距离至少为胸部前后径的 1/3，即分别约为 5 cm、4 cm。

4. 按压频率

按压频率为每分钟 100～120 次。

5. 注意事项

1）按压部位要准确。如果按压部位太低，可能损伤腹部脏器或引起胃内容物反流；如果按压部位太高，可伤及大血管；如果按压部位不在中线，则可能引起肋骨骨折、肋骨与肋软骨脱离等并发症。

2）按压力度要均匀适度。按压力度过轻达不到效果，按压力度过重易造成损伤。

3）按压姿势要正确。救护人员注意肘关节伸直，双肩位于双手的正上方，手指不应加压于患者胸部，在按压间隙的放松期，救护人员不加任何压力，但手掌根仍置于胸骨中下部，不离开胸壁，以免移位。

4）患者头部应适当放低，以避免按压时呕吐物反流至气管，也可防止因头部高于心脏水平而影响血液回流。

5）当现场有多人时，鼓励两人或多人交替按压，以避免按压者疲劳，保证按压效果。一般每隔2分钟交替按压，尽可能将中断控制在10秒以内。

按压期间，密切观察病情，判断按压效果。胸外心脏按压有效的指标：按压时可触及颈动脉搏动；患者有知觉反应、呻吟或出现自主呼吸。

（二）第二步——A步骤：畅通呼吸道

患者无意识时，肌张力下降，舌和会厌可能使咽喉部阻塞。舌后坠又是造成呼吸道阻塞最常见的原因。有自主呼吸，吸气时呼吸道内呈负压，也可能将舌、会厌或两者同时吸附到咽后壁，产生呼吸道阻塞。因此，使下颌上抬，既可防止舌后坠，又可使呼吸道打开。如无颈部创伤，可以采用仰头抬颏法开放呼吸道，清除患者口中的异物和呕吐物，用指套或指缠纱布清除口腔中的液体分泌物；清除固体异物时，一只手压开下颌，用另一只手食指抠出异物。

1. 仰头抬颏法

对于没有头部或颈部创伤的患者，使用仰头抬颏法开放呼吸道。为完成仰头动作，应把一只手放在患者前额，用手掌把额头用力向后推，使头部向后仰，另一只手的手指放在靠近下颌的下方，向上用力使下颏向上抬动。勿用力压迫下颌部软组织，否则有可能造成呼吸道梗阻，避免用拇指抬下颏。开放呼吸道后有助于患者自主呼吸，也便于做人工呼吸。如果患者牙齿松动，应取下，以防脱落阻塞呼吸道。

2. 双手托颌法

怀疑患者有颈椎损伤，应该使用双手托颌法开放呼吸道，不能拉伸头部。急救者位于患者头部，两手拇指置于患者口角旁，余四指托住下颌部位，在保证头部和颈部固定的前提下将下颌持续上托。如患者紧闭双唇，可用拇指把口唇分开。如果需要行口对口呼吸，用面颊贴紧患者的鼻孔，以防自鼻孔漏气。此法效果肯定，但费力，有一定技术难度。对于怀疑有头部、颈部创伤的患者，此法更安全，不会因颈部动作而加重颈部损伤。

（三）第三步——B步骤：人工呼吸

人工呼吸是用人工方法（手法或机械）借外力来推动肺、膈肌或胸廓的活动，使气体被动进入或排出肺，以保证机体氧的供给和二氧化碳的排出。心肺复苏时常用的呼吸支持方法包括口对口人工呼吸、口对鼻人工呼吸、简易呼吸器人工呼吸等。一般胸外心脏按压与人工呼吸按30:2的频次反复进行。若救护人员只进行人工呼吸，则成人通气频率应为每分钟10~12次，婴儿通气频率为每分钟20次，8岁以下儿童通气频率为每分钟15次。

1. 口对口人工呼吸

口对口人工呼吸是一种快捷有效的通气方法。进行人工呼吸时，要确保呼吸道通畅。捏住患者的鼻孔，防止漏气，救护人员用口唇把患者的口全罩住，呈密封状，缓慢吹气，每次吹气应持续1秒以上，吹气量为每次500~600 ml，避免过度通气。

2. 口对鼻人工呼吸

在患者不能经口呼吸时（如牙关紧闭不能开口、口唇创伤、口对口人工呼吸难以实施），推荐采用口对鼻人工呼吸。救治淹溺患者最好应用口对鼻人工呼吸，只要患者头部一露出水面即可行口对鼻人工呼吸。口对鼻人工呼吸时，救护人员将一只手置于患者前额后推，另一只手抬下颌，使患者口唇紧闭。用嘴封罩住患者鼻，深吹气后口离开患者鼻，患者呼气时气体自动排出。必要时，间断使患者口开放，或用拇指分开口唇，这对有部分鼻腔阻塞的患者呼气非常重要。在对婴儿进行人工呼吸时，救护人员的嘴必须将婴儿的口及鼻一起盖严。

3. 简易呼吸器人工呼吸

提倡尽早使用简易呼吸器代替口对口人工呼吸。单人操作时一只手以"EC"手法开放气道及固定面罩，另一只手挤捏气囊使每次吸气量在 500~600 ml，可连接供氧装置以提高吸入氧气浓度。

三、迅速电除颤

所有基础生命支持施救者都应该接受电除颤的培训，因为室颤是成人心搏骤停最常见的原因，而电除颤是治疗室颤的重要措施。对于室颤患者，如果旁观者能够在其倒下的 3~5 分钟立即施行 CPR 和电除颤，患者存活率最高。对于发生短时间室颤的患者，如院外心搏骤停患者或在心电监护的住院患者，迅速电除颤是首选的治疗方法。无论院外救护还是院内救护，一旦除颤器准备好了，救护人员应该尽快使用。当现场有不止一名救护人员时，一名救护人员应该进行胸外心脏按压，同时另一名救护人员拿取除颤器。

1. 方法

1）在准备电除颤同时，做好心电监护以确诊室颤。

2）有交流电源时，接上电源线和地线，并将电源开关转至"交流"位置，若无交流电源，则用机内镍铬电池，将电源开关转至"直流"位置。近年来以直流电击除颤为常用。

3）按下胸外除颤按钮和非同步按钮，准备除颤。

4）按下充电按钮，注视电功率数的增值，当增加至所需数值时，即松开按钮，停止充电。

5）电功率的选择。成人首次电击，可选用 200 J，若失败，可重复电击，并可提高电击能量，但最大不超过 360 J。

6）将电极板涂好导电膏或包上浇有生理盐水的纱布。将一个电极板放于患者左乳头下（腋下线心尖部），另一个电极板放于胸骨右缘第 2 肋间（心底部）。或者将一个电极板放于患者胸骨右缘第 2 肋间，另一个电极板放在患者背部左肩胛下。电极板需全部与皮肤紧贴。

7）嘱其他人离开患者床边。操作者两臂伸直固定电极板，使自己的身体离开床缘，然后双手同时按下放电按钮进行除颤。

8）放电后立即观察心电示波，了解除颤效果。如除颤未成功，可加大功率数值，再次除颤，同时寻找失败原因并采取相应措施。

2. 注意事项

1）除颤前应详细检查器械和设备，做好一切抢救准备。

2）电极板放的位置要准确，并应与患者皮肤密切接触，保证导电良好。

3）电击时，任何人不得接触患者及病床，以免触电。

4）对于细颤型室颤者，应先进行心脏按压、氧疗及药物等处理，使之变为粗颤，再进行电击，以提高成功率。

5）电击部位皮肤可有轻度红斑、疼痛，也可出现肌肉痛，3~5日可自行缓解。

6）开胸除颤时，电极直接放在心脏前后壁。除颤能量一般为 5~10 J。

四、复苏有效的指征

1）患者大动脉搏动恢复。

2）患者面色、口唇、甲床由发绀转为红润。

3）患者出现自主呼吸（规则或不规则），或由机械通气到呼吸恢复正常，经皮动脉血氧饱和度（SpO_2）>95%。

4）患者瞳孔由大变小，并有对光反射或眼球活动。

心肺复苏终止指标：①患者已恢复自主呼吸和心跳；②确定患者已死亡；③心肺复苏进行 30 分钟以上，检查患者仍无反应、无呼吸、无脉搏、无瞳孔回缩。

根据《2015 年美国心脏协会心肺复苏及心血管急救指南》，如施救者未接受专门的心肺复苏培训，在判定患者无反应同时没有呼吸或不能正常呼吸（仅仅是喘息）时，应立即进行单纯胸外按压的心肺复苏，即仅为突然倒下的成人患者进行胸外按压，并强调在胸部中央用力快速按压，或者按照急救调度的指示操作，直至除颤器到达且可供使用，或者救护人员或其他相关施救者已接管患者。

（孙明媚）

第三节　高级生命支持

高级生命支持（ALS）主要是在基础生命支持基础上应用辅助设备及特殊技术，建立和维持有效的通气和血液循环，识别及治疗心律失常，建立有效的静脉通道，改善并保持心肺功能及治疗原发疾病。高级生命支持是心搏骤停后的第二个处理阶段，一般在医疗单位中进行，包括建立静脉输液通道、药物治疗、气管插管、机械通气等一系列维持和监测心肺功能的措施。高级生命支持应尽可能早开始，如人员足够，基础生命支持与高级生命支持应同时进行，且可取得较好的临床疗效。

一、明确诊断

尽可能迅速地进行心电监护和必要的血流动力学监测，明确引起心搏骤停和心律失常的病因，以便及时采取相应的救治措施。

二、控制气道

心肺复苏时救护人员可采用口咽气道、鼻咽气道及其他可选择的辅助气道（如食管—气管导管、喉罩气道）、气管插管、环甲膜穿刺、气管造口术等建立人工气道，以保证人工呼吸顺利进行。

三、呼吸器的应用

利用器械或呼吸器进行人工呼吸，其效果较徒手人工呼吸更有效。凡便于携带于现场施行人工呼吸的呼吸器都属简易呼吸器，或称便携式人工呼吸器。呼吸囊—活瓣—面罩装置为最简单且有效的人工呼吸器，已广泛应用于临床。使用时需清除上呼吸道分泌物或呕吐物，使患者头向后仰，托起下颌，扣紧面罩，挤压呼吸囊，空气由气囊进入肺部。当松开呼吸囊时，胸廓和肺被动弹性回缩而将肺内气体"呼"出。由于单向活瓣的导向作用，使呼出气体只能经活瓣排入大气。呼吸囊在未加压时能自动膨起，并从另一个活瓣吸入新鲜空气，以备下次挤压所用。呼吸囊上还附有供氧的侧管，能与氧气源连接，借以提高吸入氧浓度。便携式呼吸器种类较多，有的以高压氧作为动力，也有以蓄电池作为动力驱动呼吸器进行自动机械通气。其供氧和通气效果较好，也可节省人力，尤其适用于有气管插管者和患者的转运。多功能呼吸器是性能完善、结构精细的自动机械装置。可按要求调节多项呼吸参数，并有监测和报警系统。使用这种呼吸器可进行有效的机械通气，且能纠正患者的某些病理生理状态，起到呼吸治疗的作用。主要在重症监护室（ICU）或手术室等固定场所使用。

四、监测

在后期复苏期间，尤应重视对患者呼吸、循环和肾功能的监测。在人工呼吸或机械通气时，都应维持动脉血氧分压（PaO_2）在正常范围，至少不低于 60 mmHg[①]；动脉血二氧化碳分压（$PaCO_2$）在 36 ~ 40 mmHg。应密切监测血压并维持其稳定，在条件允许时应监测直接动脉压，也便于采取动脉血样行血气分析。此外，应尽快监测心电图，因为心搏骤停时的心律可能是心跳停止，也可能是室颤，心电图可明确性质，为治疗提供极其重要的依据。留置导尿管监测尿量、尿比重及镜检，有助于判断肾的灌注和肾功能改变，也为输液提供参考。对于循环难以维持稳定者，应放置中心静脉导管监测 CVP，也便于给药和输液。

五、开胸心脏按压

实验证实开胸心脏按压心排血量比胸外心脏按压约高一倍，心、脑灌注也高于后者，患者长期存活率也比后者高 28%。适应证：胸部创伤引起心搏骤停的患者；胸廓畸形或严重肺大疱、心脏压塞患者；经常规胸外心脏按压 10 ~ 15 分钟（最多不超过 20分钟）无效的患者；动脉内测压条件下，胸外心脏按压时的舒张压小于 40 mmHg。

---

① 1 mmHg≈0.133 kPa。

六、心肺复苏药物的应用

目前认为心肺复苏药物的应用以气管内或静脉注射给药最为理想，但循环中断时宜做心内注射。切忌在心脏严重缺氧的状态下过早应用心肺复苏药物，通常在心脏按压下2分钟后，心脏仍未复跳时才考虑用药。用于心肺复苏的药物较多，包括肾上腺素、利多卡因、碳酸氢钠等，肾上腺素常为首选药物。

这些药物的选用可达到以下目的：

1）提高按压效果，激发心脏复跳，增强心肌收缩力。

2）提高周围血管阻力，增加心肌血流灌注量和脑血流量。

3）纠正水、电解质紊乱及酸碱失衡，使其他血管活性药物更好地发挥作用。

4）降低电除颤阈值，为电除颤创造条件，同时防止室颤的发生。给药途径包括心腔内注射、静脉注射、气管内给药等，因心腔内注射给药有许多缺点，一般不主张采用。

七、体外无创临时起搏

心脏停搏在心肺复苏的基础上，应考虑立即进行体外无创临时起搏；心率缓慢的心律失常，如心率小于每分钟60次，有严重症状者，可按次应用阿托品 0.5~1 mg 静脉滴注，每分钟静脉滴注异丙肾上腺素 2~10 mg，再行体外无创临时起搏。如二度Ⅱ型或三度房室传导阻滞，应准备经静脉起搏，并先用体外无创临时起搏过渡。

（孙明媚）

第四节 持续生命支持

持续生命支持（PLS）的重点是脑保护、脑复苏及复苏后疾病的防治。

心搏、呼吸骤停患者经抢救后，虽然心脏已复跳，呼吸已恢复，患者的危急情况已得到改善，但这并不意味着患者已经脱离了危险。由于严重的缺氧和代谢障碍，使脑、心、肾等重要脏器受到不同程度的损害，仍然严重地威胁着患者的生命。所以，复苏后的处理是否得当，对患者的预后效果具有非常重要的意义。复苏后应给予患者重点监护，密切观察患者的生理功能。复苏后应根据病情，持续或间断观察血压、心电图、CVP，以及电解质、酸碱平衡和血气分析等。

一、维持循环功能

患者心跳恢复后，心血管功能处于不稳定状态，主要表现为低血压和组织器官灌注不足。此时应进一步通过监测，了解患者有无休克、心律失常、血容量不足、酸碱失衡和电解质紊乱，判断有无心脏压塞（可由心内注射引起）、肺水肿、张力性气胸等。

（一）纠正低血压

通常造成患者血压不稳定或持续低血压状态的原因主要是：①有效循环血量不足；②心肌收缩无力；③酸碱失衡及电解质紊乱；④心肺复苏中的并发症。

因此，纠正低血压的主要措施是保持充足的血容量、改善心肌收缩力和纠正酸碱失衡与电解质紊乱。

（二）处理高血压

患者心肺复苏后，也可突然出现高血压。通常是由于进行心肺复苏时注入的肾上腺素或其他儿茶酚胺类药物的持续作用，表现为一过性血压增高。可用硝普钠或硝酸甘油降压。

（三）处理心律失常

患者心跳恢复后亦可发生心律失常，对于频发的室性心律失常，可用利多卡因静脉输注；若为严重的心律失常或房室传导阻滞，则可应用阿托品或异丙肾上腺素。

（四）留置导尿管

应常规留置导尿管观察患者尿量，进行尿液分析以了解肾功能。

二、维持呼吸功能

患者心跳恢复后，自主呼吸未必恢复，或即使恢复但不正常，故仍需加强呼吸管理，继续进行有效的人工通气，及时行血气监测，促进自主呼吸尽快恢复正常。自主呼吸出现的早晚，提示脑功能的损害程度，若长时间不恢复，应设法查出危及生命的潜在因素，给予相应的治疗，如解除脑水肿、改善脑缺氧等。

注意防治肺部并发症，如肺炎、肺水肿导致的急性呼吸衰竭，除加强抗感染治疗外，还需机械通气，要选择合适的通气参数和通气模式，在氧合良好的前提下，使平均气道压尽可能低，以免阻碍静脉回流，加重脑水肿或因胸膜腔内压增高而导致的心排血量减少等不良影响。

三、纠正酸中毒及电解质紊乱

根据 CO_2CP、血 pH 值及剩余碱等检测结果补充碳酸氢钠，一般患者复苏后头 2～3 日仍需每日给予 5% 碳酸氢钠溶液 200～300 ml，以保持酸碱平衡。根据血钾、钠、氯结果做相应处理。

四、防治急性肾衰竭

患者在心肺复苏后早期出现的肾衰竭多为缺血再灌注损伤所致，其防治在于维持心脏和循环功能，避免使用对肾脏有损害的药物（如氨基糖苷类抗生素）及大剂量收缩血管药物（特别是去甲肾上腺素）等。心脏复跳后，宜留置导尿管，记录每小时尿量，如每小时尿量少于 30 ml，则需鉴别肾性或肾前性少尿（有效循环血量不足），可试用20% 甘露醇 100～200 ml 在 30 分钟内快速静脉输入，若注射后 1 小时尿量仍在 20～30 ml，可再试用呋塞米静脉注射，若注射后尿量仍未增加，则提示肾脏出现急性缺氧性损害，或出现急性肾衰竭。肾前性少尿一般经上述处理后，尿量即增加。如为急性肾衰竭，则应严格限制入水量，防治高血钾，必要时考虑透析治疗。待恢复排水量后及时补充水和钠。

五、脑复苏

为了防治心搏骤停后缺氧性脑损害所采取的措施称为脑复苏。

（一）缺氧性脑损害的病理生理

心跳停止后 2～3 分钟，脑血管内红细胞沉积，5～10 分钟形成血栓，10～15 分钟血浆析出毛细血管，脑血流停止 15 分钟以上，即使脑循环恢复，95% 脑组织可能出现无血流现象，主要由于血管周围胶质细胞、血管内皮细胞肿胀和血管内血栓形成堵塞微循环，故有人提出立即于颈动脉内进行脑灌注（脑灌注疗法）。

脑组织在人体器官中最容易受缺血伤害，这是由于脑组织的高代谢率、高氧耗量和对高血流量的需求。整个脑组织重量只占体重的 2%，但静息时，它需要的氧供却占人体总摄取量的 20%，血流量占心排血量的 15%。

正常脑血流量为每 100 g 脑组织 45～60 ml/min，低于 20 ml/min 即有脑功能损害，低于 8 ml/min 即可导致不可逆损害，前者称为神经功能临界值，后者为脑衰竭临界值。

脑内的能量储备很少，所储备的 ATP 和糖原在心跳停止后 10 分钟内即完全耗竭，故脑血流中断 5～10 秒患者就发生晕厥，继而抽搐，如超 5 分钟，就有生命危险。研究认为，心搏骤停后的能量代谢障碍易于纠正，而重建循环后发生或发展的病理生理变化，即上述所谓无血流现象给脑组织的第二次打击，可能是脑细胞死亡的主要原因。心搏骤停和重建循环后低血压的时间越长，无血流现象越明显。此外，脑生化方面的紊乱，在缺血期间活性自由基（超氧自由基）等的形成可损伤细胞膜，甚至导致细胞死亡，因而有主张用自由基清除剂治疗。缺氧后导致组织损害的另一重要激活因素是细胞内钙离子增加，细胞质中钙离子浓度增加是引起缺血缺氧后脑细胞死亡的因素之一。

因缺血缺氧，脑组织内的毛细血管因有过多活性自由基蓄积和局部酸中毒的作用而使通透性增加，加之静水压升高，血管内液体与蛋白质进入细胞外间隙而形成脑水肿。脑水肿的防治与脑复苏成功率有很大关系。低温、脱水疗法的疗效已被公认为良好。

（二）脑复苏措施

脑复苏主要针对 4 个方面：降低脑细胞代谢率、加强氧和能量供给、促进脑循环再流通及纠正可能引起继发性脑损害的全身和颅内病理因素。

1. 调节平均动脉压（MAP）

要求立即恢复并维持正常或稍高于正常的 MAP（90～100 mmHg），要防止突然发生高血压，尤其不宜超过自动调节崩溃点（MAP 130～150 mmHg）。若血压过高，可用血管扩张剂如阿福那特、氯丙嗪和硝普钠等。预防低血压，可用血浆或血浆代用品提高血容积，或用药物如多巴胺等支持 MAP。多数心搏骤停患者可耐受增加 10% 左右的血容积（1% 体重），有时可用胶体代用品如右旋糖酐 - 40 或低分子右旋糖酐，最好根据肺动脉楔压（PAWP）监测值进行补容。

2. 呼吸管理

为预防完全主动过度换气引起患者颅内压升高，对神志不清的患者应使用机械呼吸器。应用呼吸器过度通气，使 PaO_2 和脑微循环血氧分压明显提高，对缺氧性损伤起到恢复作用。保证脑组织充分供氧是非常必需的。

3. 低温疗法

低温可降低脑代谢，减少脑氧耗量，减慢缺氧时 ATP 的消耗率和高乳酸血症的发展，有利于保护脑细胞，减轻缺氧性脑损害。此外，低温尚可降低大脑脑脊液压力，减小脑容积，有利于改善脑水肿。

1）降温开始时间：产生脑细胞损害和脑水肿的关键性时刻是循环停止后的最初 10 分钟。因此降温时间越早越好，1 小时内降温效果最好，2 小时后效果较差，心脏按压的同时即可在头部用冰帽降温。

2）降温深度：低温能减少脑组织氧耗量。一般认为 33～34℃ 低温对脑有较大的作用，降至 28℃ 以下，脑电活动明显呈保护性抑制状态。但体温降至 28℃ 易诱发室颤等严重心律失常，故宜采用头部重点降温法。

3）降温持续时间：一般需 2～3 日，严重者可能要 1 周以上。为了防止复温后脑水肿反复和脑氧耗量增加而加重脑损害，故降温持续至中枢神经系统皮质功能开始恢复，即以听觉恢复为指标，然后逐步停止降温，让体温自动缓慢上升，绝不能复温过快。

4. 脱水疗法

可提高血浆胶体渗透压，造成血液、脑脊液、组织细胞之间渗透压差，使脑细胞内的水分进入血液而排出体外，从而脑体积缩小，脑压降低。心肺复苏成功后，应给 20% 甘露醇 125～250 ml 快速静脉滴入，或呋塞米、依他尼酸 40～100 mg 静脉注射。也可用地塞米松 5 mg 静脉注射，每 6 小时 1 次，一般连用 3～5 日。

5. 巴比妥类药物疗法

巴比妥类药物能增加神经系统对缺氧的耐受力，可以抑制脑灌流复苏后脑氧代谢率的异常增加，具有稳定脑细胞膜的作用。巴比妥类药物还可减轻脑水肿，改善局部血流的分布异常，缩小梗死面积。此外，巴比妥类药物还可防治抽搐发作，强化降温对脑代谢率的抑制能力，提高低温疗法的效果。一般强调在心脏复跳后 60 分钟内开始应用，迟于 24 小时则疗效显著降低。可选用 2% 硫喷妥钠 5 mg/kg 即刻静脉注射，每小时 2 mg/kg（维持血药浓度 2～4 mg），以脑电图达到正常为宜，总量不超过 30 mg/kg。或苯妥英钠 7 mg/kg 静脉注射。必要时重复给药。硫喷妥钠多用于昏迷患者，属于深度麻醉药，应在麻醉医生指导下进行。下列情况暂停给药：①维持正常动脉压所需血管收缩剂剂量过大时；②心电图出现致命性心律失常时；③CVP 及 PAWP 升至相当高度或出现肺水肿。

6. 促进脑细胞代谢

ATP 可供应脑细胞能量，恢复钠泵功能，有利于减轻脑水肿。葡萄糖为脑获得能量的主要来源。此外辅酶 A、细胞色素 C、多种维生素等与脑代谢有关的药物均可应用。

7. 高压氧的应用

高压氧可提高脑组织的氧分压，降低耗氧量及颅内压，促进脑功能的恢复。尤其对心肺复苏后脑损害严重、脑复苏比较困难、反复抽搐、持续呈昏迷状态且病情逐渐恶化者可行高压氧治疗。

8. 肾上腺皮质激素的应用

肾上腺皮质激素在心肺脑复苏过程中具有多方面的良好作用。一般来说，单独应用肾上腺皮质激素仅适于轻度脑损害者，多数情况下，其常与脱水剂、低温疗法同时应用。其用量要大，如地塞米松每次 5~10 mg，静脉注射，每 4~6 小时 1 次，一般情况下应连用 3~5 日。

9. 钙通道阻滞剂的应用和关于应用钙剂的问题

脑缺血后脑内 Ca^{2+} 的移行，关系到细胞内代谢、细胞内释放游离脂肪酸、产生氧自由基的异常，以及脑微血管无复流现象，这些异常均会导致神经元的损害，钙通道阻滞剂可改变这些过程。脑完全缺血后血流恢复，可有短暂（10~20 分钟）的高灌流合并血管运动麻痹而破坏血脑屏障形成水肿，之后有长时间（6~18 小时）的低灌流。钙通道阻滞剂为强的脑血管扩张剂，可降低此种缺血后的低灌流状态。

脑缺血缺氧后进行复苏，再灌流不足和神经细胞死亡部分起因于 Ca^{2+} 进入血管平滑肌和神经元。

关于心搏骤停后钙剂的应用，近年来的文献指出：①休克、缺氧或缺血时，有迅速而大量的 Ca^{2+} 内流进入细胞；②细胞质内 Ca^{2+} 升高可降低腺苷酸环化酶（AC）的活性，引起类似肾上腺素能阻滞剂的作用；③细胞质内 Ca^{2+} 增多，可使线性体氧化磷酸化失耦联，抑制 ATP 的合成；④细胞质内 Ca^{2+} 升高导致心肌纤维过度收缩，抑制合适的左室充盈，降低最大收缩力。因此说明 Ca^{2+} 内流入细胞质有代谢和机械两方面毒性作用。故复苏时禁忌常规应用钙剂治疗，并必须仔细地重新评价。

10. 抗自由基药物的应用

该类药物有阻断自由基作用的超氧化物歧化酶、过氧化氢酶、谷胱甘肽过氧化物酶和自由基清除剂。如甘露醇、维生素 C、维生素 D、辅酶 Q_{10}、丹参、莨菪碱等。

（三）脑复苏结局

根据患者脑损伤程度和心肺脑复苏的成效，脑复苏结局可能有 4 种。

1）患者经过若干天昏迷，逐渐清醒且恢复正常智力和工作能力。

2）患者清醒后可能遗留一定的精神行为障碍，导致某种程度的残废。

3）植物人状态，或皮质下存活，或社会死亡，或大脑死亡，可延续数年，最后因并发症而死亡。

4）脑死亡，无呼吸、无反射、无循环功能，短期内死亡。

因此，脑保护措施宜全程进行，不可轻易放弃。若脑复苏失败，应适时终止治疗。

六、密切观察患者的症状和体征

1）患者出现呼吸困难、鼻翼扇动、呼吸频率明显增快或呼吸形态明显不正常时，应注意防止呼吸衰竭。

2）患者出汗或大汗淋漓、烦躁不安、四肢厥冷是休克体征，应采取相应措施。

3）观察患者意识状态，发现定向障碍、表情淡漠、嗜睡、发绀（其范围从手指、足趾向手和足扩展），说明脑缺血缺氧，应采取紧急措施，防止脑损伤。

4）如患者瞳孔缩小，对光反射恢复，角膜反射、吞咽反射、咳嗽反射等也逐渐恢复，说明心肺脑复苏有效。

七、积极治疗原发病因

如外伤患者需清创、止血、扩容，对中毒患者应用解毒剂等。

八、防治继发感染

心搏骤停的患者由于昏迷及体内环境紊乱、营养供应困难、机体防御能力降低、抢救时一些无菌操作不够严格及应用糖皮质激素等，容易导致并发感染，应及时防治。

1）保持室内空气新鲜，注意患者及室内清洁卫生。

2）应注意无菌操作，器械和物品必须经过严格消毒、灭菌。

3）如病情许可，应勤翻身、拍背，防止压疮及继发感染的发生。但患者如处于低心排血量状态时，则不宜翻身，防止心搏骤停的再次发生。

4）注意口腔及五官护理。眼部可滴入抗生素滴眼液或用凡士林纱布覆盖，防止患者角膜干燥、溃疡及角膜炎的发生。

5）气管切开吸痰及更换内套管时，应注意无菌操作。吸引气管内分泌物时，负压不宜过大，防止患者鼻、咽黏膜破损。

（孙明媚）

第三章 休 克

第一节 概 述

休克是机体遭受强烈的致病因素侵袭后，由于有效循环血量锐减，组织血流灌注广泛、持续、显著减少，致全身微循环功能不良，生命重要器官严重障碍的综合征。此时机体功能失去代偿，组织缺血缺氧，神经—体液因子失调。其主要特点是：重要脏器组织中的微循环灌注不足、代谢紊乱和全身各系统的功能障碍。简言之，休克就是机体对有效循环血量减少的反应，是组织灌注不足引起的代谢和细胞受损的病理过程。多种神经—体液因子参与休克的发生和发展。所谓有效循环血量，是指单位时间内通过心血管系统进行循环的血量。有效循环血量依赖于充足的血容量、有效的每搏输出量（简称搏出量）和完善的周围血管张力三个因素。当其中任何一个因素的改变超出了人体的代偿限度时，即可导致有效循环血量的急剧下降，造成全身组织、器官氧合血液灌注不足和细胞缺氧而发生休克。在休克的发生和发展中，上述三个因素常都累及且相互影响。

一、病因和分类

（一）心源性休克

原因为 AMI、心律失常、主动脉窦瘤破裂、心房黏液瘤、重度充血性心力衰竭、大面积肺栓塞、心脏压塞、急性主动脉瓣关闭不全、急性二尖瓣关闭不全、急性室间隔穿孔。

（二）低血容量性休克

原因为出血、大面积烧伤、呕吐、腹泻、肠梗阻、骨折。

（三）感染中毒性休克

1）休克型肺炎。

2）暴发性流脑。

3）中毒性菌痢。

4）流行性出血热。

5）急性胆囊炎、急性梗阻性化脓性胆管炎。

6）急性肾盂肾炎。

（四）过敏性休克

主要是药物（如青霉素等）和血清制品引起。

（五）神经源性休克

见于创伤、剧烈疼痛、脊髓横断、麻醉、药物过量等。

（六）其他原因所致的休克

1）艾迪生病危象。

2）黏液水肿。

二、病理生理学改变

（一）微循环改变

微循环是指微动脉与微静脉之间微血管的血液循环，是血液和组织间进行物质代谢交换的最小功能单位，是组织摄氧和排出代谢产物的场所，其变化在休克发生、发展过程中起着重要作用。休克时有效循环血量不足，全身的循环状态发生了一系列变化，约占总循环血量20%的微循环也相应地发生不同阶段的变化。

休克早期，有效血容量降低引起动脉血压下降、组织灌注减少和细胞缺氧。此时机体通过一系列代偿机制调节和矫正所发生的病理变化，包括：通过位于主动脉弓和颈动脉窦的压力感受器引起血管舒缩中枢加压反射，交感—肾上腺轴兴奋导致大量儿茶酚胺释放以及肾素—血管紧张素分泌增加等，使心率增快和心排血量增加。同时通过选择性收缩外周（皮肤、骨骼肌）和内脏（如肝、肾、胃肠）的小血管，使循环血量重新分布，以保证心、脑、肾等重要器官的灌注，使这些重要器官的血液供应在全身循环血量减少的情况下基本维持正常。此时若能去除病因，休克较易纠正。

休克中期，微血管广泛扩张，动静脉短路进一步开放，原有的组织缺氧更为严重，细胞缺氧导致无氧代谢增加，出现能量产生不足，乳酸类产物蓄积以及血管舒张物质（如组胺、缓激肽）释放。这些物质可直接引起毛细血管前括约肌舒张，而后括约肌对其敏感性低仍处于收缩状态，造成毛细血管静水压增高、血液滞留、血管通透性增加和血浆外渗、血液浓缩和血液黏稠度增加，进而使回心血量降低，有效循环血量锐减，心排血量和血压下降，心、脑等器官灌注不足，休克加重。

休克晚期，病情继续发展，多不可逆。微血管发生麻痹性扩张，淤滞在微循环内的黏稠血液在酸性环境中处于高凝状态，红细胞和血小板容易发生聚集并在血管内形成微血栓，甚至引起 DIC，同时严重的组织灌注不足、细胞缺氧和能量供应不足，亦可导致细胞内的溶酶体膜破裂及多种酸性水解酶溢出，引起细胞自溶，最终造成大片组织损伤及多器官功能障碍综合征（MODS）。

（二）代谢的改变

休克时的代谢变化非常明显，表现为组织灌注不足和细胞缺氧，无氧糖酵解过程成为获得能量的主要途径，此外糖原、脂肪和蛋白质分解代谢增强，合成代谢减弱。葡萄糖经无氧糖酵解所获的能量仅为有氧代谢的 6.9%，机体的能量极度缺乏。

随着无氧代谢的加重，乳酸产生增加，同时微循环障碍而不能及时清除酸性代谢产物，肝脏对乳酸的代谢能力下降，使乳酸积聚，导致代谢性酸中毒。组织缺氧、能量产生不足、代谢产物的堆积都可引起细胞膜的离子泵功能障碍，导致易损器官细胞严重损伤，甚至死亡（坏死或凋亡）。

（三）炎性介质释放和细胞损伤

严重创伤、感染、休克可引起炎性细胞激活和大量炎性递质的释放，导致强烈的全身炎性反应，进而影响全身各系统器官的广泛损伤和功能改变。主要炎性递质包括：肿瘤坏死因子 α（TNF-α）、白细胞介素（IL-1、IL-2、IL-6、IL-8、IL-10 等）、血栓素、前列腺素、心肌抑制因子等。

休克导致的细胞损伤取决于休克的持续时间和严重程度。活性氧代谢产物可引起脂质过氧化和细胞膜破裂，同时代谢性酸中毒和能量不足还造成细胞膜的屏障功能障碍，引起膜离子转运功能障碍，致使细胞内钾离子（K^+）减少，钠离子（Na^+）、Ca^{2+}增多，细胞水肿。组织细胞肿胀可压迫微血管，内皮细胞肿胀可使微血管管腔狭窄，加剧微循环障碍，并加重代谢性酸中毒。线粒体肿胀、破坏，造成ATP合成减少，细胞能量生成严重不足，进一步影响细胞功能。休克时缺血缺氧和酸中毒等可致溶酶体酶释放，加重微循环障碍，导致细胞损伤和MODS，在休克发生、发展中起着重要作用。

（四）内脏器官的继发性损害

休克期间由于循环障碍引起细胞缺血、缺氧，细胞功能发生明显改变，从而导致器官功能障碍。任何器官在血流灌注不足时，其功能都可受到不同程度的损害，长时间的低灌注状态可导致器官功能不可逆性损害。

（五）心脏

由于有效循环血容量不足，回心血量减少，交感神经系统的兴奋性增加，可使心率增快，心肌收缩力增加，代偿性心排血量增加。如果休克继续发展，可导致冠状动脉灌注不足及心肌抑制因子的释放，使心肌收缩力严重抑制。心肌严重缺血可导致心内膜下心肌梗死以及严重心律失常。

（六）脑

由于应激反应引起儿茶酚胺释放而导致中枢神经系统兴奋，随着脑血流量的进一步减少，脑功能可呈进行性损害，最终可因脑细胞缺血导致局部的乳酸增加，脑细胞水肿，细胞膜结构破坏，神经传递功能丧失和不可逆性脑损害。患者表现为躁动不安、神志淡漠、昏迷，脑干损伤可引起呼吸和循环衰竭。

（七）肺

循环血容量不足可使肺循环灌注减少，有通气而无灌流的肺泡增加，结果使肺泡无效腔通气增加，气体交换功能严重受损，可导致低氧血症和二氧化碳的蓄积。长时间的肺循环低灌流和缺氧，可促进肺毛细血管的微血栓形成，并可损伤毛细血管内皮细胞和肺泡上皮细胞，进一步损害肺泡的灌注，引起肺毛细血管通透性增加和肺间质水肿，以及肺泡表面活性物质的生成减少。严重者导致急性呼吸衰竭或ARDS。

（八）肾脏

低血容量引起心排血量降低时，肾脏也发生代偿性功能变化，表现为肾血流量下降、肾小球滤过率降低、醛固酮与抗利尿激素分泌增加以增加肾脏对钠和水的再吸收。结果使尿浓缩、尿量减少和尿钠含量降低。如不及时纠正，可导致肾小管坏死，严重者可引起肾皮质坏死和不可逆性急性肾衰竭。感染性休克或创伤性休克除了肾脏灌注不足外，常伴有毒性代谢产物对肾小管的损伤，导致急性肾衰竭。

（九）肝脏

肝血流量减少可引起肝细胞缺血缺氧，导致肝脏的代谢功能障碍。早期肝糖原降解和糖原代谢加速可引起血糖升高。但到晚期，碳水化合物的摄取障碍和糖原消耗增加可导致低血糖。蛋白质和脂肪的代谢增加而肝脏对乳酸的代谢能力降低可加重已存在的代谢性高乳酸血症或酸中毒。肝脏对胆红素、细菌毒素及代谢产物（如氨）的代谢能力降低，肝细胞的解毒功能也受损，结果导致肝衰竭。

（十）胃肠道

全身有效血容量不足和组织灌注明显降低时，机体为了保证重要生命器官（如心、脑）的血流灌注，胃肠道、皮肤及骨骼肌的血管首先发生代偿性收缩，血管阻力显著增加，使胃肠道处于缺血缺氧状态，结果使黏膜上皮细胞的屏障功能受到损害，导致肠道内的细菌或毒素进入血液循环，胃肠蠕动功能降低，导致肠麻痹。严重的黏膜缺血可导致胃肠溃疡，损害胃肠道对碳水化合物和蛋白质的吸收功能。胰腺缺血还可释放心肌抑制因子而损害心肌功能。

三、病情评估

（一）临床表现

休克根据临床过程分为 3 个阶段。

1. 休克早期（低血压代偿期）

休克早期表现为过度兴奋、烦躁不安，面色及皮肤苍白湿冷，口唇、甲床轻度发绀，脉搏快而有力，血压正常或偏高，舒张压稍升高，但脉压减小。

2. 休克中期（低血压失代偿期）

除休克早期表现外，神志尚清楚，表情淡漠，全身无力，反应迟钝，意识模糊，脉搏细数，收缩压降至 80 mmHg 以下，脉压小于 20 mmHg，浅静脉萎陷，口渴，尿量减少至每小时 20 ml 以下。

3. 休克晚期（器官功能衰竭期）

休克晚期表现为嗜睡或昏迷，面色青灰，发绀明显，皮肤呈花纹状，脉细难以摸清，血压很低甚至测不出，呼吸困难，尿闭，伴 DIC 者可有皮肤、黏膜、呼吸道、消化道、泌尿道等多器官、多脏器出血。

（二）辅助检查

1. 休克的实验室检查

休克的实验室检查应当尽快进行，为全面了解内环境紊乱状况和各器官功能并帮助判断休克原因和休克程度，还应当注意检查内容的广泛性。一般应注意的项目包括：

1）血常规：其中白细胞增多往往提示感染性休克，贫血提示出血性休克，嗜酸性粒细胞增多提示过敏性休克。

2）血生化：包括电解质、肝功能、肾功能等检查，尿素氮、血肌酐、转氨酶等指标在休克末期是器官损害的证据，同时对休克的病因也具有指导意义。

3）血气分析：血乳酸值可以提供器官氧供应不足的证据，一般血乳酸值 >2 mmol/L 即可提示休克，而 >4 mmol/L 的患者病死率明显增高。对于所有疑诊休克的患者，推荐连续监测血乳酸值，以指导、监测以及评价休克。

4）出凝血指标：包括与 DIC 有关的项目的检查。可以检测 D - 二聚体以排除肺栓塞，凝血酶原时间（PT）、活化部分凝血活酶时间（APTT）增高提示出血性休克，同时也可以为脓毒症和全身炎症反应综合征（SIRS）末期。

5）心肌损伤相关指标：包括肌酸激酶同工酶（CK－MB）在内的血清酶学和肌钙蛋白（cTnT 或 cTnI）、肌红蛋白等检查，异常往往提示心源性休克。

6）其他：各种体液、排泌物等的培养，病原体检查，药敏试验等。

2. 感染和炎症因子的血清学检查

通过血清免疫学检测手段，检查血中降钙素原（PCT）、C 反应蛋白（CRP）、念珠菌或曲霉菌特殊抗原标志物或抗体以及脂多糖（LPS）、TNF、血小板活化因子（PAF）、IL－1，IL－6 等因子，有助于快速判断休克是否存在感染因素，可能的感染类型以及体内炎症反应紊乱状况，并及时收集患者痰液进行病原体培养，患者高热时采集血液进行培养，并及时做药敏试验，及时调整抗生素。

（三）鉴别诊断

首先应与体质性、体位性、内分泌功能紊乱性、营养不良性及慢性疾病、心血管疾病、高山疾病引起的低血压及虚脱相鉴别。

四、治疗措施

休克的治疗应采取综合性措施，应早期发现，及时给予病因根治，迅速补充血容量，改善微循环，纠正血流动力学紊乱，恢复组织和器官的缺氧状态，保护重要脏器功能。

尽管各类休克病因不同，但治疗原则及方法基本相似，主要包括：迅速扩充及补充血容量，改善心排血量，适当使用血管活性药物，纠正酸中毒，改善微循环的血液灌注，治疗脏器功能障碍。防治 DIC，进行彻底的病因根治。

（一）病因治疗

应针对不同病因进行，祛除引起休克的因素。早期休克如能积极控制原发病，将使休克得以终止。

感染性休克应首先控制感染，在病原体未明确之前，按感染的途径和临床经验判断最可能的致病菌，选择广谱抗生素。主张大剂量、联合静脉用药，首剂加倍的冲击疗法。用药前先进行血、骨髓、局部渗出液的培养。对明确致病菌者按药物敏感程度指导用药。

心源性休克应维持心排血量，保证心肌血液供应，改善心功能，防治心律失常等。

低血容量性休克应根据血容量丧失的原因治疗，如控制呕吐、腹泻、防止血浆外渗，因出血所致应根据不同的部位给予迅速有效的止血。

过敏性休克应首先终止抗原物质的继续接触，配合抗过敏治疗。

神经源性休克应迅速镇痛、使用血管活性药物等措施。

（二）一般措施

患者取平卧或头与下肢均抬高 30°，或两种体位交替。立即供氧，流量 2 ~ 4 L/min，缺氧或发绀明显者氧流量为 4 ~ 6 L/min，必要时面罩或正压给氧直至休克改善。快速静脉扩容改善微循环，注意保暖，暂禁食。不应远距离运送，短程运送亦应在血压稳定后。

（三）休克时的监测

休克是一种严重的临床危重症，加强临床监测为抢救提供了数字化依据，从而更准确判断生理功能紊乱的程度，有条件者应进入 ICU 集中监护，根据病情变化情况进行重点治疗。监护内容包括：心电监护、血流动力学监测、呼吸功能监测、肾功能监测、生化指标的监测、微循环监测。

1. 血流动力学监测

1）动脉压测定：休克时动脉压更能真实反映血压下降的程度，对血管活性药物的使用具有指导意义。有条件者应做动脉插管测压。

2）CVP 测定：CVP 是指接近右心房的腔静脉内的压力，正常范围为 5 ~ 10 cmH$_2$O[①]，可反映血容量、静脉紧张度及右心功能情况。如血压降低、CVP < 5 cmH$_2$O 表示血容量不足；CVP > 15 cmH$_2$O 则提示心力衰竭、静脉血管床过度收缩或肺循环阻力增加。在治疗过程中，应连续测定 CVP，调整补液量及补液速度。但应注意，使用大量血管活性药物或正压性辅助呼吸可影响 CVP。

3）PAWP：PAWP 反映左心房平均压，与左心室舒张末期压密切相关。在无肺血管疾病或二尖瓣病变时，测定 PAWP 有助于了解左心室功能，是估计血容量和监护输液速度，防止发生肺水肿的一个良好指标。

PAWP 正常范围为 6 ~ 12 mmHg；< 6 mmHg 示血容量不足；> 18 mmHg 提示输液过量、心功能不全；如 > 30 mmHg 将出现肺水肿。

4）心排血量：在休克的情况下，心排血量较低，但在感染性休克有时较正常值高。

5）休克指数：休克指数 = 脉率÷收缩压，其正常值为 0.5，表示血容量正常，如指数为 1，表示丢失血容量为 20% ~ 30%。如休克指数 > 1，表示丢失血容量为 30% ~ 50%。估计休克指数对指导低血容量性休克和创伤性休克的急救治疗很有参考价值。

6）其他：血压、脉压、心率等。

2. 呼吸功能监测

呼吸功能监测包括呼吸的频率、幅度、节律、动脉血气分析指标的动态观察，呼吸机通气者可以直接反映其他指标（详见呼吸衰竭）。

3. 肾功能监测

尿量及动态尿量监测、尿比重、血肌酐、尿素氮、血电解质是反映腹腔器官灌注量的间接指标，休克时应留置导尿管动态观察尿量情况。抗休克治疗有效者平均每小时尿量应大于 20 ml。每日尿量少于 400 ml 称少尿，少于 50 ml 称无尿。休克时出现少尿首先应判断是肾前性还是肾性少尿。尿比重主要反映肾血流与肾小管功能关系。

4. 生化指标的监测

血电解质、动脉血气分析、血糖、丙酮酸、乳酸等在休克时明显增高，血转氨酶升高提示肝细胞功能受损严重，血氨增加预示出现肝衰竭。DIC 时应监测有关生化指标。

---

① 　1 cmH$_2$O ≈ 0.1 kPa。

5. 微循环监测

1）体表温度与肛温：正常时两者之间相差约 0.5℃，休克时增加为相差 1～3℃，两者差值愈大预后愈差。

2）血细胞比容：末梢血比中心静脉血的血细胞比容 >3vol% 提示有周围血管明显收缩，应动态观察变化幅度。

3）甲皱微循环：休克时表现为小动脉痉挛，毛细血管缺血、管袢减少、直径缩小、血管模糊不清、苍白，小静脉扩张、色暗红、淤血、血液渗出、流速减慢。

（四）补充血容量

在低血容量性休克时丧失的主要是血液，先抽血送血查血型和做交叉配血试验。可快速输入 5%～10% 葡萄糖液、生理盐水及 5% 葡萄糖盐水。待交叉配血结果回示后再输入相应血型的血。一般输鲜血，大量、快速输入库存血时应注意补充钙剂、碳酸氢钠及新鲜血浆，以避免发生并发症。输入平衡液，因每升液体含钠及氯各 154 mmol，输入体内后 1/3 保留在血管内，2/3 在间质液。因平衡液与细胞内液的晶体渗透压相等，故水不进入细胞内。大量的盐水或葡萄糖盐水可以扩充血管内液及间质液，以达扩容的目的，但可发生高氯血症及肺水肿，复方氯化钠注射液（林格液）除含有钠、氯外，尚含有钙和钾，其含氯较少，但每升含乳酸钠为 28 mmol，在患者已有高乳酸血症的情况下，不应大量输入，可使血浆胶体渗透压降低。

（五）血管活性药物的应用

充分的容量补充后，血流动力学不稳定、血压仍不能维持时，需要使用血管活性药物，以维持脏器灌注压，临床常用的升压药有多巴胺、去甲肾上腺素等。条件许可时，应用升压药的患者可留置动脉导管，监测动脉血压。

（六）改善微循环

微循环功能障碍是休克进展和组织、器官功能障碍非常重要的原因之一，在除外患者有明显出血倾向，有使用肝素抗凝的禁忌证后，应用其他抗休克治疗措施同时，早期给予小剂量的肝素治疗，可以改善微循环障碍。必要时可使用抗纤维蛋白溶解（简称纤溶）药物和抗血小板黏附与聚集的药物。

（七）纠正酸碱失衡

纠正酸碱失衡的根本措施是恢复有效循环血量。常用药物为 5% 碳酸氢钠，可直接提供碳酸氢根（HCO_3^-），作用迅速、明显。首次可于 30 分钟至 1 小时静脉滴注 100～200 ml，以后再酌情决定是否继续应用。输碱性药物过多、过快时，可使血钙降低，发生手足搐搦，可补以 10% 葡萄糖酸钙。

（八）肾上腺皮质激素

对过敏性休克患者用肾上腺皮质激素可改善机体反应能力，提高升压疗效，改善血管通透性，解除血管痉挛及发挥抗过敏作用。方法：氢化可的松 200～600 mg 或地塞米松 20～40 mg 加入 10% 葡萄糖液 500 ml 中静脉滴注。若停用升压药时应同时停用肾上腺皮质激素。因易诱发水、电解质紊乱，故一般不超过连续 3 日用药。

（九）改善心功能

心源性休克及休克并发心力衰竭者，可酌情使用洋地黄类强心剂，同时注意减慢输液速度，适当限制输入水量。

（十）防治并发症

休克最常见的并发症包括休克肺、ARDS、心肾衰竭、MODS 及 DIC 等，其诊断与治疗见有关内容。

（焦艳艳）

第二节 心源性休克

心源性休克是指心脏泵功能受损或心脏血流排出道受阻引起的心排血量快速下降 [心指数（CI）$<2.2L/(min \cdot m^2)$] 而代偿性血管收缩不足所致的有效循环血量不足、低灌注和低血压状态与其他休克一样，其共同特征是有效循环血量不足，组织和细胞的血液灌注虽经代偿，但仍受到严重限制，从而引起全身组织和脏器的血液灌注不良。其主要临床表现除有原发性心脏病的表现外，尚伴有血压下降、面色苍白、四肢湿冷和肢端发绀、浅表静脉萎陷、脉搏细弱、全身乏力、尿量减少、烦躁不安、反应迟钝、神志淡漠，甚至昏迷等。

一、病因

（一）心室射血功能受损或机械障碍

广泛心肌梗死、各种重症心肌炎、严重主动脉瓣或肺动脉瓣狭窄等。

（二）心室充盈的机械障碍

急性心脏压塞、心房黏液瘤或球瓣样血栓、重度二尖瓣或三尖瓣狭窄等。

心源性休克虽可并发于以上任何严重心脏疾病，但最常见的仍是 AMI 以后，由于大量缺血、坏死的心肌丧失功能，使心室功能严重减退，引起心排血量减少和组织灌注不足，一般前壁心肌梗死比下壁心肌梗死多见，尤其是广泛心肌梗死以后，或伴有严重机械并发症时，如乳头肌功能紊乱或断裂、室间隔穿孔、室壁瘤形成及心脏破裂等，绝大多数发生在起病 24 小时内，晚期出现则多为梗死面积不断扩大，或伴有心律失常、心力衰竭者。

二、病理生理

（一）泵衰竭

大面积心肌梗死时，左室心肌严重损害，使心脏泵功能下降，左室收缩功能降低，心排血量及心搏出量减少，泵功能损害程度与心肌损伤范围成正比。AMI 并发心源性休克常表示有 40% 以上的左室壁受损，对冠状动脉而言则多为三支病变。

（二）左室充盈压升高

与左室收缩功能减退和舒张期末容量增加有关，但更重要的是缺血心肌的顺应性或扩张性降低的缘故。AMI 伴有乳头肌断裂或功能紊乱常可致急性二尖瓣反流，使心排血量急剧下降。广泛心肌梗死伴有室间隔穿孔造成严重左向右分流时，可使左室容量负荷过度，左室舒张压增高，被动引起左房与肺静脉压力升高，诱发肺淤血、肺水肿，迅速导致全心衰竭、心源性休克，甚至死亡。尤其是并发右冠状动脉闭塞与下壁心肌梗死时，右心功能还可直接受到损害。

（三）相对性低血容量

相对性低血容量即左室充盈压正常或轻度升高导致的休克状态，其血流动力学改变类似于低血容量性休克。据文献报道，有 10% ～ 15% 的 AMI 患者有相对性低血容量，在 AMI 的初 24 小时内，血容量可减少 20%。

（四）周围血管调节机制障碍

由血管舒缩功能障碍引起，不一定有泵衰竭。后一种血流动力学改变的原因多为剧痛、大汗淋漓、精神紧张、恐惧等引起，如能针对病因及时调整则预后良好。

三、病情评估

（一）临床表现

1. 原发病的表现

AMI 引起心源性休克的患者，大多有严重心前区疼痛、濒死感，可伴有恶心、呕吐、大汗、精神不振、虚弱、烦躁不安；大多数患者伴发各种心律失常。心脏压塞患者可见颈静脉怒张、肝大、肝颈静脉回流征阳性、心音减弱且有遥远感及奇脉等。

2. 休克的表现

表现为血压下降、脉搏细速；因器官灌注不足而出现皮肤湿冷、苍白或发绀、出汗、神志障碍或尿量减少等。

（二）辅助检查

1. 血常规检查

红细胞、血红蛋白及血细胞比容有助于判断血容量不足或心功能不全及有无血液浓缩。

2. 尿量及尿常规检查

尿量的多少与肾脏灌注有关，也可反应内脏的血液循环，每小时尿量 < 30 ml 表示微循环不良，组织灌注差。休克时尿呈酸性反应，镜检有蛋白、管型及红细胞等。

3. 血气分析

定期测定动脉血的 pH 值、SaO_2、PaO_2、$PaCO_2$ 等指标，以观察水、电解质和酸碱平衡，并了解肺的通气与换气功能。

4. 动脉血乳酸浓度测定

动脉血乳酸浓度正常范围为 1～1.5 mmol/L，休克时增高；如持续明显升高，表示预后不良。

5. 血流动力学监测

有条件时可由静脉插入三腔漂浮导管（Swan – Ganz 导管），测定心排血量、PAWP、肺动脉舒张末期压（PAEDP）、CVP 等各项指标，以观察、判断心源性休克的程度及补液情况。

6. 心电图监测

多提示有原发疾病的心电图变化。

7. 其他

肝、肾功能等血生化检查及胸片、眼底检查等。

（三）诊断标准

1）有原发疾病。

2）有周围循环衰竭症状，如肢凉、神志淡漠、烦躁、尿少等。

3）收缩压下降到 80 mmHg 以下。如原有高血压患者，则收缩压较原来低 80 mmHg 以上。

4）排除其他原因引起的血压下降者，如心律失常、药物影响、临终前等。

（四）鉴别诊断

本病应与大量肺栓塞、急性心脏压塞及其他原因引起的休克相鉴别。

四、治疗措施

（一）一般处理

1. 体位

患者平卧，抬高下肢 15°～30°。若有明显呼吸困难或肺水肿，可将头、胸部抬高。

2. 吸氧

氧流量一般为 2～6 L/min，必要时使用呼吸机辅助呼吸。

3. 监护

1）连续监测心电图以及时发现各种心律失常。

2）监测动脉血压。有条件时最好直接测量动脉内压、监测 CVP 或 PAWP。

3）放置导尿管，记录每小时尿量。

4）对严重病例，有条件时应测定心排血量、血清 pH 值、电解质、PaO_2 和 $PaCO_2$ 等。

（二）病因治疗

某些心源性休克通过对其病因的治疗，可使休克得到缓解，甚至治愈，如严重心律失常的抗心律失常治疗，急性心脏压塞的心包穿刺放液、放血或手术治疗等，均可使休克迅速得到纠正。

（三）镇静和镇痛

忧虑、不安、紧张等，均可增加患者对氧的需求，使心肌缺氧进一步加重。可选用对呼吸和循环无明显抑制的镇静剂，如羟嗪（安泰乐）50～100 mg 静脉注射，或异丙嗪 25～50 mg 肌内注射。心肌梗死患者，严重胸痛可使休克加重，可用吗啡 5～10 mg 皮下注射，如疼痛未见缓解，10 分钟后可再次给予。因反复应用吗啡而发生呼气抑制者，可用烯丙吗啡加以对抗，其剂量为 2.5～5.0 mg，必要时每 2 小时重复给药 1 次。

（四）给氧

肺动脉短路、肺水肿等因素，可使患者缺氧。当患者出现烦躁不安、气短、定向障碍、心律失常等症状时，均为缺氧的表现。部分患者 PaO_2 虽已有所降低，但临床却无缺氧症状。所以心源性休克患者均应常规给氧，按 5~6 L/min 的流量经由面罩或鼻管给予均可。

（五）补充血容量

在心源性休克的早期，血容量减少不明显。此后由于微循环功能障碍及血液的淤积、渗出等往往继发血容量不足。如果此时伴有休克所致的大汗淋漓，则血容量减少更为显著。因此，补充血容量是必需的，但是由于心功能严重障碍，补液必须谨慎从事。为了更好地指导补液，测定 CVP 是非常必要的。液体的补充量，开始按每次 10 ml/kg，静脉缓慢滴注，于 2 小时内滴完。在滴注过程中，保持 CVP 在 8~12 cmH₂O。输注的液体以中分子右旋糖酐、低分子右旋糖酐或羟乙酰淀粉溶液较好，它不仅能有效地补充血容量，而且还可以防止血小板、红细胞的凝集，避免血栓形成，有助于改善微循环。如果患者伴有显著的显性出汗，还应适当地补充平衡盐水，改善细胞间液循环状态，维持细胞的正常代谢。输液中应严密观察心肺情况，以防肺水肿。

（六）应用血管活性药物

当初次测量 CVP 其读数即超过 12 cmH₂O 或在补充血容量过程中有明显升高而患者仍处于休克状态时，即需考虑选用血管活性药物。

1. 儿茶酚胺类药物

心源性休克应用该类药物的目的为：恢复适当的血压；增加心排血量和调整血液的分布，以保证重要脏器的血液灌注。多巴胺以每分钟 20~200 μg 静脉滴注，多巴酚丁胺以每分钟 2.5~10 μg/kg 静脉滴注，去甲肾上腺素 0.5~1.0 mg 加入 5% 葡萄糖液 100 ml 中以每分钟 5~10 μg 静脉滴注，间羟胺 10~30 mg 加入 5% 葡萄糖液中静脉滴注，使收缩压维持在 91~98 mmHg。

2. 血管扩张剂

血管扩张剂应用的目的为降低心脏的前、后负荷和扩张微循环以增加循环血流量，常与儿茶酚胺类药物联用，应用时应严密观察血流动力学，以免血压下降。常用硝普钠 10 mg 加入 5% 葡萄糖液 500 ml 以每分钟 25 μg 静脉滴注，妥拉唑啉 10~20 mg 加入 5% 葡萄糖液 100 ml 中以每分钟 0.3~0.5 mg 静脉滴注，酚苄明以 0.2~1.0 mg/kg 加入 5% 葡萄糖液 200 ml 中静脉滴注，硝酸甘油 10 mg 加入 5% 葡萄糖液 500 ml 以每分钟 10μg 静脉滴注。

（七）纠正水、电解质紊乱及代谢性酸中毒

休克时微循环灌注不良，组织缺氧，无氧代谢增加，再加上肾小球滤过率降低，故可致代谢性酸中毒。酸中毒影响细胞内外 Na^+、K^+ 交换，导致电解质紊乱。休克晚期肾衰竭和胃肠功能紊乱又加重水、电解质紊乱及酸碱失衡。

在血气分析等监测下应用碳酸氢钠来纠正酸中毒。常用 5% 碳酸氢钠 2~4 ml/kg，使血液 pH 值恢复至 7.3 以上。

（八）强心剂的应用

CVP 或 PAWP 增高、室上性心动过速或心力衰竭时，可应用强心药毛花苷 C 0.2~0.4 mg 加入 50% 葡萄糖液 40 ml，静脉注射，或用毒毛花苷 K 0.125~0.25 mg 加入

50%葡萄糖液 40 ml 中静脉注射。

（九）营养心肌

可用极化液、能量合剂及 1, 6 - 二磷酸果糖等，以增加心肌细胞的能量供应。

（十）肾上腺皮质激素的应用

对于肾上腺皮质激素的应用目前尚有不同的意见，如要使用应早期大剂量使用。如地塞米松 10～20 mg 或氢化可的松 100～200 mg 加入 5%～10% 葡萄糖液中静脉滴注。

（十一）抗生素

并发感染者应及时应用有效抗生素。

（十二）预防肾衰竭

血压基本稳定后，在无心力衰竭的情况下，可在 10～30 分钟快速静脉滴注 20% 甘露醇或 25% 山梨醇 100～250 ml，以防发生急性肾衰竭。如有心力衰竭，不宜用上述药物静脉滴注，可静脉注射呋塞米 40 mg 或依他尼酸 50 mg。

（十三）机械辅助循环

主动脉内球囊反搏（IABP）宜用于心源性休克的早期，可提高冠状动脉和脑动脉的血流灌注，降低左室后负荷，提高搏出量，有条件可选用。另外，还可行体外反搏。

（十四）中医中药

可选用参麦注射液、生脉注射液、参附注射液、参附青注射液等。

（焦艳艳）

第三节　感染性休克

感染性休克是指各种病原体及其代谢产物（如内毒素、外毒素），导致的机体免疫抑制、失调，微循环障碍及细胞、器官代谢、功能损害的综合征，死亡率为 40%～85%。

一、病因

造成感染性休克的病原体有细菌、病毒、真菌、立克次体、原虫等，其中最常见的是革兰阴性杆菌如大肠杆菌、铜绿假单胞菌等。感染来源有：①消化系统，如胆管感染、胃肠道穿孔引起的胰腺炎、全腹膜炎；②呼吸系统；③泌尿生殖系统；④烧伤；⑤动、静脉内各种导管，导尿管，静脉输液及高营养等。

高龄、营养状况差、使用肾上腺皮质激素及化疗、创伤及术后并发症等情况，均可致免疫力低下，易发生感染性休克。

二、发病机制

当机体感染后，如革兰阴性菌感染后产生的内毒素进入血液循环，可刺激肾上腺释放儿茶酚胺类物质，兴奋交感神经，增加机体对儿茶酚胺的敏感性，引起静脉收缩，继而小动脉收缩，外周血管阻力增加，心排血量下降，称为低排高阻型即冷休克。此时，血液淤滞在微循环，出现组织缺氧、酸中毒等代谢障碍及引起 DIC 而促成器官损害。革兰阳性菌感染后产生的外毒素能使细胞蛋白溶解，形成血浆激肽，有类似组胺和 5 - 羟色胺的血管麻痹作用，出现动脉扩张、心排血量增加和周围阻力降低，称高排低阻型即暖休克。当革兰阳性菌血症患者开始出现低血压时，患者的表现常是发热和肢暖，随着病程进展，可转成湿冷型休克。

三、病情评估

（一）临床表现

感染性休克的血流动力学有高动力型和低动力型两种。前者外周血管扩张、阻力降低，心排血量正常或增高，又称高排低阻型，有血流分布异常和动静脉短路开放增加，细胞代谢障碍和能量生成不足。患者皮肤比较温暖干燥，又称暖休克。低动力型外周血管收缩，微循环淤滞，大量毛细血管渗出致血容量和心排血量减少，又称低排高阻型，患者皮肤湿冷，又称冷休克。表 3 - 1 列出感染性休克的临床表现。

表 3 - 1　感染性休克的临床表现

临床表现	冷休克（低动力型）	暖休克（高动力型）
神志	躁动、淡漠或嗜睡	清醒
皮肤色泽	苍白、发绀或花斑样发绀	淡红或潮红
皮肤温度	湿冷或冷汗	比较温暖、干燥
毛细血管充盈时间	延长	1～2 秒
脉搏	细速	慢、搏动清楚
脉压/mmHg	<30	>30
尿量/（ml/h）	<25	>30

（二）辅助检查

1. 实验室检查

1）细菌学检查：应尽早进行病原体检查并即时进行抗感染治疗。血培养及药敏试验对所有感染患者都是必需的。除非胸片完全排除肺部感染，否则呼吸道分泌物的革兰染色及培养也是必需的。其他培养包括大便、尿、伤口分泌物、导管、置入假体、胸腔积液、腹腔积液、脓肿或窦道的引流液、关节腔积液等细菌性检查均有助于感染的病原学诊断。对于有脑膜刺激征、头痛及意识障碍的患者应该行腰穿及脑积液培养。可使用（1，3）－β－D 葡聚糖、甘露聚糖和抗甘露聚糖抗体检测鉴别侵袭性念珠菌感染。

2）血常规：脓毒性休克其白细胞多升高，中性粒细胞增加，核左移。但如感染严重，机体免疫抵抗力明显降低时，其白细胞可降低。血细胞比容和血红蛋白增高，提示血液浓缩。感染中毒严重或并发 DIC 时，血小板进行性下降。

3）心功能：利用心肌酶谱、BNP 等有助于判断患者心室容量大小、有无心肌梗死，对于预后意义重大。

4）肝脏评价：包括血清总胆红素、谷丙转氨酶、AST、白蛋白等。

5）肾功能：肾衰竭时，尿比重由初期偏高转为低而固定，血肌酐和尿素氮升高，尿与血的肌酐浓度之比<1:5，尿渗透压降低，尿与血浆渗透压的比值<1.5，尿钠排出量>40 mmol/L。临床上，尤其应该警惕尿量多、比重低，尿素氮、肌酐增高的非少尿性肾衰竭。

6）血气分析：$PaCO_2$早期由于呼吸代偿可有轻度下降而呈呼吸性碱中毒，常有低氧血症、代谢性酸中毒。呼吸性碱中毒合并代谢性酸中毒见于各类型休克。动脉血乳酸浓度是反映休克程度和组织灌注障碍的重要指标，需2~4小时监测1次。

7）血清电解质：血钠和氯多偏低，血钾高低不一。

8）出凝血指标：多有异常改变，应动态监测，高度警惕DIC发生。

2. 影像学检查

影像学检查包括便携式X线检查、CT、便携式超声等，可以对休克类型的确定提供依据；连续几日的胸片对比对病情进展有很大的帮助；CT还可以有效地提供特殊病原体的诊断提示；床边超声还利于医务人员行穿刺抽胸腔积液、腹腔积液行细菌培养，明确病原体类型。

四、治疗措施

治疗的目的是提高组织的氧供，即增加心排血量，改善组织灌注和氧合，以纠正组织缺氧状态，改善组织对氧的利用能力，增加氧耗量。临床上首先是病因治疗，原则是休克未纠正前应着重治疗休克，同时抗感染治疗；在休克纠正后，则应着重治疗感染。主要治疗措施包括：

（一）控制感染和原发病的治疗

有明确感染灶者应尽可能手术清除，如清创、引流或切除等，并根据细菌学培养结果或可能的感染原尽早选择有效的抗生素。

（二）早期复苏

早期复苏应在确定组织存在低灌注的第一时间进行，而不是延迟到患者入ICU后实施。在感染期间，由于外周血管扩张和毛细血管通透性增加而使大量体液转移到血管外间隙，结果导致严重的低血容量。因此，液体治疗对感染性休克仍然是首要的。一旦临床诊断严重感染，应尽快进行积极的液体复苏，6小时内达到复苏目标，即早期目标导向治疗（EGDT），包括：①CVP在5~10 cmH_2O，机械通气时CVP可维持在12~15 cmH_2O；②MAP≥65 mmHg；③尿量≥0.5 ml/(kg·h)；④中心静脉（上腔静脉）血氧饱和度（$SCVO_2$）≥70%，混合静脉氧饱和度（SvO_2）≥65%。如在最初6小时复苏过程中，尽管CVP已达到目标，但对应的$SCVO_2$与SvO_2未达到70%与65%时，需输入浓缩红细胞使血细胞比容在30%以上，和（或）输入多巴酚丁胺来达到目标。

复苏液体包括天然的或人工合成的晶体或胶体液。感染性休克时液体首选晶体液，如果需要超大剂量晶体液来维持血压时，可加用白蛋白。对于疑有低容量状态的严重感染者，初始可补充30 ml/kg晶体液或者更多，同时根据患者反应性（血压升高和尿量增加情况）和耐受性（血管内容量负荷情况）来决定是否继续补液。

（三）改善心肌收缩力

由于感染性休克早期即可发生心肌抑制，即使容量、血细胞比容及氧合均达正常水平，但要使心排血量和 CI 进一步增加则很困难，难以使氧输送（DO_2）达到正常水平。灌注压正常而组织低灌注状态仍未改善（如血乳酸高，尿量少），可能与心肌抑制及心排血量降低有关。这时可选用多巴酚丁胺。多巴酚丁胺主要兴奋 β 受体，能增加心肌收缩力，改善心排血量，用量为 2 ~ 10 μg/（kg·min），最大剂量不超过 20 μg/（kg·min）。如增加多巴酚丁胺用量仍不能改善组织灌注时，表明低血容量仍未有效纠正，应及时补足。

（四）血管活性药物的应用

1. 去甲肾上腺素

成人剂量为 1 ~ 8 μg/min，并将多巴胺剂量降至 41 μg/（kg·min）以下，以减轻肾血管的收缩。去甲肾上腺素是纠正感染性休克低血压的首选升压药物，必要时可加用肾上腺素或者血管加压素。

2. 多巴胺

剂量为 2.5 ~ 10 μg/（kg·min），发挥其兴奋 β、多巴胺受体的效应；如剂量 > 10 μg/（kg·min）仍不能维持血压在正常范围时，应考虑加用强效肾上腺素能受体激动药。

3. 多巴酚丁胺

常用剂量为 2 ~ 10 μg/（kg·min），与多巴胺合用可改善心肌做功。

4. 血管扩张剂

出现低排高阻或心力衰竭表现时，可应用血管扩张剂。

（五）加强呼吸管理和呼吸治疗

1）昏迷患者应建立人工气道（气管插管或气管切开）以保持呼吸道通畅，避免发生误吸和呼吸道梗阻。

2）吸氧：提高吸入氧浓度和 PaO_2，避免发生低氧血症。

3）急性呼吸衰竭者（如 ARDS），应尽早进行机械通气治疗。ARDS 患者机械通气时，使用低潮气量（< 6 ml/kg）、限制吸气平台压，使用较低水平的呼气正压通气（PEEP）；对于感染性休克导致的中重度 ARDS，可使用更高水平的 PEEP。

（六）纠正电解质紊乱和酸碱失衡

感染性休克常伴有严重的酸中毒，需及时纠正，可在补充血容量的同时根据动脉血气分析结果，从另一条静脉通路滴注 5% 碳酸氢钠，并根据随后的动脉血气分析结果，再决定是否需追加用量。

（七）糖皮质激素

对于糖皮质激素在感染性休克中的应用价值，目前存在争议。糖皮质激素应尽量在病程的早期使用。一般主张短期使用，不超过 48 小时。

（王新华）

第四节 低血容量性休克

低血容量性休克是指各种原因引起的循环容量丢失而导致的有效循环血量与心排血量减少、组织灌注不足、细胞代谢紊乱和功能受损的病理生理过程。

一、病因

(一)外源性丢失

循环容量直接丢失到体外，如创伤、烧伤、外科大手术的失血、消化道溃疡、食管静脉曲张破裂及异位妊娠破裂等，也可由呕吐、腹泻、脱水、多尿等原因导致。

(二)内源性容量丢失

循环容量丢失到循环系统之外，其主要原因是过敏、低蛋白血症和内分泌功能紊乱等引起血管通透性增高，导致循环容量外渗到组织间隙或胸腹腔内形成第三间隙液体。

二、病情评估

(一)临床表现

继发于体内、外急性大量失血或体液丢失，或有严重创伤、液体（水）严重摄入不足。

1）患者从兴奋、烦躁不安转而出现神志淡漠、意识模糊及昏迷等。

2）肤色苍白或发绀，呼吸浅快，浅表静脉萎陷，脉搏细速，皮肤湿冷，体温下降。

3）收缩压低于 90 mmHg，或高血压者血压下降 20% 以上，脉压在 20 mmHg 以下，尿量减少（每小时尿量少于 30 ml）。

4）胃肠道失液时可出现水、电解质紊乱及酸碱失衡，且发展较快，原因是腹泻或呕吐之前已有大量的水及电解质渗入胃肠道内。

(二)诊断

低血容量性休克的早期诊断对预后至关重要。传统的诊断主要依据为病史、症状、体征，包括精神状态改变、皮肤湿冷、收缩压下降（<90 mmHg 或较基础血压下降大于 40 mmHg）或脉压减少（<20 mmHg）、尿量 <0.5 ml/(kg·h)、心率 >100 次/分、$CVP < 5$ cmH$_2$O 或 PAWP <6 mmHg 等指标。然而近年来，随着研究的进展，人们已充分认识到传统诊断标准的局限性，发现氧代谢与组织灌注指标对低血容量性休克早期诊断有更重要参考价值，血乳酸和碱缺失在低血容量性休克的监测和预后判断中发挥重要作用。此外，在休克复苏中，搏出量、心排血量、DO$_2$、氧消耗（VO$_2$）、胃黏膜CO$_2$CP 和 pH 值、SvO$_2$ 等指标也具有一定的临床意义，但尚需要进一步的循证医学证据支持。

三、治疗措施

治疗原则是补充血容量和处理原发病两个方面。其他措施也不容忽视。

（一）补充血容量

其目的是：①尽快恢复血流动力学平衡；②恢复细胞外液的容量；③降低血液浓度及其高黏滞度，改善微循环的血液淤滞；④补充丢失的蛋白质，恢复血液的胶体渗透压；⑤纠正酸中毒。

失血量的估计有时很难，临床估计往往偏低，一般可根据血压和脉率的变化来估计。低血容量性休克的患者，虽然丧失是以血液为主，但在补充血容量时，并不全为补充血液，而是以快速静脉滴注等渗盐水或平衡盐溶液。如在 45 分钟内输 1 000 ~ 2 000 ml，患者的血压恢复正常，休克的症状和体征明显好转，表明失血量在 800 ml 以内或出血已停止。如失血量大或继续失血，除输入等渗盐水或平衡盐溶液外，应补充新鲜血或浓缩红细胞，以提高血的携氧能力，改善组织氧供。补晶体液主要是补充功能性的细胞外液的缺失，降低血液的黏稠度，改善微循环灌注，改善肾功能。补晶体液的量大约为估计丧失量的 3 倍，其中约有 2/3 移至组织中去补充细胞外液的容量。

为了解心脏对输液的负荷情况，可测定 CVP。动脉压较低、CVP 偏高，提示补液过多或有心功能不全，继续补液必将增加心脏负担，导致右心衰竭和肺水肿。此时应注射毛花苷 C 0.2 ~ 0.4 mg，加强心肌收缩或减慢输液速度。用强心苷后 CVP 可逐渐下降到正常。下降明显表明血容量仍有不足，可在监测 CVP 的同时继续补充血容量。

（二）止血

遇有不断出血的情况，除急速补充血容量外，应尽快止血。浅表伤口的出血，四肢动脉性出血时，按解剖部位使用止血带，待休克初步纠正后，再进行根本的止血措施。肝脾破裂有难以控制的出血时，可在补充血容量的同时手术止血。在休克状态下手术会增加危险，但不止血休克不能纠正。因而要在快速输血、输液、补充血容量的同时，迅速做好术前准备，尽早手术止血，不能因血压过低，犹豫不决而失去抢救时机。

（三）呼吸循环功能的维持

严重休克、昏迷者应给予气管插管正压人工呼吸，并注意保持呼吸道通畅。心泵和血管张力的维持对稳定血压至关重要。出血性休克时，血管活性药物的应用须适时、适当，在补充血容量的同时，应尽量选用兼有强心和升压作用，同时兴奋 α 和 β 受体的药物，如间羟胺、多巴胺。当血容量已补足、休克好转时，为改善微循环和组织灌注量，可应用舒血管药物，如酚妥拉明、氯丙嗪、双氯麦角碱等。出现心力衰竭时，应给予强心剂，如毛花苷 C、毒毛花苷 K。快速扩容引起肺水肿、心力衰竭时，应给予利尿药物，如呋塞米。

（四）纠正酸中毒

低血容量性休克历时较长而严重者，同样有内脏、血管和代谢的变化。多有酸中毒。在休克比较严重时，可考虑输碱性药物，以减轻酸中毒对机体的损害。酸中毒的最后纠正有赖于休克的根本好转。常用碱性药物为 4% 和 5% 的碳酸氢钠。

（王新华）

第五节 过敏性休克

过敏性休克是外界某些抗原物质进入已致敏的机体后，通过免疫机制在短时间内触发的一种严重的全身性过敏性反应，多突然发生且严重，若不及时处理，常可危及生命。昆虫刺伤及服用某些药品（特别是含青霉素的药品）是最常引发过敏性休克的原因，某些食物（如花生、贝类、蛋和牛奶）也会引起严重过敏性反应。

一、病因

绝大多数的过敏性休克属 I 型变态反应。外界的抗原物质（某些药物是不全抗原，进入人体后与蛋白质结合成为全抗原）进入体内能刺激免疫系统产生相应的 IgE 抗体，其中 IgE 的产量因体质不同而有较大差异。这些特异性 IgE 有较强的亲细胞特质，能与皮肤、支气管、血管壁等的"靶细胞"结合。此后当同一抗原物质再次与已致敏的机体接触时，就能激发广泛的 I 型变态反应，其中各种炎性细胞释放的组胺、血小板激活因子等是造成组织器官水肿、渗出的主要生物活性物质。

二、病情评估

（一）临床表现

有明确的过敏物质接触史，最常见的是使用过容易致敏的药物。临床上以青霉素过敏休克最常见。

大多在接触过敏原的数分钟内发病，表现为颜面苍白、烦躁不安、全身出冷汗、心悸、气急、脉搏细数、血压降低等；可同时或相继出现呼吸急促、气管水肿、肺部啰音及神志不清、抽搐或肌软无力等。其过程常较其他性质的休克更为迅速，休克好转后还可存留皮肤表现，如荨麻疹、红斑、瘙痒等。

（二）诊断

过敏性休克的诊断主要依据病史、症状及体征。凡在接受注射、口服药物或其他特殊物品后立即发生全身反应出现休克症状者，应首先考虑发生了过敏性休克。术中发生的过敏性休克，尤其是全麻患者，应高度重视，因患者处于无意识状态，且被无菌单覆盖，休克早期症状易被忽略，术中出现呼吸、循环同时受累时，其原因多为过敏、气胸、肺栓塞，需要结合视诊、触诊、叩诊、听诊、气道阻力、呼气末二氧化碳分压（$P_{ET}CO_2$）等综合因素进行诊断。

三、治疗措施

过敏性休克的治疗流程：

1. 即刻处理

1）呼救、记录时间。

2）气道（A），呼吸（B），循环（C）；识别危及生命的过敏事件：①A：肿胀、声音嘶哑、喘鸣；②B：呼吸急促、喘息、乏力，血氧饱和度 <92%；③C：皮肤苍白、湿冷、低血压、意识模糊、昏睡/昏迷。

3）脱离所有可能的过敏原。

4）维持气道通畅，纯氧吸入，必要时行气管插管机械通气。

5）静脉注射或皮下注射肾上腺素。

6）扩容治疗：停止输注人工胶体，使用晶体液扩容，成人 500～1 000 ml，儿童 20 ml/kg。

2. 后期处理

1）抗组胺治疗：苯海拉明或氯苯那敏，肌内注射或静脉缓慢注射。

2）糖皮质激素，肌内注射或静脉注射氢化可的松 1～5 mg/kg 或地塞米松 10～20 mg或泼尼松龙 80 mg（儿童 2 mg/kg）。

3）酌情使用血管活性药物，如去甲肾上腺素、间羟胺等。

4）处理持续的支气管痉挛：0.3% 沙丁胺醇和 0.03% 异丙托溴铵喷雾，肾上腺素持续泵入。

5）转运患者至 ICU。

全麻下过敏性休克的处理原则为：去除过敏原，扩容，注射肾上腺素。使用糖皮质激素、抗组胺药物、葡萄糖酸钙等。

（史燕）

第六节　休克的监测与护理

一、一般护理

1）不同病因引起的休克患者有不同的心理状态，如突然发病或创伤引起的休克，起病突然、凶险，患者多缺乏心理准备，有强烈的求生欲望，同时也容易出现对急性起病转归不利的心理反应。因此，掌握休克患者心理护理的时机很重要。因为只有患者意识清楚时（即休克早期）才有可能接受心理护理。要求护士在抢救休克过程中，做到情绪稳定、技术熟练，以取得患者的充分信任，减轻患者心理压力，稳定患者情绪。用通俗易懂的语言解释休克的可治性和采取各项护理措施的必要性，使患者克服依赖心理，以良好的心态安全度过休克兴奋期。

2）及时清理气管分泌物，帮助翻身、拍背，鼓励深呼吸和咳嗽，呼吸道梗阻时，应及时行气管插管或气管切开。严重低氧血症（$PaO_2 < 60$ mmHg）、高碳酸血症（$PaCO_2 < 50$ mmHg）、并发颅脑损伤患者宜及早在监护下应用机械辅助呼吸，并调整好呼吸机参数。

3）饮食上可用高能量、高维生素的流质饮食，不能进食者可给予鼻饲。消化道出血患者休克时，应禁食，出血停止后给温流质饮食。

4）神志不清患者应摘除义齿，防止误吸。每日做口腔护理，动作要轻柔，棉球蘸水不可过多，严防将溶液吸入呼吸道，对所用纱布或棉球要清点数目，防止遗留在口腔内。对长期应用抗生素患者，必须警惕口腔黏膜霉菌感染。

5）保持床铺清洁、干燥，定时翻身，受压处可用气圈、棉垫等保护，防止发生压疮。

二、病情监测与护理

1）注意观察患者的神志变化，早期休克患者处于兴奋状态，烦躁而不合作，应耐心护理，并注意患者的安全，必要时加以约束。当缺氧加深，从兴奋转化为抑制，出现表情淡漠，感觉迟钝时，应警惕病情恶化。如经过治疗，患者从烦躁转为安静，由昏迷转为清醒，往往是休克好转的标志。

2）休克时体温大多偏低，但感染性休克可有高热。应每小时测量1次，对高热者应给予物理降温，一般降至38℃以下即可，不要太低。注意药物降温不宜采用，以防出汗过多，加重休克。体温低于正常应予保温，但不要在患者体表加温（如使用热水袋），因体表加温将使皮肤血管扩张，破坏了机体的调节作用，减少生命器官的血液供应，对抗休克不利。

3）根据病情每15~30分钟测1次脉搏，注意脉搏的频率、节律与强度。脉搏过快提示血中儿茶酚胺增多；脉搏快而细，血压低，表示心脏代偿失调，趋向衰竭。相反，脉搏由快变慢，脉压由小变大，说明周围循环阻力降低，表示休克好转。

血压应每15~30分钟测量1次，加以记录。休克最早表现之一为脉压缩小，如收缩压降至90 mmHg，或脉压降至30 mmHg时，应引起注意。

4）尿量能正确反映组织灌流情况，是观察休克的重要指标。危重及昏迷患者需要留置尿管（注意经常保持通畅，预防泌尿系统逆行感染），记录每小时尿量。成人尿量要求每小时30 ml（小儿每小时20 ml），如能达50 ml则更好。若尿量不足30 ml时，应加快输液；如过多，应减慢输液速度。若输液后尿量持续过少，且CVP高于正常，血压亦正常，则必须警惕发生急性肾衰竭。

5）观察面颊、耳垂、口唇、甲床、皮肤，如患者皮肤由苍白转为发绀，表示从休克早期进入中期。发绀程度加重，出现皮下淤点、淤斑，则提示有DIC可能；反之，如发绀程度减轻并转为红润，肢体皮肤干燥温暖，说明微循环好转。如四肢厥冷表示休克加重，应保温。

6）可帮助判断病情和采取正确治疗措施的指标如下：

（1）CVP：可作为调整血容量及心功能的标志，对于指导输液的质和量及速度，指导强心剂、利尿剂及血管扩张剂的使用有重要意义。CVP 正常范围为 $5 \sim 10$ cmH_2O，CVP 降低常表明血容量不足，CVP 增高常见于各种原因所致的右心衰竭或血容量过多。

（2）PAWP：由于 CVP 只能反映胸腔上下腔静脉和右心房的情况而不能反映左心功能状态，对左心的监测现在采用 PAWP 测定，适用于心源性休克及各型休克并发左心衰竭者，指导输液、强心药及利尿剂的使用。方法是用一种特制导管，自右肘静脉插入，通过上腔静脉到达右心，再到肺动脉，"楔入"肺动脉的分支，可以监测左心功能状态。

导管留在肺动脉内的时间，一般不宜超过 72 小时，在抢救严重的休克患者才采用此法，肺动脉楔压的正常范围为 $6 \sim 12$ mmHg，增高表示肺循环阻力增加。肺水肿时，PAWP 超过 30 mmHg。

（3）心排血量和 CI：休克时，心排血量一般降低，但在感染性休克时，心排血量可比正常值高。必要时需测定，可指导治疗。CI 的正常值为 3.2 $L/(min \cdot m^2)$。

（4）动脉血气分析：PaO_2 正常范围为 $80 \sim 100$ mmHg，$PaCO_2$ 正常范围为 $35 \sim 45$ mmHg，动脉血 pH 值正常范围为 $7.35 \sim 7.45$。休克时 $PaCO_2$ 一般都较低或在正常范围。如超过 45 mmHg 而通气良好，往往是严重肺功能不全征兆。

（5）动脉血乳酸浓度测定：正常范围为 $1 \sim 1.5$ mmol/L。休克时间愈长，血液灌流障碍愈严重，动脉血乳酸浓度也愈高。乳酸浓度持续升高，表示病情严重。

7）根据休克类型及病情还需进行心电监测、电解质、肝肾功能及有关 DIC 的各项检查，有些项目需动态检测才能及时了解病情，以指导治疗。

三、用药护理

根据医嘱给药。因休克时用药较多，须注意配伍禁忌。由于循环不良、吸收障碍，为保证疗效及防止药物蓄积中毒，一般不宜采用肌内及皮下注射，而采用静脉给药法。及时记录输入药物的名称、输入通路、滴速及患者的情况。

1）使用血管活性药物应从小剂量、慢滴速开始；准确记录给药时间、剂量、速度、浓度及血压变化；保证液体的均匀输入，停药时要逐步减量，不可骤停以防血压波动过大；患者平卧，每 15 分钟观察 1 次血压、脉搏、呼吸，据此调整滴速；使用血管收缩剂时要防止药物外渗，以免引起局部组织坏死，尽量选择大静脉给药，外周给药时应经常更换静脉，一旦发生外渗，可用盐酸普鲁卡因或扩血管药物局部封闭。

2）使用强心苷类药物前应了解患者近 2 周内是否有强心苷类药物服用史；准确把握药物剂量；密切观察心率和心律的变化；严防低血钾发生。

3）抗生素的选用须考虑对肾功能的影响。青霉素类药物使用前要询问过敏史并做药敏试验；严格按给药方法使用，保证药物在血液中的有效浓度以充分发挥疗效；注意观察使用过程中的不良反应。

（史燕）

第四章　急性肺损伤与急性呼吸窘迫综合征

多种急性致病原因可以导致肺等器官的损伤，严重时可引起急性肺损伤（ALI）/ARDS 和（或）MODS。ALI/ARDS 往往是 MODS 中最先出现的器官功能障碍，在 MODS 的整个发展过程中居重要甚至决定性的地位。

ALI/ARDS 是指由心源性以外的各种肺内外致病因素所导致的急性、进行性呼吸衰竭。ALI 和 ARDS 具有性质相同的病理改变，严重的 ALI 或 ALI 的最终严重阶段被定义为 ARDS。ALI/ARDS 主要病理特征为肺微血管通透性增高而导致的肺泡渗出液中富含蛋白质的肺水肿及透明膜形成，可伴有肺间质纤维化。病理生理改变以肺顺应性降低、肺内分流增加及通气与血流比例（V/Q）失调为主。临床表现为呼吸频数、呼吸窘迫和顽固性低氧血症。

随着对严重创伤、休克、感染等疾病的抢救技术水平的提高，不少患者不直接死于原发病，使 ARDS 的发生率增加。ARDS 起病急、发展迅猛，平均病死率高达 50%。

一、病因

（一）肺误吸胃内容物

34% 的 ARDS 是肺误吸入胃内物质所致。胃液 pH 值低于 2.5 时特别容易导致 ARDS。

（二）淹溺

淹溺是很重要的原因，其 10% 可发生喉痉挛，90% 是淹溺时水进入肺泡使肺泡表面活性物质损伤所致。

（三）毒性气体吸入

毒性气体如二氧化氮、氨、氯、二氧化硫等均能诱发 ARDS。长期吸入高浓度的氧（50%）也可发生氧中毒，高浓度的氧在细胞代谢中产生过多的氧自由基及过氧化氢，过氧化氢虽不是氧自由基，但也是毒性氧，这些物质可诱发脂质过氧化，破坏脱氧核糖核酸（DNA）的结构而造成组织损伤，进而发生 ARDS。

（四）组织损伤

严重肺内外创伤、大手术、大面积灼伤及长骨骨折所致肺脂肪栓塞等。

（五）休克

脓毒性、低容量性、创伤性及心源性休克等。

（六）严重感染与脓毒症

细菌性感染尤以革兰阴性杆菌感染多见，肠道菌群紊乱引起的内源性菌血症及内毒素血症也是重要因素。此外尚有病毒感染、真菌感染及粟粒性结核等。

（七）药物过量

如麻醉剂过量，巴比妥类、海洛因、美沙酮、秋水仙碱过量等。

（八）血液系统疾病

多次大量输血、DIC、严重输血反应及体外循环等。

（九）妇产科疾病

子痫及子痫前期、羊水栓塞等。

（十）其他

急性胰腺炎、糖尿病酮症酸中毒、结缔组织病、尿毒症、放射性损伤及高山病等。

综上可见，有些病因直接作用于肺，如肺挫伤、误吸、各种重症肺炎等；多数则作用于远离肺的组织，如休克、脓毒症、肺外创伤等。

二、发病机制

ALI 的发病机制至今尚未完全阐明。肺损伤的过程除与基础疾病的直接损伤有关外，更重要的是炎症细胞及其释放的介质和细胞因子的作用。这两个因素在 ALI 的发病中起关键性作用。参与反应的效应细胞中，多形核白细胞、单核巨噬细胞、肺泡上皮细胞和血管内皮细胞对 ARDS 的发生、发展起重要作用。导致 ALI 的介质有氧自由基、花生四烯酸代谢产物（如白三烯）、IL、TNF、PAF 等。它们的作用使肺毛细血管损伤、通透性增加和微血栓形成；Ⅱ 型肺泡细胞受损使肺表面活性物质减少或消失，导致肺水肿、肺泡内透明膜形成和肺不张。随 ALI 发生、发展，患者肺内氧合功能障碍，导致进行性呼吸窘迫和顽固性低氧血症。

三、病理生理

ARDS 的病理生理改变可分为三期。

（一）急性期（渗出期）

始于发病后第 4～9 日。肺组织外观充血、水肿、实变，散在出血灶。镜下主要表现为肺毛细血管充血，间质和肺泡水肿，大量炎细胞（主要是中性多核白细胞）浸润。水肿液蛋白含量很高，表明肺泡毛细血管通透性增加。肺泡上皮损伤十分明显，Ⅰ 型肺泡细胞呈不同程度退行性变，部分坏死脱落，裸露出基底膜，呼吸细支气管和肺泡可见透明膜形成。微血管内可见由白细胞、血小板、纤维蛋白等形成的微血栓。病变严重处呈出血坏死。有人通过连续测定肺泡水肿液蛋白含量来判断肺泡上皮功能，发现这是评估预后的重要指标。如水肿液在机械通气后 12 小时内开始吸收，蛋白含量降低，表明上皮功能尚完好，预后较佳。如此期水肿液蛋白含量无改变，则病死率很高。约 40%患者有胸膜腔渗液。肺渗出总量的 20%～40% 引流至胸膜腔，再经胸膜淋巴管吸收。

（二）亚急性期（增生期）

始于发病后第 5～10 日。病变主要累及肺间质，出现进行性加重的纤维性肺泡炎。超微结构可见 Ⅱ 型肺泡细胞显著增生，以修复急性期严重损伤的 Ⅰ 型肺泡细胞；间质中成纤维细胞和胶原形成明显增加。现认为这与肺泡巨噬细胞或其他肺组织细胞释放大量成纤维细胞和上皮细胞生长因子有关。肺间质变厚，毛细血管减少，血液和淋巴回流受阻，肺泡萎陷，小气管内充满细胞碎屑和水肿液，感染将接踵而至。

（三）慢性期（纤维化期）

始于发病后第 10～14 日。此期特点为肺泡间隔和透明膜处纤维组织沉积和纤维化，不同程度的肺结构毁损，形成肺气肿和肺血管阻塞，严重者可波及全肺。

由于肺水肿及肺泡表面活性物质缺乏，出现广泛微小肺不张，肺顺应性显著降低，肺功能残气量减少，弹性回缩力增加，使肺组织更易萎陷，形成大面积低 V/Q 区，肺内分流显著增加。后期由于肺气肿及肺内血管阻塞，无效腔量亦明显增加，机械通气显示患者需要很高的分钟通气量，表明肺内同时存在高 V/Q 区。这些病理改变都导致严重的低氧血症，难以用提高吸入氧浓度纠正，甚至用机械通气也不能改善。

四、病情评估

（一）病史

一般在原发病起病或复苏治疗后 24~48 小时发生，在 24 小时内发生者占 80%，继发于脓毒症者可在 6 小时内发病（即"暴发型"）。

（二）症状与体征

典型表现为突发急性呼吸困难，鼻翼扇动，辅助呼吸肌运动增强，吸气费力，胸部因此向后仰伸。呼吸频率由第 1~2 日的 20~30 次/分渐增至 >40 次/分，甚至 >60 次/分，呼吸极为窘迫。随之出现缺氧症状，患者表现为烦躁不安、心率加快、唇指发绀，且不因吸高浓度氧而改善。肺部体征不如症状明显。早期可无阳性呼吸系统体征，随后两肺可闻少量干湿啰音或哮鸣音，伴肺部感染时体征较明显，同时可有畏寒、发热等症状。

（三）辅助检查

1. 血气分析

呼吸空气时，$PaO_2 < 60$ mmHg，肺泡气—动脉血氧分压差 $[P_{(A-a)}O_2] > 30$ mmHg，早期 $PaCO_2 \leqslant 35$ mmHg，晚期 $PaCO_2 > 50$ mmHg。吸纯氧后，$PaO_2 < 350$ mmHg，$P_{(A-a)}O_2 > 100$ mmHg。

2. X 线胸片表现

ARDS X 线胸片的改变是具特征性而非特异性的，它很少反映 ARDS 的病因，胸片上尽管与心源性肺水肿很难鉴别，但 ARDS 时通常缺乏肺血管重新分布、胸腔积液、心脏扩大表现，随时间的推进，胸片中弥漫性小斑点片状浸润影，可融合并出现大片肺实变。如患者病情好转胸片可转正常。如正压通气出现气压伤时胸片可有皮下、纵隔、后腹膜、腹腔内气肿或气胸征象。

3. CT 改变

有些 ARDS 患者虽然 X 线胸片正常，但 CT 检查常常能发现斑片状的浸润阴影，CT 还能显示肺部气压伤或局部的感染。在临床中，CT 的应用还发现，尽管 ARDS 双肺广泛受累，但重力依赖区肺水肿和肺泡萎陷最显著，肺损伤分布具有"不均一性"的特点，其具体机制尚不清楚。

4. 肺活检和支气管肺泡灌洗术应用

对某些 ARDS 患者基础疾病的诊断具有一定的临床价值，尤其是对非特异性 ALI、不常见肺部感染（如霉菌、支原体等）及肺血管炎等。但检查前，应仔细考虑其对患者的利弊关系。

五、治疗措施

ARDS 治疗的目标包括：改善肺氧合功能，纠正缺氧，保护器官功能，以及基础病和并发症的治疗。常规治疗包括：监护、氧疗、机械通气及水、电解质紊乱的治疗等。

（一）加强监护

应对 ARDS 患者进行特别监护。动态监测生命体征的变化，包括呼吸、血压、脉搏、体温以及神志的改变等。

（二）积极治疗原发疾病

原发疾病是 ARDS 发生、发展最重要的病因，必须及时治疗。

1）积极控制感染：严重感染是引起 ARDS 的首位高危因素，又是影响 ARDS 的首要原因。因此，在危重患者抢救过程中，应严格无菌操作，撤除不必要的血管内导管和尿管，预防皮肤溃疡，寻找并处理外科感染，以减少医院内感染。对 ARDS 并发感染征象的患者，应加强对感染部位的寻找，并应结合血、尿、痰细菌培养和临床情况，选择强有力的抗生素治疗。

2）积极抢救休克。

3）静脉输液避免过多过快，晶体液与胶体液以 1:1 为宜，参考 CVP、血压、PAWP、脉压与尿量，随时调整输入液体量。

4）尽量少用库存血。

5）及时的骨折复位、固位。

6）危重患者抢救时应吸氧，但应避免长时间高浓度的氧吸入，一般吸入氧浓度为 40%~50%，维持 PaO_2 为 60 mmHg。

（三）氧疗

氧疗是有效纠正缺氧的重要措施。需要高浓度给氧才能使 $PaO_2 > 60$ mmHg 或 $SaO_2 > 90\%$。一般多用面罩给氧，部分患者可在机械通气的同时给氧。

（四）机械通气

1. 呼气末正压通气

PEEP 对 ARDS 患者是一种支持疗法，单纯使用间歇正压机械通气效果不佳，采用 PEEP 治疗可提高 PaO_2，疗效较好。PEEP 系在呼气末增加气管和肺泡压力，扩张小气管和肺泡，阻止肺泡关闭，使萎陷的肺泡复张，减少肺内分流；同时 PEEP 可使肺泡内液体变为扁平，有利于气体交换，以上作用可提高氧合效果，纠正低氧血症。经用 PEEP 治疗后，当临床病情稳定，吸入氧浓度为 40%，$PaO_2 \geqslant 70$ mmHg 时，可试行逐步撤离 PEEP。先降低 PEEP 为 5 cmH_2O，10 分钟后复测动脉血气，如 PaO_2 稳定不变或较原来降低 <20%，即可根据病情逐步予以撤离；如 PaO_2 明显降低，则需恢复原来 PEEP 进行治疗。使用 PEEP 时应注意有无充血性心力衰竭、低血压、尿量减少、气胸、纵隔气肿等并发症发生，加强护理，密切监测呼吸和循环情况。

2. 反比通气

反比通气（IRV）即机械通气吸（Ⅰ）与呼（E）的时间比 ≥1:1。延长正压吸气时间，有利气体进入阻塞时间较长的肺泡，使之复张，恢复换气，并使快速充气的肺泡发生通气再分布，进入通气较慢的肺泡，改善气体分布、V/Q，增加弥散面积，缩短呼气时间，使肺泡容积保持在小气管闭合的肺泡容积之上，具有类似 PEEP 的作用；IRV 可降低气管峰压和 PEEP，升高气管平均压，并使 PaO_2 与吸入氧浓度比值随气管平均压的增加而增加。同样延长吸气末的停顿时间有利血红蛋白的氧合。所以当 ARDS 患者在 PEEP 疗效差时，可加试 IRV。要注意气管平均压过高仍有发生气压伤和影响循环功能、减少心排血量的不良反应，故气管平均压以不超过 14 cmH_2O 为宜。应用 IRV 时，患者感觉不适难受，可加用镇静或麻醉剂。

3. 其他

ARDS 经人工气管机械通气、氧疗效果差，呼吸功能在短期内又无法纠正的场合下，有人应用体外膜肺氧合（ECMO）维持生命，采用静脉→膜肺→静脉的模式，经双侧大隐静脉根部用扩张管扩张后分别插入导管深达下腔静脉。现发展了血管内氧合器 IVOX，以具有氧合和二氧化碳排除功能的中空纤维膜经导管从股静脉插至下腔静脉，用一负压吸引使氧通过 IVOX，改善气体交换。配合机械通气可降低机械通气治疗的一些参数，减少机械通气并发症。

（五）改善微循环

ARDS 患者多有肺小静脉痉挛、组织灌注不良、组织缺氧等微循环障碍，故应使用血管扩张剂及改善微循环的药物。

1. 肾上腺皮质激素的应用

应用原则：早期、大量、早撤。具体方法：地塞米松每日 20～40 mg 静脉滴注，2～3 日为 1 个疗程或氢化可的松每日 300～500 mg 静脉滴注，疗程同前。

2. α 受体阻滞剂

酚妥拉明 20～80 mg 加入 10% 葡萄糖液 500 ml 内，静脉滴注，滴速为每分钟 0.5～1.0 mg；亦可小剂量静脉推注，每次 1 mg，每 15～20 分钟重复 1 次。用药过程中应注意监测血压的变化，以收缩压不低于 90 mmHg 为宜。

3. 胆碱能神经阻滞剂

东莨菪碱每次 40 mg，必要时加大剂量静脉注射或静脉滴注，5～10 分钟酌情重复使用。主要适用于微循环痉挛阶段，患者处于休克状态，四肢潮冷。

4. 肝素和低分子右旋糖酐

ARDS 患者，尤其并发感染者，DIC 发生率高，如鱼精蛋白副凝固试验（3P 试验）阳性，或血小板减少至 70×10^9/L 以下，凝血时间少于 5 分钟应立即使用肝素。第一次用 50 mg 静脉滴注，以后每 6 小时用半量，直到血小板、凝血时间、3P 试验恢复正常，再维持 2～3 日。右旋糖酐有防止红细胞凝集的功能，与肝素并用有预防 DIC 作用。

5. 双嘧达莫

双嘧达莫是较温和的防血小板聚集和黏附的药物，可抗血栓形成。可用 50 mg 溶于 5% 葡萄糖液中静脉滴入，每 6 小时 1 次。与肝素合用可引起出血倾向。

6. 前列腺素 E_1

前列腺素 E_1（PGE_1）可扩张肺血管，降低肺静脉及其阻力，抑制白细胞及血小板聚集，抑制氧自由基，防止溶酶体释放等。剂量为每分钟 100 ng/kg，但目前意见尚未统一。

（六）消除肺间质水肿

1. 控制输液量，限制入水量

每日输液量不超过 2 000 ml，保持液体轻度负平衡。早期以晶体为主，晚期可用胶体液，如白蛋白每日 100 ~ 200g。

2. 应用利尿剂

利尿剂可提高 PaO_2，减轻肺间质水肿，尤适用于输液适量诱发 ARDS 及肺水肿而尿少者。一般用呋塞米 40 ~ 60 mg，每日 2 ~ 4 次，静脉注射，以不减少心排血量为度。

（七）并发症的治疗

ARDS 的发生发展过程中，可发生脏器功能衰竭，最常见的是肾、胃肠、中枢神经、肝、凝血等方面的并发症。

1. 控制感染

ARDS 患者的免疫功能低下，气管防卫功能降低，气管插管、气管切开、频繁吸痰等因素易诱发肺部感染。可做痰、支气管肺泡分泌物、血、尿培养，寻找病原体。及时应用抗生素或相应治疗。

2. 氧中毒

避免持久吸入 50% 以上氧浓度的氧气。

3. 胃出血

由于应用肾上腺皮质激素及严重缺氧而引起消化道应激性溃疡，导致胃、十二指肠大出血，急诊临床多应用西咪替丁 1.0 ~ 1.2g，静脉滴注，或氢氧化铝凝胶口服；或去甲肾上腺素 + 冰盐水口服等。

4. 纠正酸碱紊乱

ARDS 早期可由于通气过度发生呼吸性碱中毒；继而可由于输入含枸橼酸的血、肾小球滤过率减少和肾排碱功能减退及低钾低氯等并发代谢性碱中毒；如有严重缺氧、创伤和休克可出现代谢性酸中毒；后期可由于呼吸衰竭导致高碳酸血症，出现呼吸性酸中毒和高乳酸血症的代谢性酸中毒。以上情况必须及时合理纠正，并注意血气监护。

5. 强心剂的应用

在无明显心力衰竭时，不必常规应用洋地黄类药物。由于感染、休克可给心肌造成损害，大量输液也能加重心脏负担，故小剂量、短期应用强心剂，对治疗 ARDS 有效。

6. 心律失常

因缺氧，酸碱紊乱，水、电解质紊乱等因素导致心律失常，应针对发生原因及时纠正。

7. 弥漫性血管内凝血

血小板计数如逐日降低，要警惕 DIC 发生并做相应的抗凝治疗。

ARDS 的死亡率在 50% 左右，与严重程度有关。常死于基础疾病、MODS 和顽固性低氧血症。康复者部分能完全恢复，部分留下肺纤维化，但多不影响生活质量。

六、护理

（一）一般护理

1）设专人守护，进行加强护理。

2）保持环境清洁，防止交叉感染。

3）定时开窗通风，避免受凉感冒。

4）定时翻身叩背，及时吸痰，保持呼吸道通畅。

5）做好皮肤护理，避免局部受压，防止出现压力性溃疡。

6）做好口腔护理，避免口腔感染。

7）对清醒患者应给予生理生活上的关心和照顾，以及精神上的安慰，以使其配合治疗。

（二）机械通气监测

1）严格消毒隔离制度，防止加重感染。

2）定期留取痰液等各种标本，监测病原学的改变。

3）定时听诊肺呼吸音，判断气管插管位置，防止其移位或脱出。

4）加强气管湿化，监测雾化罐水温防止呼吸道损伤，计算每日湿化量，保证日湿化量为 250 ml 左右。

5）定时清理呼吸道和口咽部分泌物，保持人工气管通畅，减少气管隐匿性误吸。

6）随时检查气囊压力，使气囊充气压保持在 25 mmHg 左右。

7）正确设置报警限，发现报警，立即查找原因，及时处理。

（三）病情观察与护理

1）监测生命体征，尤其是呼吸频率的变化，如呼吸频率大于 25 次/分，常提示有呼吸功能不全，有可能是 ALI 先兆期的表现。观察意识状态、发绀、皮肤的温湿度、皮肤黏膜的完整性、出血倾向、球结膜有无充血及水肿、两侧呼吸运动的对称性、肺部叩诊音、呼吸音及啰音、心率、心律，腹部有无胀气及肠鸣音的情况。昏迷患者要检查瞳孔大小及对光反应、肌张力、腱反射及病理反射。

2）准确记录出入量，必要时监测每小时尿量，有条件时要监测 ARDS 患者每日体重的变化，注意电解质尤其血钾的变化。

3）血气分析是判断病情、指导治疗的重要指标，临床常采用以下方法：①动脉血气分析，最常用的采血部位是桡动脉，也可用肱动脉或股动脉。通过血气分析可获得血液气体和酸碱平衡两方面的分析数据，它是呼吸衰竭诊治中最常用、最可靠的指标。② SpO_2 的监测，SpO_2 可通过脉搏血氧仪直接测得，即将血氧仪的换能器夹在患者的耳垂或指端，在荧屏上直接显示患者的 SpO_2 及脉搏。血氧仪是根据氧合和还原血红蛋白的色泽光谱不同的原理设计的。它是一种无创性连续监测，对评估缺氧程度、考核氧疗效果及调整吸入氧浓度有一定的参考价值，但由于氧离曲线的特点及局部血液循环状态会影响 SpO_2 的测值，使其在 ARDS 抢救中的作用受到一定限制。

（四）并发症观察

1）ARDS 患者极易并发肺部感染，这是在抢救治疗中进行气管切开、气管插管、反复吸痰及患者免疫功能低下所致。感染对患者的预后有很大影响，甚至成为致死的重要原因。故在护理 ARDS 患者时一开始就要采取措施预防感染的发生，如严格执行消毒灭菌制度、保持呼吸道引流通畅等。并随时观察体温及痰颜色、性状和量的变化，发现感染征象及时通知医生，随即送检痰细菌培养和药敏试验，以便选择有效的抗生素。

2）如患者发生 DIC 应用肝素等治疗时，应严格掌握剂量和滴速，以防因过量、过快引起出血。

（张丽娜）

第五章　急性消化道出血

第一节　急性上消化道出血

上消化道出血是指屈氏韧带以上的消化道，包括食管、胃、十二指肠及胰胆等部位的出血；胃空肠吻合术后空肠病变所致的出血也属此范围。其临床表现为不同程度的呕血和黑便。

上消化道大出血一般是指在数小时内失血量超过 1 000 ml 或循环血容量的 20% 以上，常有呕血和（或）黑便及某种程度循环血容量不足的表现，为临床常见的急症，虽经积极合理的治疗，死亡率仍高达 20%。本病属中医学中"吐血""便血"范畴。

一、病因和发病机制

引起上消化道出血的病因可以是上消化道本身的病变，也可是邻近脏器的疾病，或全身性疾病累及胃肠所致。

（一）上消化道本身的病变

1. 消化性溃疡

此症是引起上消化道出血最常见的病因，占 50% 以上。十二指肠溃疡并发出血多发生于青壮年，出血前有慢性周期性，节律性上腹痛，处于溃疡的活动期。但近年经急诊胃镜检查发现，部分十二指肠溃疡出血前没有消化系统的症状而以出血为首发表现。胃溃疡出血是溃疡侵蚀血管所致，多见于老年人的高位溃疡。由于老年人多伴有动脉硬化，因而出血量较大难以控制。胃术后吻合口溃疡或残胃溃疡也是引起大出血的常见病因。

2. 急性胃黏膜病变

此症包括急性出血性胃炎和应激性溃疡。前者常见于服用对胃黏膜损害的药物（如阿司匹林），非甾体类的消炎镇痛药（如吲哚美辛、保泰松等），肾上腺皮质激素，利血平，某些抗生素及酗酒后。后者发生于各种应激状态，如大手术、严重烧伤、多发性创伤、颅脑外伤、脑血管意外、休克、严重感染、中毒等严重的急危重症时。

3. 反流性食管炎、食管溃疡

此症主要表现为少量缓慢出血，但也偶见突发性大出血。

4. 理化因素的作用

如强酸、强碱及其他强腐蚀性化学物质引起上消化道黏膜的急性损伤糜烂引发大出血。

5. 食管贲门黏膜撕裂综合征

当剧烈的恶心、呕吐之后胃内压力突然增加，使食管贲门交界部黏膜发生撕裂，是引起大出血的病因之一。

6. 上消化道异物

锐性异物伤及食道黏膜甚至肌层导致大出血，大多由损伤所致。

7. 肿瘤

约有50％胃癌发生大量出血，临床表现主要以持续性少量出血多见。

8. 门静脉高压

引起的食管、胃底静脉曲张破裂，以肝硬化和血吸虫性肝纤维化最常见，当门静脉高压时，由于曲张的静脉位于黏膜下，缺乏良好的保护，腹压增高，胃酸的腐蚀、粗糙食物的损伤而易致破裂出血，严重者导致出血性休克、诱发腹腔积液或肝性脑病，占肝硬化死亡病例的10％～25％。由于血管影像技术的进展，肝静脉和下腔静脉阻塞引起的门静脉高压症也不少见。

9. 空肠上段疾病

慢性溃疡性（非肉芽肿性）空肠回肠炎，胃肠吻合术后空肠溃疡，急性出血坏死性肠炎等。

（二）上消化道邻近脏器的疾病

1. 胆管系统疾病引起的胆管出血

急、慢性胰腺炎，胰腺癌，乏特氏壶腹癌，异位胰腺，胰源性区域性门静脉高压症，肝癌，胆管或胆囊结石，胆管蛔虫病，阿米巴肝脓肿，肝脏损伤，肝外胆管良性肿瘤，肝外胆管癌，急性化脓性胆管炎，肝动脉瘤破入胆管等。

2. 动脉瘤破入食管、胃或十二指肠

主动脉瘤、主动脉夹层动脉瘤、腹腔动脉瘤（如腹主动脉瘤、肝动脉瘤、脾动脉瘤）破入上消化道及纵隔肿瘤或脓肿破入食管。

（三）全身性疾病

①血液病：白血病、血小板减少性紫癜、血友病及各种原因引起的凝血机制障碍；②尿毒症；③严重感染：败血症、流行性出血热等；④结缔组织病：结节性多动脉炎、系统性红斑狼疮等。

引起急性上消化道出血的病理，根据其病因不同而不同，但有些疾病，如胃、十二指肠溃疡，以及胃、十二指肠炎等，都与胃酸过多有关。此外，导致各疾病的病因不同，其出血病理也不同。或为胃、十二指肠糜烂性溃疡，如严重烧伤和中枢神经系统损害引起的应激性溃疡；或为药物（如吲哚美辛、阿司匹林等）损害胃黏膜屏障引起的黏膜糜烂出血和糜烂性溃疡；或为肿瘤坏死侵及大血管破裂所致，如胃癌等的出血；或为动脉硬化破裂出血，如胃动脉硬化；或为门静脉高压，导致食管、胃底静脉曲张破裂出血；或因凝血机制改变（如血液病）引起的胃出血等。

中医学认为，上消化道出血多因饮食不节，胃中积热，情志失和，肝郁化火，导致火盛气逆，迫血妄行；或因劳倦过度，或病久等导致脾虚气弱，血失统摄；或因肝病日久，气滞血瘀，或胃病缠绵，久病伤络，导致胃络瘀阻，血不循经，而发为本病。

二、病情评估

(一) 临床表现

急性上消化道出血的主要临床表现为呕血、黑便和出血引起的全身表现。症状的轻重取决于患者出血前有无其他系统疾病，以及出血量、失血速度、病变性质和部位。

1. 呕血和黑便

呕血和柏油样黑便是急性上消化道出血的特征性表现。上消化道出血后均有黑便出现，但不一定有呕血。一般情况下，幽门以上的出血，胃内储血量为 250～300 ml 时可引起呕血。但如出血量大、速度快，幽门以下的出血也可因血液反流入胃而刺激胃黏膜造成呕血。但当患者休克、反应低下时，即使出血量较大，也可暂时不出现呕血，而当患者休克纠正、反应提高后，则开始出现呕血。

2. 失血性休克

一般认为成人出血量在 500 ml 以下者，可无贫血或血容量减少的表现。如出血量在 800～1 000 ml，主要表现为皮肤、甲床和结合膜苍白，疲乏无力、头晕、心悸、口干、突然站立时眼前发黑。当出血量超过 1 000 ml，失血速度快时，即可引起失血性休克。开始时皮肤苍白而湿冷、四肢发凉、脉搏细速、口渴、黑蒙、表情淡漠等。继而血压明显下降、四肢冷厥甚至昏迷，同时出现少尿、无尿或微循环障碍导致急性肾衰竭。原有动脉硬化的老年患者，在出血后除心动过速外，常有心音低钝，有时出现心绞痛、心律失常、心力衰竭，甚至心肌梗死等。

3. 发热

在 24 小时内常出现发热，一般不超过 38.5℃，持续 3～5 日。目前认为循环血量减少、周围循环衰竭导致体温调节中枢功能障碍，加以贫血的影响，可能是引起发热的原因，而与出血后积血的吸收产热无关。

4. 氮质血症

大出血使血尿素氮增高，但多不超过 14.28 mmol/L（血液蛋白的消化产物在肠道吸收，称肠性或肾前性氮质血症），3～4 日降至正常。

体检可见呼吸急促、心动过速、低血压、周围血管收缩、皮肤发冷苍白及少尿，此时约丧失血容量的 1/3。胸部检查要注意心脏杂音及有无期前收缩现象。如有腹壁静脉曲张、肝脾大、蜘蛛痣、肝掌，提示食管静脉曲张出血。右上腹压痛、胆囊肿大伴有黄疸应考虑肝胆系统出血。出血伴有皮肤黏膜毛细血管扩张可能为遗传性毛细血管扩张症。

(二) 辅助检查

1. 实验室检查

上消化道大出血后均有急性失血性贫血，出血 6～12 小时红细胞数、血红蛋白量及血细胞比容下降，白细胞数增高，可为（10～20）×10^9/L，出血后 2～3 日白细胞数降至正常。肝硬化食管、胃底静脉曲张破裂出血，由于常伴脾功能亢进，可无白细胞数增高，甚至减少。此外，上消化道大出血后数小时，血尿素氮增高，1～2 日可达高峰，3～4 日降至正常，若再次出血，血尿素氮可再次升高。如果肌酐在 132.6 μmol/L 以下，血尿素氮升高，提示上消化道出血在 1 000 ml 以上。

2. 急诊内镜检查

此法是首选的诊断方法，应在出血后 12～24 小时进行检查，可在急诊室或病床旁操作。应按顺序地窥视食管、胃和十二指肠，应注意病灶有无活动性出血或近期出血。并于病灶取活检或细胞刷检，对病变性质可做出正确的诊断。内镜检查国内外报告的阳性率可为 80%～90%，有时还能发现用钡餐，甚至手术也难以发现的病变，如食管贲门黏膜撕裂综合征、急性胃黏膜病变等，同时还可经内镜进行紧急止血措施。

3. 胃管吸引

可用软细导管插入患者食管，徐徐下送，边注入清水边以低压抽吸消化液，观察有无血迹，以确定出血的部位。有时也可将三腔管放入胃腔后将胃气囊与食管气囊充气，压迫食管下端与胃底，用生理盐水将胃内积血冲洗干净，如无再出血，则考虑食管、胃底静脉曲张破裂出血。如吸出的胃液仍有血液，则以胃、十二指肠溃疡出血或胃癌出血的可能性较大。

4. 吞线试验

让患者吞入长约 130 cm、带有金属球的棉线，使之通过十二指肠，6～8 小时取出，直接观察胆汁或血迹距门齿的距离，借此估计出血部位。亦可在吞入棉线后静脉注射 5% 荧光素 20 ml，待 4 分钟后取线在紫外线灯下观察荧光染色，以助诊断。

5. 选择性动脉造影

对内镜不能发现的病灶，或不宜接受内镜检查者，或高度怀疑小肠出血者可行腹腔动脉造影或选择性动脉造影，此乃十分安全有效的诊断措施。通过造影剂的外渗部位和造影血管部位显示出血的来源。但并非无活动出血者绝对不适宜。因本项检查需较高的技术和设备条件，多数病例还需选择检查的时机，所以临床并没有作为普遍的检查手段。但每一个临床医生应意识到，对内镜检查不能明确出血病灶或部位的患者，大多具有血管造影的指征。

6. 放射性核素检查

应用放射性核素^{99m}Tc 标记的红细胞通过静脉注射后示踪而显示胃肠道出血。一般认为出血速率在 0.5 ml/min 时，就可显示出血灶，且注射 1 次^{99m}Tc 标记的红细胞可以监测患者胃肠出血达 24 小时。此非动脉造影所能相比。目前用于间断或小量出血，且动脉造影也呈阴性结果的患者。由于本法只能对有活动出血患者做定位检查，且需专门的设备和实验材料，加之价格较昂贵，故临床应用有一定的局限性。

7. X 线钡餐检查

X 线钡餐检查能发现某些消化系统病变，特别是对消化性溃疡帮助较大，但在出血期间做此检查可加重出血，检查过迟，一些病变如浅小的消化性溃疡或急性胃黏膜病变可能短期内愈合而不被发现，故应选择适宜时机，最好在出血停止或病情稳定数日后进行。上消化道气钡双重造影可以观察黏膜相，能发现细小病变。

（三）诊断

1. 出血表现

①呕血和黑便是主要症状；②失血性周围循环衰竭引起晕厥、休克；③出现重度贫

血；④大量出血后常有低热。

2. 是否出血或继续出血的识别

①反复呕血或排出稀薄黑便、暗红色血便；②心率加快、血压下降、出冷汗，早期出现周围循环衰竭；③中心静脉压下降，尿量少或无尿；④红细胞、血红蛋白与血细胞比容急剧下降；⑤血尿素氮持续上升。

3. 出血部位与病因的判断

①呕血与黑便均出现者出血部位多为胃或食管，单纯黑便者出血常位于十二指肠；②有慢性、节律性中上腹痛史，常为胃或食管溃疡出血，尤其是出血前疼痛加剧，出血后疼痛减轻或缓解；③出血前有应激因素者首先考虑应激性病变出血；④有慢性肝病、门静脉高压者多考虑食管、胃底静脉曲张破裂出血；⑤中老年人首次出血，且有厌食、体重下降者应考虑胃癌。

三、治疗措施

上消化道大量出血病情急、变化快，严重者可危及生命，应采取积极措施进行抢救。抗休克、迅速补充血容量应放在一切医疗措施的首位。

（一）一般急救措施

患者应卧床休息，保持呼吸道通畅，避免呕血时血液吸入引起窒息，必要时吸氧。活动性出血期间禁食。

严密监测患者生命体征，如心率、血压、呼吸、尿量及神志变化。观察呕血与黑便情况。定期复查血红蛋白、红细胞、血细胞比容与血尿素氮。必要时行中心静脉压测定。对老年患者根据情况进行心电监护。

（二）补充血容量

当血红蛋白 <70 g/L、收缩压 <90 mmHg 时，应立即输入足够量全血。肝硬化患者应输入新鲜血，因库血含氨量高，易诱发肝性脑病。开始输血、输液应快；但老年人及心力衰竭者输血、输液不宜过多过快，否则可导致肺水肿，最好进行中心静脉压监测。如血源困难，可给予右旋糖酐及其他血浆代用品，但 24 小时内右旋糖酐不宜超过 1 000 ml，以免抑制网状内皮系统，加重出血倾向。

（三）止血措施

一般先采取内科保守治疗，如果无效再考虑外科手术。

1. 非食管、胃底静脉曲张破裂出血的治疗

1）药物止血

（1）H_2 受体拮抗剂：对消化性溃疡、急性胃黏膜损害、食管裂孔疝、食管炎等所致的出血有效。常用的有：①西咪替丁，600 mg 加入 5% 葡萄糖液 500 ml 中持续静脉滴注 4～8 小时，每日 2 次。②法莫替丁，20 mg 肌内注射或溶于葡萄糖液中静脉滴注，每日 2 次。

（2）胃内灌注药物止血：适用于病情较重的上消化道出血患者，亦可在胃降温止血法和气囊压迫止血法的基础上应用。常用氢氧化铝凝胶 60 ml 灌注，直至胃液 pH 值达 7.0 为止；5% 孟氏液 30 ml 灌注或 1% 孟氏液 50～100 ml 注入胃内，也可注入西咪替

丁或去甲肾上腺素。

（3）其他：抗纤溶药物、卡巴克洛、酚磺乙胺等均无肯定疗效，可根据病情选用。

2）内镜直视下止血

（1）药物喷洒法：内镜下直接对出血灶喷洒止血药物，对局部渗血疗效较好，对动脉性出血疗效较差。①去甲肾上腺素：浓度为 8 mg/100 ml，每次喷洒量为 20～40 ml，止血有效率约 80%。②孟氏溶液：机制是本品具有强烈的表面收敛作用，遇血后发生凝固，在出血的创面形成一层棕黑色的牢固黏附在表面的收敛膜。常用浓度为 5%，每次 30～50 ml。③凝血酶：浓度以 5 000 U/40 ml 为宜。喷洒后，可再继续口服凝血酶 2 万 U，每 8 小时 1 次，共 3 日。此法疗效较高，无不良反应，但血凝块易于早期剥落，有再出血的可能。为巩固止血效果，必要时可与其他内镜下止血法联合应用。

（2）局部注射法：当内镜检查发现喷射性出血或血管显露时，可用局部注射法止血。常用药物有高渗钠—肾上腺素溶液、5% 鱼肝油酸钠、1% 乙氧硬化醇。

（3）激光照射法：机制是由于光凝作用，使照射局部组织蛋白凝固，小血管内血栓形成。如选择功率过大或照射时间过长可致胃肠穿孔、出血及胃肠胀气等并发症。

（4）内镜下微波凝固法：内镜下微波凝固法治疗上消化道出血疗效满意。优点是止血目标确切，安全性好。

（5）高频电凝止血：主要用于血管显露性出血及有直接出血征象的出血性病变。

（6）热探头凝固法：1978 年首先由美国 Robert 等人研制成功并试用于临床，其疗效确切、安全，止血方法简单。

（7）放置止血夹法：此法止血既安全又有效，伤口愈合后此金属夹子自行脱落随大便排出体外。

3）动脉内灌注收缩药或人工栓子

该法仅适用于内镜无法到达的部位或内镜止血失败的病例。方法：经选择性血管造影导管，向动脉内灌注血管加压素，开始以 0.1～0.2 U/min 的速度灌注 20 分钟，若仍出血，则应加大剂量至 0.4 U/min，如灌注 20 分钟后仍有出血，应改用其他止血方法。若最初的 0.2 U/min 灌注量可控制出血，应维持 48 小时，方法：0.2 U/（min·24 h），0.1 U/（min·24 h）。对于胃、十二指肠出血患者，经保守治疗或血管灌注血管收缩剂无效，而又难以耐受外科手术者，可采用动脉内注入人工栓子，一般用吸收性明胶海绵，使出血的血管堵塞而止血。

4）外科手术治疗

不同病因其手术指征和手术方式各有不同。手术指征是：①年龄在 50 岁以上，伴动脉硬化及心肾疾患，经治疗 24 小时后出血仍不止，且机体对出血的耐受性差，易影响心肾功能者。②短时间内患者失血量很大，很快出现临床休克征象者。③大量出血并发穿孔、幽门梗阻，或疑有癌变，或有梗阻、穿孔病史者。④有反复大出血，尤其近期反复出血者，其溃疡长期不愈合，出血不易自止，即使自止仍可复发者。⑤严重的出血经过积极输血及各种止血方法的应用后仍不止血，血压难以维持正常；或血压虽正常，但又再次大出血者，一般认为输血 800～1 000 ml 仍不见好转者可考虑手术治疗。⑥以往曾有多次严重出血，而间隔时间较短再次出血者。⑦经检查发现为十二指肠后壁及胃小弯溃疡者，因其溃疡常累及较大血管及瘢痕形成而影响止血。⑧胆管出血，尤以结石、脓肿所致者。⑨食管裂孔疝所引起的大出血。

2. 食管、胃底静脉曲张破裂出血的治疗

本病往往出血量大、再出血率高、死亡率高，在止血措施上有其特殊性。

1）三腔管双气囊压迫法：本法对食管下端静脉曲张破裂出血的疗效较为可靠。向胃囊注气 200~300 ml，压力为 40~50 mmHg，向外牵引，气囊即压迫胃底的曲张静脉，再向食管囊充气 100~150 ml，压力为 30~50 mmHg 压迫食管的曲张静脉，止血成功率为 70%~90%。一般需压迫 12~24 小时，然后放出囊内空气，以免压迫过久引起局部黏膜缺血坏死。三腔气囊管留置胃内，继续观察 24 小时，如无再出血，即可拔管。日本采用透明气囊管压迫止血，该气囊管透明，导管内径为 8 mm，可插入纤支镜，通过透明的管壁和气囊观察止血的情况。从而可选用最低且有效的止血压力，止血成功率高，并发症少。

气囊压迫止血法常见的并发症有：①吸入性肺炎，双气囊四腔管专有一管腔用于吸取食管囊以上的分泌物，可减少吸入性肺炎的发生。②双气囊压迫的位置固定不牢，以致气囊向上移位，堵塞咽喉引起窒息死亡。因此，经气囊压迫止血的患者，应加强监护。③食管黏膜受压坏死，甚至食管穿孔。

2）垂体后叶素：静脉注射垂体后叶素或血管加压素可使内脏小动脉收缩或肝内动脉—门静脉分流关闭，门静脉压力降低而止血。用法：①将此药 10~20 U 加入 50% 葡萄糖液 20 ml 中静脉缓注。在 12~24 小时，每 4 小时重复 1 次。②将此药 10~20 U 加入 5% 葡萄糖液 200 ml 中静脉滴注，速度为 0.2~0.3 U/min，止血后改为 0.1~0.2 U/min，维持 8~12 小时停药。对高血压、冠心病、肺心病、心力衰竭患者及孕妇禁用。③肠系膜上动脉内灌注垂体后叶素，可使腹腔内脏血管痉挛，进入门静脉的血量减少，门静脉压力降低而止血。多在肠系膜血管造影后进行。首先每分钟灌注 0.15 U，连续注入 20 分钟后，改为每分钟灌注 0.30 U，再连续注入 20 分钟，以后交替进行。一般在注射后 10 分钟即见出血减慢，30 分钟至 4 小时完全止血，但仍需继续滴注 4~48 小时。

目前主张同时使用硝酸甘油，以减少血管加压素引起的不良反应，同时硝酸甘油还有协同降低门静脉压的作用。用法为硝酸甘油静脉滴注，根据患者血压来调整剂量。也可舌下含服硝酸甘油 0.6 mg，每 30 分钟 1 次。有冠心病者禁忌使用血管加压素。

生长抑素近年用于治疗食管、胃底静脉曲张破裂出血。其作用机制尚未完全阐明，研究证明可明显减少内脏血流量，并见奇静脉血流量明显减少，后者是食管静脉血流量的标志。该类药物止血效果肯定，因不伴全身血流动力学改变，故短期使用几乎没有严重不良反应，但价格昂贵。目前用于临床的有 14 肽天然生长抑素，用法为首剂 250 μg 静脉缓注，继以 250 μg/h 持续静脉滴注。本品半衰期极短，应注意滴注过程中不能中断，若中断超过 5 分钟，应重新注射首剂。8 肽的生长抑素同类物奥曲肽半衰期较长，常用量为首剂 100 μg 静脉缓注，继以 25~50 μg/h 持续静脉滴注。

3）内镜下注射硬化剂：经气囊压迫及药物治疗无效，外科分流或断流手术有禁忌者，可考虑在急性出血时行内镜下注射硬化剂治疗食管静脉曲张出血。常采用的硬化剂有：5% 油酸乙醇胺、5% 鱼肝油酸钠、3% 十四烃基硫酸钠、1% 或 3% 聚多卡醇，国内多采用 5% 鱼肝油酸钠。新近采用 α－氰基丙烯酸酯注射治疗食管、胃底静脉曲线破裂出血取得良好效果。

4）经皮经肝食管静脉栓塞治疗：适于内科保守治疗无效，且不宜行外科分流术者。该法操作较难，术后并发症亦较多，故实际应用中受到限制。

5）控制胃酸及其他止血药物：如 H_2 受体拮抗剂可控制胃酸。其他如维生素 K_1、维生素 K_3，氨甲苯酸或氨甲环酸、酚磺乙胺等可酌情选用。

6）外科手术或经颈静脉肝内门体静脉分流术：急诊外科手术并发症多、死亡率高，因此应尽量避免。但在大量出血上述方法治疗无效时也可进行外科手术。有条件的单位亦可用经颈静脉肝内门体静脉分流术治疗，该法尤适用于准备做肝移植的患者。

积极治疗引起上消化道出血的原发病，消除导致出血的诱因。如止呕可以预防食管贲门黏膜撕裂综合征所致的呕血。患者应禁酒，避免进粗糙、坚硬、刺激性食物。有手术适应证者及时行手术治疗。

（四）中医治疗

1. 辨证论治

1）胃中积热：吐血色红或紫暗，大便柏油色，口干口臭，脘腹疼痛或灼热痛，小便短赤。舌质红，苔黄，脉滑数。

治宜：清胃泻火，凉血止血。

方药：泻心汤加味。

大黄、黄芩各 9 g，黄连 6 g，生地、茜根炭各 15 g，白及、大小蓟各 12 g。水煎服。

2）肝火犯胃：吐血量多势急，色鲜红，口苦目赤，胸肋胀痛，心烦易怒，失眠多梦，或见黄疸，或见蜘蛛痣，癥积痞块。舌质红，苔黄或腻，脉弦数或洪数。

治宜：清肝泻火，和胃止血。

方药：丹栀逍遥散加减。

丹皮、栀子、当归、白芍、茯苓、白术、胆草各 9 g，柴胡 6 g，生地 15 g。水煎服。

3）脾不统血：吐血暗淡，大便漆黑稀溏，病情反复，面色㿠白，唇甲色淡，神疲乏力，心悸、头晕。舌淡，苔薄白，脉细弱。

治宜：益气健脾，养血止血。

方药：归脾汤加减。

党参、黄芪、当归、山药、熟地、仙鹤草各 12 g，白术、茯苓、白芍、白及各 9 g。水煎服。

4）气衰血脱：吐血倾盆盈碗，大便溏黑或紫红，面色、唇甲苍白，眩晕，气短，心悸，烦渴，冷汗淋漓，四肢厥冷，神志恍惚或昏聩，尿少。舌质淡，脉微细欲绝。

治宜：益气摄血，回阳固脱。

方药：独参汤合生脉散加味。

人参、麦冬、白术、阿胶（烊化）各 12 g，五味子、附子、炙甘草各 10 g，黄芪

30 g。

2. 中成药

1）云南白药：每次 0.5 g，每日 3 次，温开水送服。具有止血、活血之功用。

2）血宁冲剂：每次 1~2 包，每日 3 次，温开水冲服。具有止血、散血之功用。

3）十灰丸：每次 3 g，每日 3 次，温开水送服。具有凉血、止血、散血之功用。

3. 单方验方

1）乌贼骨、白及各等份。共研细末，每次 3 g，每日 4 次，温开水吞服。

2）鲜芦根 90 g，生侧柏叶、仙鹤草各 30 g。煎服。

3）地榆 10 g，白及 12 g，三七粉 5 g，大黄 1.5 g。共研细末，每服 10 g。每 3~4 小时 1 次。连服 1~2 日改为每日 3 次。

4）三七粉、白及粉每次各 1.5 g，每日 3 次。

4. 针灸治疗

1）中脘、上脘、合谷、内庭、曲池，用泻法。适用于胃热炽盛者。肝火犯胃者加太冲、支沟，用泻法。

2）曲池、合谷、中脘、上脘、太溪、三阴交，用平补、平泻法。适用于阴虚火旺者。

3）膈俞、中脘、三阴交、气海、关元，用平补、平泻法。适用于胃脘血瘀者。

4）脾俞、心俞、膈俞、气海、关元、三阴交，用补法。适用于脾不统血者。

四、监测与护理

（一）一般监测

1）出血量大的患者绝对卧床休息，保持环境安静、温度适宜，注意保暖。

2）专人护理，细微生活照顾，给予心理支持，消除恐惧。

（二）病情观察与护理

要严密观察和判断患者病情变化，动态观察患者血压，脉搏，体温，尿量，指甲，皮肤色泽和肢端温度，呕血与黑便的量、性质、次数和速度，及时发现出血先兆，正确判断出血严重程度和出血是否停止等，并详细记录。

1. 根据临床症状判断失血量

可根据患者呕血量、便血量、临床症状（如头晕、晕厥、苍白、出汗及体温、脉搏、呼吸、血压等情况）来判断和估计出血量。出血量低于总血容量 10%（400 ml）以下，脉搏与血压波动不大，一般不产生明显临床症状；出血量超过总血容量 10%（400 ml），患者可有头晕、乏力、口干、脉搏或心动过速，脉压小；出血量超过总血容量 25%（1 000 ml）以上时，患者可出现晕厥、四肢冰冷、尿少、烦躁不安，脉搏超过 120 次/分，收缩压降为 70~80 mmHg；若出血量达 2 000 ml 及以上，患者收缩压可降至 50 mmHg 或更低，出现严重的失血性休克症状，如气促、少尿或无尿，脉搏细速，甚至扪不清。

2. 观察出血是否停止的参考

确立诊断后需观察出血量是否停止以证实治疗是否有效：①经数小时观察，无新的呕血与便血，且血压、脉搏平稳者提示出血停止。②一次上消化道出血之后 48 小时之内未再有新的出血，可能出血已停止。③中心静脉压监护时，其值在 5 mmHg 以上者，考虑出血停止。④患者自然状态良好者。

3. 具体观察项目及措施

①开始每 15～30 分钟记录 1 次血压、脉搏、呼吸和神志变化。②记录出入量，严密注意呕血、黑便情况。③建立静脉通路至少 2 条，做好测定中心静脉压的准备。④放置导尿管，观察每小时尿量。⑤观察肢体湿度和温度，以及皮肤与甲床色泽。⑥观察周围静脉，特别是颈静脉充盈情况。

（韩珊珊）

第二节 急性下消化道出血

屈氏韧带以下肠道出血称下消化道出血。轻者以便血为主要表现，严重者出现倾注性出血，常伴有明显低血容量，甚至休克死亡。病情重笃，死亡率较高。若未能及时确定出血病灶，将使诊断治疗极为困难。

一、病因

（一）恶性肿瘤

恶性肿瘤是下消化道出血最常见的原因，占半数以上，尤其是结直肠的出血更是以恶性肿瘤为多。恶性肿瘤所致的出血以慢性出血多见，但以急性大出血为首发表现者并不罕见，其中最具代表性的是肠道恶性淋巴瘤、小肠平滑肌瘤（肉瘤）、青年人的结直肠癌。

（二）息肉类疾病

肿瘤性、错构瘤性息肉较易发生出血，但息肉所致的明显肉眼血便以小儿直肠的幼年型息肉最多见。

（三）炎症性疾病

肠结核（特别是溃疡型）、克罗恩病与溃疡性结肠炎等均可并发急性消化道大出血。若病理改变不甚典型，往往术前的特殊检查甚至术中的探查均有鉴别诊断上的困难。

（四）憩室

肠道憩室是欧美人群中下消化道出血的多见病因，但我国人群的发病及出血率均较低。憩室出血的原因在于：①多有异位的胃腺泌酸引发的溃疡（小肠的憩室多因此出血）。②憩室内潴留物不易排出而诱发炎性溃烂（多累及结肠憩室）。

（五）血管畸形（血管结构发育不全）

近年来，选择性血管造影广泛开展，消化道动静脉解剖结构畸形所致的消化道出血病例的报道也日益增多。

（六）全身系统性疾病累及肠道

1）白血病和出血性疾病；风湿性疾病，如系统性红斑狼疮、结节性多动脉炎、贝赫切特综合征等；恶性组织细胞病；尿毒症性肠炎。

2）腹腔邻近脏器恶性肿瘤浸润或脓肿破裂侵入肠腔可引起出血。

二、病情评估

（一）临床表现

首先了解大便血液的颜色变化，初步估计出血的部位，如鲜红色血便多为直肠或远端结肠病变；暗红色血便多为近端结肠或小肠病变；脓血便多为结肠病变；果酱色黏液多为阿米巴病或小肠病变。其次要进一步了解血液与排便的关系及血液与大便混合的情况，如少量鲜红色血附着于大便表面者，多为直肠或左半结肠疾病出血，如痔、肛裂、息肉、溃疡、癌等。排便后有鲜红色滴下，甚至呈喷射状出血者，多见于痔、肛裂，也可见于直肠息肉及直肠癌。血与大便相混杂，且伴有黏液者，多为慢性结肠炎、息肉或癌。便血伴有腹痛者，应考虑溃疡性结肠炎、憩室炎、肠道血管病变、出血性坏死性肠炎等。便血伴腹部包块者，应考虑肠道肿瘤、肠梗阻、肠套叠、肠结核、肉芽肿病等。便血伴皮肤、黏膜或其他器官出血者，须考虑血液系统疾病、急性传染病、重症肝病、慢性肾衰竭等。体格检查应重点检查腹部，注意有无肿块、压痛或反跳痛，肠鸣音有无异常。通过肛门检查，注意有无外痔、肛门裂。应特别注意行肛门直肠指检这一重要检查，避免直肠肿瘤或息肉的误诊。现将导致下消化道出血的常见疾病的临床特点分述如下：

1. 内痔

多在排便时喷出或滴下血液，出血量少，颜色鲜红，有时伴有脱肛，肛门镜检查可确诊。

2. 肛裂

便血量少，鲜红色，血液附于大便表面，也可滴血或呈喷射状出血；排便时及排便后肛门短时间内剧痛为特征；肛门检查时可见肛管皮肤的裂口为线状裂缝，或有溃疡，常见"哨兵痔"。

3. 大肠息肉

间歇性鲜血便，附于大便表面，或为黏液血便；直肠息肉可在直肠指检时触到，内镜检查可见息肉形态，活检或电切息肉标本送检可明确息肉性质；结肠息肉可用纤维结肠镜检查；钡灌肠检查易漏诊大肠息肉和多发性息肉；单发性息肉或多发性息肉癌变率为8%～9%，家族性腺瘤性息肉病癌变率为41%～75%。

4. 大肠癌

直肠癌主要表现为大便次数增多，大便变细，带血液；结肠癌主要表现为原因不明的消瘦、乏力、贫血与排便习惯改变等。癌肿破溃时，大便表面可染有鲜血或黏液；直肠指检可扪及肿块或指套带血；直肠乙状结肠镜检查可了解癌肿的大小、范围和性质；钡灌肠检查有肠壁僵硬、充盈缺损等。必要时行纤维结肠镜检查。不应忽视大肠癌与慢性肠炎、痢疾、血吸虫性肉芽肿或多发性息肉并存的可能。

5. 慢性菌痢

有急性菌痢史；左下腹痛多见；大便量少，脓血便为主，血液与大便混合较均匀；取大便或肠腔渗出物培养找痢疾杆菌；乙状结肠镜检查见肠黏膜弥散性充血、水肿，有多个浅、小溃疡；抗生素治疗有效。

6. 阿米巴痢疾

大便常呈果酱色，有恶臭味；常见右下腹痛；大便可找到溶组织内阿米巴滋养体或包囊。

7. 慢性或晚期血吸虫病

有接触流行区疫水史；肝脾大；大便带脓血与黏液；取大便可找血吸虫卵或孵化法找毛蚴；乙状结肠镜检查见黄色颗粒状黏膜病变或肉芽组织形成，取直肠黏膜压片找血吸虫卵；抗血吸虫药治疗有效。

8. 特发性溃疡性结肠炎

呈慢性腹痛、腹泻或便秘与腹泻交替；鲜血便伴有脓和黏液；内镜及钡剂灌肠可确定病变部位及范围；活检显示为非特异性炎症。

9. 克罗恩病

病变主要侵犯末段回肠，以间歇性发热、右下腹痛、腹泻、便血、瘘管形成等为主要症状；内镜检查见肠黏膜正常或偶有散在性口疮样溃疡；钡剂灌肠检查见肠腔有呈节段性跳跃式分布的不规则的深溃疡、裂沟或鹅卵石样表现。

10. 急性出血性坏死性肠炎

以儿童、青年多见；有一定的地区性和季节性；有不洁饮食或暴饮暴食史；以突发性腹痛、腹泻、便血和毒血症为主要特征；腹部 X 线透视见局限性小肠胀气及大小不等的液平面。

11. 梅克耳憩室

多发于 2 岁以下小儿；反复便血，黑便与鲜血便相混是其特点；病变见于末段回肠，憩室有异位胃黏膜可分泌胃酸产生溃疡而出血。

12. 缺血性结肠炎

老年人多见，有动脉硬化史；突然下腹部绞痛、腹泻、血便等；多侵犯结肠脾区、降结肠或横结肠，呈节段性分布，常有狭窄，钡灌肠检查有拇指纹征。

13. 小肠肿瘤

少见，以恶性淋巴瘤和腺癌为多见；临床以不同程度的肠梗阻为主要症状，伴便血、呕吐、腹部包块、发热及体重减轻。应用小肠钡剂造影及选择性肠系膜上动脉造影可确定诊断。

（二）诊断

1. 病史

了解发病年龄、发病季节、出血诱因、发病急缓、病程长短，有无腹痛、里急后重、发热、盗汗、食欲减退、体重下降、贫血及其他部位出血，有无消化道疾病及其他有关疾病病史，注意便血量、颜色、次数。

2. 体格检查

1）一般状况：注意检查皮肤颜色、出血点、出血斑、皮疹、毛细血管扩张等。

2）腹部检查：注意腹部有无包块，有无腹肌紧张、压痛、反跳痛，有无肝脾大，有无腹部血管杂音及肠鸣音的改变。

3）肛诊检查：注意有无包块及血液。

3. 辅助检查

1）大便常规：注意有无阿米巴包囊或滋养体、血吸虫卵等。如大便隐血试验阳性，应注意有无红细胞，如有红细胞则示下消化道出血，否则上消化道出血的可能性大。

2）大便培养：如痢疾、伤寒等。

3）血常规：注意有无贫血、血细胞的增减等。

4）血沉：血沉增快对疑诊肿瘤患者的价值较大。

5）出、凝血机制检查：排除血液病等。

6）内镜检查：乙状结肠镜、纤维小肠镜、纤维结肠镜检查可发现肿瘤、炎症、血管畸形等病变。

7）X线检查：凡考虑病变在小肠者，应进行小肠低张双重造影，以了解各组小肠的形态，以及有无病变并判断其性质。临床疑有回盲部疾病者，应进行全消化道钡餐造影及钡剂灌肠造影，重点观察回盲部有无病变及其性质。凡是左半结肠病变者，钡剂灌肠造影大多能显示病变的具体部位及其性质。

8）胃管冲洗抽吸：经鼻胃管冲洗后，抽出无血的胃液则可排除上消化道出血。

9）选择性动脉X线造影术：有5%～75%的患者可发现出血部位。大出血时紧急造影发现出血部位可达77%。绝大多数采用Seldinger方法，即从右腹股沟处穿刺股动脉，插入引导丝，用"同心技术"插入造影管，直至腹主动脉，再根据出血部位选择腹腔动脉、肠系膜上动脉或肠系膜下动脉进行造影。肠系膜上动脉造影可了解小肠及右半结肠病变，肠系膜下动脉造影则了解左半结肠及直肠的病变。凡下消化道有活动性出血，每分钟出血量超过0.5 ml者，造影时可见造影剂溢出血管外。肠道血管畸形由于病变血管十分细小，可采用直接连续放大血管造影术或超选择血管造影术，可发现血管异常增生、粗大及静脉早期显影。肠道肿瘤的典型造影征象为：粗大的肿瘤血管、肿瘤染色、静脉早现等。缺血性肠病的动脉造影上可见供血动脉狭窄、粗细不匀甚至阻塞。

10）放射性核素检查：下消化道出血患者，经内镜、X线及血管造影等检查之后，仍不能明确者，可进行放射性核素检查。

4. 严重下消化道出血的诊断

1）先下胃管，若抽得清亮胃液可先除外胃内出血。

2）纤维胃镜检查除外胃、十二指肠出血性疾病。

3）直肠、乙状结肠镜检查，检出直肠、乙状结肠出血性疾患。根据病情选用肠纤维结肠镜。

4）X线钡餐与钡灌肠根据病情选用，以除外上消化道疾患或检出结肠出血性疾患。

5）选择性血管造影可提高肠血管畸形并发下消化道出血与肠系膜血管栓塞并发下

消化道出血等的诊断率。

6）吞线法检查可显示出血部位在小肠。

7）选用核素闪烁扫描摄影。

8）紧急手术探查：经过以上几种检查仍然得不到明确诊断与出血点定位者需紧急行剖腹探查。术中可采用逐段肠管望诊，分段透光检查肠腔内出血情况，即将肠襻分段地对着灯光检查，出血处肠腔内积血较多，术中配合用内镜，以及切开肠腔探查等方法。

三、治疗措施

（一）非手术疗法

1. 一般处理

精神安慰，消除紧张、恐惧、忧虑等不良刺激，安静休息。密切观察脉搏、呼吸、血压、便血次数及数量等病情变化。

2. 补充血容量

静脉输液、输血补充血容量，输液及输血量依出血量多少而定。

3. 止血药物

常用的药物有卡巴克洛、酚磺乙胺、云南白药等。

4. 血管加压素

可先采用血管加压素 0.2 U/min 静脉推注 10 U，然后以 0.1～0.2 U/min 持续静脉滴注 1～2 天。

5. 局部止血

可应用冰水灌肠，亦可经内镜行孟氏液、去甲肾上腺素或凝血酶局部喷洒及应用电灼、电凝、激光、微波局部止血。

6. 治疗原发病

积极治疗原发病，消除导致出血的诱因。

（二）手术疗法

下消化道出血在药物治疗无效时，如继续出血危及生命或病情加重时，在积极抗休克治疗的同时，应立即行急诊手术。其目的是找出出血原因，然后进行根治性疗法。

四、监测与护理

（一）一般监测

嘱患者安静卧床休息，以减轻胃肠蠕动，减少出血。出血量多的患者绝对卧床休息，以免因周围循环衰竭、心排血量明显降低，下床或去厕所时发生晕厥。取平卧位，抬高下肢，不宜取头低位，以防影响呼吸运动。保持呼吸道通畅，必要时吸氧。根据病情轻重、出血量多少及出血的病因进行饮食护理：大出血患者应暂禁食，出血量少的患者酌情给流质或无渣软饭。饮食供给可补充机体能量及营养，补偿血浆蛋白丢失，避免因胃饥饿性收缩而导致再出血。血便次数频繁且有肛门炎症时，便后用 1:5 000 高锰酸钾坐浴，改善局部血液循环，预防感染。被血液污染的被服、用品、容器应随时更换，以减少对患者的不良刺激。随时留取标本送检。

（二）病情观察与护理

1. 观察便血的性质和特点，分析判断出血部位

1）出血量大，患者以呕血为主伴有便血，呕吐物呈暗红色或鲜红色，伴有食物残渣，出血前有腹痛，出血后缓解，可能为胃、十二指肠溃疡所致的出血；呕血呈鲜红色，一般不含食物残渣，呕血前有轻度上腹不适，结合肝病史和门静脉高压症，应想到食管下段或胃底静脉破裂出血。

2）大便隐血试验阳性，提示每日出血量在 5 ml 以上；出现柏油样便，提示每日出血量在 60～70 ml；大便呈绛红色或棕红色，出血前常伴有脐周和下腹疼痛与不适，应想到小肠出血，但若出血部位较高，且血液在肠腔内停留时间长，也可为黑便，故对出血部位和出血量应做具体分析；大便呈暗红色并带有黏液，排便时伴有腹痛和里急后重感，常是结肠病变出血的表现；血呈鲜红色，并附着于大便表面，多为直肠、肛门出血的特征。

2. 观察周围循环血容量灌注情况

1）体征：是反映循环血容量灌注情况最敏感的标志。

（1）观察血压：出血初期每 15 分钟观察血压 1 次，病情稳定后减少观察次数。血压下降的幅度标志着休克的程度，如收缩压降至 70 mmHg 以下或基础血压下降 30 mmHg，表明外周血管阻力增加，是血管代偿功能在休克前期的表现。此时，即使血压正常或偏高，亦提示出血量大和休克的发生。

（2）观察脉率：出血量大的患者，脉率可达 120 次/分以上，在观察脉率的同时，还要注意脉搏跳动是否有力，如血压虽偏低，但脉搏跳动有力，说明循环灌注尚可。

（3）观察体温变化：多数患者在出血发生后或休克被控制后出现发热，体温一般在 38.5℃ 左右或更低，可持续 3～5 日，不须做特别处理。

2）观察尿量：尿量是衡量内脏血流灌注情况的重要指标之一，因此，应准确观察与记录。如尿量不足 30 ml/h 而肾脏功能正常，提示循环血容量灌注不足，有休克的存在。另外，尿量减少或尿闭，应警惕急性肾衰竭的可能。

3. 观察再出血征象

消化道出血患者，常因原发病控制不理想和某些诱发因素的存在而再度出血。一旦出血量大、抢救不及时，会导致严重的后果。故应严密观察再出血征象，以便及早发现、及时抢救。如患者出血停止后又感腹部饱胀不适，上腹疼痛或烧灼感，肠鸣音亢进，如是溃疡病，上腹疼痛失去规律性，口服制酸剂不能缓解；周围循环衰竭表现再度出现等，应想到再出血的可能，须立即通知医生，备齐抢救物品，积极进行抢救。

（三）治疗监测

1）大量呕血、便血的患者，应快速补充血容量，故需建立静脉通道 1～2 条，或行锁骨下静脉穿刺置管，供输液、输血和中心静脉压测量。输液、输血速度和量，应根据周围循环血容量灌注情况反映的客观指标进行调节，如脉搏在 120 次/分以上且搏动无力；收缩压在 80 mmHg 以下，中心静脉压在 5 cmH_2O 以下；尿量在 20 ml/h，心、肺、肾功能正常，输液量可为 800～1 000 ml/h，新鲜全血 300 ml/h。当上述指标逐渐

回升或患者为老年人时，输液、输血速度需慢，应控制在 60 ggt/min，以免引起心力衰竭、急性肺水肿或因血压突然升高导致再出血。

2）应用止血药物：大量呕血、便血的患者，多不是凝血机制障碍所致，故应用止血药物辅助治疗。如为食管、胃底静脉曲张破裂出血，可将垂体后叶素加入 5% ~ 10% 葡萄糖液中静脉滴注。滴速不宜过快，一般维持在 0.1 ~ 0.3 U/min。滴速过快可致血压突然升高，加重出血。用药过程中注意观察止血效果和不良反应，如患者出现面色苍白、出汗、心悸、胸闷、腹痛等，应及时通知医生以便停药。其他病灶引起的出血，可选用西咪替丁或雷尼替丁等。

3）心理治疗：消化道出血特别是大出血患者，精神紧张是其共同特征。患者看到出这么多的血，常有不祥之感，故而产生恐惧心理，临床观察到有不少患者，经治疗已无活动性出血，但因精神过度紧张而诱发再出血，或本来出血量不多，而因精神紧张加重了出血。这是因为精神紧张可致交感神经兴奋，引起血管收缩、心率加快、血压升高所致。因此，需向患者讲明出血的病因和精神紧张是导致出血加重的诱发因素，并安慰患者只要采取有效的止血措施配以宽松的心境，止血是完全可以做到的，使其认识到自身因素在止血过程中的重要意义。进行心理疏导应选在出血静止期，这时患者容易接受，而且便于增强信心，收到好的效果。

（杨颖）

第六章　多脏器功能衰竭

第一节　急性呼吸衰竭

呼吸衰竭是各种原因引起的肺通气和（或）换气功能严重障碍，以致不能进行有效的气体交换，导致缺氧伴或不伴二氧化碳潴留，从而引起一系列生理功能和代谢紊乱的临床综合征。在海平面大气压下，于静息条件下呼吸室内空气，并排除心内解剖分流和原发于心排血量降低等情况后，PaO_2 低于 60 mmHg，伴或不伴 $PaCO_2$ 高于 50 mmHg，即为呼吸衰竭，简称呼衰。

一、病因

（一）呼吸道病变

支气管炎症、支气管痉挛、异物阻塞气道等，引起通气不足，气体分布不匀导致 V/Q 失调，发生缺氧和二氧化碳潴留。

（二）肺组织病变

肺炎、重度肺结核、肺气肿、弥散性肺纤维化、成人 ARDS 等，可引起肺容量、通气量、有效弥散面积减少，V/Q 失调导致肺动脉样分流，引起缺氧和（或）二氧化碳潴留。

（三）肺血管疾病

肺血管栓塞、肺梗死等，使部分静脉血流入肺静脉导致缺氧。

（四）胸廓病变

如胸廓外伤、手术创伤、气胸和胸腔积液等，影响胸廓活动和肺脏扩张，导致通气减少，吸入气体不匀影响换气功能。

（五）神经中枢及其传导系统呼吸肌疾患

脑血管疾病、脑炎、脑外伤、药物中毒等直接或间接抑制呼吸中枢，脊髓灰质炎以及多发性神经炎所致的肌肉神经接头阻滞影响传导功能，重症肌无力等损害呼吸动力引起通气不足。

二、病情评估

（一）临床表现

急性呼吸衰竭的临床表现主要是低氧血症所致的呼吸困难和 MODS。

1. 呼吸困难

呼吸困难是呼吸衰竭最早出现的症状。多数患者有明显的呼吸困难，可表现为频率、节律和幅度的改变。较早表现为呼吸频率增快，病情加重时出现呼吸困难，辅助呼吸肌活动加强，如三凹征。中枢性疾病或中枢神经抑制性药物所致的呼吸衰竭表现为呼吸节律改变，如潮式呼吸、比奥呼吸等。

2. 发绀

发绀是缺氧的典型表现。当 SaO_2 低于 90% 时，可在口唇、指甲出现发绀；另外应注意，因发绀的程度与还原型血红蛋白含量相关，所以红细胞增多者发绀更明显，贫血者则发绀不明显或不出现；严重休克等原因引起末梢循环障碍的患者，即使 PaO_2 尚正常，也可出现发绀，称为外周性发绀。而真正由于 SaO_2 降低引起的发绀，称为中央性发绀。发绀还受皮肤色素及心功能的影响。

3. 精神神经症状

急性缺氧可出现精神错乱、躁狂、昏迷、抽搐等症状。

4. 循环系统表现

多数患者有心动过速；严重低氧血症、酸中毒可引起心肌损害，亦可引起周围循环衰竭、血压下降、心律失常、心脏停搏。

5. 消化和泌尿系统表现

严重呼吸衰竭对肝、肾功能都有影响，部分病例可出现丙氨酸氨基转移酶与血尿素氮升高；个别病例可出现尿蛋白、红细胞和管型。因胃肠道黏膜屏障功能损伤导致胃肠道黏膜充血水肿、糜烂渗血或应激性溃疡，引起上消化道出血。

（二）辅助检查

1. 动脉血气分析

呼吸衰竭的诊断标准是在海平面标准大气压、静息状态、呼吸空气条件下，$PaO_2 < 60$ mmHg，伴或不伴 $PaCO_2 > 50$ mmHg。单纯 $PaO_2 < 60$ mmHg 为 Ⅰ 型呼吸衰竭；若伴有 $PaCO_2 > 50$ mmHg，则为 Ⅱ 型呼吸衰竭。pH 值可反映机体的代偿状况，有助于急性或慢性呼吸衰竭的鉴别。$PaCO_2$ 升高、pH 值正常，称为代偿性呼吸性酸中毒；若 $PaCO_2$ 升高、pH 值 < 7.35，则称为失代偿性呼吸性酸中毒。

2. 肺功能检测

尽管某些重症患者肺功能检测受到限制，但肺功能检测有助于判断原发疾病的种类和严重程度。通常的肺功能检测是肺量测定，包括肺活量、用力肺活量、第 1 秒用力呼气量和呼气流量峰值（PEF）等，这些检测简便易行，有助于判断气道阻塞的严重程度。呼吸肌功能测试能够提示呼吸肌无力的原因和严重程度。

3. 胸部影像学检查

胸部影像学检查包括胸部 X 线、胸部 CT 和放射性核素肺通气/灌注扫描等，有助于分析引起呼吸衰竭的原因。

（三）诊断

呼吸衰竭因病因不同，病史、症状、体征和实验室检查结果都不尽相同。除原发疾病和低氧血症导致的临床表现外，呼吸衰竭的诊断主要依靠血气分析，尤其是 PaO_2 和 $PaCO_2$ 的测定。

三、治疗措施

对呼吸衰竭总的治疗原则是在保持呼吸道通畅的条件下，纠正缺氧、二氧化碳潴留和酸碱失衡所致的代谢功能紊乱，从而为基础疾病和诱发因素的治疗争取时间和创造条件。急性严重呼吸衰竭应针对呼吸衰竭本身和原发疾病同时进行治疗，并配合适当的支持治疗。具体措施应结合患者的实际情况而定。其治疗原则包括下述几个方面。

（一）保持呼吸道通畅

对任何类型的呼吸衰竭，保持呼吸道通畅是最基本、最重要的治疗措施。气道不畅使呼吸阻力增加，呼吸功能消耗增多，会加重呼吸肌疲劳；气道阻塞致分泌物排出困难将加重感染，同时也可能发生肺不张，使气体交换面积减少；气道如发生急性完全阻塞，会发生窒息，在短时间内导致患者死亡。

保持气道通畅的方法主要有：

（1）若患者昏迷应使其处于仰卧位，头后仰，托起下颌并将口打开。

（2）清除气道内分泌物及异物。

（3）若以上方法不能奏效，必要时应建立人工气道。人工气道的建立一般有三种方法，即简便人工气道、气管插管及气管切开，后二者属气管内导管。

简便人工气道主要有口咽通气道、鼻咽通气道和喉罩，是气管内导管的临时替代方式，在病情危重不具备插管条件时应用，待病情允许后再行气管插管或气管切开。气管内插管是重建呼吸通道最可靠的方法。

若患者有支气管痉挛，需积极使用支气管扩张剂，可选用 β_2 受体激动剂、抗胆碱药、糖皮质激素或茶碱类药物等。在急性呼吸衰竭时，主要经静脉给药。

（二）氧疗

通过增加吸入氧浓度来纠正患者缺氧状态的治疗方法即为氧疗。对于急性呼吸衰竭患者，应给予氧疗。

1. 吸入氧浓度

确定吸入氧浓度的原则是在保证 PaO_2 迅速提高到 60 mmHg 或 SpO_2 达 90% 以上的前提下，尽量减低吸入氧浓度。

Ⅰ型呼吸衰竭的主要问题为氧合功能障碍而通气功能基本正常，较高浓度给氧可以迅速缓解低氧血症而不会引起二氧化碳潴留。对于伴有高碳酸血症的急性呼吸衰竭，往往需要低浓度给氧。

2. 吸氧装置

1）鼻导管或鼻塞：主要优点为简单、方便；不影响患者咳痰、进食。缺点为吸入氧浓度不恒定，易受患者呼吸的影响；高流量时对局部黏膜有刺激，氧流量不能大于 7 L/min。吸入氧浓度与氧流量的关系：吸入氧浓度（%）＝21＋4×氧流量（L/min）。

2）面罩：主要包括简单面罩、带储气囊无重复呼吸面罩和文丘里面罩，主要优点为吸入氧浓度相对稳定，可按需调节，该药对鼻黏膜刺激小，缺点为在一定程度上影响患者咳痰、进食。

（三）增加通气量、改善二氧化碳潴留

1. 呼吸兴奋剂

呼吸兴奋剂的使用原则：必须保持气道通畅，否则会促发呼吸肌疲劳，并进而加重二氧化碳潴留；脑缺氧、水肿未纠正而出现频繁抽搐者慎用；患者的呼吸肌功能基本正常；不可突然停药。主要适用于以中枢抑制为主、通气量不足引起的呼吸衰竭，肺炎、肺水肿、弥漫性肺纤维化等病变引起的以肺换气功能障碍为主的呼吸衰竭患者，不宜使用。常用的药物有尼可刹米和洛贝林，用量过大可引起不良反应。近年来这两种药物在西方国家几乎已被淘汰，取而代之的有多沙普仑，该药对于镇静催眠药过量引起的呼吸抑制和慢性阻塞性肺疾病并发急性呼吸衰竭者有显著的呼吸兴奋效果。

2. 机械通气

当机体出现严重的通气和（或）换气功能障碍时，以人工辅助通气装置（呼吸机）来改善通气和（或）换气功能，即为机械通气。呼吸衰竭时应用机械通气能维持必要的肺泡通气量，降低 $PaCO_2$；改善肺的气体交换效能；使呼吸肌得以休息，有利于恢复呼吸肌的功能。

气管插管的指征因病而异。急性呼吸衰竭患者昏迷逐渐加深，呼吸不规则或出现暂停，呼吸道分泌物增多，咳嗽和吞咽反射明显减弱或消失时，应行气管插管使用机械通气。机械通气过程中应根据血气分析和临床资料调整呼吸机参数。机械通气的主要并发症为通气过度，造成呼吸性碱中毒；通气不足，加重原有的呼吸性酸中毒和低氧血症；出现血压下降、心排血量下降、脉搏增快等循环功能障碍；气道压力过高，可致气压伤，如气胸、纵隔气肿或间质性肺气肿；有创人工气道长期存在，可并发呼吸机相关肺炎。

近年来，无创正压通气用于急性呼吸衰竭的治疗已取得了良好效果。经鼻/面罩行无创正压通气，无须建立有创人工气道，简便易行，与机械通气相关的严重并发症的发生率低。但患者应具备以下基本条件：①清醒能够合作；②血流动力学稳定；③不需要气管插管保护（即患者无误吸、严重消化道出血、气道分泌物过多且排痰不利等情况）；④对使用鼻/面罩无影响的面部创伤；⑤能够耐受鼻/面罩。

（四）病因治疗

如前所述，引起急性呼吸衰竭的原发疾病多种多样，在解决呼吸衰竭本身造成危害的前提下，针对不同病因采取适当的治疗措施十分必要，也是治疗呼吸衰竭的根本所在。

（五）一般支持疗法

电解质紊乱和酸碱失衡的存在，可以进一步加重呼吸系统乃至其他系统器官的功能障碍，并可干扰呼吸衰竭的治疗效果，因此应及时加以纠正。急性呼吸衰竭较慢性呼吸衰竭更易合并代谢性酸中毒，应积极纠正。对重症患者常需转入 ICU，集中人力物力积极抢救。危重患者应监测血压、心率，记录液体出入量。采取各种对症治疗，预防和治疗肺动脉高压、肺心病、肺性脑病、肾衰竭和消化系统功能障碍等。特别要注意防治 MODS。

四、护理

（一）一般护理

（1）急性呼吸衰竭应绝对卧床休息。慢性呼吸衰竭代偿期，可适当下床活动。

（2）给予富有营养、高蛋白质、易消化食品，原则上少食多餐，不能自食者，给予鼻饲，以保证足够能量及水的摄入。

（3）病情观察，除定时测体温、脉搏、呼吸、血压，观察瞳孔变化，观察唇、指（趾）甲发绀外，特别注意以下几项指标：①神志，对缺氧伴二氧化碳潴留患者，在吸氧过程中应密切观察神志的细小变化，注意有无呼吸抑制。②呼吸，注意呼吸的节律，观察快慢深浅变化。如发现异常，应及时通知医生。③痰液，观察痰量及性状，痰量多、黄稠，表示感染加重，应及时通知医生，留标本送检。

（4）氧气疗法，依病情及病理生理特点，给不同给氧方式，争取短时间内使 PaO_2 高于 50 mmHg，SaO_2 在 80% 以上。

（5）保持呼吸道通畅，神志清楚患者，鼓励患者咳痰，被动变换体位，翻身拍背，促使痰液引流。不能自行排痰者，及时吸痰，每次吸痰时间不超过 15 秒钟，防止缺氧窒息。

（6）观察呼吸兴奋剂使用效果，如给药过快、过多，可出现呼吸过快、面色潮红、出汗、呕吐、烦躁不安、肌肉颤动、抽搐和呼吸中枢强烈兴奋后转入抑制，应减药或停药。

（7）纠正酸中毒，使用5%碳酸氢钠时，注意患者有无二氧化碳潴留表现。

（8）纠正肺水肿，应用脱水剂、利尿剂，注意观察疗效。心力衰竭时，静脉滴注不宜过快、过多。

（9）病情危重、长期卧床者，应做好皮肤护理、生活护理，做好护理记录，准确记录出入量。

（10）备好抢救物品，如气管插管、气管切开包、人工呼吸器、吸痰器、氧气、强心剂、呼吸兴奋剂等。

（二）应用呼吸器患者的护理

（1）熟悉呼吸器性能，在呼吸器发生故障或病情变化时，采取有效的应急措施。

（2）严密观察：①观察患者自主呼吸的恢复和均匀程度，以便适当调节呼吸频率、潮气量、呼吸时间比。②观察有无自主呼吸，与呼吸器是否同步。是否因通气不足、呼吸道阻塞引起烦躁不安，注意管道衔接处是否漏气。③观察体温、脉搏、呼吸、血压、神志、瞳孔的变化。正压吸气时使搏出量减少，血压下降。如心功能改善，心率、血压平稳，四肢暖，皮肤红润、无汗，说明呼吸器使用得当。

（3）保持呼吸道通畅，掌握适宜的吸入氧浓度，一般在 40% 以下。及时吸痰，防止痰栓形成，注意防止套囊脱落。

（4）预防并发症：①注意呼吸道湿化，防止异物阻塞而窒息。②监测血气及电解质变化，注意缺氧、低血压、休克的发生。

五、健康教育

（1）注意休息，生活规律，戒烟、酒，少去人多的场所。

（2）进行适当的体育锻炼，避免剧烈运动。

（3）加强营养，进食高蛋白、高能量、低脂肪的食物。

（4）坚持呼吸锻炼，改善肺功能。

（王晓艳）

第二节　急性心力衰竭

急性心力衰竭（AHF）是指心力衰竭急性发作和（或）加重的一种临床综合征，以急性左心衰竭最为常见，急性右心衰竭则较少见。急性左心衰竭指急性发作或加重的左心室代偿功能不全所致的心肌收缩力明显降低、心脏负荷加重，造成急性心排血量骤降，肺循环充血而出现急性肺淤血、肺水肿并可伴组织器官灌注不足和心源性休克的临床综合征。急性右心力衰竭是指某些原因使右心室心肌收缩力急剧下降或右心室的前后负荷突然加重，从而引起右心排血量急剧下降的临床综合征。急性心力衰竭可以突然起病或在原有慢性心力衰竭的基础上急性加重，大多数为收缩性心力衰竭，也可以为舒张性心力衰竭，发病前多数患者患有器质性疾病。

一、病因

1）慢性心力衰竭急性加重。
2）急性弥漫性心肌损害引起的心肌收缩无力。
（1）急性心肌梗死。
（2）急性重症心肌炎。
（3）围生期心肌病。
（4）药物所致的心肌损伤与坏死等。
3）急性血流动力学障碍。
（1）急性起病的心脏容量负荷加重。
（2）高血压危象。
（3）急性起病的机械性阻塞引起的心脏压力负荷加重，排血受阻。
（4）主动脉夹层。
（5）急性起病的心脏舒张功能受限制。
（6）严重的心律失常。

二、病情评估

（一）临床表现
1. 病史和表现
大多数患者有心脏病病史，冠心病、高血压和老年性退行性心瓣膜病为老年人的主要病因；风湿性心瓣膜病、扩张型心肌病、急性重症心肌炎等常为年轻人的主要病因。
2. 诱发因素
常见的诱因有慢性心力衰竭治疗缺乏依从性、心脏容量超负荷、严重感染、严重颅脑损害或剧烈的精神心理紧张与波动、大手术后、肾功能减退、急性心律失常、支气管哮喘发作、肺栓塞、高心排血量综合征、应用负性肌力药物、应用非甾体类抗炎药、心肌缺血、老年急性舒张功能减退、吸毒、酗酒、嗜铬细胞瘤等。

3. 早期表现

左心功能降低的早期征兆为心功能正常者出现疲乏、运动耐力明显减低、心率增加15～20 次/分，继而出现劳力性呼吸困难、夜间阵发性呼吸困难、高枕睡眠等；检查可见左心室增大、舒张早期或中期奔马律、两肺底部有湿啰音、干啰音和哮鸣音，此提示已有左心功能障碍。

4. 急性肺水肿

急性肺水肿为急性左心衰竭最常见的表现。典型发作为突然发生严重气急，呼吸可为30～40 次/分，端坐呼吸，阵阵咳嗽，面色灰白，口唇青紫，大汗，常咳出泡沫样痰，严重者可从口腔和鼻腔内涌出大量粉红色泡沫痰。发作时心率、脉搏增快，血压在起始时升高，以后降至正常或低于正常。两肺内可闻及广泛的水泡音和（或）哮鸣音。

5. 心源性休克

1）低血压持续 30 分钟以上，收缩压降至 90 mmHg 以下或 MAP 下降 30 mmHg，或原有高血压的患者收缩压降低≥60 mmHg。

2）组织低灌注状态：①皮肤湿冷、苍白和发绀伴紫色条纹；②心动过速＞110 次/分；③尿量明显减少（＜17 ml/h），甚至无尿；④意识障碍，常有烦躁不安、激动焦虑、恐惧和濒死感；收缩压低于 70 mmHg，可出现抑制症状，逐渐发展至意识模糊甚至昏迷。

3）血流动力学障碍：PAWP≥18 mmHg，CI≤2.2 L/(min·m²)。

4）代谢性酸中毒和低氧血症。

6. 晕厥

心脏本身排血功能减退，心排血量减少引起脑部缺血而发生短暂的意识丧失，称为心源性晕厥。发作大多短暂，发作后意识常立即恢复。如晕厥不及时恢复可出现四肢抽搐、呼吸暂停、发绀等表现，即为阿—斯综合征。

7. 心搏骤停

严重者可出现心搏骤停。

（二）辅助检查

1. 心电图

心电图常可提示原发疾病。

2. X 线检查

X 线检查可显示肺淤血和肺水肿。

3. 超声心动图

超声心动图可了解心脏的结构和功能、心瓣膜状况、是否存在心包病变、急性心肌梗死的机械并发症、室壁运动失调、左室射血分数（LVEF）。

4. 动脉血气分析

监测 PaO_2、$PaCO_2$。

5. 实验室检查

血常规和血生化检查，如电解质、肾功能、血糖、白蛋白及超敏 C 反应蛋白。

6. 心力衰竭标志物

诊断心力衰竭的公认的客观指标为 BNP 和 N 末端 B 型利钠肽原（NT – proBNP）的浓度增高。

7. 心肌坏死标志物

检测心肌受损的特异性和敏感性均较高的标志物是 cTnT 或 cTnI。

三、治疗措施

1）急性肺水肿治疗：采取坐位或半卧位，经面罩或鼻导管吸氧，吗啡、镇静，支气管解痉，血管扩张剂、利尿剂及正性肌力药物静脉给予缓解水肿；但右心室梗死伴急性右心衰竭禁用利尿剂，避免进一步降低右心室充盈压，并严密监测出入水量。

2）病情仍不缓解者，应根据收缩压和肺淤血状况选择应用血管活性药物，如正性肌力药、血管扩张剂和血管收缩剂等。

3）病情严重、血压持续降低（＜90 mmHg），甚至心源性休克者，应监测血流动力学，并采用 IABP、气管插管和机械通气支持、血液净化、心室机械辅助装置以及外科手术等各种非药物治疗方法。

4）动态测定 BNP 和 NT – proBNP 有助于指导急性心力衰竭的治疗，治疗后其水平仍高居不下者，提示预后差，应加强治疗；治疗后其水平降低且降幅＞30%，提示治疗有效，预后好。

5）控制和消除各种诱因，及时矫正基础心血管疾病。

四、监测与护理

1）病情监测：严密监测血压、呼吸、血氧饱和度、心率、心电图，检查血电解质、血气分析等，对安置漂浮导管者应监测血流动力学指标的变化，记出入量。观察呼吸频率和深度、意识、精神状态、皮肤颜色及温度、肺部啰音的变化。

2）心理护理：恐惧或焦虑可导致交感神经系统兴奋性增高，使呼吸困难加重。医护人员在抢救时必须保持镇静、操作熟练、忙而不乱，使患者产生信任与安全感。避免在患者面前讨论病情，以减少误解。必要时可留一亲属陪伴患者，护士应与患者及家属保持密切接触，提供情感支持。

3）做好基础护理与日常生活护理。

4）向患者及家属介绍急性心力衰竭的病因，指导其继续针对基本病因和诱因进行治疗，在静脉输液前应主动向医护人员说明病情，便于在输液时控制输液量及速度。

（刘颖）

第三节　急性肾衰竭

急性肾衰竭是一个由多种病因引起的临床综合征，是因肾循环衰竭或肾小管的变化而引起的一种突发性肾功能完全丧失，因此肾脏无法排除身体的代谢废物。当肾脏无法行使正常功能时，会导致毒素、废物和水分堆积在体内，而引起急性肾衰竭。患儿出现氮质血症、水及电解质紊乱和代谢性酸中毒。

一、病因与发病机制

（一）病因

急性肾衰竭常见的病因可分为肾前性、肾实质性和肾后性三类。

1. 肾前性肾衰竭

肾前性肾衰竭系指任何原因引起有效血液循环量急剧降低，致使肾血流量不足、肾小球滤过率显著降低所导致的急性肾衰竭。肾前性肾衰竭常见的原因包括：呕吐、腹泻和胃肠减压等胃肠内液体大量丢失，大面积烧伤、大手术或创伤、大出血等引起的绝对血容量不足；感染性休克、严重低蛋白血症、心源性休克、严重心律失常、心脏压塞和充血性心力衰竭等引起的相对血容量不足。

2. 肾实质性肾衰竭

肾实质性肾衰竭又称为肾性肾衰竭，系指各种肾实质病变所导致的肾衰竭，或由于肾前性肾衰竭未能及时去除病因，病情进一步发展所致，常见的原因包括：急性肾小管坏死（ATN）、急性肾小球肾炎、急性间质性肾炎、肾血管病变（血管炎、血管栓塞和DIC）、慢性肾脏疾患在某些诱因刺激下肾功能急剧衰退。

3. 肾后性肾衰竭

各种原因所致的泌尿道梗阻引起的急性肾衰竭，称为肾后性肾衰竭。

（二）发病机制

急性肾衰竭的发病机制十分复杂，目前仍不清楚，本章着重讨论 ATN 的主要发病机制。

1. 肾小管损伤

肾缺血或肾中毒时引起肾小管急性严重的损伤，小管上皮细胞变性、坏死和脱落，肾小管基膜断裂，一方面脱落的上皮细胞引起肾小管堵塞，造成管内压升高和小管扩张，致使肾小球有效滤过压降低和少尿，另一方面，肾小管上皮细胞受损引起肾小管液回漏，导致肾间质水肿。

2. 肾血流动力学改变

肾缺血和肾毒素能使肾素—血管紧张素系统活化，肾素和血管紧张素 II 分泌增多、儿茶酚胺大量释放、血栓素 A_2（TXA_2）与前列环素（PGI_2）比例增加，以及内皮素水平升高，均可导致肾血管持续收缩和肾小球入球动脉痉挛，引起肾缺血缺氧，肾小球毛细血管内皮细胞肿胀致使毛细血管腔变窄，肾血流量减少，肾小球滤过率降低而导致急性肾衰竭。

3. 缺血再灌注肾损伤

肾缺血再灌注时，细胞内钙通道开放，钙离子内流造成细胞内钙超负荷，同时局部产生大量的氧自由基，可使肾小管细胞的损伤发展为不可逆性损伤。

4. 非少尿型 ATN 的发病机制

非少尿型 ATN 的发生主要是由于肾单位受损轻重不一所致。另外，非少尿型 ATN 不同的肾单位肾血流灌注量相差很大，部分肾单位血液灌注量几乎正常，无明显的血管收缩，血管阻力亦不高，而一些肾单位灌注量明显减少，血管收缩和阻力增大。

二、病理生理

ATN 肾脏病理改变：①肉眼检查肾脏体积增大，苍白色，剖面皮质肿胀，髓质呈暗红色；②光镜检查主要损伤部位在近曲小管直段，早期小管上皮细胞肿胀，脂肪变性和空泡变性，晚期小管上皮细胞可呈融合样坏死，细胞核浓缩，细胞破裂或溶解，形成裂隙和剥脱区基膜暴露或断裂，间质充血、水肿和炎性细胞浸润，有时可见肾小管上皮细胞再生，肾小球和肾小动脉则多无明显变化。近端肾小管刷状缘弥漫性变薄、消失和远端肾单位节段性管腔内管型形成是缺血型 ATN 常见的特征性病理改变。近端肾小管及远端肾单位节段散在局灶斑块坏死和细胞脱落是中毒型 ATN 的病理特征。

三、病情评估

（一）临床表现

根据尿量减少与否，急性肾衰竭可分为少尿型和非少尿型。急性肾衰竭伴少尿或无尿表现者称为少尿型。非少尿型系指血尿素氮、血肌酐迅速升高，肌酐清除率迅速降低，而不伴有少尿表现。临床上常见少尿型急性肾衰竭，临床过程分为三期：

1. 少尿期

少尿期一般持续 1~2 周，长者可为 4~6 周，持续时间越长，肾损害越重，持续少尿大于 5 日，或无尿大于 10 日者，预后不良。少尿期的系统症状有：

1）水钠潴留：患儿可表现为全身水肿、高血压、肺水肿、脑水肿和心力衰竭，有时因水潴留可出现吸湿性低钠血症。

2）电解质紊乱：常见高钾、低钠、低钙、高镁、高磷和低氯血症。

3）代谢性酸中毒：表现为恶心、呕吐、疲乏、嗜睡甚至昏迷、呼吸深快、食欲减退、血 pH 值降低。

4）尿毒症：因肾排泄障碍使各种毒性物质在体内积聚，可出现全身各系统中毒症状。其严重程度与血中尿素氮及肌酐增高的浓度相一致。

（1）消化系统：表现为食欲减退、恶心、呕吐和腹泻等，严重者出现消化道出血或氮质血症，而消化道出血可加重氮质血症。

（2）心血管系统：主要为水钠潴留所致，表现为高血压和心力衰竭，还可发生心律失常、心包炎等。

（3）神经系统症状：可有嗜睡、神志混乱、焦虑不安、抽搐、昏迷和自主神经功能失常（如多汗），可表现为意识、行为、记忆、感觉、情感等多种功能障碍。

（4）血液系统：急性肾衰竭常伴有正细胞正色素性贫血，贫血随肾功能恶化而加重，系红细胞生成减少、血管外溶血、血液稀释和消化道出血等原因所致。出血倾向（牙龈出血、鼻出血、皮肤淤点及消化道出血）多为血小板减少、血小板功能异常和DIC引起。急性肾衰竭早期白细胞总数常增高，中性粒细胞比例也增高。

5）感染：感染是急性肾衰竭最为常见的并发症，以呼吸道和尿路感染多见，致病菌以金黄色葡萄球菌和革兰阴性杆菌最多见。

2. 多尿期

当急性肾衰竭患儿尿量逐渐增多，全身水肿减轻，24小时尿量在250 ml/m² 以上时，即为多尿期，一般持续1~2周（长者可达1个月），此期由于大量排尿，可出现脱水、低钠和低钾血症。早期氮质血症持续甚至加重，后期肾功能逐渐恢复。

3. 恢复期

利尿期后，肾功能改善，尿量恢复正常，血尿素氮和肌酐逐渐恢复正常，而肾浓缩功能需要数月才能恢复正常，少数患者遗留部分不可逆性的肾功能损害。此期患儿可表现为虚弱无力、消瘦、营养不良、贫血和免疫功能低下。

营养所致的ATN多为非少尿型急性肾衰竭，临床表现较少尿型急性肾衰竭症状轻、并发症少，病死率低。

（二）并发症

1. 感染

感染是最常见、最严重的并发症之一，多见于严重外伤、烧伤等所致的高分解型急性肾衰竭。

2. 心血管系统并发症

心血管系统并发症包括心律失常、心力衰竭、心包炎、高血压等。

3. 神经系统并发症

神经系统并发症表现有头痛、嗜睡、肌肉抽搐、昏迷、癫痫等。神经系统并发症与毒素在体内潴留以及水中毒、电解质紊乱和酸碱失衡有关。

4. 消化系统并发症

消化系统并发症表现为厌食、恶心、呕吐、腹胀、呕血或便血等，出血多是胃肠黏膜糜烂或应激性溃疡所引起。

5. 血液系统并发症

由于肾功能急剧减退，可使促红细胞生成素减少，从而引起贫血，但多数不严重。少数病例由于凝血因子减少，可有出血倾向。

6. 电解质紊乱、代谢性酸中毒

可出现高钾血症、低钠血症和严重酸中毒，是急性肾衰竭最危险的并发症之一。

（三）辅助检查

1. 体格检查

重点检查贫血程度，静脉充盈度，脱水程度，皮疹、淤点、淤斑。心肺体征的检查。腹部肿块及腹部压痛，肾脏的触诊和肾区压痛、叩击痛，膀胱内有无尿液潴留。

2. 实验室检查

实验室检查是重要的诊断手段，既可确立诊断又可推断病因，对急性肾衰竭的严重度做出判断。

1）尿液检查：包括尿量变化，尿相对密度的检查，急性肾衰竭时尿量每日少于400 ml 或每小时少于 17 ml。完全无尿表示肾皮质坏死或双侧尿路梗阻。尿沉渣检查包括蛋白定性、尿中细胞情况及各种管型、尿糖定性等。尿相对密度低而固定，在少尿的前提下尿相对密度 1.018 为可疑。1.014 以下基本可以诊断，1.010 ~ 1.012 可以肯定诊断。

2）血常规、血生化检查：常规可判断贫血程度、感染程度和血浓缩情况等。生化表现为顽固性代谢性酸中毒，尿素氮高，肌酐高，肌酐清除率低。电解质检查容易出现高血钾、低血钠，常是稀释性低钠血症患者致死原因之一。

3）尿钠的测定：急性肾衰竭时原钠的排出大于 30 mmol/L，功能性少尿尿钠排出小于 10 mmol/L，表明肾小管回吸收钠障碍。

4）尿渗透压测定：正常人尿渗透压在 50 ~ 1 200 mOsm/(kg·H_2O) 波动，肾衰竭时可显著下降。

5）肾衰竭指数（RFI）测定：RFI = 血肌酐 × 尿肌酐: 比值 >1。

四、治疗措施

治疗原则是去除病因，积极治疗原发病、减轻症状，改善肾功能，防止并发症的发生。

（一）少尿期的治疗

1. 去除病因和治疗原发病

肾前性急性肾衰竭应注意及时纠正全身循环血流动力障碍，包括补液、输注血浆和白蛋白、控制感染等，接触肾毒素物质，严格掌握肾毒性抗生素的用药指征并根据肾功能调节外药剂量，密切监测尿量和肾功能变化。

2. 饮食和营养

应选择高糖、低蛋白、富含维生素的食物，尽可能供给足够的能量。供给能量210 ~ 250 J/(kg·d)，蛋白质 0.5 g/(kg·d)，应选择优质动物蛋白，脂肪占总能量的30% ~ 40%。

3. 控制水和钠的摄入

坚持量入为出的原则，严格限制水、钠摄入，有透析支持则可适当放宽液体入量，每日液体量：尿量 + 显性失水（呕吐、大便、引流量）+ 不显性失水 - 内生水。无发热患儿每日不显性失水为 300 ml/m²，体温每升高 1℃，不显性失水增加 75 ml/m²，内生水在非高分解代谢状态时为 250 ~ 350 ml/m²，所用液体均为非电解质液，祥利尿剂

（呋塞米）对少尿型急性肾衰竭可短期试用。

4. 纠正代谢性酸中毒

轻、中度代谢性酸中毒一般无须处理。当血浆 HCO_3^- <12mmol/L 或动脉血 pH 值<7.2，可补充 5% 碳酸氢钠 5 ml/kg，提高 CO_2CP 5mmol/L，纠酸时宜注意防治低钙性抽搐。

5. 纠正电解质紊乱

电解质紊乱包括高钾血症、低钠血症、低钙血症和高磷血症的处理。

6. 透析治疗

凡上述保守治疗无效者，均应尽早进行透析。透析的指征：①严重水潴留，有肺水肿、脑水肿的倾向。②血钾≥6.5 mmol/L，③血尿素氮>28.6 mmol/L，或血肌酐>707.2 μmol/L，④严重酸中毒，血浆 HCO_3^- <12mmol/L 或动脉血 pH 值<7.2，⑤药物或毒物中毒，该物质又能被透析去除，透析的方法包括腹膜透析，血液透析和连续动静脉血液滤过三种技术，儿童尤其是婴幼儿以腹膜透析为常用。

（二）利尿期的治疗

利尿期早期，肾小管功能和肾小球滤过率尚未恢复，血肌酐、血钾和酸中毒仍继续升高，伴随着多尿，还可出现低钾和低钠等电解质紊乱，故应注意监测尿量、电解质和血压变化，及时纠正水、电解质紊乱，当血肌酐接近正常水平时，应增加饮食中蛋白质的摄入量。

（三）恢复期的治疗

此期肾功能日趋恢复正常，但可遗留营养不良、贫血和免疫力低下，少数患者遗留不可逆性肾功能损害，应注意休息和加强营养，防治感染。

五、监测与护理

（一）病情观察

1. 少尿期观察

严密观察病情变化，监测水、电解质平衡，按病情做好各种护理记录；血压异常按本系统疾病护理。

2. 多尿期观察

注意观察血钾、血钠的变化及血压的变化。

3. 恢复期观察

观察用药不良反应，定期复查肾功能。

4. 其他

按本系统疾病护理常规护理。

（二）对症护理

1. 少尿期

严格限制液体进入量，以防水中毒，按医嘱准确输入液体；饮食护理，既要限制入量又要适当补充营养，原则上应是低钾、低钠、高能量、高维生素及适量的蛋白质饮食。

2. 多尿期

供给足够能量和维生素，蛋白质可逐日加量，以保证组织的需要，给予含钾多的食物。

3. 恢复期

给予高能量、高蛋白饮食。

（三）一般护理

1. 少尿期

绝对卧床休息，注意肢体功能锻炼；预防感染，做好口腔及皮肤护理，一切处置要严格执行无菌操作原则，以防感染；如行腹膜透析或血液透析治疗，按腹膜透析、血液透析护理常规。

2. 多尿期

嘱患者多饮水或按医嘱及时补液和补充钾、钠等，防止脱水、低钾和低钠血症的发生；以安静卧床休息为主。

3. 恢复期

控制及预防感染，注意清洁及护理。

（穆玉仙）

第四节　弥散性血管内凝血

弥散性血管内凝血（DIC）不是一种独立的疾病，而是许多疾病在进展过程中产生凝血功能障碍的最终共同途径，是一种临床病理综合征。由于血液内凝血机制被弥散性激活，促发小血管内广泛纤维蛋白沉着，导致组织和器官损伤；另一方面，由于凝血因子的消耗引起全身出血倾向。两种矛盾的表现在 DIC 疾病发展过程中同时存在，并构成特有临床表现。在 DIC 已被启动的患者中引起 MODS 将是死亡的主要原因。DIC 病死率为 31% ~80% 。

一、病因

DIC 的常见病因很多，诱发其产生的启动因素也因此而异。

（一）感染性疾病

最多见，占 DIC 总发病数的 31% ~43% 。包括革兰阴性菌或阳性菌引起的感染及败血症，如脑膜炎双球菌、铜绿假单胞菌和金黄色葡萄球菌等；病毒感染，如肾综合征出血热、重症肝炎和麻疹等；立克次体感染，如斑疹伤寒、恙虫病；其他病原体感染，如系统性真菌感染、钩端螺旋体病和脑型疟疾等。

（二）恶性肿瘤

占 DIC 总发病数的 24% ~34% ，常见的有急性白血病（尤其是急性早幼粒细胞白血病）、淋巴瘤、前列腺癌、胰腺癌、肝癌、绒毛膜上皮癌、肾癌、肺癌及脑肿瘤等。

（三）手术及创伤

占 DIC 总发病数的 1%～15%，如大面积烧伤、严重创伤、毒蛇咬伤，富含组织因子（TF）的器官手术及创伤，如脑、前列腺、胰腺、子宫及胎盘等。

（四）病理产科

占 DIC 总发病数的 4%～12%，常见于羊水栓塞、胎盘早剥、感染性流产、死胎滞留、重症妊娠高血压等。

（五）医源性因素

占 DIC 总发病数的 4%～8%，但其发生率日趋增高。除了手术治疗及相关创伤性检查外，还与药物应用、化疗与放疗等因素有关。

（六）其他

全身各系统多种疾病，如肺心病、急性胰腺炎、异型输血、糖尿病酮症酸中毒、系统性红斑狼疮、移植物抗宿主病等。

二、发病机制

当人体受到某些致病因子的作用时，体内凝血系统被激活，血液的凝血活性增高，在微循环内发生血小板聚集及纤维蛋白沉积，形成播散性微血栓。本病也称为：①去纤维蛋白综合征；②消耗性凝血病；③血管内凝血——纤维蛋白溶解综合征。目前统称为 DIC。

正常人体内有完整的凝血、抗凝及纤溶系统。凝血与抗凝，既对立又统一，保持着动态平衡。在正常人的血液中，如果有少量活性凝血中间产物形成，就迅速被单核巨噬细胞系统消除，或被血液中的抗凝物质中和。纤溶系统能不断溶解在小血管破损处所形成的少量纤维蛋白。DIC 的发生是由于在各种致病因素的作用下，血液循环内出现了促动和激活凝血的过程，产生过量的凝血酶。血液的凝固性过高，破坏了体内凝血与抗凝的平衡。

三、病理生理

其病理变化包括：①全身微血管内有广泛的纤维蛋白沉着，形成微血栓，造成微循环障碍、红细胞机械性损伤及溶血；②当微循环内发生凝血时，大量血小板和凝血因子被消耗，从而使高凝状态转变为低凝状态；③体内的继发性纤溶产生大量纤溶酶，使纤维蛋白原裂解为 X 和 A、B、C 裂片，再进一步裂解为 Y、D、E 裂片。这些纤维蛋白降解产物（FDP）的抗凝作用可加重出血。除大量出血外，微循环内的血栓可引起微循环阻塞，导致肺、肾、肝、脑、心等器官的功能衰竭。

约 90% 的 DIC 病例尸检时可发现血管内有微血栓形成或纤维蛋白沉着，以肺、肾、胃肠道、肾上腺等较常见。在一组 52 例的尸检结果中，肺栓塞的发生率为 54.6%，肾脏 36.5%，胃肠道 34.6%，较小的微血栓在苏木精—伊红染色时易被忽略，需要用 Mallory 磷钨酸苏木精等染色或用电镜检查加以证实。微血栓有时可仅在某些局部器官中见到，而在循环血液中则不被发现，也有一些临床上证实为 DIC 的病例，尸检中却无血栓形成，可能是死亡后发生纤溶所致。如用电镜，结合特殊染色则仍可发现血管内皮表面有纤维蛋白沉着。肾脏的病变可表现为局限性肾小管坏死或两侧严重肾皮质坏死，少数病例的肺部有非栓塞性内膜炎或肺部透明样病变。

四、分型及分期

（一）分型

根据血管内凝血发病快慢和病程长短，可分为 3 型：

1. 急性型

其特点为①突发性起病，一般持续数小时或数日；②病情凶险，可呈暴发型；③出血倾向严重；④常伴有休克；⑤常见于暴发性流脑、流行性出血热、败血症等。

2. 亚急性型

其特点为①急性起病，在数日或数周内发病；②进展较缓慢，常见于恶性疾病，如急性白血病（特别是早幼粒细胞白血病）、肿瘤转移、死胎滞留及局部血栓形成。

3. 慢性型

临床上少见，其特点为①起病缓慢；②病程可达数月或数年；③高凝期明显，出血不重，可仅有淤点或淤斑。

（二）分期

根据血液凝固性、出血和纤溶，DIC 可分 3 期：

1. 高凝血期

仅在抽血时凝固性增高，多见慢性型，也可见于亚急性型，急性型不明显。

2. 消耗性低凝血期

由于血浆凝血因子和血小板大量被消耗，血液凝固性降低，出血症状明显。

3. 继发性纤溶期

由于血管内凝血，纤溶系统被激活，造成继发性纤溶，出血症状更明显。

五、病情评估

（一）临床表现

DIC 除原发病的表现外常见有四大临床表现，即出血、微循环障碍、栓塞和溶血。

1. 出血

发生率为84%~95%，是 DIC 最常见的症状之一。多突然发生，为广泛、多发的皮肤黏膜自发性、持续性出血，伤口和注射部位渗血可呈大片淤斑。严重者可有内脏出血，如呕血、便血、咯血、阴道出血及血尿，甚至出现颅内出血而致死。此外，若为分娩或产后发生 DIC，经阴道流出的血液可完全不凝或仅有很小的凝血块。有学者认为，在基础病变存在的前提下，若同时出现 3 个或 3 个以上无关部位的自发性和持续性出血，则具有 DIC 的诊断价值。

2. 微循环障碍

多见于急性型。突然出现低血压或休克、皮肤黏膜发绀、少尿或尿闭等循环衰竭症状以及呼吸衰竭等症状。低血压、休克往往加重 DIC 的发展，形成恶性循环，导致不可逆性休克。

3. 栓塞

栓塞导致受累器官或组织坏死，器官功能衰竭，引起相应器官的有关症状和体征。内脏栓塞最常见于肺、脑、肝、肾和胃肠道等。

4. 溶血

微血管病性溶血可引起红细胞大量破碎，引起黄疸。

（二）实验室检查

DIC 的检查项目繁多，但缺乏特异性、敏感性高而又简便、快速的方法。有些试验比较精确，但花费时间太多，难以适合急症诊断的要求。由于 DIC 病情发展快，变化大，化验结果必须及时正确，必要时还要反复检查，做动态观察，因为在 DIC 的不同阶段，其检验的结果不尽相同，为机体代偿功能强弱不同所致。当检验结果与临床表现不一致时，要恰当评价检验结果的意义。有时临床表现可能比阳性的检验结果更为重要。DIC 的实验室检查主要分以下几种：

1. 有关消耗性凝血障碍的检查

1）血小板减少：约95%的病例都有血小板减少，一般低于 100×10^9/L。如在动态观察中发现血小板持续下降，诊断的意义较大。如 DIC 未经彻底治疗，虽经输鲜血或血小板，血小板仍不增加。反之，如血小板在 150×10^9/L 以上，表示 DIC 的可能性不大。有些肝病或白血病患者，血小板在 DIC 发生前已有明显降低，因此血小板对 DIC 的诊断无帮助。

2）PT 延长：当外源性凝血因子 Ⅱ、Ⅴ、Ⅶ、Ⅹ 大量消耗，血浆中 FDP 及抗凝物质增多，PT 即明显延长，阳性率可在 90% 以上。除非在 DIC 发生的极早期，否则 PT 测定正常一般不支持 DIC 的诊断。正常 PT 为（12.0±0.1）秒，延长 3 秒以上则有意义。

3）纤维蛋白原减少：约70%的 DIC 病例，纤维蛋白原低于 2 g/L。在原有较高纤维蛋白水平或 DIC 的早期阶段，纤维蛋白原降低不显著，定量测定正常，动态观察可见到纤维蛋白原有持续减少的倾向，一般低于 1.5 g/L 时，即有诊断意义。纤维蛋白原滴定度半定量的方法简便，有实用价值。

4）其他：如出血时间延长、凝血时间延长、血块收缩不良、部分凝血时间延长对诊断也有参考意义，有助于 DIC 的诊断。

2. 有关纤溶亢进的检查

1）凝血酶时间延长、纤维蛋白原明显减少或 FDP 增多时，均使凝血酶时间延长，但测定的结果可受到肝素治疗的影响。采用连续凝血酶时间测定是诊断 FDP 的一项较敏感的指标。

2）血浆蛇毒致凝时间：用从蛇毒中提取的酶代替凝血酶进行凝血酶时间测定。当 FDP 增多时，凝血时间延长，本方法的优点是不受肝素的影响。

3）FDP 的检查：正常人血清中仅有微量 FDP 正常值 <5 mg/L。如 FDP 明显增多，即表示有纤溶亢进，间接地反映出 DIC。测定的方法很多，包括免疫法 Fi 试验（即乳胶颗粒凝集试验，正常滴度 <1:8），FDP 絮状试验、放射免疫扩散法、葡萄球菌聚集

试验、鞣酸比红细胞间接血凝抑制试验、酶膜免疫吸附技术等。如果 FDP 增多，表示有急性 DIC 的可能。

4）3P 试验及乙醇胶试验：是反映血浆内可溶性纤维蛋白复合体的一种试验。当血管内凝血时，FDP 与纤维蛋白的单体结合形成可溶性复合物，不能被凝血酶凝固。鱼精蛋白可使复合物分离，重新析出纤维蛋白单体。结果发生纤维蛋白单体及 FDP 的自我聚合，形成肉眼可见的絮状沉淀，称为副凝固试验。乙醇胶试验与 3P 试验的原理相同，国内资料报告，3P 试验阳性率为 72.6% ~ 88.2%，乙醇胶的阳性率低。两种方法均可有假阳性或假阴性结果。相比之下，乙醇胶试验敏感性差，但较可靠；而 3P 特异性差，假阳性多，如果 FDP 裂片分子量较小时，3P 试验也可为阴性。最好能把两者相互参考比较，意义就更大。

5）优球蛋白溶解时间：优球蛋白是血浆在酸性环境中析出的蛋白成分，其中含纤维蛋白原、纤溶酶原及其活化素，但不含纤溶抑制物，可用以测定纤溶酶原激活物是否增加。正常值应超过 2 小时。纤维蛋白如在 2 小时内溶解，表示纤溶亢进。纤溶亢进时，纤溶酶原减少，纤溶酶增多，优球蛋白被大量纤溶酶加速溶解。国内资料报告阳性率为 25% ~ 42.9%。

3. 有关微血管病性溶血的检查

在血清中可见到畸形红细胞，如碎裂细胞、盔甲细胞等。血涂片检查见破碎及变形的红细胞比例超过 2% 时，对 DIC 的诊断有参考价值。

4. 其他

最近一些新的实验方法包括：①抗凝血酶 Ⅲ（AT Ⅲ）的含量测定。DIC 中，AT Ⅲ 大量消耗，早期即有明显减少，测定结果不受 FDP 的影响，其测定方法有凝血活性及琼脂扩散法免疫活性两种方法。②用 ^{51}Cr（铬）标记血小板或用 ^{125}I（碘）标记纤维蛋白原测定血小板寿命是否缩短。③血小板 β 球蛋白（β - TG）及血小板第 4 因子（PF_4）含量的测定：血小板聚集时 β - TG 及 PF_4 可被释放至血液循环中。β - TG 及 PF_4 增高反映血管内血小板功能亢进，消耗时则见降低。④FDP 产物的测定：当血管内有凝血及凝血酶活性增高时，纤维蛋白原的分解增加，纤维蛋白肽 A（FPA）增加。可用放射免疫法测定。在色谱分析中可发现有纤维蛋白单体、双体及多聚体增加。

（三）诊断

1. DIC 诊断标准修订方案

1）存在易致 DIC 的基础疾病，如感染、恶性肿瘤、病理产科、大型手术及创伤等。

2）有下列两项以上临床表现：①严重或多发性出血倾向；②不能用原发病解释的微循环障碍或休克；③广泛性皮肤、黏膜栓塞、局灶性缺血性坏死、脱落及溃疡形成，或不明原因的肺、肾、脑等脏器功能衰竭；④抗凝治疗有效。

3）实验检查符合下列条件

（1）同时有下列三项以上实验异常：①血小板计数 $< 100 \times 10^9/L$ 或呈进行性下降（白血病、肝病 $< 50 \times 10^9/L$）。或下列两项以上血小板活化分子标志物血浆水平增高，β - TG，PF_4，血栓素 B_2（TXB_2），血小板膜蛋白 - 140（GMP - 140）。②血浆纤维蛋

白原含量＜1.5 g/L（肝病＜1.0 g/L，白血病＜1.8 g/L）或＞4.0 g/L（并呈进行性下降）。③3P试验阳性，或血浆FDP＞20 mg/L（肝病＞60 mg/L），或血浆D-二聚体水平增高（阳性）。④PT延长或缩短3秒以上（肝病＞5秒）。⑤AT Ⅲ活性＜60%（不适用于肝病），或蛋白C（PC）活性降低。⑥血浆纤溶酶原＜200 mg/L。⑦凝血因子Ⅷ：C＜50%（肝病必备）。⑧血浆内皮素-1（ET-1）含量＞80 ng/L，或血栓调节蛋白（TM）增高2倍以上。

（2）疑难或特殊病例应有下列两项以上异常：①凝血酶原碎片、凝血酶—抗凝血酶复合物（TAT）或FPA含量增高；②血浆TF含量增高（阳性）或组织因子途径抑制物（TFPI）水平下降；③血浆可溶性纤维蛋白单体复合物（SFMC）含量升高；④血浆纤溶酶—抗纤溶酶复合物（PAP）水平升高。

2. DIC的诊断参考标准

1）存在易致DIC的基础疾病。

2）有下列一项以上临床表现：①皮肤、黏膜栓塞，局灶性缺血性坏死、脱落及溃疡形成；②原发病不易解释的微循环障碍，如皮肤苍白、湿冷及发绀；③不明原因的肺、肾、脑等轻度或可逆性功能障碍；④抗凝治疗有效。

3）有下列三项以上实验异常：①正常操作条件下采集血标本易凝固，或PT缩短3秒、APTT缩短5秒以上；②血浆血小板激活分子标志物含量增加，如β-TG、PF_4、TXB_2、GMP-140；③凝血激活分子标志物增加，如凝血酶原碎片、TAT、FPA、SFMC；④抗凝物质活性降低，如AT Ⅲ、PC。⑤血管内皮细胞受损分子标志物增高，如ET-1、TM。

3. 基层医疗单位或紧急情况下DIC的诊断参考标准

1）血小板计数＜50×10⁹/L或呈进行性下降。

2）血浆纤维蛋白原含量＜1.5 g/L并呈进行性下降。

3）3P试验阳性或FDP＞20 mg/L或D-二聚体增多。

4）PT延长或缩短3秒以上，或呈动态变化。

5）外周血破碎红细胞＞10%。

6）血沉＜15 mm/h。

7）血凝块静置2小时出现溶解现象。

（四）鉴别诊断

1. 重症肝病

因有出血、黄疸、意识障碍、肾衰竭、血小板和纤维蛋白原下降、PT延长而易与DIC混淆。但肝病无血栓表现，3P试验阴性，FDP和优球蛋白溶解时间正常。

2. 原发性纤溶亢进

本病罕见。链激酶、脲激酶治疗不当所致的纤维亢进是典型实例。与DIC临床鉴别较难，主要鉴别在于原发性纤溶无血小板骤减和大量的凝血因子消耗。

3. 血栓性血小板减少性紫癜

本病是毛细血管广泛形成微血栓，具有微血管病情溶血，易与DIC混淆。但本病具有特征性透明血栓，血栓中几乎无红、白细胞，不涉及消耗性凝血，故PT及纤维蛋白原一般正常。

六、治疗措施

DIC 的病情严重，病势凶险，发展迅速，必须积极抢救，否则病情即可发展为不可逆性。原发病与 DIC 两者互为因果，治疗中必须同时兼顾，严密观察临床表现及实验室检查结果的变化。

（一）消除病因及原发病的治疗

治疗原发病是治疗 DIC 的根本措施，控制原发病的不利因素也有重要意义，例如积极控制感染、清除子宫内死胎、抗肿瘤治疗等。其他如补充血容量、防治休克、改善缺氧及纠正水、电解质紊乱等也有积极作用。输血时更应预防溶血反应。在去除病因后，病情可迅速缓解，消除 DIC 的诱因也有利于防止 DIC 的发生和发展。

（二）肝素治疗

肝素和血液中的 AT Ⅲ 形成复合体，加强 AT Ⅲ 对凝血酶及活性凝血因子 Ⅸa、Ⅹa、Ⅺa 及 Ⅻa 的灭活，发生抗凝作用。故在肝素治疗时，必须考虑到血中的 AT Ⅲ 水平。如 AT Ⅲ 水平过低时，即使给予大量肝素也不易见效。近年来发现肝素也有促进纤溶和阻碍血小板聚集的作用。关于肝素应用的指征包括：①DIC 诊断明确，包括原发病或病因不能控制或去除时，在后者作为 DIC 的对症治疗；②如已证实发生 DIC 而准备去除病因时，为防止术中或术后促凝物质进入血液循环而加重 DIC，也可短期适当使用；③当准备应用抗纤溶药物或补充凝血物质时，如有促凝物质已在血液中发挥作用，也应先用肝素，后给抗纤溶药物、输血及纤维蛋白原等。对急性 DIC，特别是伴有新鲜创口、创面等病情较复杂的病例，肝素的应用要谨慎，如果使用不当，有加重出血的危险；对慢性或亚急性 DIC，没有血管损伤及新鲜创面，使用比较安全。对疑似 DIC 的患者，例如有 DIC 的倾向而 3P 试验或其他检查阴性，或 3P 试验阳性而无临床出血症状者，可暂不用肝素，待检查结果及临床表现明确支持 DIC 时，即用肝素治疗。目前对肝素应用的指征，看法尚无统一，但大多数人认为，凡诊断明确并有用药指征的，应争取早用。据上海交通大学医学院附属瑞金医院一组 47 例 DIC 用肝素治疗病例的报道中，产科意外的治愈率高达 72.2%，感染性疾病为 42.2%。除上述疾病外，大多数 DIC 病例用肝素治疗并无帮助，有时甚至有害。肝素治疗失败的因素包括：①用药指征不当，尤其是诊断不甚明确；②用药时间过晚，病情已成为不可逆性；③体内的 AT Ⅲ 耗竭，使肝素不能发挥正常的作用；④剂量掌握不当；⑤酸中毒未纠正，使肝素丧失活性。

有下列情况时，应用肝素要特别谨慎，以免加重出血：①在 DIC 后期，病理变化已转为以纤溶为主而出血主要涉及纤溶及大量 FDP 的关系，而不是凝血因子的消耗；②手术创口尚未愈合；③原有严重出血如肺结核咯血、溃疡病出血或脑出血等；④有明显肝肾功能不良者；⑤原有造血功能障碍和血小板减少者。

肝素的剂量及用法：一般采用中等剂量，每 4 ~ 6 小时静脉注射 50 mg 或连续静脉滴注（每小时滴 10 mg 左右）。24 小时用量为 200 ~ 300 mg（每 100 mg = 12 500 U），每次静脉注射前需测凝血时间（试管法），根据凝血时间适当调整肝素剂量，一直用至 DIC 检查指标恢复正常。最近有主张肝素用量不宜太大，日本多用 80 ~ 120 mg/d，对仍不能控制者，可能由于 ATⅢ减少，要给输血及血浆以提高 ATⅢ的水平才能奏效。关于肝素小剂量治疗方面，有人提出用肝素 5 000 U/次，每日皮下注射 2~3 次。也可静脉给药。用小剂量肝素后，血中浓度在 15~60 分钟开始上升，1~5 小时达高峰，7 小时后逐渐消失，个体间可有差异。小剂量肝素治疗的优点：无出血并发症，不需要实验室的监测。有人提出预防血栓采用超低剂量也可有效，每千克每小时皮下注射 1 U。对肝素治疗有效者，一般在凝血缺陷纠正后，临床情况好转后，如血压稳定，紫绀消失，方可停药。如果凝血时间延长超出 30 分钟，出血加重，说明为肝素过量，应即停药，并静脉输入硫酸鱼精蛋白中和，其用量相当于最后 1 次肝素用量或为其 1/2 量，每 8~12 小时 1 次，1~2 次即可纠正。停药后要随访凝血时间连续 3~5 日，了解有无复发情况。急性 DIC 经用肝素有效者，PT 可在 24 小时内恢复正常，纤维蛋白原等在 1~3 日上升，血小板上升较慢，需 7 日左右。

（三）抗血小板聚集药物

常用者为双嘧达莫，400~600 mg/d，分 3 次口服，或将 100~200 mg 置于 100 ml 葡萄糖液中静脉滴注，每 4~6 小时重复 1 次。阿司匹林 1.2~1.5 g/d，分 3 次口服。两者合用则需减少剂量。适用于轻型 DIC 或高度怀疑 DIC 而未能肯定诊断者。低分子右旋糖酐降低血液黏滞度，抑制血小板聚集，一般用量为 500~1 000 ml 静脉滴注，主要用于早期 DIC，诊断尚未完全肯定者，也可与双嘧达莫合用。

（四）ATⅢ浓缩剂及合成抗凝血酶剂的应用

实验证明，ATⅢ下降到一定水平时，即使增加肝素量也不能提高其抗凝作用，有人认为 ATⅢ水平低至正常的 50% 时，就应补充 ATⅢ。日本有人在静脉滴注肝素 10 000 U/d，同时静脉滴注 ATⅢ 1 500 U/d，相当于血浆 1 500 ml 的含量。

日本最近合成抗凝血制剂，其作用与 ATⅢ无关。对 DIC 有明显的疗效，而且副作用少。

（五）补充血小板及凝血因子

在未用肝素前输血或给纤维蛋白原时，可为微血栓提供凝血的基质，促进 DIC 的发展。但如凝血因子过低时，应用肝素可加重出血。应当输血（最好鲜血）或补充纤维蛋白原，后者每克制剂可提高血浆纤维蛋白原 0.25 g/L，纤维蛋白原超过 1 g/L 时才有止血作用。

（六）抗纤溶药物的应用

在 DIC 早期，纤溶本身是一种生理性的保护机制，故一般不主张应用抗纤溶药物。早期使用反而有使病情恶化的可能。但在 DIC 后期，继发性纤溶成为出血的主要矛盾时，则可适当应用抗纤溶药物。这类药物应在足量肝素治疗下应用。只有当已无凝血消耗而主要为继发性纤溶继续进行时，方可单独应用抗纤溶药物。常用的药物包括 6 - 氨基己酸（6 - EACA）2~6 g/d，静脉滴注，氨甲苯酸 200~400 mg/d，或氨甲环酸 200~500 mg/d，用葡萄糖液稀释后缓慢静脉滴注或注射。有人主张血中有大量纤溶酶时可采用抑肽酶，试用剂量为 8 万~10 万 U，静脉注射，好转后减量，每 2 小时用 1 万 U。

（七）中医中药

常用的为活血化瘀的中药，如复方丹参、川芎嗪、参附注射液及刺参酸性黏多糖等，对治疗 DIC 中有一定疗效。

（八）其他

国内在治疗 DIC 并发休克的病例中，有人报道用山莨菪碱、东莨菪碱或酚苄明能解除血管痉挛。低分子右旋糖酐对疏通血脉有良好疗效。也有人提出用尿激酶、换血、血浆去除术、血液透析等各种不同疗法，但疗效尚难肯定，有待进一步研究。

七、监测与护理

（一）一般护理

安静卧床，保持心情平静，对于神志清醒者尤为重要。向患者解释积极配合治疗，病情会逐渐好转，避免其情绪紧张。做好家属工作，给予理解和配合。保持呼吸道通畅，持续吸氧，以改善组织缺氧状况及避免脑出血发生。

（二）病情观察与护理

1）严密观察病情变化，及时识别 DIC 的早期征象，注意有无寒战、面色苍白、四肢厥冷、指（趾）发绀、皮肤花斑、脉细弱、血压降低、尿少等情况。注意有无嗜睡、烦躁、意识障碍、昏迷及肢体瘫痪等神经系统表现。发现异常，及时报告医生并协助处理。

2）护士应备齐抢救设备及药品，积极配合医生及时治疗原发病及抗休克治疗，并协助医生及时测定凝血时间，以助诊断。DIC 晚期可有广泛性出血，常见有皮肤黏膜或内脏出血、鼻出血、齿龈出血、血尿、脑出血等，应配合医生抢救，如鼻出血时可用 0.1% 肾上腺素棉球或碘仿纱条填塞鼻腔。齿龈出血时先用生理盐水含漱，再用消毒纱布压迫牙龈出血。穿刺或注射部位易出血不止，操作后用消毒棉球或棉球按压局部 3 分钟以上，至出血停止为止。如有呕血、黑便等消化道出血时，可暂禁食，按病情需要给流质饮食，并按消化道出血常规护理。剧烈头痛、视物模糊疑为脑出血时，应将头部抬高和冷敷。疑有颅内压增高时，按医嘱及时给降颅内压的药物。护士要熟悉肝素、链激酶等药物的药理、用法及不良反应，发现异常，及时报告医生并协助处理。

（三）对症监测

DIC 时所发生多部位出血，应根据不同情况予以护理。

1）皮肤出血：衣服、被单应柔软，翻身宜轻。穿刺和注射部位可行压迫止血。患者接受抗凝治疗时，尽量减少有创伤性检查和肌内注射。

2）鼻出血：鼻部冷敷，用 1:1 000 肾上腺素棉条或凡士林纱条填塞鼻腔。

3）口腔黏膜出血：用生理盐水或 1:5 000 呋喃西林液漱口加强口腔护理。

4）呕血：按上消化道出血护理。

八、健康教育

有易诱发 DIC 的基础疾病存在，如感染性疾病、病理产科、恶性肿瘤的患者要及时积极治疗。急性型 DIC 预后较差，死亡原因多与原发病较重、诱因不能及时去除、诊断不及时及治疗不当有关。

（穆玉仙）

第七章　急性脑血管疾病

第一节 脑血栓形成

脑血栓形成是脑梗死最常见的类型，是脑动脉主干或皮质支动脉粥样硬化导致血管增厚、管腔狭窄闭塞和血栓形成，引起脑局部血流减少或供血中断，脑组织缺血、缺氧导致软化、坏死，出现局灶性神经系统症状和体征。本病属中医学的"缺血性中风"范畴。

脑梗死是缺血性脑卒中的总称，包括脑血栓形成、腔隙性梗死和脑栓塞等，约占全部脑卒中的70%，是脑血液供应障碍引起缺血缺氧，导致局限性脑组织缺血性坏死或脑软化的疾病。

一、病因

脑血栓形成是缺血性脑血管病的一种，多见于中老年人，无明显性别差异，它是由脑血管壁本身的病变引起的。

脑血栓形成一般起病较缓慢，从发病到病情发展到高峰，多需数十小时至数天。这种病常在睡眠中或安静休息时发生。一些患者往往睡前没有任何先兆症状，早晨醒来时发现偏瘫或失语，这可能与休息时血压偏低、血流缓慢有关，但也有一些在白天发病的患者，常有头昏、肢体麻木无力及短暂性脑缺血发作等前驱症状。

脑血栓形成最常见的病因是动脉硬化，由于脑动脉硬化，管腔内膜粗糙、管腔变窄，在某些条件下，如血压降低、血流缓慢或血液黏稠度增高、血小板聚集性增强等因素的作用下，凝血因子在管腔内凝集成块，形成血栓，使血管闭塞，血流中断，从而使血管供血区的脑组织缺血、缺氧、软化、坏死而发病。

脑血栓形成可发生在任何一段脑血管内，但在临床上却以颈内动脉、大脑前动脉及大脑中动脉的分支所形成的血栓较常见。患者表现为中枢性偏瘫、面瘫及对侧肢体感觉异常。大多数患者神志清楚，头痛、呕吐者较少见，但若大脑前动脉或大脑中动脉主干阻塞形成大面积脑梗死时，病情较重，常伴有意识障碍和颅内压增高的症状。椎基底动脉系统血栓形成，则多出现眩晕、恶心、呕吐、复视、交叉性运动及感觉障碍、构音障碍、吞咽困难、饮水发呛等症状。

中风的发生，主要因素在于患者平素气血亏虚，与心、肝、肾三脏阴阳失调，加之忧思恼怒，或饮酒饱食，或房室劳累，或外邪侵袭等诱因，以致气血运行受阻，肌肤筋脉失于濡养；或阴亏于下，肝阳暴张，阳化风动，血随气逆，夹痰夹火，横窜经隧，蒙蔽清窍而形成上实下虚，阴阳互不维系的危急证候。

《素问玄机原病式》："暴病暴死，火性疾速故也，斯由平日衣服饮食，安处动止，精魂神志、性情好恶，不循其宜而失其常，久则气变兴衰而发病也。或心火暴盛而肾水衰弱，不能制之，热气怫郁，心神昏冒，则筋骨不用，卒倒而无所知，是为僵仆也。甚则水化制火，热盛而生涎，至极则死，微则发过如故，至微者，但眩瞑而已，俗云暗风。由火甚制金，不能平木，故风木自甚也。"《临证指南医案·中风》说："精血衰耗，水不涵木……肝阳偏亢，内风时起。"其发病机制论述尤为透彻。

二、病情评估

（一）临床表现

患者发病前曾有肢体发麻、运动不灵、言语不清、眩晕、视物模糊等征象。常于睡眠中或晨起发病，患肢活动无力或不能活动，说话含糊不清或失语，喝水发呛。多数患者意识消除或轻度障碍。面神经及舌下神经麻痹，眼球震颤，肌张力和腹反射减弱或增强，病理反射阳性，腹壁及提睾反射减弱或消失。

（二）辅助检查

1. 脑电图

两侧不对称，病灶侧呈慢波，波幅低出现慢的 α 节律。

2. 脑血管造影

显示动脉狭窄、闭塞及病灶周围异常血管等。

3. 脑超声波

病后 24 小时可见中线波向对侧移位。

4. CT 检查

梗死部位血管分布区域出现吸收值降低的低密度区。

5. 血液流变学

全血黏度增高，血小板聚集性增强，体外血栓长度增加。

（三）诊断

1）发病年龄较高，有动脉硬化及高血压等脑卒中危险因素或有过短暂脑缺血发作。

2）多静态发病，在睡眠中或睡醒后出现症状，常逐渐加重。多无剧烈头痛及意识障碍，偏瘫、失语体征明显。

3）脑脊液多正常。CT 检查可见脑缺血病变的低密度区域（发病 6 小时以内多正常）。脑血管造影可显示血栓部位、程度及侧支循环情况。多普勒可检测脑血流情况，有助于诊断。进行血常规、尿常规、血糖、血脂、血液流变学、心电图等项检查，以便与脑出血、脑栓塞等鉴别。

三、治疗措施

（一）治疗原则

治疗原则是尽快改善脑的血液循环，增加缺血区域的血氧供应，消除脑水肿，减轻脑损伤，防止血栓继续扩延，及早开始功能锻炼，降低致残率并预防复发。

（二）治疗方法

1. 急性期处理

急性期治疗的目的在于尽早地改善脑缺血区的血液循环，减轻脑水肿，促进脑神经功能恢复。

1）处理脑水肿：对于脑水肿明显，伴有意识障碍者可立即予以吸氧及降颅内压治疗。20%甘露醇250 ml，加压静脉滴注，每日1～2次，地塞米松每日10～15 mg加入甘露醇中或加于10%葡萄糖液500 ml中静脉滴注，连用3～5日；10%甘油250～500 ml，每日1～4次静脉滴注，连用3～5日。

2）维持适当血压：血压不宜过低。

3）扩充血容量，降低血黏度：低分子右旋糖酐500 ml加复方丹参16～24 g静脉滴注，每日1次，视病情需要连用7～14日。然后改为长期口服复方丹参片剂。

4）溶栓治疗：脑血栓形成发生后，尽快恢复血供是"超早期"的主要处理原则。超早期是指发病6小时以内，应用此类药物首先需经CT证实无出血灶，患者无出血，并应监测出凝血时间、PT等。常用的溶栓药有：

（1）尿激酶：是国内目前应用最多的溶栓药，可渗入血栓内，溶解新鲜血栓，使梗死血管再通，挽救缺血脑组织，应用越早，再通率越高。急性期合用普鲁卡因颈动脉给药疗效颇佳。疗程中若有凝血时间异常或有皮肤黏膜出血倾向，应立即停药处理。

（2）组织型纤溶酶原激活剂（t-PA）：该药是纤溶系统的主要生理激活剂，是一种能迅速消除血栓的第二代溶栓剂。研究表明，它对血凝块有专一性，能选择性作用于血栓局部，不引起全身性纤溶状态；可静脉大剂量使用，无出血并发症；t-PA是一种人类天然蛋白质，无抗原性，重复使用安全，无过敏反应等优点，是一种十分理想的溶栓新药。

5）抗血小板聚集药：阿司匹林25～50 mg每日1次；双嘧达莫25～50 mg，每日3次，此外还有磺唑酮、前列腺素E、盐酸培他定、己酮可可碱等。

6）抗凝治疗：对临床表现为进展型脑梗死患者，可选择应用抗凝治疗。但有引起出血的副作用。必须严格掌握适应证、禁忌证。对出血性梗死或有高血压者均禁用抗凝治疗。

7）血管扩张剂：目前多数学者认为应用血管扩张剂不适当可加重脑水肿或使非病变区和颅外的血管扩张，反而降低了脑病区的血流量，故不主张脑血栓形成患者常规使用血管扩张剂。一般认为在发病24小时内应用血管扩张剂，若病情较轻，无明显脑水肿时，可适当延长应用时间；或者在脑血栓形成发病2周后，脑水肿已基本消退，可适当应用血管扩张剂。选用的血管扩张剂有：静脉滴注4%碳酸氢钠200 ml，每日1～2次；吸入含5%～7%的二氧化碳和氧的混合体；口服罂粟碱、烟酸、曲克芦丁、托哌酮等。近年来多采用钙通道阻滞剂，临床上常用的药物有：①尼莫地平，能选择性阻断病理状态下钙离子通道，降低钙离子向细胞内转移，减轻脑血管痉挛。常用量为20～40 mg，每日3次。②尼卡地平，为较强钙通道阻滞剂，抑制钙离子内流，并能选择性地抑制脑和冠状血管的磷酸二酯酶，使细胞内环磷酸腺苷水平上升，松弛血管平滑肌，产生明显的血管扩张作用，使脑血流量增加。常用量为20～40 mg，每日3次。③盐酸氟桂利嗪，能选择性抑制钙离子流入细胞内，解除血管痉挛，增加血流量，改善脑部氧供应；能抑制钙离子进入红细胞，防止红细胞锯齿状过程的发生，降低血黏稠度，维持红细胞变形能力，改善末梢血管的流通，增加脑组织的氧供应。常用量为5～10 mg，每晚 1 次。

2. 恢复期、后遗症期的治疗

治疗原则是促进肢体、语言、智力恢复，预防再梗死。

1）胞磷胆碱：实验证明胞磷胆碱能促进脑神经细胞的恢复，阻止继发病变的发生。常用剂量为每日 0.5 ~ 0.75 g 静脉滴注，10 ~ 14 日为 1 个疗程。有人治疗 18 例，总有效率为 89%。急性或亚急性期疗效优于恢复期，无明显副作用。

2）阿米三嗪萝巴新：作用于颈动脉窦化学感受器，兴奋呼吸，加强肺泡毛细血管间的气体交换，提高动脉血氧分压，尤其增加大脑组织氧供应，促进大脑组织葡萄糖有氧代谢。有抗缺氧及改善脑代谢和微循环的作用。能改善皮质电活动及精神运动表现和行为，增强改善脑细胞功能。提高智力、记忆力、注意力、集中力和逻辑推理能力。用法：口服，每日 1 ~ 2 片（每片含二甲磺酸阿米三嗪 30 mg，萝巴新 10 mg）。不良反应：罕见。偶有恶心及昏睡感。过量可有心动过速、低血压、气促、呼吸性碱中毒。国内试用认为本品对脑缺血性头晕、老年性痴呆有一定疗效。治疗脑梗死能增强上、下肢肌力及步行力，治疗前后血氧分压增加。治疗经 CT 证实的脑梗死患者，对智能、行为有明显的改善作用，能促进肢体运动功能恢复，总有效率为 80%。

3）甲磺酸二氢麦角碱：麦角碱类血管扩张剂，能促进神经细胞对葡萄糖的利用。用于急性脑梗死及其后遗症。1 mg，每日 3 次，饭后口服。较重患者可增至每次 1.5 ~ 2 mg。个别有腹泻等消化道反应。

4）双氯麦角碱：为 α 受体阻滞剂，可降低外周血管阻力，增加脑血流，且可直接兴奋多巴胺及 5 - 羟色胺受体，从而提高脑递质水平，改善脑细胞功能。2 mg，日服 3 次。主要用于恢复期。可连服 3 ~ 6 个月。据报道脑血管病改善智能者 95.8%，减轻痴呆者 88%。低血压禁用，需预防直立性低血压。

5）脑活素：参与激活神经细胞恢复功能，促进大脑成熟。可提高大脑抗缺氧能力，保护中枢神经系统免受有毒物质的侵害。能较好地改善脑代谢与脑功能。可用于恢复期的治疗。用法：成人常用 10 ~ 30 ml 稀释于 250 ml 5% 葡萄糖液或生理盐水中缓慢静脉滴注，60 ~ 120 分钟滴完。每疗程 10 ~ 20 次，依病情而定。若每日给药，则每疗程 8 ~ 10 次。

6）高压氧：用 2 个大气压的高压氧舱治疗 1.5 ~ 2 小时，每日 1 次，10 次为 1 个疗程。目前有学者主张用含有二氧化碳的高压混合氧疗效更佳。

7）椎管内注射神经生长因子：神经生长因子是神经系统最重要的生物活性蛋白之一。它主要作用于神经系统，参与调节神经元的发育和分化，维持其正常功能，促进其损伤后的修复。对脑血管病的治疗有一定的效果。

8）体外反搏治疗：体外反搏是一种非创伤性改善心脑血液循环的有效疗法。可使脑血流增加，体外反搏时四肢充气加压，可使静脉回心血量明显增加，左心室排出量增加。还可使血液黏度降低，增加脏器灌注与血流速度。

9）紫外线照射充氧自体血回输疗法：采患者静脉血 150 ~ 200 ml，经血液辐射治疗仪，接通氧气，并经紫外线照射后将其回输给患者，隔日 1 次，连续 5 次为 1 个疗程，1 周后可重复 1 个疗程。可降低血液黏度，改善微循环，增加组织血流量。

10）外科手术治疗：使阻断的血液循环再建，已开展的手术有动脉内膜剥离修补术及血管重建术两类。

11）介入治疗：现有经皮血管成形术、超选择血管内溶栓术已用于临床。另经皮内膜斑块切除术和超声血管内成形术尚处于试验阶段。

3. 中医治疗

1）辨证论治

本病一经发生，急性期以标实为急，治无缓法。病以风、火、痰、气、血为因，导致心、肝、肾三脏阴阳失调，气机逆乱，闭窍阻络发为本病。临床时应把握其病情的轻重、病位的深浅、症候的虚实程度等，便于立法遣方用药，以驱其邪，邪去病自安。

（1）风痰入络：突然口眼歪斜，口角流涎，肌肤麻木，手足拘挛，言语不利，甚则半身不遂。苔薄白，脉弦滑而数。

治宜：祛风止痉，化痰通络。

方药：以牵正散加减。

白附子、全蝎、红花、胆星、橘络各6 g，僵蚕、丹参各12 g，半夏9 g。

（2）风阳上扰：平素头晕头痛，耳鸣眼花，突然发生舌强语塞，口眼歪斜，半身不遂。舌质红，苔黄，脉弦滑或细数。

治宜：育阴潜阳，镇肝息风。

方药：天麻钩藤饮加减。

天麻6 g，钩藤、益母草、丹参、桑寄生各15 g，川牛膝、赤芍、黄芩各12 g，栀子、杜仲、茯神各9 g。

（3）气虚血瘀：多在休息或睡眠时发病，头痛头晕，肢体麻木，半身不遂，语言不清。舌质紫暗，苔薄白，脉象细弱。

治宜：益气活血，逐瘀通络。

方药：党参、黄芪、威灵仙各15 g，当归、川芎、白芍、秦艽各12 g，桃仁、红花、地龙各6 g。

2）中成药

（1）人参再造丸：每次1丸，每日3次。用治中风，症见半身不遂，口眼歪斜，手足麻木。

（2）华佗再造丸：1次8 g，每日2~3次，连服10日，停药1日，30日为1个疗程。用治中风瘫痪，拘挛麻木，口眼歪斜，言语不清。

（3）中风片：每次2片，每日2次。用治中风不语，半身不遂，口眼歪斜。

（4）大活络丸：每次1丸，每日2次。用治中风痰厥引起的瘫痪，足痿痹痛。

（5）再造丸：每次1丸，每日2次。用治中风，半身不遂，手足麻木，疼痛拘挛，口眼歪斜，言语不清。

（6）回天再造丸：每次1丸，每日2次。用治半身不遂，口眼歪斜，手足麻木等。

（7）祛风通络丸：每次1丸，每日2次。用治中风，症见牙关紧闭，口眼歪斜，半身不遂，麻木不仁，筋脉拘挛等。

（8）醒脑再造：1次1丸，每日2次。用治脑血栓形成及其后遗症，神志不清，语言蹇涩，口角流涎，筋骨酸痛，手足拘挛，半身不遂。

（9）消栓再造丸：蜜丸，1 次 1~2 丸，每日 2 次。用治脑血管病的恢复期及后遗症期。

（10）消栓口服液：每次 1~2 支，每日 2~3 次。用治气虚血瘀引起的中风后遗症。半身不遂，口眼歪斜，言语不清，口有流涎。

（11）脉络通冲剂：每次 1 袋，每日 3 次，开水冲服。孕妇慎用。用治中风之肢体麻木，半身不遂等。

（12）脑得生片：每次 4 片，每日 3 次。用治脑血栓形成及脑中风后遗症。

（13）消栓通络片：每次 8 片，每日 3 次。用治脑血栓形成。

（14）偏瘫复原丸：每次 1 丸，每日 2 次。用治中风后半身不遂，口眼歪斜，言语不清等。

（15）中风回春片：每次 4~6 片，每日 3 次。用治中风偏瘫，口眼歪斜等。

（16）通塞脉片：每次 8~12 片，每日 3 次。用治脑血栓形成。

（17）脉络宁注射液：每次 10~20 ml 加入 5% 葡萄糖液 250~500 ml 内静脉滴注，每日 1 次，10~14 日为 1 个疗程，根据病情需要，可用 3~4 个疗程，每疗程之间间隔 5~7 日，重症患者必要时可连续使用 2 个疗程。

（18）丹参注射液：每次 8~12 ml，加入 5% 或 10% 葡萄糖液 500 ml 中静脉滴注，疗程同脉络宁注射液。用治脑血栓形成及中风后遗症。

（19）川芎嗪：每次 40~80 mg，加入 5% 葡萄糖液 250~500 ml 中静脉滴注。用治脑血栓形成及中风后遗症。

3）单方验方

（1）水蛭、木香（后下）、乌梢蛇各 9 g，全蝎 6 g，鸡血藤 25 g，土元 10 g，臭虫 3 g，地龙 12 g，丹参 20 g，忍冬藤、钩藤各 15 g，黄芪 50 g。偏头痛加川芎、茺蔚子各 9 g；血压偏高加石决明 30 g，紫石英 15 g，磁石 20 g，牛膝 15 g；肢体麻木加姜黄 8 g，桑枝 20 g；肢体疼痛加葛根 30 g，桂枝 4.5 g；痰盛加天竺黄 10 g，胆南星 8 g；大便干燥加枳壳 6 g，酒大黄（后下）8 g；小便不利加车前子 8 g，木通 6 g；肝火盛加龙胆草 6 g，栀子 8 g；失眠加朱砂 1.5 g，夜交藤 15 g；腿软无力加五加皮、狗脊、川续断各 8 g，制马钱子 1 g。对偏瘫患者有较好疗效。

（2）生黄芪 15 g，水蛭 1 g，虻虫 0.1 g，葛根 21 g，桃仁、胆南星各 6 g，赤芍、地龙各 12 g，酒大黄 5 g，红花、毛橘红各 9 g，通草 0.5 g，红糖 15 g，以葱白 1 根为引。水煎服，每日 1 剂，饭后服。本方有益气活血化瘀，通经活络开窍之效。适于气虚血瘀、经气内阻、痰湿内聚、上蒙清窍。

（3）黄芪 30~60 g，当归 6~12 g，鸡血藤 30 g，丹参 15~30 g，生乳香 3~9 g，川芎 6~12 g，葛根 6~12 g。每日 1 剂，水煎分早晚 2 次服。若口舌蹇涩、言语不清、舌苔白腻者加石菖蒲、郁金、制半夏；血压偏高者加钩藤；手足伸屈不利者加制豨莶草；腰膝酸软无力者加杜仲、桑寄生、枸杞；服药后觉热的加生地、天花粉、麦冬。总有效率为 95%。

（4）对于脑血栓形成后手足拘挛者可用伸筋草、透骨草、红花各 3 g，置于搪瓷脸盆中；加清水 2 kg，煮沸 10 分钟后取用药液温度以 50～60℃为宜，浸泡 15～20 分钟，汤液温度降低后需加热，再浸泡 1 遍，手足拘挛者，先浸泡手部，后浸泡足部，每日 3 次，浸泡时手指、足趾在汤液中进行自由伸屈活动。一个月 1 个疗程，疗效满意。

（5）珍珠母 50 g，生牡蛎 60 g。煮水 500 ml 去渣，用粳米 100 g，煮粥食服，每日 2 次。用于阴虚阳亢之中风患者。

（6）桃仁 10 g（打碎），草决明子 12 g。水煎后加白蜜适量冲服。用于脑血栓形成。脑出血者忌服。

（7）黑豆适量洗净，加水煮汁，煎至稠为膏状，用时先含口中不咽，片刻再咽下，每日数量不限。用于中风不语。

（8）山楂 60 g。水煎 100 ml，分 2 次口服。用于颅内高压者。

（9）将大蒜 2 瓣去皮，捣烂如泥，涂于患者牙根处。用于中风不语。

（10）黑木耳、桃仁、蜂蜜各 120 g。将木耳用温水浸泡，洗净，与桃仁、蜂蜜共捣烂如泥，放锅内蒸熟，分 4 日吃完，孕妇禁用。用于中风四肢麻木不仁症。

（11）乌龟 3 只，冰糖 5 g。将乌龟头切下取血，碗中放入冰糖共隔水炖熟食，每日 1 次。用于中风后半身不遂、四肢麻木。

4）针灸治疗

本病后遗症期多有半身不遂或言语不利，用针灸治疗有一定疗效。

（1）半身不遂：治宜调和经脉，疏通气血。以大肠、胃经俞穴为主，辅以膀胱、胆经穴位。初病时针刺患侧，病程日久可先刺健侧，而后再刺患侧。

取穴：上肢取肩髃、曲池、外关、合谷，可轮换取肩髃、肩贞、臂臑、阳池等穴。下肢取环跳、阳陵泉、足三里、昆仑，可轮换取风市、悬钟、腰阳关等。若患者半身不遂表现为腕踝难伸，肘膝挛急，可应用手足 12 透穴方法，取患侧手足共 12 穴位，用 7～10 cm 长针强刺，并从一个穴透刺到另一个穴。临床应用有良好疗效。

（2）言语不利：可在金津、玉液穴处放血。并针刺廉泉、增音、内关、通里、三阴交等穴，有良好疗效。以上穴位针刺手法应根据病症的虚实而定，但一般以平补平泻为常用。

四、监测与护理

1）脑血栓形成的患者大部分有不同程度的言语、运动功能障碍及心理和情感障碍等。本病好发于中年以后，多见于 50 岁以上患有动脉粥样硬化者，多伴有高血压、冠心病和糖尿病，男性多于女性。患者通常可有某些未加注意的前驱症状，如头昏、头痛等，少数患者病前曾患有短暂性脑缺血发作史，多数患者在安静、休息时发病。据临床统计 100 例脑血栓形成的患者中，出现偏瘫者 95 例，占 95%；经过系统健康治疗，生活能自理 80 例，占偏瘫人数 84% 以上。

2）脑血栓形成的患者由于病情发展快、恢复期较漫长，患者常产生焦虑不安、低落、悲观失望、厌倦等情绪。首先了解患者的希望和期待，患者希望能被医务人员尊重和重视、期待安全可靠的诊疗护理，医务人员应给予这方面的满足；建立舒适、安静、方便的修养环境，可减轻久卧病床患者的身心疲惫和减少行动不便带来的烦恼和沮丧；

给予周到细致的生活护理，帮助患者协调其社会生活，用护理技巧填补患者的体力、智力和意志方面的缺陷，促进自主生活的恢复，树立战胜疾病的信心。

3）脑血栓的后遗症中最多见的就是偏瘫。偏瘫指一侧肢体肌力减退、活动不利或完全不能活动。脑血栓患者偏瘫发生在脑部病变的对侧，如果是左侧的脑出血或脑梗死，引起的是右侧的偏瘫，反之亦然。偏瘫患者还常伴有同侧肢体的感觉障碍，如冷热不知、疼痛不觉；有时还有同侧的视野缺损，表现为平视前方时看不到瘫痪侧的物品或人，一定要将头转向瘫痪侧才能看到。以上这三种症状，总称为三偏。

4）当脑血栓发生在左侧时，言语功能有时会受到影响。运动性失语表现为患者可听懂别人的话，但不能表达自己的意思，只能说一些简单而不连贯的单字，旁人不能理解。感觉性失语，即语言表达无障碍，但听不懂别人的话，也听不懂自己所说的话，表现为答非所问。

5）脑血栓的范围较大或多次复发后，不少患者会有精神和智力的障碍，表现为记忆力和计算力下降、反应迟钝，不能看书、写字，最后发展为痴呆，连吃饭、大小便均不能自理。患者还会出现胡言乱语、抑郁狂躁、哭笑无常等病态人格。

6）脑血栓的患者要经常饮水，尤其在清晨和晚间，清晨饮水可冲淡胃肠道，水分入血液后，随活动以汗液和尿液的形式排出体外。晚间活动量小，饮水的最大好处是可以稀释血液，防止血栓栓塞。

7）脑血栓应尽早及时地治疗，这对于降低死亡率、减轻后遗症、促进功能恢复有着重要意义。急性期的治疗原则是改善脑循环、防治脑水肿、治疗并发症。恢复期主要是康复锻炼（很重要）、康复理疗，例如针灸、按摩等。

（韩珊珊）

第二节　脑栓塞

脑栓塞是指血液中的各种栓子（如心脏内的附壁血栓、动脉粥样硬化的斑块、脂肪、肿瘤细胞、纤维软骨或空气等）随血流进入脑动脉而阻塞血管，当侧支循环不能代偿时，引起该动脉供血区脑组织缺血性坏死，出现局灶性神经功能缺损。脑栓塞常发生于颈内动脉系统，椎基底动脉系统相对少见。脑栓塞占缺血性脑卒中的 15%～20%。本病属中医学的"缺血性中风"范畴。

一、病因和发病机制

正常人体血液呈流态，血液中的有形成分能通过变形顺利通过微循环，如果血液内成分如红细胞聚集，形成缗线物，也容易阻塞血管。人体血液循环中某些异物随血液流动，如来源于心脏的栓子、上述血凝块、动脉粥样硬化脱落的斑块、脂肪细胞及气泡等称为栓子，栓子进入脑循环，绝大多数（73%～85%）栓子进入颈内动脉系统，因大脑中动脉实际上是颈内动脉的直接延伸，大脑中动脉及其分支容易受累，左侧大脑是优势半球，血液供应更丰富，所以左侧大脑中动脉最易受累。椎基底动脉的栓塞仅占10%左右，大脑前动脉栓塞几乎没有，大脑后动脉也少见。一般栓子脱落容易阻塞脑血管是因为脑部的血液供应非常丰富，脑重占体重的2%。而在正常氧分压和葡萄糖含量下，有心脏总输出量20%的血液进入脑血液循环。脑的血液来自两侧的颈动脉和椎基底动脉系统。颈动脉系统主要通过颈内动脉、大脑中动脉和大脑前动脉供应大脑半球前3/5部分的血液。椎基底动脉系统主要通过两侧的椎动脉、基底动脉、小脑上动脉、小脑前下及后下动脉和大脑后动脉供应大脑半球后2/5部分的血液。当栓子阻塞脑血管后，引起局部脑组织发生缺血、缺氧，脑组织软化、坏死。栓子停留一段时间后可溶解、破碎并向远端移位，原阻塞的血管恢复血流，因受损的血管壁通透性增高，可有大量红细胞渗出血管，使原来缺血区有血液渗出，形成出血性脑梗死。脑组织容易引起缺血后坏死，是因为脑代谢活动特别旺盛，对能量要求最高，而脑组织几乎无氧及葡萄糖储备，能量完全由循环血流连续供应。供应脑组织的血液由两大系统通过两侧大脑前动脉由前交通动脉互相沟通，大脑中动脉和大脑后动脉由后交通动脉互相沟通，在脑底形成大脑动脉环（Willis 环）。此动脉环对颈动脉与椎基底动脉两大供血系统之间，特别是两侧大脑半球血液供应的调节和平衡及病态时对侧支循环的形成极为重要，如果血栓逐渐形成，侧支循环容易建立。脑栓塞时由于栓子突然阻塞动脉，侧支循环常难迅速建立，引起该动脉供血区产生急性脑缺血，当栓塞脑血管局部受机械刺激时，可引起程度不同的脑血管痉挛，所以起病时脑缺血的范围较广，症状多较严重。因此出现的临床症状不仅与栓塞部位有关，而且与血管痉挛的范围有关。当血管痉挛减轻、栓子碎裂、溶解移向动脉远端，以及侧支循环建立后，均可导致脑缺血范围缩小，症状减轻。

中医认为，多因素体禀赋不足，年老正衰，肝肾不足，阳亢化风，或劳倦内伤致气血内虚，血脉不畅；或因嗜饮酒浆，过食肥甘，损伤脾胃，内生湿浊，进而化热，阻滞经脉，复加情志不遂、气候剧烈变化等诱因，以致脏腑功能失调，气血逆乱，风夹痰瘀，扰于脑窍，窜犯经络发为中风。

二、病情评估

（一）临床表现

1）任何年龄均可发病，患者发病前多有风湿性心脏病、心房颤动（简称房颤）、大动脉粥样硬化等病史。

2）一般发病无明显诱因，也很少有前驱症状，急性起病，症状常在数秒或数分钟之内达高峰，多为完全性脑卒中，偶尔病情在数小时内逐渐进展，症状加重，可能是脑栓塞后有逆行性的血栓形成所致。

3）根据栓塞部位不同，临床表现也不完全相同：

（1）大脑中动脉的栓塞最常见，主干闭塞时引起病灶对侧偏瘫、偏身感觉障碍和偏盲，优势半球主干栓塞可有失语、失写、失读。如梗死面积大时，病情严重者可引起颅内压增高、昏迷、脑疝甚至死亡；大脑中动脉深穿支或豆纹动脉栓塞可引起病灶对侧偏瘫，一般无感觉障碍或同向偏盲，优势半球受损，可有失语。大脑中动脉各皮质支栓塞可引起病灶对侧偏瘫，以面部和上肢为重，优势半球可引起运动性失语、感觉性失语、失读、失写、失用；非优势半球可引起对侧偏身忽略症等体象障碍。少数半球栓塞可出现局灶性癫痫。

（2）大脑前动脉栓塞时可产生病灶对侧下肢的感觉和运动障碍，对侧中枢性面瘫、舌肌瘫及上肢瘫痪，亦可发生情感淡漠、欣快等精神障碍及强握反射，可伴有尿潴留。

（3）大脑后动脉栓塞可引起病灶对侧同向偏盲或上象限盲，病灶对侧半身感觉减退伴丘脑性疼痛，病灶对侧肢体舞蹈样徐动症，各种眼肌麻痹等。

（4）基底动脉栓塞最常见症状为眩晕、眼球震颤、复视、交叉性瘫痪或交叉性感觉障碍、肢体共济失调。若基底动脉主干栓塞可出现四肢瘫痪、眼肌麻痹、瞳孔缩小，常伴有面神经、展神经、三叉神经、迷走神经及舌下神经的麻痹及小脑症状等，严重者可迅速出现昏迷、四肢瘫痪、中枢性高热、消化道出血甚至死亡。

（5）其他脏器栓塞的症状：由于栓子顺血流流动，根据流动的部位不同，可以引起相应器官的梗死，所以临床上常有其他部位栓塞的征象，如视网膜、皮肤、黏膜、脾脏、肾脏等栓塞的临床表现。

（二）辅助检查

1. 针对脑栓塞的辅助检查

1）脑 CT 检查：脑 CT 检查表现与脑梗死相似，即发病 24 小时后 CT 可见栓塞部位有低密度梗死灶，边界欠清，并有一定的占位效应。脑 CT 对于明确梗死部位、大小、周围脑水肿情况有较大价值。若为出血性梗死，在低密度灶内可见高密度出血影。对于患病早期和怀疑病变部位在颅后窝或病变部位较小者应选择脑 MRI 检查。

2）脑 MRI 检查：能较早发现梗死灶及小的栓塞病灶，对脑干及小脑病变，脑 MRI 检查明显优于 CT。早期梗死灶在 MRI 上表现为 T_1 低信号，T_2 高信号，脑 MRI 弥散成像能较早反应新的梗死病变。

3）脑脊液检查：一般不作为缺血性脑血管病的常规检查，脑栓塞患者脑脊液检查多数正常，出血性梗死时脑脊液中可有红细胞增多，脑水肿明显者，可有脑脊液压力增高。

4）数字减影血管造影（DSA）、磁共振血管成像（MRA）、经颅多普勒超声检查：可提示栓塞血管，如血管腔狭窄、动脉粥样硬化溃疡、血管内膜粗糙等。DSA 能够发现较小的血管病变并及时给予介入治疗；脑 MRA 无创，简单，可以排除大血管的病变，帮助了解血管闭塞的部位及程度；血管超声检查经济、方便，能够及早发现大血管的异常并可探及微栓子的信号。

2. 针对栓子来源的辅助检查

1）心电图或 24 小时动态心电：能了解有无心律失常如房颤、心肌梗死等。

2）超声心动图：能了解心脏瓣膜病变、心内膜病变、心肌情况等，经食管超声心动图还可了解异常心脏结构判断有无反常栓塞。

3）颈动脉超声：能显示颈总动脉及颈内外动脉有无管壁粥样硬化斑块及管腔狭窄等。

4）血常规：对于感染性疾病有指导意义，如果血常规增高提示可能有感染性疾病存在。

5）X线检查：胸片检查可以发现胸部疾病，如气胸、肺脓肿及心脏扩大等疾病，必要时做胸部CT检查。

6）眼底检查：主要是眼底视网膜动脉粥样硬化的表现，有时可发现眼底动脉血栓改变。

7）其他检查：可根据栓子来源的不同选择相应的辅助检查，如肾脏、骨骼等检查。

（三）诊断和鉴别诊断

1. 诊断

本病诊断主要依靠临床特点及相应的辅助检查。本病任何年龄均可发病，以青壮年较多见，病前多有风湿性心脏病、房颤及大动脉粥样硬化等病史。临床上有时不容易区分栓子来源，可参考STAF评分。脑栓塞患者多起病急，症状常在数秒或数分钟内达高峰，多数患者有神经系统体征，可表现为偏瘫、失语等局灶性神经功能缺损。头颅CT检查在发病24小时内可无明显异常，但脑CT检查阴性不能排除脑栓塞，发病24~48小时后可见栓塞部位有低密度梗死灶，边界欠清晰，并可有一定的占位效应；头MRI有助于早期发现小的栓塞病灶，对于脑干和小脑病变的显示，MRI要明显优于CT。

2. 鉴别诊断

本病需要与动脉粥样硬化性脑梗死、脑出血等急性脑血管病鉴别。脑CT检查有助于出血性与缺血性脑血管病的鉴别，在排除出血性脑血管病后，主要是与动脉粥样硬化性脑梗死鉴别。

1）动脉粥样硬化脑梗死：多发生在中年以后，是脑血管自身粥样硬化导致的狭窄或闭塞，从而引起相应血管供应区脑组织缺血、坏死、软化而产生偏瘫、失语等神经功能缺损症状，多起病缓慢，常在安静或睡眠状态下发病，发病前可有先兆，如短暂性脑缺血发作等，多伴有高血压、糖尿病、冠心病和动脉硬化等，脑CT检查不易与脑栓塞区别，但脑栓塞者在影像上的表现更易伴有出血。

2）脑出血：多有高血压、动脉瘤、动静脉畸形的病史，一般在情绪激动或剧烈活动中起病，病情进展快，可出现头痛、呕吐等颅内压增高的症状及脑膜刺激征等。脑CT检查可见高密度出血灶，据此可与缺血性脑血管病鉴别。

三、治疗措施

（一）一般治疗

急性期应卧床休息，保持呼吸道的通畅和心脏功能；注意营养状况，保持水和电解质的平衡；加强护理，防止肺炎、泌尿系感染和压疮等的发生。脑栓塞本身的治疗原则是要改善脑循环、防止再栓塞、消除脑水肿、保护脑功能。针对栓子来源的不同进行对症治疗：

1）抗凝及溶栓治疗：对于心源性栓塞者，推荐早期、长期抗凝治疗，房颤患者危险分层可参考CHADS2评分，抗凝治疗禁忌及非心源性栓塞者不推荐抗凝治疗，建议抗血小板治疗；溶栓类药物（如尿激酶、链激酶等）亦可能仅在早期发挥作用。

2）对症治疗：出现颅内压增高者可给予脱水剂减轻脑水肿，防止脑疝形成，以降低病死率。常用的高渗脱水剂有甘露醇、甘油果糖等，也可用利尿剂，如呋塞米等；血压明显升高者可适当给予降压治疗；在急性期还可适当应用一些神经保护剂保护脑细胞。

3）当发生出血性脑梗死时，要立即停用溶栓、抗凝和抗血小板聚集的药物，防止出血加重和血肿扩大，适当应用止血药物，治疗脑水肿，调节血压；若血肿量较大，内科保守治疗无效时，考虑手术治疗；对感染性栓塞应使用抗生素，并禁用溶栓和抗凝药物，防止感染扩散；在脂肪栓塞时，可应用肝素、低分子右旋糖酐（不能用于对本药过敏者）、5%的碳酸氢钠及脂溶剂（如乙醇溶液等），有助于脂肪颗粒的溶解。

4）早期进行积极的康复治疗，有助于神经功能缺损症状的早期恢复。

（二）外科治疗

颈动脉内膜切除术对防治脑栓塞也有一定的疗效。对伴有重度颈动脉狭窄（即狭窄＞70%）者可酌情予颈动脉内膜切除术，不推荐发病24小时内紧急颈动脉内膜切除术治疗；脑水肿明显时，采用颅骨开窗减压或切除部分坏死组织可能挽救大面积脑梗死患者的生命。

（三）介入治疗

介入治疗包括颅内外血管经皮腔内血管成形术（PTA）及经皮血管内支架置入术（CAS），或与溶栓治疗结合。对伴有颈动脉狭窄＞70%者，可考虑行血管内介入治疗术。

（四）中医治疗

1. 辨证论治

1）气虚血瘀型：神疲乏力，心慌气短，半身不遂，偏身麻木，肢软无力，口眼歪斜，言语謇涩，口角流涎，手足肿胀，大便溏或干结。舌质淡或紫暗，苔薄白或白腻，脉细涩。

治宜：益气活血，祛瘀通络。

方药：生黄芪30 g，赤芍20 g，桃仁、红花、地龙、当归、川芎、桂枝各10 g，鸡血藤、生黄芪、茯苓各30 g，全蝎6 g，石菖蒲、炒白术、山药、牛膝各12 g，口眼歪斜加白附子、僵蚕各10 g，大便干结加酒大黄5 g。

2）风痰上扰型：半身不遂，肢体麻木，口舌歪斜，语言不利，头晕目眩，脘闷呕恶，甚至神志昏蒙，牙关紧闭，四肢不温。舌质淡暗，苔白腻，脉弦滑。

治宜：豁痰息风醒神。

方药：半夏、天麻、石菖蒲各12 g，胆南星、钩藤20 g，郁金、木瓜、地龙、胆南星、川芎各10 g，牛膝15 g。

昏迷者，苏合香丸1粒化开服或鼻饲。

3）阴虚风动型：半身不遂，偏身麻木，或肢体抽搐，口眼歪斜，言语不利，烦躁失眠，眩晕耳鸣，手足心热，舌质红或暗红、舌苔少或无，脉细数。

治宜：滋补肝肾，育阴息风。

方药：白芍、生地、熟地、钩藤各20 g，玄参、女贞子各15 g，珍珠母（先煎）、生牡蛎（先煎）、桑寄生各 30 g，夜交藤、石菖蒲、龟板（先煎）各 12 g，郁金、丹皮各 10 g，全蝎 6 g。

4）气血虚弱型：肢体痿废日久不愈，伴神疲乏力，面色无华，饮食欠佳，手足肿胀。舌淡暗或有瘀点、瘀斑，脉细弱。

治宜：益气养血，活血通络。

方药：黄芪 30 g，当归 20 g，川芎、赤芍、桃仁、全蝎、白术、桂枝各 10 g，蜈蚣 2 条，鸡血藤 30 g，党参 15 g，泽泻 6 g，秦艽、红花各 12 g。

5）肝肾阴虚：肢体痿废，筋脉拘挛，腰膝酸软，眩晕耳鸣，手足心热。舌红少苔，脉细数。

治宜：柔肝补肾，搜风通络。

方药：当归、熟地、钩藤各 15 g，沙参、枸杞、全蝎、天麻、杜仲各 10 g，川楝子、甘草各 6 g，白芍 30 g，蜈蚣 2 条，地龙、木瓜各 12 g。

2．单方验方

1）玉竹钩藤汤：丹参、玉竹、女贞子、生牡蛎、勾藤、竹茹各 12 g，白芍 15 g，麦冬、茯神、柏子仁、知母各 9 g，远志、石菖蒲各 6 g，甘草 3 g。水煎服，每日 1 剂。

2）固本复元汤：鸡血藤 20 g，黄芪、丹参、黄精、玄参各 15 g，海藻 12 g。水煎服，每日 1 剂。

四、护理

急性期应绝对卧床休息，气体栓塞的患者取头低位，并采取左侧卧位，预防更多的空气栓子到脑部与左心室。恢复期视病情逐渐适当活动。给予富有营养，易于消化的食物，若合并心脏疾患，应给予低盐饮食，如有吞咽障碍可给予鼻饲。严密观察有无新的栓塞，如突然失语、瘫痪肢体加重、意识逐渐不清、肢体皮肤变色、疼痛及所属动脉是否搏动等，如有异常及时报告医生。

（韩珊珊）

第三节 脑出血

脑出血是指原发性脑实质出血，占全部脑卒中的 10% ～ 30%。本病属中医学的"出血性中风"范畴。

一、病因

高血压脑出血是非创伤性颅内出血最常见的病因，是高血压伴发脑小动脉病变，血压骤升使动脉破裂所致。其他病因包括脑动脉粥样硬化，血液病（白血病、再生障碍性贫血、血小板减少性紫癜、血友病、红细胞增多症和镰状细胞病等）以及脑淀粉样血管病、动脉瘤、动静脉畸形、烟雾病、脑动脉炎、硬膜静脉窦血栓形成、夹层动脉瘤、原发性或转移性肿瘤、梗死后脑出血、抗凝或溶栓治疗等。

中医认为，出血性中风属中医"中风"中脏腑范畴。其与中经络不同之处在于中脏腑者常有神志不清而病重。其病因亦不外乎风、火、虚、痰等四端。与缺血性中风相比，诸因作用更强。

中风中脏腑可分脱证、闭证两大证，闭证又分阳闭证、阴闭证两证。风、火、痰太甚可伤正气，或正气太虚，以致正气虚脱，阳浮于上，阴竭于上，阴阳即将离决，不但见神志不清，且有"亡阳"（休克）之象，真气暴绝，元阳将脱而形成脱证，生命垂危，必须立即抢救。闭证者元阳尚足，而邪气暴盛。阳闭者以肝阳暴张、阳升风动，气血上逆，夹痰火上蒙清窍，而致昏迷、面赤身热、气粗口臭等；阴闭者火不盛，反见寒湿内盛之象，如静卧不烦，四肢不温，面白唇青等。一热一寒，以此区别。

中风后遗半身不遂，言语不利、口眼歪斜等，是由风痰流窜经络，血脉痹阻，血瘀气滞，经络不通，气不能行，血不能荣而致。

二、病情评估

（一）临床表现

本病常发生于 50～70 岁，男性略多，冬春季易发。通常在活动和情绪激动时发病，出血前多无预兆，50%的患者出现头痛并很剧烈，常见呕吐，出血后血压明显升高。临床症状常在数分钟至数小时达到高峰，临床症状、体征因出血部位及出血量不同而异，基底节、丘脑与内囊出血引起轻偏瘫是常见的早期症状；约 10% 的病例出现癫痫发作，常为局灶性，重症者迅速转入意识模糊或昏迷。

（二）常见临床类型及特点

1. 基底节区出血

壳核和丘脑是高血压脑出血的两个最常见部位，它们被内囊后肢所分隔，下行运动纤维、上行感觉纤维以及视辐射穿行其中，外侧（壳核）或内侧（丘脑）扩张血肿压迫这些纤维产生对侧运动、感觉功能障碍，典型可见三偏体征（病灶对侧偏瘫、偏身感觉缺失和偏盲等），大量出血可出现意识障碍，也可穿破脑组织进入脑室，出现血性脑脊液，直接穿破皮质者不常见。

1）壳核出血：主要是豆纹动脉外侧支破裂，通常引起较严重的运动功能缺损，持续性同向性偏盲，可出现双眼向病灶对侧凝视不能，主侧半球可有失语。

2）丘脑出血：由丘脑膝状体动脉和丘脑穿通动脉破裂所致，产生较明显感觉障碍，短暂的同向性偏盲；出血灶压迫皮质语言中枢可产生失语症，丘脑局灶性出血可出现独立的失语综合征，预后好。丘脑出血特点是：上下肢瘫痪较均等，深感觉障碍较突出；大量出血使中脑上视中枢受损，眼球向下偏斜，如凝视鼻尖；意识障碍多见且较重，出血波及丘脑下部或破入第三脑室则昏迷加深，瞳孔缩小，出现去皮质强直等；累及丘脑底核或纹状体可见偏身舞蹈—投掷样运动；如出血量大，使壳核和丘脑均受累，难以区分出血起始部位，称为基底节区出血。

3）尾状核头出血：较少见，表现为头痛、呕吐及轻度脑膜刺激征，无明显瘫痪，颇似蛛网膜下隙出血，有时可见对侧中枢性面舌瘫，临床常易忽略，偶因头痛在 CT 检查时发现。

2. 脑叶出血

常由脑动静脉畸形、烟雾病、血管淀粉样变性和肿瘤等所致。常出现头痛、呕吐、失语症、视野异常及脑膜刺激征，癫痫发作较常见，昏迷较少见。顶叶出血最常见，可见偏身感觉障碍、空间构象障碍；额叶出血可见偏瘫、运动性失语、摸索等；颞叶出血可见感觉性失语、精神症状；枕叶出血出现对侧偏盲。

3. 脑桥出血

多由基底动脉脑桥支破裂所致，出血灶位于脑桥基底与被盖部之间。大量出血累及脑桥双侧，常破入第四脑室或向背侧扩展至中脑，患者于数秒至数分钟陷入昏迷、四肢瘫痪和去大脑强直发作，可见双侧针尖样瞳孔和固定于正中位、呕吐咖啡样胃内容物、中枢性高热（躯干持续 39℃ 以上而四肢不热）、中枢性呼吸障碍和眼球浮动（双眼间隔约 5 秒的下跳性移动）等，通常在 48 小时内死亡。小量出血表现为交叉性瘫痪或共济失调性轻偏瘫，两眼向病灶侧凝视麻痹或核间性眼肌麻痹，可无意识障碍，可较好恢复。中脑出血罕见，轻症表现为一侧或双侧动眼神经不全瘫痪或韦伯（Weber）综合征，重症表现为深昏迷、四肢弛缓性瘫痪，迅速死亡。可通过 CT 确诊。

4. 小脑出血

由小脑齿状核动脉破裂所致，起病突然，数分钟内出现头痛、眩晕、频繁呕吐、枕部剧烈头痛和平衡障碍等，但无肢体瘫痪。病初意识清楚或轻度意识模糊，轻症表现为一侧肢体笨拙、行动不稳、共济失调和眼球震颤。大量出血可在 12～24 小时陷入昏迷和出现脑干受压征象，如周围性面神经麻痹、两眼凝视病灶对侧（脑桥侧视中枢受压）、瞳孔缩小而对光反应存在、肢体瘫痪及病理反射等；晚期瞳孔散大，中枢性呼吸障碍，可因枕骨大孔疝死亡。暴发型发病立即出现昏迷，与脑桥出血不易鉴别。

5. 原发性脑室出血

占脑出血的 3%～5%，是脑室内脉络丛动脉或室管膜下动脉破裂出血所致。多数病例是小量脑室出血，可见头痛、呕吐、脑膜刺激征及血性脑脊液，无意识障碍及局灶性神经体征，酷似蛛网膜下隙出血，可完全恢复，预后好。大量脑室出血起病急骤，迅速陷入昏迷，出现四肢弛缓性瘫痪及去大脑强直发作、频繁呕吐、针尖样瞳孔、眼球分离斜视或浮动等，病情危急，多迅速死亡。

（三）辅助检查

1. CT 检查

临床疑诊脑出血时首选 CT 检查，可显示圆形或卵圆形均匀高密度血肿，边界清楚，并可确定血肿部位、大小、形态以及是否破入脑室、血肿周围水肿带和占位效应等，如脑室大量积血可见高密度铸型，脑室扩张。1 周后血肿周围可见环形增强，血肿吸收后变为低密度或囊性变。CT 动态观察可发现进展型脑出血。

2. MRI 检查

MRI 检查可发现 CT 不能确定的脑干或小脑小量出血，能分辨病程 4～5 周 CT 不能辨认的脑出血，区别陈旧性脑出血与脑梗死，显示血管畸形流空现象。可根据血肿信号的动态变化（受血肿内血红蛋白变化的影响）判断出血时间。

1）超急性期：血肿为 T_1 低信号、T_2 高信号，与脑梗死不易区别。

2）急性期：为 T_1 等信号、T_2 低信号。

3）亚急性期：T_1、T_2 均呈高信号。

4）慢性期：呈 T_1 低信号、T_2 高信号。

3. DSA 检查

DSA 检查可检出脑动脉瘤、脑动静脉畸形、烟雾病和血管炎等。

4. 脑脊液检查

脑脊液检查只在无 CT 检查条件且临床无明显颅内压增高表现时进行，可发现脑压增高，脑脊液呈洗肉水样。须注意脑疝风险，疑诊小脑出血不主张行腰穿。

（四）诊断

中老年高血压患者在活动或情绪激动时突然发病，迅速出现偏瘫、失语等局灶性神经功能缺失症状以及严重头痛、呕吐及意识障碍等，常高度提示脑出血的可能，CT 检查可以确诊。

三、治疗措施

积极合理的治疗可挽救患者生命、减少神经功能残疾程度和降低复发率。

（一）内科治疗

患者卧床，保持安静。重症须严密观察体温、脉搏、呼吸和血压等生命体征，注意瞳孔和意识变化。保持呼吸道通畅，及时清理呼吸道分泌物，必要时吸氧，SaO_2 维持在 90% 以上。加强护理，保持肢体功能位。意识障碍或消化道出血者宜禁食 24 ~ 48 小时，之后放置胃管。

1. 血压紧急处理

急性脑出血时血压升高是颅内压增高情况下保持正常脑血流量的脑血管自动调节机制，应用降压药仍有争议，降压可影响脑血流量，导致低灌注或脑梗死，但持续高血压可使脑水肿恶化。舒张压降至约 100 mmHg 水平是合理的，但须非常小心，防止个体对降压药异常敏感。急性期后可常规用药控制血压。

2. 控制血管源性脑水肿

脑出血后 48 小时水肿达到高峰，维持 3 ~ 5 日或更长时间后逐渐消退。脑水肿可使颅内压增高和导致脑疝，是脑出血的主要死因。常用皮质类固醇减轻脑出血后水肿和降低颅内压，但有效证据不充分；脱水药只有短暂作用，常用 20% 甘露醇、10% 复方甘油和利尿剂（如呋塞米等）或用 10% 白蛋白。

3. 药物治疗

高血压脑出血部位发生再出血不常见，通常无须用抗纤溶药物，如需给药可早期给予抗纤溶药物，如 6 - 氨基己酸、氯甲环酸等。巴曲亭也推荐使用。脑出血后凝血功能评估对监测止血治疗是必要的。

4. 保证营养和维持水、电解质平衡

每日液体输入量按尿量 +500 ml 计算，高热、多汗、呕吐或腹泻的患者还需适当增加入液量。注意防止低钠血症，以免加重脑水肿。

5. 并发症防治

1) 感染：发病早期或病情较轻时通常不使用抗生素，老年患者合并意识障碍易并发肺感染，尿潴留或导尿易合并尿路感染，可根据经验、痰或尿培养、药敏试验等选用抗生素治疗；保持气道通畅，加强口腔和呼吸道护理，痰多不易咳出应及时行气管切开，尿潴留可留置导尿管并定时行膀胱冲洗。

2) 应激性溃疡：可以引起消化道出血，可用 H₂ 受体阻滞剂预防，如西咪替丁 0.2 ~ 0.4 g/d，静脉滴注；雷尼替丁 150 mg 口服，1 ~ 2 次/天；奥美拉唑 20 mg/d 口服，1 ~ 2 次/天或 40 mg 静脉注射；还可用氢氧化铝凝胶 40 ~ 60 ml 口服，4 次/天；如果发生上消化道出血可用去甲肾上腺素 4 ~ 8 mg 加冰盐水 80 ~ 100 ml 口服，4 ~ 6 次/天；云南白药 0.5g 口服，4 次/天；保守治疗无效时可在胃镜直视下止血，须注意呕血引起的窒息，并补液或输血维持血容量。

3) 稀释性低钠血症：10% 的脑出血患者可发生，因抗利尿激素分泌减少，尿排钠增多，血钠降低，可加重脑水肿，每日应限制水摄入量 800 ~ 1 000 ml，补钠 9 ~ 12 g；宜缓慢纠正，以免导致脑桥中央髓鞘溶解症。

4) 脑耗盐综合征：心钠素分泌过高导致低血钠症，治疗应输液补钠。

5) 痫性发作：常见全面性强直阵挛发作或局灶性发作，可用地西泮 10 ~ 20 mg 静脉缓慢推注，个别病例不能控制发作可用苯妥英钠 15 ~ 20 mg/kg 静脉缓慢推注，不需长期用药。

6) 中枢性高热：宜物理降温，如效果不佳可用多巴胺受体激动剂，如溴隐亭 3.75 mg/d，逐渐加量至 7.5 ~ 15.0 mg/d，分次服用或用丹曲林 0.8 ~ 2.0 mg/kg，肌内或静脉给药，6 ~ 12 小时 1 次，缓解后 100 mg，2 次/天。

7) 下肢深静脉血栓形成：常见患肢进行性水肿和发硬，勤翻身、被动活动或抬高瘫痪肢体可预防，肢体静脉血流图检查可确诊，可用肝素 100 mg 静脉滴注，1 次/天或低分子肝素 4 000 U 皮下注射，2 次/天。

（二）外科治疗

外科治疗可挽救重症患者生命及促进神经功能恢复，手术宜在发病后 6 ~ 24 小时内进行，预后直接与术前意识水平有关，昏迷患者通常手术效果不佳。

1. 手术适应证

①脑出血患者颅内压增高伴脑干受压体征，如脉缓、血压升高、呼吸节律变慢、意识水平下降等；②小脑半球血肿量≥10 ml 或蚓部 >6 ml，血肿破入第四脑室或脑池受压消失，出现脑干受压症状或急性阻塞性脑积水征象者；③重症脑室出血导致梗阻性脑积水；④脑叶出血，特别是动静脉畸形所致和占位效应明显者。

2. 手术禁忌证

脑干出血、大脑深部出血、淀粉样血管病导致脑叶出血不宜手术治疗。多数脑深部出血病例可破入脑室而自发性减压，且手术会造成正常脑组织破坏。

3. 常用手术方法

①小脑减压术，是高血压小脑出血最重要的外科治疗，可挽救生命和逆转神经功能

缺损，病程早期患者处于清醒状态时手术效果好；②开颅血肿清除术，占位效应引起中线结构移位和初期脑疝时外科治疗可能有效；③钻孔扩大骨窗血肿清除术；④钻孔微创颅内血肿清除术；⑤脑室出血脑室引流术。

（三）康复治疗

脑出血患者病情稳定后宜尽早进行康复治疗，对神经功能恢复，提高生活质量有益。如患者出现抑郁情绪，可及时给予药物治疗和心理支持。

（四）中医治疗

1. 辨证论治

1）阳闭证型：突然昏倒，不省人事，牙关紧闭，口噤不开，两手握固，两便闭塞，肢体拘挛，以及面赤身热，气粗口臭，躁扰不宁。舌苔黄腻，脉弦滑而数。

治宜：辛凉开窍，清肝息风。

方药：羚角钩藤汤加减。

羚羊角粉 1 g，石决明 30 g，钩藤 12 g，生地、白芍各 15 g，夏枯草、黄芩、僵蚕、菊花、浙贝各 9 g。局方至宝丹或安宫牛黄丸 1 粒。先以局方至宝丹或安宫牛黄丸灌服或研末和水鼻饲，以辛凉透窍，待患者醒后用上方煎后，冲羚羊角粉送服。

2）阴闭证型：突然昏倒，不省人事，牙关紧闭，口噤不开，两手握固，两便闭塞，肢体拘挛，以及面白唇青，痰涎壅盛，四肢不温，静卧不烦。苔白腻、脉沉滑缓。

治宜：辛温开窍，除痰息风。

方药：导痰汤加味。

半夏、胆南星、枳实、茯苓、石菖蒲各 9 g，陈皮 6 g，甘草 3 g，钩藤 12 g，苏合香丸 1 粒。先以苏合香丸温开水化开灌服或用鼻饲法，以温开透窍，再服上方。

3）脱证型：突然昏倒，不省人事，目合口张，鼻干息微，手撒肢凉，汗多，两便自遗，肢体软瘫。舌痿，脉微弱。

治宜：扶正固脱，益气回阳。

方药：参附汤加味。

人参 9 g（另煎）或参粉 6 g，制附子、炙甘草、五味子各 9 g，龙骨、牡蛎各 30 g，黄芪、五味子各 15 g。

2. 中成药

1）安宫牛黄丸：每次 1 丸，每日服 2 次。

2）局方至宝丹：每次 1 丸，每日服 2 次。

3）脑血康（由动物类活血化瘀药物提取研制而成）：每次 10 ml，每日 3 次，口服（昏迷患者可鼻饲）。

4）清开灵注射液：6 ml 加 10% 葡萄糖液 500 ml，每日 1 次静脉滴注。适用于急性期。

5）复方丹参液：8 ml 加 5% 葡萄糖液 500 ml，每日 1 次静脉滴注。适用于恢复期。

6）苏合香丸：每次 1 丸，每日 2 次。用于阴闭者。

7）参附针：10 ml 加入 50% 葡萄糖液 40 ml 静脉注射，每日 2～4 次。用于脱证者。

3. 单方验方

1）生地、丹皮、泽泻、茯苓、枣皮、牡蛎、龙骨、竹茹、白芍各 12 g，山药 15 g，石菖蒲 9 g，远志肉 6 g。水煎服。用于脑溢血，症见猝然昏倒，面部发红，喉间痰鸣辘辘，牙关紧闭。

2）当归、赤芍药、合欢皮各 12 g，桂枝、木瓜、地龙干各 45 g，鸡血藤、夜交藤各 30 g，桃仁、黄芩、炒六曲各 9 g。水煎服，适用于中风后遗症。

3）乌龟 3 只，冰糖 5 g。将乌龟头切下取血，碗中放入冰糖共隔水炖熟食，每日 1 料。适用于中风后半身不遂，四肢麻木。

4）黑豆 500 g 洗净，加水煮汁，煎至稠为膏状。用时先含于口中不咽，片刻后再饮下，每日数次不限。适用于中风不语。

5）冬麻子 30 g，荆芥穗 10 g，薄荷叶 6 g，白粟米 100 g。先将芥穗、薄荷叶煎汤取汁。用此汁研麻子仁，滤过后下白粟米煮粥，空腹食之。每日 1 料。适用于中风，言语塞涩，手足不遂。

6）香蕉皮或果柄 30～60 g。煎汤服，能防治脑出血。

7）芹菜（或蓬蒿菜、荠菜、马兰头、藕、绿豆等）适量，经常服食，能预防脑出血。

4. 针灸治疗

针灸对脑出血有很好的疗效。急性期闭证针十宣（出血）、百会、合谷、丰隆、涌泉。脱证针百会、人中、合谷、足三里。后遗症期可选风池、下关、颊车、地仓、肩髃、曲池、外关、合谷、环跳、风市、阳陵泉、悬钟等，偏瘫侧用轻刺激，健侧用强刺激。

5. 推拿疗法

按摩患侧肢体，可防止关节变形、肌肉萎缩，手法多为滚法、按法、搓法和擦法等。

四、护理

1）患者症状无论轻或重，为避免再出血，均应卧床休息 4～6 周。卧位宜取头高斜坡位，可减轻颅内高压和头痛，昏迷患者取侧卧位，头稍向后仰，保持下颌角向前，以防舌根后坠，且可防止吸气时呼吸困难。为预防再出血，急性期的患者不宜搬动，更换体位要视病情权衡利弊，开始可做小幅度翻身，病情稳定后常规护理，注意头部不宜过屈或过度转动，以免影响脑部的血液供应。

2）各种护理操作如吸痰、安胃管均需轻柔，防止因患者烦躁、咳嗽而加重或诱发脑出血。

3）意识障碍不能经口进食的患者，起病 3 日内可依靠静脉输液维持营养。过早插胃管或因留置胃管等刺激会引起患者躁动不安、呕吐或使呕吐物反流入气管内，引起窒息或发生再出血。一般起病 3～4 日，无呕吐、腹胀、肠鸣音良好，无明显消化道出血，可予鼻饲。液体摄入量每日约 2 500 ml，限制食盐摄入每日 5 g 左右。以免加重脑水肿。意识清醒的患者，进食应从健侧入口，不可过急，避免呛咳。饭后漱口，防止食物残渣存留在瘫痪侧齿颊之间引起口腔炎。

4）密切观察病情变化，详细记录患者意识、瞳孔、体温、呼吸、血压、脉搏的变化。定时观察瞳孔、意识改变，如昏迷加深、病灶侧瞳孔散大、对光反应迟钝或消失，即为脑疝症状，应立即静脉滴注脱水降颅内压的药物，同时通知医生进行抢救。

五、健康教育

预防脑出血的发生和再发，关键是控制患者高血压，定期监测血压，有规律地接受降压药治疗等。适当的锻炼身体，如太极拳、太极剑等，平时应生活规律，劳逸结合，心平气和，戒除烟酒，以防诱发高血压脑出血。脑出血的急性期病死率虽高，但如能及时抢救，合理治疗，坚持康复训练，约有半数或更多的患者可能存活，半数以上的患者可重获自理能力和工作能力。此外，要教育患者克服急躁、悲观情绪，预防再次发生脑出血。

（韩珊珊）

第四节　蛛网膜下隙出血

蛛网膜下隙出血（SAH）指脑底部或脑表面的病变血管破裂，血液直接流入蛛网膜下隙引起的一种临床综合征，又称为原发性蛛网膜下隙出血，约占急性脑卒中的10%，是一种非常严重的常见疾病。世界卫生组织（WHO）调查显示中国发病率每年约为2.0/10万人，亦有报道为每年6~20/10万人。还可见脑实质内、脑室出血以及硬膜外或硬膜下血管破裂，血液穿破脑组织流入蛛网膜下隙，称为继发性蛛网膜下隙出血。本病属中医学的"出血性中风"范畴。

一、病因和发病机制

本病为多种病因引起的临床综合征，而不是一个原发疾病。最常见病因为先天性动脉瘤，其次为动静脉畸形（占50%~90%）及脑动脉硬化性动脉瘤。再次为各种感染所引起的脑动脉炎、脑肿瘤、血液病、胶原系统疾病、抗凝治疗并发病等，部分病例病因不明。

由于先天性及病理性血管管壁薄弱，内弹力层和肌层纤维的中断，有的血管发育不全及变性，尤其在血管分叉处往往承受压力过大，在血流的冲击下，逐渐扩张，形成囊状或带蒂囊状的动脉瘤。在管壁极其薄弱处，血液可以渗漏，在血压突然增高时破裂出血，血液直接流入蛛网膜下隙，刺激脑膜及血管，加上血细胞破坏后释放的各种血管活性物质（如去甲肾上腺素）诱发脑动脉痉挛，严重时可引起脑梗死或脑干缺血，成为加重病情甚至死亡的重要原因。如出血量过大，将会引起严重的颅内压增高，甚至脑疝。

动脉瘤是动脉壁因局部病变（可因薄弱或结构破坏）而向外膨出，形成永久性的局限性扩张。动脉瘤的形成可能是由动脉壁先天性肌层缺陷或后天获得性内弹力层变性或两者联合作用导致。所以动脉瘤的发生一定程度上有遗传倾向和家族聚集性。在蛛网膜下隙出血患者的一级亲属中，约4%患有动脉瘤。但颅内动脉瘤不完全是先天异常造成的，相当一部分是后天生活中发展而来的，随着年龄增长，动脉壁的弹性逐渐减弱，在血流冲击等因素下向外突出形成动脉瘤。

无论是动脉瘤破裂、动静脉畸形病变血管破裂还是血压突然增高使血管破裂等情况，均导致血流入脑蛛网膜下隙，通过围绕在脑和脊髓周围的脑脊液迅速扩散，刺激脑膜，引起头痛和颈强直等脑膜刺激征。血液进入蛛网膜下隙后还会使颅腔内容物增加，压力增高，继发脑血管痉挛。后者系因出血后血凝块和围绕血管壁的纤维索的牵引（机械因素），血管壁平滑肌细胞间形成的神经肌肉接头产生广泛缺血性损害和水肿。另外，大量积血或凝血块沉积于颅底，部分凝集的红细胞还可堵塞蛛网膜绒毛间的小沟，使脑脊液的回吸收被阻，因而可发生急性交通性脑积水或蛛网膜粘连，使颅内压急骤升高，进一步减少了脑血流量，加重了脑水肿，甚至导致脑疝形成。以上均可使患者病情稳定好转后，再次出现意识障碍或出现局限性神经症状。后交通动脉瘤的扩张、出血可压迫邻近动眼神经，产生不同程度的动眼神经麻痹（表现为眼球活动障碍）。也可能因血液刺激下丘脑，引起血糖升高、发热等内分泌和自主神经功能紊乱症状。

中医认为，本病往往素有气血亏虚，心、肝、肾诸脏之阴阳失调乃是发病的内因，风、痰、热、瘀乃为标证之实邪。气血亏虚，乃本虚之证。本虚标实，上盛下虚。

二、病理

颅内动脉瘤多为单发，多发者仅占15‰。大小不一，大多位于脑底动脉环交叉处，也可位于椎基底动脉系统的分叉处。动静脉畸形多位于脑凸面浅表部；脑动脉硬化性动脉瘤多位于脑底部。动脉瘤破裂处脑实质破坏并继发脑水肿、脑血肿或脑梗死。镜下可见动脉变性、纤维增生和坏死。死亡者多合并有枕骨大孔疝和天幕裂孔疝。

三、病情评估

（一）病史

询问起病缓急及起病时的情况，了解有无明显诱因和前驱症状。了解起病时的症状特征，是否突然剧烈头痛、呕吐；有无面色苍白、全身冷汗；有无眩晕、抽搐、颈肩或下肢疼痛；有无意识或精神障碍。了解有无颅内动脉瘤、脑血管畸形和高血压、动脉硬化史；有无血液病、糖尿病、冠心病、颅内肿瘤、脑炎及抗凝治疗史。评估患者的心理状态，了解有无恐惧、紧张、焦虑及绝望的心理。

（二）症状和体征

脑膜刺激征、剧烈的头痛及血性脑脊液是蛛网膜下隙出血的三大症状，绝大多数病例都会出现。多数患者发病前完全正常，部分患者有偏头痛和眩晕史。发病常较急骤，突然出现剧烈头痛、呕吐，很快发展至昏迷。意识障碍时间一般较短，清醒后有头痛、呕吐。脑膜刺激征以颈项强直最为突出，凯尔尼格征（Kernig征）、布鲁津斯基征

（Brudzinski 征）均呈阳性。

蛛网膜下隙出血的临床症状可分 4 组：

1. 脑膜刺激征

血液进入蛛网膜下隙后，红细胞及细胞破坏产物刺激脑膜及神经根引起脑膜刺激征，即颈项强直、Brudzinski 征及 Kernig 征阳性。

2. 脑局灶体征

所在部位的动脉瘤或血管畸形破裂导致局灶体征，大脑半球的血管畸形破裂则导致偏瘫、失语及癫痫发作；脑桥部位的动脉瘤破裂导致多数脑神经损害和呼吸、循环功能异常。

3. 脑血管痉挛

由于血小板破裂后释放 5-羟色胺等，引起广泛的脑血管痉挛、脑水肿和颅内压增高，而致继发性脑缺血，出现意识障碍、精神症状与锥体束征等。

4. 多脏器功能衰竭

严重蛛网膜下隙出血时，因丘脑下部受出血或脑血管痉挛引起的缺血损害，发生一系列自主神经—内脏功能障碍，表现为多脏器功能衰竭。

（三）辅助检查

1. 血及尿检查

1/3 以上的病例血常规示白细胞增高，约 1/4 有高血糖反应。不少患者出现蛋白尿、血尿，少数有尿糖阳性，有些患者可发生尿毒症反应，尿素氮升高。

2. 脑脊液检查

血性脑脊液为本病最可靠的诊断依据。出血后数小时进行腰穿，可见脑脊液压力增高，外观呈均匀血性，镜检可见大量红细胞；开始时红细胞与白细胞的比例与血中相似，2~3 天白细胞可增加，为无菌性炎症反应所致。出血数小时后红细胞即开始溶血，离心后其上清液呈黄色或褐色。如无继续出血，1~2 周红细胞消失，3 周后黄变症亦消除，可找到较多的含铁血黄素吞噬细胞。脑脊液蛋白量常增加，糖及氯化物量正常。

3. 眼底检查

眼底检查可见有玻璃体后片状出血，此征有特殊诊断意义。

4. CT 检查

CT 检查可见蛛网膜下隙及脑池内因混有血液而密度增高，分布不均匀，增强检查可能发现呈高密度影的动脉瘤。

5. MRI 检查

出血早期检查缺乏特异性，如有血管瘤或血管畸形可显示出流空影像。

6. 脑血管造影

现多主张选择股动脉插管法做全脑连续血管造影，借此既可明确动脉瘤的部位、大小、单发或多发，脑血管畸形及其供血动脉及引流静脉的情况，又可了解侧支循环情况，对诊断及手术治疗均有很大价值，对继发性脑血管痉挛的诊断亦有帮助。约 10% 患者造影未能发现异常，这可能是病变较小，血块填塞了动脉瘤等原因引起，此种情况的出血复发率较低。DSA 可清晰地显示动静脉畸形和动脉瘤，是最好的检查方法。

7. 脑电图

多显示广泛慢波，若有血肿或较大的血管畸形，可表现局限性慢波。部分病例显示病侧低波幅慢波，此常与脑血流图显示的脑缺血相一致。

8. 心电图

急性期部分病例可有一种特征性心电图改变，表现为 T 波平坦或倒置，QT 间期延长或出现 U 波。这种改变尚未证实有相应的心肌疾病，常随病情好转而改善。

（四）诊断和鉴别诊断

依据急性或亚急性起病、突然剧烈头痛、呕吐、脑膜刺激征阳性、均匀血性脑脊液，可诊断本病。

应与下列疾病相鉴别：

1. 脑出血

脑出血时，常伴有继发性蛛网膜下隙出血。但脑出血多有高血压史，起病不如蛛网膜下隙出血那样突然，且意识障碍重，偏瘫明显，CT 检查显示脑内出血灶等。

2. 脑膜炎

虽脑膜炎与蛛网膜下隙出血体征相似，但蛛网膜下隙出血发病突然，有严重头痛与意识障碍；而脑膜炎时有发热及感染中毒症状，脑脊液白细胞增多等。

四、治疗措施

急性期的治疗原则是积极防止继续出血，降低颅内压，防治继发性脑血管痉挛，减少并发症，寻找出血的原因，治疗原发病，防止复发。

（一）一般处理

绝对卧床休息至少 4 周，避免搬动和过早离床。避免用力大小便，必要时可给予通便剂或留置导尿，防止剧烈咳嗽。头痛、烦躁、兴奋或情绪波动时应给予镇静镇痛药。维持血压稳定，如血压过高，可适当降血压。有癫痫发作者应及时给予抗痫药物。长期卧床者，应预防压疮和深静脉血栓的发生。

（二）止血

目前一般都主张在急性期使用大量止血药物以防止再出血。临床研究发现，出血后第 3 天至第 3 周脑脊液中纤维蛋白裂解产物增加，表示纤维蛋白溶酶活力增强，因此，应用抗纤溶药物以防止凝血块溶解，对避免早期再出血很有帮助。常用药物有：

1. 6 - 氨基己酸

每日 12 ~ 24 g 加入 5% 葡萄糖液 1 000 ml 中静脉滴注，或每日 6 g 加入 25% 葡萄糖液 40 ml 中静脉推注，而后 8 ~ 18 g 加入 5% 葡萄糖液 500 ~ 1 000 ml 中静脉滴注。

2. 氨甲苯酸

每日 400 ~ 800 mg 加入 5% 葡萄糖液 500 ~ 1 000 ml 中静脉滴注。

3. 氨甲环酸

氨甲环酸比 6 - 氨基己酸作用强 8 ~ 10 倍，且有消炎作用。6 g 加入 5% 葡萄糖液 400 ml 中静脉滴注，每日 2 次，与抑肽酶 30 ~ 40 U 联合应用，疗效优于单独应用。

以上药物用药疗程 3 周左右，对动脉瘤破裂所致出血疗程则应更长些，停药采用逐渐减量法。

临床上亦选用其他止血药物，如凝血质、酚磺乙胺、云南白药、三七粉等，常 2 ~ 3 种止血药物，联合使用。

（三）降低颅内压

蛛网膜下隙出血比脑出血使用脱水剂要慎重，因本病系脑表面血管破裂，随着大量强脱水剂的快速应用，脑组织向心性收缩，周围缺乏支持，破裂血管可能被牵拉而加重出血的危险。选用药物有 20% 甘露醇 250 ml 加压静脉滴注或 50% 葡萄糖液 60 ml 加呋塞米 40 mg 静脉推注，每 6 小时交替使用。严重失水和颅内高压时，可从颈动脉内注射 20% 甘露醇 40 ~ 60 ml，从而使脑组织脱水，对全身影响较小。昏迷深或出现脑疝早期征象时可每 2 小时使用 1 次脱水剂，或 2 ~ 3 种脱水剂联合交替使用。如肾功能不全亦选用呋喃苯胺或依他尼酸。颅内压增高不明显、神志清者可口服 50% 甘油 100 ml，每日 3 次或直肠滴注 20% 甘油 200 ml。其他脱水剂有 25% 山梨醇、10% 复方甘油、地塞米松等。但不宜选用呋塞米，因其可增加血中非蛋白氮，使颅内出血加重。

（四）抗脑动脉痉挛

蛛网膜下隙出血者脑血管痉挛的发生率很高，以往多认为，蛛网膜下隙出血后的"再次出血"实际上多数为脑血管痉挛。迄今为止治疗脑血管痉挛尚无特殊方法，关键在于早期预防。

尼莫地平 30 mg 或硝苯地平 10 mg，每日 3 次口服。重者可用异丙肾上腺素 2 mg、利多卡因 0.5 g 分别加入 5% 葡萄糖液 500 ml 中静脉缓滴，每分钟 10 ~ 20 滴，并根据心率情况适当调整滴数。

也可用氨茶碱、罂粟碱、利血平、苯氧苄胺、低分子右旋糖酐等改善微循环。

（五）对症治疗

可选用抗生素防治感染，维生素 C、维生素 B_6 及能量合剂对症治疗。

（六）手术治疗

主要目的是去除病灶，争取根治，防止再出血。

1. 血肿消除术

无论何种原因，当并发脑内血肿，特别是大量出血者，应争取时机早期手术，消除血肿，降低颅内压，防止脑动脉痉挛。

2. 病变血管手术

动脉瘤和血管畸形等，除高龄（60 岁以上）或全身情况较差，病情极重外，均应行手术治疗。孕妇一般在分娩后行手术。间接手术法即颈动脉结扎、颈内动脉肌肉填塞等。直接手术法有畸形血管切除、电凝、供血动脉结扎、人工栓塞、动脉瘤颈夹闭或结扎等。

3. 脑脊液分流术

本病并发脑积水伴有痴呆，可行脑脊液分流术。选用脑室—心房或脑室—腹腔分流术。

急性期动脉瘤破裂的病死率为 40%，动静脉畸形为 10% ~ 25%，动静脉畸形较动脉瘤预后好，一般在两周内复发率较高。存活者多完全恢复或仅有轻度神经功能障碍，个别患者数月至数年可出现正常颅内压脑积水。

（七）中医治疗

1. 辨证论治

1）中经络

（1）痰浊型：头痛而重坠，颈强，呕吐痰涎，胸脘满闷。舌淡红，苔白腻，脉弦滑。

治宜：化痰开窍。

方剂：温胆汤加减。

法半夏 10 g，陈皮 10 g，胆南星 10 g，枳实 15 g，黄芩 10 g，生大黄 6 g（后下），钩藤 10 g（后下），茯苓 20 g，石菖蒲 10 g，生甘草 5 g。

（2）肝阳上亢型：头痛而昏眩，面红目赤，口苦便秘，小便黄。舌红，苔薄黄，脉弦数有力。

治宜：平肝潜阳，息风止惊。

方剂：天麻钩藤饮加减。

天麻 9 g，钩藤 12 g（后下），石决明 18 g（先煎），栀子、黄芩各 9 g，川牛膝 12 g，杜仲、益母草、桑寄生、夜交藤、朱茯神各 9 g。

（3）肝肾阴虚型：头脑空痛，颈强目眩，腰膝酸痛。舌红无苔，脉弦细无力或细数。

治宜：滋补肝肾。

方剂：知柏地黄汤加减。

知母 10 g，黄柏 10 g，山药 30 g，山茱萸 15 g，牡丹皮 10 g，熟地 20 g，茯苓 15 g，泽泻 15 g。

（4）血瘀型：头痛如锥刺，颈强，舌质紫黯，或有瘀斑，脉细涩。

治宜：化瘀通窍镇痛。

方剂：血府逐瘀汤加减。

柴胡 10 g，枳壳 15 g，桔梗 10 g，牛膝 15 g，当归 15 g，川芎 10 g，赤芍 10 g，生地 15 g，桃仁 10 g，红花 15 g，甘草 5 g。

2）中脏腑

（1）肝阳暴亢型：突然昏倒，不省人事，或谵语烦躁，面赤气粗，颈硬，牙关紧闭。舌红绛，苔薄黄，脉弦数。

治宜：滋阴潜阳，平肝息风。

方剂：镇肝息风汤加减。

怀牛膝 15 g，代赭石 15 g（先煎），生龙骨 20 g（先煎），生牡蛎 20 g（先煎），生龟甲 30 g（先煎），白芍 16 g，玄参 10 g，天冬 15 g，川楝子 10 g，生麦芽 20 g，茵陈 20 g，甘草 5 g。

（2）痰迷心窍型：突然昏倒，不省人事，颈强，鼻鼾痰鸣，呕吐痰涎。舌红，苔白腻微黄，脉滑微弦。

治宜：化痰除湿，涤痰开窍。

方剂：涤痰汤加减。

制南星 10 g，制半夏 10 g，炒枳实 15 g，茯苓 20 g，橘红 10 g，石菖蒲 10 g，人参 10 g，竹茹 10 g，甘草 5 g。

2．单方验方

（1）建瓴汤：生怀山药 30 g，怀牛膝 30 g，生赭石 24 g（轧细），生龙骨 18 g（捣细），生牡蛎 18 g（捣细），生怀地黄 18 g，生杭芍 12 g，柏子仁 12 g。主治肝阳上亢，头目眩晕，耳鸣目胀，心悸健忘，烦躁不宁，舌强，言语不利，口眼歪斜，半身麻木不遂，脉弦硬而长等症。

（2）四物汤合四君子汤加减：当归 20 g，川芎 20，白芍 15 g，生地 20 g，炙甘草 15 g，党参 20 g，白术 20 g，云苓 20 g，远志 20 g，麦冬 20 g，菊花 15 g，五味子 15 g，地骨皮 30 g，龙齿 20 g，玉竹 20 g，阿胶 5 g，磁石 30 g。达到补血和血，补气健脾的目的。

五、护理

1）不论患者症状轻、重，均需绝对卧床休息 4～6 周。并在此期间避免一切可能引起血压和颅内压增高的因素，如用力排便、打喷嚏、情绪激动等。切不可因无意识障碍、无肢体瘫痪等症状而过早下地活动。6 周后患者可在床上由卧位改为坐位，每日 1～2 次，逐渐增加次数，逐步下地活动。

2）饮食应视病情而定。意识清醒的患者可给软食或半流质饮食，适当增加含纤维素的食物，如新鲜蔬菜、水果等。有意识障碍的患者，可经胃管进食。发病早期因预防脑水肿，可适当限制水的摄入量。

3）病情危重或昏迷的患者，分别按危重患者护理常规和昏迷患者护理常规进行护理。

（韩珊珊）

第八章　儿科疾病

第一节 哮 喘

哮喘是由嗜酸性粒细胞、肥大细胞和T淋巴细胞（简称T细胞）等多种炎性细胞参与的气道慢性炎症。这种气道炎症使易感者对各种激发因子具有气道高反应性，可引起气道缩窄，表现为反复发作性喘息、呼吸困难、胸闷或咳嗽等症状，常在夜间和（或）清晨发作、加剧，常常出现广泛多变的可逆性气道受限，多数患儿可自行或经治疗缓解。据我国对27个省市0～14岁儿童抽样调查结果，小儿哮喘发病率为0.11%～2.03%。近年来，哮喘的发病率呈逐年上升趋势。

一、病因

哮喘的病因较复杂，大多被认为是一种多基因遗传病，受遗传因素和环境因素的双重影响。对于每一病例还要做具体分析，有时很难明确其病因。

（一）外源性哮喘

当过敏原首次进入过敏体质患者体内后，浆细胞即产生相应的特异性抗体反应素（IgE），并吸附在支气管黏膜的肥大细胞膜及血液中嗜碱性粒细胞上，而使这些细胞致敏。当患者再次接触同一类抗原时，即与IgE发生抗原—抗体反应，使致敏的肥大细胞脱颗粒，释放出多种具有生物活性物质，如组胺、慢反应物质、缓激肽、5-羟色胺、嗜酸性粒细胞趋化因子等，引起支气管平滑肌收缩、痉挛，支气管黏膜水肿、充血，分泌物增加，从而导致哮喘发作。过敏原种类繁多，如花粉、灰尘、螨、动物羽毛、真菌、鱼、虾、奶、蛋，接触油漆、染料，均可致病。食物过敏以婴儿期较常见，4岁后逐渐减少。多数患儿血清IgE、IgG4和周围血嗜酸性粒细胞增高，部分患儿血清过敏原特异性IgE和IgG4抗体滴度增高。

（二）内源性哮喘

由于遗传或后天因素导致患者气道反应性过度增高，其实质是支气管黏膜下迷走神经末梢感受器过于敏感，原本对正常人不引起不良反应的刺激会使这些患者迷走神经高度兴奋，释放大量乙酰胆碱，通过毒蕈碱型受体（M受体），使三磷酸鸟苷变成环磷酸鸟苷（cGMP），在后者的介导下肥大细胞脱颗粒，并释放生物活性物质（介质）使哮喘发作。无论是外源性或是内源性哮喘发作均与肥大细胞脱颗粒、释放生物活性物质有关。而后者合成、释放，又受到环磷酸腺苷（cAMP）、cGMP浓度调控，特别是受到cAMP与cGMP比值的调控。cAMP减少、cGMP增多，特别是cAMP/cGMP减小，使哮喘发作，相反哮喘则停止。而cAMP、cGMP的多少分别受到AC与鸟苷酸环化酶（GC）活性调控。而AC、GC又分别和β受体及M受体有密切关系，所以β受体兴奋剂、M受体抑制剂治疗哮喘有效。

引起此型哮喘的主要诱因为呼吸道感染，尤以病毒性感染更为重要。婴儿时期呼吸道合胞病毒感染者，常遗留反复哮吼发作，其中1/3的患儿最终发生典型哮喘。约半数哮喘患儿在婴幼儿期有毛细支气管炎和（或）哮喘性支气管炎病史，至4~5岁时才发展为较典型的哮喘发作。血清IgE浓度和周围血嗜酸性粒细胞多属正常，血清IgG亚类缺陷仅见于部分患儿。

（三）混合性哮喘

在发病过程中过敏性因素与感染性因素同时参与。病情多较严重，常无缓解期。外源性和内源性哮喘常不易截然分开，婴幼儿期常发生内源性哮喘，至年长儿期可转为外源性哮喘，成为疾病不同时期的不同临床表现形式。

（四）其他因素

如药物性哮喘（阿司匹林、抗生素、细菌疫苗、抗毒血清、酶制剂可致哮喘，为Ⅰ型或Ⅲ型变态反应）、运动后哮喘。

二、病理

发病早期很少发生器质性病理改变；死于哮喘持续状态者的病变主要为气道黏膜水肿和以嗜酸性粒细胞和淋巴细胞浸润为主的炎症，基底膜和平滑肌都增厚，管腔狭窄且常含黏液栓，阻塞气道的末端肺泡萎缩或扩张。

三、病情评估

（一）临床表现

1. 外源性哮喘

发病前可有过敏原接触史，多有鼻痒、喷嚏、流清水样鼻涕、咳嗽等过敏性先兆症状。继而出现带哮鸣音的呼气性呼吸困难。患者多被迫采取坐位，两手前撑，两肩耸起，额部冷汗，发绀。听诊两肺满布哮鸣音。发作将停时，咳出较多的稀薄痰液后，气促减轻，肺部哮鸣音逐渐减少和消失，哮喘发作停止，恢复到发病前状态。

2. 内源性哮喘

多由呼吸道或肺部感染诱发。先有咳嗽、咳痰并逐渐加重，以后出现哮喘。发作时临床表现与外源性哮喘相似，但起病缓慢，持续较久且逐渐加重。肺部听诊闻及哮鸣音和湿啰音同时存在。哮喘缓解后肺部湿啰音仍可存在。

3. 混合性哮喘

由于多种因素均可诱发哮喘，故在长期反复发作过程中，外源性和内源性哮喘可相互影响而混合存在，这种哮喘称为混合性哮喘，其临床表现复杂，可长年发作，无明显季节因素。

4. 哮喘持续状态

严重哮喘发作持续24小时以上者，称为哮喘持续状态。常因感染未被控制，过敏原未消除；患者伴有失水，致使痰液黏稠不易咳出，形成痰栓，阻塞小支气管或伴有肺不张；心肺功能不全，缺氧，酸中毒；对常用的平喘药物耐药；并发自发性气胸等引起。患者呼吸困难严重，表现为吸气浅、呼气长而费力，呈张口呼吸，甚至出现发绀，面色苍白，脉快，呼吸衰竭。

长期反复发作者，可有桶状胸，常伴生长发育落后和营养障碍。一般而言，儿童哮喘的预后较好，到成年期后半数以上病例的症状、体征完全消失，但部分患者可留有轻度肺功能障碍，严重病例可致呼吸衰竭和心力衰竭，病死率约1%。

（二）辅助检查

1. 血常规

可有嗜酸性粒细胞计数增高（$>0.3\times10^9/L$），接受肾上腺素治疗后，可出现白细胞假性增高。

2. 血清 IgE 测定

可有血清中 IgE 或特异性 IgE 增高。

3. X 线检查

急性发作时可见两肺过度充气，透明度增高。并发肺部感染时，可见肺纹理增多、增粗，亦可见炎性浸润阴影。重症患儿可摄 X 线后前位及侧位胸片，急性恶化时右中叶肺不张很常见，且可持续数月。

4. 血气分析

动脉血气分析对哮喘评价很重要。哮喘缓解期 PaO_2、$PaCO_2$ 及 pH 值可能正常；哮喘发作期低 $PaCO_2$ 常见；发作早期 $PaCO_2$ 上升提示梗阻较为严重。病情严重时还可出现 pH 值下降。PaO_2 减低，缺氧严重，可并发代谢性酸中毒。每日检测 PEF 及其一日的变异率，是判断亚临床型哮喘的良好指标。

5. 皮肤试验

将可疑的抗原做皮肤试验，有助于识别主要环境变应原，常见吸入性变应原有尘螨、真菌、花粉、皮毛、枕垫填料等。皮肤挑刺的结果较为可靠。

四、治疗措施

治疗哮喘应按去除病因、控制发作、预防复发、巩固疗效的防治原则，因人而异制订防治方案。

（一）去除病因与诱因

努力寻找并脱离哮喘的致病因素，积极治疗和清除感染病灶，去除各种诱发因素（如吸烟、漆味、冰冷饮料、气候突变等）。

（二）控制发作

主要是解痉和抗感染治疗，用药物缓解支气管平滑肌痉挛，减轻气道黏膜水肿和炎症，减少黏痰分泌。

1. 支气管扩张剂

1）拟肾上腺类药物：常用的有①沙丁胺醇，0.5% 沙丁胺醇，每次 0.01～0.03 ml/kg，最大量 1 ml，用 2～3 ml 生理盐水稀释，每 4～6 小时雾化吸入；其气雾剂每揿一下可吸入 100 μg，每次 1～2 揿，每日 3～4 次；可吸入的干粉制剂称喘宁蝶，每囊泡 200 μg，1 囊泡/次，每日 3～4 次；或每日 3～4 次口服，<5 岁每次 0.5～1 mg，5～14 岁每次 2 mg。②特布他林，每日 3 次，1～2 岁每次 1/4～1/3 片；3～5 岁每次 1/3～2/3 片；6～14 岁每次 2/3～1 片。③克化特罗，每日 3 次，6～14 岁每次 1/2～

1 片。

除了严重哮喘外，气道被痰栓阻塞、严重缺氧和酸中毒致支气管平滑肌 β₂ 受体对儿茶酚胺无反应，是拟肾上腺素药物无效的原因，若此时大量重复应用，反可致支气管平滑肌痉挛，发生肺水肿和高血压、严重心律失常甚至死亡，应予以注意。

2）茶碱类：目前认为茶碱类药物能稳定和抑制肥大细胞、嗜酸性粒细胞、中性粒细胞、巨噬细胞，对抗腺苷引起的支气管痉挛。促进儿茶酚胺的释放，增加膈肌收缩，具有扩张支气管、抗炎、调节免疫的作用。现发现茶碱的作用与血液中药物浓度有密切关系。认为最佳血浆茶碱浓度为 5～10 mg/L，此浓度能减少茶碱的不良反应。因血浆茶碱的半衰期个体差异很大，应做血浆或唾液茶碱浓度的监测，及时调整剂量。一般氨茶碱每次 4～6 mg/kg，每 6 小时 1 次口服，较重者以 2～4 mg/kg 加入 20%～50% 葡萄糖 20～40 ml 中缓慢静脉注射，必要时 4～6 小时重复 1 次。不良反应：恶心、呕吐、心悸、烦躁不安，严重时出现血压下降、心律失常、抽搐、昏迷甚至死亡。二羟丙茶碱可用于不需静脉补液的病例，每次 4 mg/kg 肌内注射，不良反应较氨茶碱少。缓释茶碱有服药次数少和保持稳定的血药浓度的优点，剂量为每日 16 mg/kg，分 2 次口服。几个月的婴儿，氨茶碱的代谢速度极慢，应用时须特别注意。

2. 肾上腺皮质激素

治疗哮喘的主要作用机制为抑制花生四烯酸的代谢，减少炎症介质的释放，减轻血管的渗出，提高呼吸道平滑肌的反应性，减少组胺的形成，抑制黏液的分泌等，有强大的抗哮喘作用。此类药物用于严重病例或使用支气管扩张剂无效者。一般采用泼尼松每日 1～2 mg/kg，分 2～3 次口服，症状缓解后即可停药。反复发作而需长期用药者，可考虑隔日疗法。

肾上腺皮质激素类吸入剂可减少口服肾上腺皮质激素的用量，二丙酸倍氯米松雾化吸入虽可吸收，但很快在肝内水解破坏，故全身不良反应极小，是最佳的肾上腺皮质激素吸入剂。1 次吸入量为 0.05 mg，每日 4 次，最多不超过 10 次（即最大吸入量每日不超过 0.5 mg）。偶可发生口腔黏膜念珠菌感染。

3. 抗生素

对于疑有继发下呼吸道细菌感染时，可选择有效的抗菌药物足量、尽早应用，对控制哮喘发作有重要意义。

4. 其他治疗

鼓励患儿咳嗽、排痰，保证能量及水分的供给，维持水、电解质及酸碱平衡。

（三）哮喘持续状态的处理

1. 给氧

一般采用面罩（氧流量 3～4 L/min）和鼻前庭导管法（氧流量 0.5～1 L/min），以保持 PaO_2 在 70～90 mmHg。

2. 补充液体和纠正酸中毒

补液用 1/5 张含钠液纠正失水，防止痰液黏稠成栓；用碳酸氢钠纠正酸中毒。

3. 肾上腺皮质激素

早期较大剂量静脉滴注肾上腺皮质激素，甲泼尼龙每次 1～2 mg/kg，每 6 小时 1

次；地塞米松每次 0. 25 ~ 0. 75 mg/kg，每 6 小时 1 次；氢化可的松每次 5 ~ 10 mg，每 6 小时 1 次。3 种制剂视病情任选一种。

4. 支气管扩张剂

1）沙丁胺醇溶液雾化吸入：药物剂量同前，开始时根据病情每隔 20 分钟或 1 ~ 2 小时吸入 1 次；同时需监护心率和呼吸情况，病情好转后，每隔 6 小时 1 次。

2）氨茶碱：氨茶碱负荷量为 4 ~ 5 mg/kg，加入 10% 葡萄糖液 30 ~ 50 ml 中于 20 ~ 40 分钟滴完，维持量为每小时 0. 9 ~ 1. 0 mg/kg，维持 3 小时。

5. 镇静剂

可用水合氯醛灌肠。慎用或禁用其他镇静剂。

6. 机械呼吸

应用指征：①持续严重的呼吸困难；②呼吸音减低到几乎听不到呼吸音及哮鸣音；③因过度通气和呼吸肌疲劳而使胸廓运动受限；④意识障碍，烦躁，甚至昏迷；⑤吸入 40% 氧后发绀无改善；⑥$PaCO_2 \geq 65$ mmHg。呼吸器以定容型为好，需进行血气监测。

7. 强心剂

如确有心力衰竭，可用洋地黄制剂。

（四）预防复发

1. 免疫治疗

①脱敏疗法，用于过敏原不可能避免的情况。尘螨为最常见的过敏原，其次为花粉、霉尘和尘埃等。根据皮肤试验结果，将引起阳性反应的过敏原浸液做皮下注射，浓度由低到高，剂量逐渐递增，每周 1 次，持续 2 年。若发作有季节性，则于发作前 1 个月开始上述脱敏治疗，也是每周注射 1 次，15 ~ 20 次为 1 个疗程。据国内报道尘螨脱敏治疗有效率在 80% 以上，偶有发热、局部一过性红肿痒痛、荨麻疹、哮喘发作等不良反应。②免疫调节治疗，可采用中医辨证论治或给胸腺素等免疫调节剂提高机体免疫，降低过敏性。

2. 色甘酸钠

色甘酸钠有抑制肥大细胞脱颗粒、降低气道高反应性的作用，故可预防哮喘发作，宜在好发季节的前 1 个月开始用药，剂量为 20 mg 雾化吸入，每日 3 ~ 4 次，经 4 ~ 6 周无效者可停用。一般对运动诱发的哮喘效果较好，对激素依赖性哮喘者，应用本品可望减少肾上腺皮质激素用量。

3. 酮替酚

酮替酚作用机制与色甘酸钠相似，对外源性哮喘效果较好。小于 3 岁者每次 0. 5 mg，每日 2 次；大于 3 岁者每次 1 mg，每日 1 ~ 2 次，口服 6 周无效可停用。

4. 肾上腺皮质激素

经肾上腺皮质激素吸入疗法能使哮喘得以缓解的患儿应继续吸入维持量肾上腺皮质激素至少 6 个月。

五、护理

1）哮喘发作时，患儿常表现出情绪激动、紧张不安、怨怒等，而精神因素又可导致哮喘加重，难以控制。护士除做好心理护理之外，应协助患儿采取舒适的半卧位或坐位，绝对卧床休息，减少说话，当发作严重时，应陪伴着患儿，以解除患儿精神上的恐惧感和孤独感。护理人员协助做好生活护理。

2）患儿对气体的温度和气味很敏感，室内应整齐清洁，安静。保持室内适宜的温度与湿度，保持室内空气流通，室内布置应简单，避免接触过敏原物质，如花草、毛毯、喷洒杀虫剂及花露水等，以防引起哮喘发作。晨间护理应防止尘土飞扬，以免患者吸入而诱发或加重哮喘。

3）鼓励患儿多饮水，以纠正出汗、呼吸过快引起的失水，并可使痰液稀释易于咳出。给予高能量、高蛋白、高维生素、清淡易消化饮食，避免接触和食用致敏食物如鱼、虾等。1次进食量不宜太多，最好少量多餐，多食用新鲜蔬菜、水果等，保持大便通畅。

4）根据血气分析监测结果，予以适宜的氧疗，鼓励并协助患儿咳嗽排痰。必要时吸痰，以保持呼吸道通畅。

5）针对患儿的心理状态，做好心理疏导，给予精神支持，并取得家庭及社会各方面积极的配合。

6）病情观察

（1）哮喘发作期患儿一般神志是清楚的，重度、危重度发作常伴有呼吸衰竭，患儿可出现嗜睡、意识模糊，甚至浅、深昏迷，神志情况是判断哮喘发作程度的指标之一。

（2）应密切观察患儿呼吸频率、节律、深浅度和用力情况。哮喘患儿由于小气道广泛痉挛、狭窄，表现为呼气性呼吸困难、呼气时间延长，并伴有喘鸣，危重度发作患者喘鸣音反而减弱乃至消失、呼吸变浅、神志改变，常提示病情危笃，应及时处理。

（3）由于低氧血症致血中还原血红蛋白增多，使皮肤、黏膜呈现青紫色，称为发绀。应在皮肤薄、色素少而血流丰富的部位如口唇、齿龈、甲床、耳垂等处观察。并发贫血的患儿因血红蛋白过低，致使还原血红蛋白达不到发绀的浓度而不出现发绀，病情观察时应予注意。

（4）注意观察药物反应及疗效，加强心脏的监护，如患儿出现心悸、心动过速、心律失常、血压下降、震颤、恶心、呕吐等反应，要及时报告医生给予相应处理。

7）给氧时要根据患儿缺氧情况调整氧流量，一般每分钟吸入 3～5 L。输氧方式的选择最好是不增加患儿的焦虑，应选择鼻导管或鼻塞吸氧。输氧时应做湿化，勿给患儿未经湿化的氧气，以免气道黏膜干裂，痰液黏稠不易咳出。当哮喘得到控制，患儿神志、精神好转，呼吸平稳，发绀消失，$PaO_2 > 60$ mmHg，$PaCO_2 < 50$ mmHg，即可考虑撤氧观察血气变化。氧疗对于患儿的病情控制、存活期的延长和生活质量的提高有着重要的意义，因此，近年来越来越多的患儿的氧疗由医院转入家庭。家庭氧疗时应注意氧流量的调节，严禁烟火，防止火灾。

8）指导患儿学会呼吸运动以强化横膈呼吸肌。在执行呼吸运动前，应先清除呼吸道分泌物。

（1）腹部呼吸运动：①平躺，双手平放在身体两侧，膝弯曲，脚平放地板；②用鼻连续吸气并放松上腹部，但胸部不扩张；③缩紧双唇，慢慢吐气直到吐完；④重复以上动作 10 次。

（2）向前弯曲运动：①坐在椅上，背伸直，头向前、向下低至膝部，使腹肌收缩；②慢慢上升躯干并由鼻吸气，扩张上腹部；③胸部保持直立不动，由口将气慢慢吹出。

（3）胸部扩张运动：①坐在椅上，将手掌放在左右两侧的最下肋骨上；②吸气，扩张下肋骨，然后由口吐气，收缩上胸部和下肋骨；③用手掌下压肋骨，可将肺底部的空气排出；④重复以上动作 10 次。

9）介绍有关用药及防病知识

（1）增强体质，预防呼吸道感染。

（2）指导患儿及家长确认哮喘发作的诱因，避免接触可能的过敏原，去除各种诱发因素（如避免患儿暴露在寒冷的空气中，避免与呼吸道感染的人接触等）。

（3）教会患儿及家长根据患儿自身表现进行病情监测，辨认哮喘发作的早期征象、发作表现及适当的处理方法。

（4）教会患儿及家长选用长期预防与快速缓解的药物，正确、安全用药。

（5）在适当时候及时就医，以控制哮喘严重发作。

（闫华）

第二节　小儿腹泻

小儿腹泻是由多种病体原引起的以腹泻和电解质紊乱为主的一组临床综合征。发病年龄以 2 岁以下为主，其中 1 岁以下者约占 50%。一年四季均可发病，但夏、秋季发病率最高。

一、病因

本病根据病因分为感染性和非感染性两类。

（一）感染

病原体有细菌、病毒、真菌和寄生虫等。我国近年来对急性腹泻病原体检出率明显提高，一般为 30% ~50%，主要病原体为细菌，其次为病毒。

1. 细菌

1）大肠杆菌：该菌为主要的肠道细菌感染源。按其致病机制分为 3 类：①产肠毒素大肠杆菌（ETEC）：该菌通过产生肠毒素引起腹泻，是发展中国家婴幼儿腹泻的主要病原体之一。由于污染食物和水源，可引起暴发流行。②肠侵袭性大肠杆菌（EIEC）：该菌直接侵入肠黏膜，引起炎症反应而导致腹泻。可呈散发或在婴幼儿集体机构暴发流行。③肠致病性大肠杆菌（EPEC）：病原体与肠上皮细胞表面紧密黏附，但不侵入细胞内，故又称为肠集聚性大肠杆菌（EAEC），在热带国家及卫生状况较差人群中，EPEC 为腹泻的重要病原体。也常常是新生儿腹泻流行的重要病因。

2）痢疾杆菌：近年国内大多数报道认为，该菌在急性腹泻患儿细菌性病原分析中检出率最高，因地区不同，主要流行菌型不稳定，以宋内菌与福氏菌多见，志贺菌、鲍氏菌较少见。该菌通过苍蝇、污染的食物和水在人群中传播，发病率与社会经济及卫生条件有关。

3）沙门菌：近年来，人类沙门菌感染有逐年增多的趋势。主要为鼠伤寒及其他非伤寒、副伤寒沙门菌感染增加。该菌易在产科婴儿室和儿科新生儿病房引起暴发流行，病情危重，病死率高。

4）空肠弯曲菌：据国内报道，该菌占腹泻病原体的 10.9% ~ 17.2%，流行季节以夏、秋为主，8 ~ 9 月份最高，2 岁以下小儿多见。本病可通过被污染的水或食物传播，多为散发，也有大规模暴发的情况。

5）小肠结肠炎耶氏菌：占一般住院肠炎的 1.0% ~ 3.0%，多在冬、春季发病，传播途径为污染的食物、水以及接触传播，也可能通过呼吸道吸入与节肢动物叮咬感染。

6）霍乱弧菌：分古典型及埃尔托生物型，分别引起古典霍乱与副霍乱。大便污染水源是感染的主要来源，此外，直接或间接污染食物也可引起感染，多发生夏、秋季节。

7）嗜水气单胞菌：夏季多见，主要见于 2 岁以下儿童。国外报道较多。此外，金黄色葡萄球菌、变形杆菌、产气荚膜杆菌及难辨梭状芽孢杆菌等所致肠炎多为继发性。

2. 病毒

1）轮状病毒：在世界各地，轮状病毒均为感染性腹泻最常见及分布最广的病原体。我国轮状病毒腹泻多发生于秋、冬季，是秋、冬季腹泻的主要病因。感染主要发生于 6 个月至 2 岁小儿，感染途径为胃肠道，但不排除呼吸道传播的可能性。

2）Herwalk 病毒：主要发现于欧美各国，冬季多见，大多侵犯学龄儿童。传播与水源有关。

3）其他：肠腺病毒、星状病毒、杯状病毒、冠状病毒等。

3. 真菌、寄生虫

真菌感染以白念珠菌最多，大部分在使用广谱抗生素后继发。原虫常见为蓝氏贾第鞭毛虫，患者及包囊携带者为传染源，儿童较成人多见。

（二）非感染因素

1. 饮食因素

喂养不当是引起腹泻的原因，多见于人工喂养儿，喂养不定时，过多过少或过早地喂食大量淀粉或脂肪类食物。

2. 肠道过敏或消化酶缺乏

个别婴儿对某些食物成分过敏，或由于先天性或继发性肠内特殊酶类缺乏，喂食后可发生腹泻。

3. 其他因素

气候突然变化，腹部受凉使肠蠕动增强；天气过热使消化液分泌减少，且口渴又易哺乳或饮水过多，增加消化负担，稀释消化液，这些均易诱发腹泻。

（三）体质因素

婴幼儿胃肠道、神经、内分泌、肝肾功能等发育均未成熟，调节功能差，免疫功能差，抗大肠杆菌抗体及轮状病毒抗体水平低，故易患大肠杆菌肠炎与轮状病毒肠炎。婴幼儿细胞外液所占比例高，调节功能又差，易发生体液、电解质紊乱，是死亡的主要原因。

二、发病机制

（一）感染性腹泻

1. 肠毒素性肠炎

由各种产生肠毒素的细菌所致。一般细菌不侵入肠黏膜，不产生病理形态学变化。临床特点是除腹泻脱水外，多数无发热等其他全身症状，大便中无白细胞。

2. 侵袭性肠炎

由各种侵袭性细菌所致。细菌侵入肠黏膜组织，引起充血、水肿、炎症细胞浸润、溃疡和渗出等病变，排出含有大量白细胞和红细胞的菌痢样大便。另外，侵袭性细菌引起肠炎时，肠系膜淋巴结均可肿大。

3. 病毒性肠炎

病毒侵入肠道后，在小肠绒毛顶端的柱状上皮细胞上复制，使细胞发生空泡变性、坏死，其微绒毛肿胀、不规则和变短；受累的肠黏膜上皮细胞脱落，遗留不规则的裸露病变；固有层可见淋巴细胞浸润。

（二）非感染性腹泻

当进食过量或食物成分不恰当时，消化过程发生障碍，食物不能充分消化和吸收，积滞于小肠上部，同时酸度减低，有利于肠道下部细菌上移与繁殖，使食物产生发酵和腐败过程，使消化功能更为紊乱。分解产生的乳酸等使肠腔内渗透压增高，并协同腐败性毒性产物（如胺类）刺激肠壁，使肠蠕动增加，引起腹泻。

三、病情评估

（一）临床表现

从病史中了解喂养情况、不洁食物史、疾病接触史、食物和餐具消毒情况，以区别感染性与非感染性腹泻，还需注意发病季节与地区。

1. 轻型腹泻

多为饮食不当或肠道外感染引起。以消化道症状为主，多无全身症状及明显脱水，精神尚好，体温多正常或只有低热。消化道症状主要为腹泻，每日多不超过 10 次，呈黄色或黄绿色，稀便或蛋花汤样便，有酸味，含奶瓣和泡沫，可混少量黏液，可有便前哭闹，肠鸣音增强，而便后安静。大便镜检见大量脂肪球。可有食欲缺乏、溢乳或几次呕吐。多于数日内痊愈。治疗不当也可转为重型。

2. 重型腹泻

多为 EPEC 和病毒感染所致，也可由轻型腹泻转化而来。

1）全身症状：一般状态较差，可出现高热或体温低于正常。烦躁不安、精神萎靡、意识蒙眬，甚至昏迷。

2）胃肠道症状：食欲低下，常有呕吐，严重者可吐出咖啡渣样液体。大便次数明显增多，每日十至数十次。大便呈黄绿色、黄色或微黄色，量多，呈蛋花汤样或水样，可有少量黏液。光镜下可见脂肪球及少量白细胞。

3）水、电解质和酸碱紊乱症状

（1）脱水：由于吐、泻丢失体液和摄入量不足，使体液总量尤其是细胞外液量减少，导致不同程度的脱水。按脱水性质分，可分为等渗、低渗和高渗性脱水。临床呈现不同表现。

（2）代谢性酸中毒：由于腹泻丢失大量碱性物质；进食少和肠吸收不良，摄入能量不足，体内脂肪分解产生大量酮体；脱水血液浓缩，组织灌注不良和缺氧，乳酸堆积；肾血流量减少，肾功能减低，酸性代谢产物潴留。腹泻患儿有不同程度的酸中毒。

（3）低钾血症：由于进食少、钾摄入不足、吐泻失钾过多引起低钾血症。

（4）低钙和低镁血症：由于进食少、吸收不良和从大便中丢失钙、镁，可使体内钙、镁减少。血钙降低可出现烦躁不安、手足搐搦，甚至惊厥等症状。低镁血症表现为神经肌肉兴奋性增高，如烦躁、抽搐、肌肉震颤等。

3. 不同病原体所致腹泻的临床特点

1）EPEC：5~7个月小儿多见，多起病较缓，呕吐和低热常与脱水同时出现。大便多呈蛋花汤样，色淡黄，偶见血丝，有腥臭味。多呈等渗性或低渗性脱水。

2）病毒性肠炎：主要由轮状病毒引起。多发生于2岁以下，起病急，早期出现呕吐，多合并上呼吸道感染症状。排水样便，黏液少，很少有腥臭味，常伴发高热、腹胀，脱水呈轻、中度等渗或高渗性，抗生素治疗无效。

3）直肠弯曲菌肠炎：发病季节性不强，以1~3岁最多，大便常常带血，确诊依靠细菌学检查。

4）金黄色葡萄球菌肠炎：多继发于口服大量广谱抗生素后，症状与病程常与菌群失调的程度有关。主要表现为呕吐、发热、腹泻。呕吐常在发热前1~5日出现，大便为有腥臭味的暗绿色水样便，每日可为10~20次或更多。脱水和电解质紊乱症状重，甚至发生休克。大便中常见灰白色片状伪膜，对临床诊断有帮助。

5）真菌性肠炎：多并发于其他感染，大便每日3~4次或稍多，黄色稀水样，偶呈豆腐渣样，有的发绿，大便镜检有真菌孢子及菌丝。

4. 迁延性腹泻的临床特点

病程迁延至2周以上，以人工喂养儿多见。主要由于：①长期喂养不当，造成消化吸收障碍及胃肠功能紊乱；②全身与消化道局部免疫功能低下，肠道感染始终未得到控制；③长期滥用抗生素引起肠道菌群失调；④严重营养不良的患儿，肠黏膜萎缩或急性肠道感染，肠黏膜上皮细胞受损，继发双糖酶缺乏，致使糖的分解和吸收不良。表现为腹泻迁延不愈，病情反复，腹泻次数和性状常不稳定，吐泻频繁时，出现水和电解质紊乱。常伴有呼吸道、泌尿道、皮肤等继发感染。由于长期消化吸收障碍，可见慢性营养紊乱症状：消瘦，体重明显减轻，贫血，多种维生素缺乏，生长发育迟缓等。

（二）实验室检查

1. 血常规

无特异性，可通过白细胞计数及分类初步判定病原体为细菌或病毒。

2. 血生化

根据病情轻重，有不同程度的低血钾、低血钙及 CO_2CP 增高。

3. 病原学检查

大便细菌培养和药敏试验，或有关病毒酶标、血清抗体检查。

四、治疗措施

治疗原则是预防和及时纠正水、电解质紊乱和酸碱失衡；继续饮食；合理用药。

（一）饮食疗法

近来多主张腹泻患儿不禁食，母乳喂养儿可暂停辅食，人工喂养儿从米汤、稀释牛奶、酸奶、脱脂奶开始由稀到浓，逐渐添加。轮状病毒肠炎应控制蔗糖和乳制品。

（二）液体疗法

1. 口服补液

采用口服补液盐（ORS）溶液，这是 WHO 推荐用以治疗急性腹泻合并脱水的一种溶液，效果较好。其应用理论基础是基于研究发现肠黏膜上皮细胞刷状缘上存在钠和葡萄糖的共同载体，载体上有钠和葡萄糖两种受体，当两种受体同时结合钠和葡萄糖时，可显著增加钠和水的吸收。

口服 ORS 溶液可用氯化钠 3.5 g，碳酸氢钠 2.5 g，枸橼酸钾 1.5 g，葡萄糖 20 g，加水 1 000 ml 配制而成。其中各种电解质离子浓度为：Na^+ 90 mmol/L，K^+ 20 mmol/L，Cl^- 80 mmol/L，HCO_3^- 30 mmol/L。该溶液中含葡萄糖浓度为 2%，有利于钠和水的吸收，Na^+ 90mmol/L，适合于纠正累积损失及大便中电解质钠丢失的补充，且含一定量 K^+ 和 HCO_3^- 可补充钾及纠正酸中毒；但如用于补充继续损失及生理需要量，该溶液则需适当稀释。

1）对于无脱水的患儿应口服补液预防脱水，可用 ORS 溶液、米汤或糖盐水，20～40 ml/kg，4 小时内喝完，以后随时口服，能喝多少就喝多少。

2）轻、中度脱水无呕吐的患儿，可口服 ORS 溶液，轻度脱水 50～80 ml/kg，中度脱水 80～100 ml/kg，具体液体量和速度应根据脱水恢复情况和大便量酌情增减，新生儿慎用。

2. 静脉补液

对中度以上脱水或因腹胀明显、吐泻频繁、脱水重不能继续口服补液者需静脉补液。其总的原则是先盐后糖、先浓后淡、先快后慢、有尿补钾、抽搐补钙。输液做到三定，定输液总量、定输入液体种类及定输液速度，同时注意纠正酸中毒及电解质紊乱。

输液总量根据脱水程度而定，第一天输液量，应包括累积损失量、继续损失量和生理需要量（表 8-1）。第二天以后输液量，一般只补充继续损失量和生理需要量。

等渗性脱水用 1/2 张含钠液（等渗含钠液与葡萄糖液各半）；低渗性脱水用 2/3 张含钠液（等渗含钠液 2 份与葡萄糖液 1 份）；高渗性脱水用 1/3 或 1/4 张含钠液（等渗

含钠液与葡萄糖液的比例分别为 1:2 或 1:3）。

表 8-1　第一天输液量　　　　　　　　　　　　　　　　单位：ml/kg

脱水程度	累积损失量	继续损失量	生理需要量	总　量
轻度	50	10～30	60～80	120～150
中度	50～100	10～30	60～80	150～200
重度	100～120	10～30	60～80	200～250

输液速度：前 8 小时输入总量的一半，失水较重者可先从中取 20 ml/kg，用 2/3 张含钠液（2 份生理盐水加 1 份 1/6 mol 乳酸钠或 1.4% 碳酸氢钠）在前半小时内快速输入，余下的 16 小时输入总量的另一半（能口服者应扣除口服量）。

对轻、中度酸中度并心肾功能良好者，多随输液后血液循环改善而消失，一般不需另给碱性溶液。重度酸中毒须另外加用碱性溶液。药量按提高 CO_2CP 4.5 mmol/L 计算，常用 5% 碳酸氢钠每次 5 ml/kg。需同时扩充血容量者直接用 1.4% 溶液每次 20 ml/kg，可同时起到扩容和纠酸作用。如已测知 CO_2CP，可按提高到 18 mmol/L（40 容积%）计算。常用碱性溶液需要量计算公式：（18 - CO_2CP 测得值）（mmol/L）×0.7×体重（kg）=应补碱性溶液（mmol）。

补钾：中度以上脱水患儿在治疗前 6 小时内排过尿或输液后有尿即可开始补钾（有低钾血症的确切依据时，无尿亦可补钾）。一般每日补 2～4 mmol/kg（相当于 10% 氯化钾每日 1.5～3 ml/kg），能口服者将全日量分为 3～4 次口服；不能口服者按 0.15%～0.3% 浓度静脉滴注，补钾时间不应少于 6 小时，损失的钾盐一般在 3～6 日陆续补充。较安全办法是将氯化钾 100 mg/kg 加入排尿后第一批输液中静脉滴入，低钾情况一般都能好转，将其余用量分 3～4 次口服。因食物中含钾丰富，饮食恢复至正常量一半时，可停止补钾。

钙和镁的补充：在补液过程中，如果患儿兴奋性过高或出现惊厥或抽搐，可将 10% 葡萄糖酸钙 10 ml 稀释 1 倍，静脉滴入，必要时可重复。能口服时可给 10% 氯化钙每次 5～10 ml，每日 3～4 次。抽搐停止后可肌内注射维生素 D 20 万～30 万 U，并继续服钙剂。脱水重、久泻及有低血镁时，可肌内注射 25% 硫酸镁每次 0.2～0.4 ml/kg，每日 2～3 次，2～4 天。

输血或血浆：加强支持疗法，输血浆每次 25～50 ml，必要时 1～3 日重复 1 次，共 2～4 次，贫血者输全血。

3. 几种特殊腹泻患儿的液体疗法

1）腹泻并发肺炎的液体疗法：腹泻并发肺炎，因发热、饥饿、缺氧可加重腹泻的代谢性酸中毒；二氧化碳潴留还常有呼吸性酸中毒；有时呈混合性酸碱失衡。低钾、低钙、低氯血症等电解质紊乱也常发生。此外，肺炎易并发心力衰竭。因此，只要脱水不明显，能口服者尽量口服补液，必须静脉补液者，应坚持液量不宜过多，总补液量只按计算量的 3/4 补给。输液速度不宜过快等。

2）腹泻并发心力衰竭的液体疗法：一般心力衰竭适当限盐水是必要的，但当并发腹泻出现脱水时，应给予合理的静脉补液，但速度不可太快。尤其对心力衰竭伴有脱水休克而需快速补液时，则应严格监控心脏功能情况。对补液总量及电解质张力也应从严掌握。

3）腹泻并发重度营养不良的液体疗法：营养不良患儿皮肤弹性差，一旦脱水易将脱水程度估计过重，而且心、肾功能差，液量过大会加重心脏负担。补液总量的计算应以现有体重为准，且比计算量少补 1/3～1/2，并于 2～3 日完成丢失液体量的补充。此外，营养不良患儿肝功能差，纠正酸中毒宜用碳酸氢钠，并注意补钾、补钙、补镁。为防止发生低血糖，可将葡萄糖浓度提高至 10%～15%。有低蛋白血症者少量多次输血浆或白蛋白。

（三）控制感染

根据感染性腹泻病病源谱组成及部分细菌性腹泻病有自愈倾向的特点，WHO 提出90%的腹泻病不需要用抗菌药物治疗。我国学者根据我国腹泻病源谱特点提出，大约70%的腹泻病不需要也不应该用抗菌药物治疗。但目前我国腹泻病抗菌药物使用率为50%～90%，存在滥用抗生素现象，使耐药菌株逐年增多，同时还可继发菌群失调、假膜性肠炎、真菌性肠炎等。因此，正确掌握抗菌药物应用指征是首要问题。

抗菌药物应用指征：抗菌药物可加速病原体清除、缩短病程、提高治愈率。适用于：①菌痢；②霍乱；③婴儿患沙门菌肠炎；④重症细菌性腹泻病；⑤严重慢性消耗性疾病患儿。临床指征：①血便；②有里急后重；③大便镜检白细胞满视野；④大便 pH 值 >7。

常用抗菌药物：①小檗碱单一用药疗效中等，但药效稳定，不易耐药，与某些药物联合应用，可提高疗效。②喹诺酮类药物，对大多数腹泻病原体比较敏感，应列为抗腹泻抗菌药物的第一线用药。动物实验曾发现喹诺酮类药物可致胚胎软骨损伤，近年国内学者研究结果不一。关于喹诺酮类药物对关节软骨有无损伤及能否用于儿童，尚无一致意见，有待进一步研究。1996 年中华儿科杂志组织专家笔谈"关于喹诺酮类药在儿童的应用"认为，对儿童不禁用喹诺酮类药物，但必须严格掌握适应证，剂量不应超过每日 15 mg/kg，疗程一般不超过 7 日，并注意观察药物的不良反应。③第三代头孢菌素及氧头孢烯类抗生素，腹泻病原体普遍对此类药物敏感，特别是多重耐药鼠伤寒沙门菌及志贺菌，临床疗效好，不良反应少，但价格昂贵，并需静脉给药，故不作为临床一线用药，仅用于重症及难治性患者。常用品种有头孢噻肟、头孢唑肟、头孢曲松及拉氧头孢等。④氨基糖苷类及多肽类抗生素，本类药物对腹泻病原体敏感率为 40%～90%，耐药率为 10%～25%，临床疗效仅次于第三代头孢菌素及环丙沙星、氧氟沙星。口服虽很少吸收，但疗效降低。妥布霉素、奈替米星及阿米卡星对沙门菌疗效较好，妥布霉素及多黏菌素 B 口服可治疗菌痢及大肠杆菌感染。

（四）微生态调节制剂

旨在恢复肠道正常菌群，重建天然屏障，抵制病原体繁殖侵袭，有利于控制腹泻。可选用以下微生态制剂。

1. 双歧杆菌三联活菌散

由双歧杆菌、粪链球菌和嗜酸乳杆菌制成的活菌制剂。每粒 0.21 g，每次 1/2～1

粒，每日 3 次，用 5 ~ 7 天。

2. 回春生（丽珠肠乐）

回春生为双歧杆菌活菌制剂。每次 50 ~ 70 mg/kg，每日 2 次。

3. 地衣芽孢杆菌活菌胶囊

地衣芽孢杆菌活菌胶囊为地衣芽孢杆菌制剂。每粒 0.25 g，每次 0.125 ~ 0.25 g，每日 2 ~ 3 次。

（五）肠黏膜保护制剂

吸附病原体和毒素，维持肠细胞正常吸收与分泌功能；与肠道黏液糖蛋白相互作用，增强其屏障作用，以阻止病原体的攻击。

（六）对症治疗

1. 腹泻

腹泻应着重病因治疗和液体疗法，一般不宜用止泻剂，尤其是感染性腹泻，止泻药非但无效，反而抑制肠蠕动，增加毒素吸收，加重中毒症状，只有当热退、中毒症状消失，仍频泻不止者，可试用硅碳银、鞣酸蛋白、碱式碳酸铋等收敛剂。蒙脱石散为铝镁的硅酸盐，对病毒、细菌和毒素有吸附作用，用后可减少便次及便中水分，每日 3 ~ 9 g，分次在两餐间加水摇匀服之。对病毒性腹泻有良效。氯丙嗪可抑制 cAMP 和 cGMP 增加引起的分泌性腹泻，每日 1 mg/kg，肌内注射。地芬诺酯或盐酸洛哌丁胺，多只用于功能性腹泻。

2. 呕吐

呕吐为酸中毒或毒素所致，随病情好转可恢复。重者应暂时禁食，肌内注射氯丙嗪、甲氧氯普胺等，也可针刺内关、中脘、足三里穴。

3. 腹胀

为肠道细菌分解糖产气或缺钾所致。缺钾者及早补钾；针刺天枢、气海、足三里；必要时先肌内注射新斯的明，15 分钟后肛管排气，中毒性肠麻痹除治疗原发病外可用酚妥拉明。

（七）迁延性和慢性腹泻的治疗

努力寻找导致病程迁延的原因，进行病因治疗，调整饮食，保证营养。以支持对症治疗为主，静脉补充氨基酸制剂或少量多次输血浆或全血，切忌滥用抗生素，避免引起肠道菌群失调，积极治疗各种并发症，提高免疫力。

五、护理

1）对肠道感染性腹泻患儿，要做好床旁隔离，注意洗手，衣物、尿布、便盆、用具应分类消毒，防止交叉感染。

2）卧床休息，头偏向一侧，防止呕吐物呛入气管。

3）为减轻胃肠道负担，可适当调节或限制饮食，以利于消化功能恢复。呕吐严重者可暂禁食，母乳喂养者停哺乳或缩短每次哺乳时间，人工喂养儿可暂停 1 ~ 2 次喂奶。禁食 6 ~ 8 小时为宜。停止禁食后，母乳喂养儿可延长喂奶时间，第 1 天每次哺乳 5 分钟，第 2 天每次哺乳 10 分钟，奶间喂水。人工喂养儿可由米汤、稀释牛奶开始，病情好转后逐渐恢复饮食。

4）详细记录出入量，入量包括口服液体、乳汁，静脉补液的量，出量包括大便次数及量、尿量、呕吐次数及量。

5）腹泻患儿特别是病程迁延不愈者，机体抵抗力低下，易感染而致口内炎，应注意口腔护理。

6）脱水严重患儿眼睛不能闭合，尤其是有意识障碍者，易发生角膜炎，并可伴有顽固性溃疡，故需用生理盐水湿润角膜，涂以红霉素眼膏或用 0.25% 氯霉素液点眼并覆盖油纱布。

7）勤换尿布，每次大便后温水冲洗臀部并涂油膏，以防红臀或糜烂。

8）进行必要的心理护理，对较大儿童及家属，应及时说明病情和各项检查、治疗的目的，消除疑虑和恐惧心理，取得患儿和家属的合作，对顺利完成各项护理工作非常重要。

9）监测体温变化：体温过高应擦干汗液，多喝水，枕冰袋等物理降温，做好口腔及皮肤护理。

10）观察脱水程度：观察患儿的精神、皮肤弹性、尿量、前囟、眼眶有无凹陷等临床表现，估计脱水程度，同时要观察经过补液后脱水症状是否改善。

11）观察低血钾、酸中毒表现：当发现患儿全身乏力、吃奶无力、肌张力低下、反应迟钝、恶心呕吐、腹胀及听诊肠鸣音减弱或消失、心音低钝，心电图显示 T 波平坦或倒置、U 波明显、ST 段下移和（或）心律失常，提示有低血钾存在，应及时补充钾盐。当患儿出现呼吸深快、口唇樱红，血 pH 值及 CO_2CP 下降时，应及时报告医生及使用碱性药物纠正。

12）观察腹泻情况：大便次数、性状、量，并准确记录 24 小时出入量。

13）指导合理喂养：宣传母乳喂养，按时逐渐添加辅食，切忌几种辅食同时添加，防止偏食及饮食结构突然改动。食具应定时煮沸消毒。

14）注意气候变化，防止受凉或过热，冬天注意保暖。

（田凤娥）

第三节　急性坏死性肠炎

急性坏死性肠炎发病急骤，主要病变为小肠急性出血坏死性炎症。本病全年均可发生，以春夏季多见，各年龄小儿均可患病，以 3～9 岁儿童发病率最高。

一、病因和发病机制

病因尚未完全明确，拟与肠道非特异性感染及机体过敏反应有关。多数人认为与 C 型产气荚膜梭状芽孢杆菌及所产生的肠毒素有关，此毒素可引起组织坏死。

新生儿坏死性小肠结肠炎的发病有增加的趋势，可能与低出生体重儿存活率提高有关。其致病因素主要为肠道内细菌的作用，其次与缺氧缺血、红细胞增多症、喂食高渗溶液（包括高渗乳汁）等所致的肠黏膜损伤以及与肠道中含有碳水化合物等酶解物的发酵作用等因素有关。

二、病理

从食管到结肠整个消化道均可受累，但主要累及空肠和回肠，呈节段性分布，表现为肠壁肿胀、增厚、变硬、血管淤血，呈紫红色，甚至出现肠壁坏死、出血。肠管扩张积气，肠腔有血性渗出物，镜检见肠壁充血、水肿、出血、坏死、血栓形成，炎性细胞浸润。坏死逐层深入，可由黏膜层到肌层，甚至到浆膜层，引起肠穿孔、腹膜炎。

三、病情评估

（一）临床表现

多见于3~9岁儿童，新生儿和婴儿患者的临床表现典型。夏、秋季较多见。常无前驱症状，起病急，主要为腹痛、腹泻、便血、呕吐、发热、中毒症状。

1. 腹痛

常突然腹痛起病，呈持续性钝痛伴阵发性加重，初为脐周、上腹部，晚期可波及全腹。

2. 腹泻和便血

发病当日或次日就出现腹泻，次数不等，早期以黏膜渗出为主时，呈黄色水样便，含黏液，待黏膜坏死出血时，转为暗红色果酱样或赤豆汤样血便，有腥臭味，无里急后重。

3. 呕吐

常在腹痛后出现，初为黄绿色胆汁样物，以后为粪汁样，重者可吐咖啡样物，有时吐出蛔虫。

4. 中毒症状

初为低中度发热，病情恶化后可寒战、高热、精神萎靡、烦躁、嗜睡，甚至昏迷、惊厥，可出现面色苍白发灰、四肢厥冷、血压下降等休克症状，甚至合并 DIC 和败血症。

体征：初期腹部稍胀、柔软，轻度压痛，但无固定压痛点，肠鸣音亢进。晚期肠麻痹时腹胀加重，肠鸣音减弱或消失。肠壁坏死累及浆膜或肠穿孔时，出现腹膜刺激征，即全腹压痛及反跳痛、腹肌紧张，休克者反应迟钝，腹膜刺激征可不明显。肠穿孔时肝浊音界消失。

（二）辅助检查

1. 实验室检查

血常规示白细胞增多，中性粒细胞增高，血红蛋白可降低，大便镜检有大量红细胞，潜血试验阳性。大便培养有时发现有产气荚膜杆菌、EPEC、EIEC 等。血电解质紊乱，出现低钾、低钠、低氯等。凝血机制障碍。

2. X 线检查

腹部 X 线片示麻痹性肠梗阻，可见小肠积气，肠管外形僵硬，肠壁增厚，黏膜皱襞变粗，肠间隙增宽。部分病例可见肠（胃）壁囊样积气及门静脉积气，腹腔有渗液。穿孔时腹部立位片可见气腹。

四、治疗措施

一般采用非手术疗法及对症处理。

1. 禁食

疑诊本病即应禁食，确诊后继续禁食，时间一般为 8～12 日，待血便、腹胀减轻，大便潜血阴性后逐渐恢复饮食。有中、重度腹胀时应行胃肠减压，并注意观察减压效果。

2. 抢救中毒性休克

早期发现和治疗中毒性休克，迅速补充血容量，给予低分子右旋糖酐、山莨菪碱注射液、人工冬眠疗法等，必要时输血浆或全血。

3. 纠正脱水及电解质紊乱

禁食期间静脉输液以供给生理需要，纠正水、电解质紊乱和酸中毒，重症病例采用静脉高营养。

4. 控制感染

可选用氨苄西林、甲硝唑、庆大霉素、先锋霉素、头孢曲松等药物。采用静脉途径，一般 5～7 日为宜。

5. 肾上腺皮质激素

肾上腺皮质激素可抑制变态反应，减轻中毒症状。极期氢化可的松每日 5～10 mg/kg，好转后改为泼尼松每日 1～2 mg/kg，口服；或地塞米松 0.25～0.5 mg/kg，静脉滴注。

6. 改善微循环

山莨菪碱 2～3 mg/kg，疗程 7～14 日。东莨菪碱每日 0.03～0.05 mg/kg，静脉滴注 3～7 日，症状控制后改为口服 3～5 日。

7. 抗凝血

一般应用肝素 100 U/kg，4～6 小时 1 次。

8. 对症治疗

出血量多者给止血药物，如对羧基苄胺、酚磺乙胺等；腹痛可注射阿托品。

9. 手术治疗

对出现完全性肠梗阻、肠穿孔或大量出血者，可切除病变肠段。

五、护理

1）卧床休息，直至病情好转。

2）疑诊本病即应禁食，确诊后继续禁食，直到大便潜血阴性、腹胀消失和腹痛减轻后试行进食。从流质、半流质、少渣饮食，逐渐恢复正常饮食，若病情转重，应再予禁食。

3）做好清洁卫生，注意便后洗净臀部，及时更换污染的衣物、床单，护理患儿前后注意洗手，做好污物处理。

4）详细准确记录 24 小时出入量，除急期快速输液外，平时为禁食而补充能量和水分的输液速度应避免过快或过慢。

5）行胃肠减压者，要注意保持引流管通畅，注意引流物的性质和数量。观察呕吐及大小便情况，保持呼吸道通畅。

6）做好心理护理，消除患儿的紧张、恐惧心情。

7）加强恢复期的护理，防止病情复发。

8）观察腹痛部位及性质，有无腹胀、腹部肌肉紧张等肠穿孔、腹膜炎的表现；注意呕吐次数、量及呕吐物的颜色、气味、黏稠度；观察大便的性质、有无坏死脱落的肠黏膜；是否有脱水、低钠、低钾及酸中毒的表现；观察体温、呼吸、脉搏、血压及神志状态，有无烦躁、抽搐、昏迷、面色发灰、血压下降等，发现异常立即通知医生。

9）由于本病多发生在农村，以夏、秋季为多，故容易误诊误治，死亡率很高。因此，应加强高发区的防病教育和防治措施，早诊早治，有腹痛、腹泻、恶心、呕吐、便血、发热者应及早诊治，提高早诊率与治愈率。

（于艳）

第四节　肠套叠

肠套叠是指部分肠管套入邻近的肠腔内。多发生在 2 岁以内的婴幼儿，男女童之比为（2~3）∶1。肠套叠是婴幼儿期最常见的腹痛之一。

一、病因与发病机制

肠套叠分为原发性和继发性。原发性的病因尚不清楚，婴儿时期肠系膜过长、松弛、缺乏固定、活动度大是引起肠套叠的解剖因素；当小儿饮食改变、腹泻及感染引起肠蠕动不协调、节律紊乱可能是促发因素。继发性肠套叠可见于回肠远端憩室、肠息肉、肠肿瘤、腹型过敏性紫癜等。

二、病理

肠套叠可以发生于大肠或小肠的任何部位，通常分以下几类：

1. 回盲型

回盲瓣为肠套叠的头部，带着回肠末端进入升结肠，盲肠和阑尾也随着套入结肠内。此型最常见，占 50%~60%。

2. 回结型

起套点为末端回肠，距回盲瓣几厘米到数十厘米，盲肠和阑尾一般并不套入。此型较为常见，约占 30%。

3. 回回结型

回肠套入远端回肠后，然后再整个套入结肠内形成复套，约占 10%。

4. 小肠型

小肠套入小肠，占 6%～10%。

5. 结肠型

结肠套入结肠，占 2%～5%。

肠套叠发生后套叠部即逐渐向前推进，严重时可套入直肠。肠套叠因肠管及其系膜套入而引起肠腔阻塞及血液循环障碍，使套入部肠管缺血、水肿、充血、发紫以致坏死继而穿孔。

三、病情评估

（一）临床表现

1. 阵发性腹痛

阵发性腹痛为最早症状，突然发病。患儿阵发性哭闹，双手紧握，双腿蜷缩、惊慌、面色苍白，间歇期如健康小儿。随着病程进展，发作间期缩短，由数十分钟到数分钟，每次发作期，恰是套入肠管再次向前推进，肠系膜进一步被牵拉，鞘部发生强烈收缩产生剧痛的时期。

2. 呕吐

腹痛后不久即可发生，早期为反射性呕吐，呕吐物为奶块及食物残渣，有时伴有胆汁，晚期为梗阻性呕吐，呕吐带大便样物。

3. 便血

多发生在发病后 6～12 小时，患儿排出稀薄黏液样血便，称果酱样便，其为套入肠段血液循环受阻，肠壁水肿，黏膜渗血所致。

4. 腹部肿块

上腹部或右上腹部扪得腊肠样肿块，右下腹部触诊有空虚感，是套入肠管向横结肠腔内推进所致。

5. 腹膜刺激征和中毒症状

肠套叠时间过久，可发生肠坏死、腹膜炎。表现为腹胀、腹肌紧张及压痛、肠鸣音消失、高热、眼窝凹陷、手足厥冷、脉细弱，甚至昏迷及中毒性休克。

（二）辅助检查

1）大便常规可见红细胞、脓细胞。

2）X 线检查见肠胀气和液平面。钡灌肠检查，如回结型套叠，可见钡剂在结肠受阻，阻断呈"杯口状"或弹簧状阴影。

四、治疗措施

1. 非手术治疗

对于小儿患者在排除可能绞窄的情况下，钡剂或注入空气并加手法推压可使小肠复位。早期复位率较高，但应在复位前先注射阿托品，复位后观察是否复位或肠穿孔。

2. 手术治疗

对于灌肠复位失败者、疑有肠坏死者、灌肠后穿孔者、小肠型套叠者可采用手术治疗。成人发病多因肠管本身病变，且套叠发生部位多在小肠，难以由灌肠解决，剖腹探查是主要手段。手术中如见无肠坏死，可用手法挤牵拉法，切忌猛拉猛挤；肠坏死者应做肠切除术，小肠切除后一期吻合；结肠切除后，小儿可一期吻合；如全身情况不好，不能耐受者也可先做结肠造口术，二期吻合。

五、护理

1）婴幼儿突然发生阵发性腹痛、呕吐、便血和腹部扪及腊肠样肿块时可确诊肠套叠，应注意密切观察腹痛的特点及部位，以助于诊断。

2）注意密切观察患儿腹痛、呕吐、腹部包块情况。患儿经灌肠复位治疗后症状缓解，常表现为：①患儿安静入睡，不再哭闹，呕吐停止；②腹部肿块消失；③口服活性炭 $0.5 \sim 1$ g，$6 \sim 8$ 小时可见大便内炭末排出；④肛门排气以及排出黄色大便，或先有少许血便，继而变为黄色。如患儿仍然烦躁不安，阵发性哭闹，腹部包块仍存，应怀疑是否套叠还未复位或又重新发生套叠，应立即通知医生做进一步处理。

3）术前密切观察生命体征、意识状态，特别注意有无水、电解质紊乱，出血及腹膜炎等征象，做好手术前准备；向家长说明选择治疗方法的目的，解除其心理负担，争取对治疗和护理的支持与配合。对于手术后患儿，注意维持胃肠减压功能，保持胃肠道通畅，预防感染及吻合口瘘。患儿排气、排便后可拔除胃肠引流管，逐渐恢复由口进食。

4）婴幼儿肠套叠多发生于添加辅食和断奶时，为肠功能紊乱所致，故应循序渐进和合理添加辅助食品，防止过早过量给予辅食，这是预防婴幼儿肠套叠的重要措施。

（于艳）

第五节　心力衰竭

心力衰竭是指心脏泵血功能下降。小儿的心力衰竭多见于在心脏充足回心血量前提下，不能维持足够的心排血量供应生理需要，而出现静脉回流受阻，体内水分潴留，脏器淤血等，临床上表现为充血性心力衰竭。小儿各年龄均可发病，1 岁以内发病率最高。

一、病因

1. 心源性

以先天性心脏病引起者最多见。心肌炎、心包炎、心内膜弹力纤维增生症、风湿性心脏病、心糖原累积病等亦为重要原因。

2. 肺源性

婴幼儿时期常见支气管肺炎、毛细支气管炎，儿童时期常见哮喘持续状态。

3. 肾源性

急性肾炎所致的急性期严重循环充血。

4. 其他

克山病、重度贫血、甲状腺功能亢进、维生素 B_1 缺乏、电解质紊乱和缺氧等均可引起心力衰竭。

二、病情评估

（一）临床表现

详细询问患者的病史、发病过程。有无呼吸困难、咳嗽、气喘、胸闷、水肿及发绀史，发现心脏杂音及其他心脏疾患的具体时间。收集患者、生活方式、活动情况、尿量多少等。

小儿心力衰竭的临床表现依病因不同、心力衰竭发生的部位、心功能减退的程度、心力衰竭发生的速度及代偿机制不同等因素而有差异。临床表现除原发病症状及体征外，同时有心力衰竭的表现。

1. 心功能减退的表现

尿少、凹陷性水肿（足背部、胫前、踝部等）、上腹部胀痛、食欲缺乏、精神萎靡或烦躁不安、多汗、心悸气短、咳嗽。体检有心动过速、心脏扩大、舒张期奔马律、末梢循环障碍（脉搏无力、血压偏低、肢端发凉、皮肤发花等）及生长发育障碍等。

2. 右心衰竭的表现

肝大伴叩触痛，颈静脉怒张，肝颈静脉回流征阳性，水肿严重者可有腹水、胸水、心包积液，也可出现轻度黄疸。

3. 左心衰竭的表现

呼吸急促浅表，重者可有呼吸困难，夜间阵发性呼吸困难，咳泡沫血痰与发绀，严重者呈端坐体位（婴儿常表现为直立抱起或半卧位时呼吸困难减轻），肺部可闻喘鸣音及湿啰音。

小儿多见左右心衰竭同时存在，临床常发生左心衰竭，继发于左心衰竭后肺动脉压增高，则致右室负荷增加出现右心衰竭。右心衰竭出现后则肺动、静脉压开始下降，肺水肿减轻，即左心衰竭症状减轻。

（二）辅助检查

1. 胸部 X 线检查

胸部 X 线检查为心力衰竭的严重程度及心脏原发病诊断提供依据。心力衰竭时心脏扩大，心胸比率增加。由于肺静脉压增高，肺血管增粗，肺部淤血。随 PAWP 升高，液体由血管移向肺间质（正常时 PAWP 为 6~12 mmHg），当 PAWP>20 mmHg 时出现轻度肺淤血，PAWP 为 20~30 mmHg 时出现中度至重度肺淤血，>30 mmHg 则出现急性肺水肿。晚期心力衰竭肺门充血，可呈絮状渗出，严重时可有片状影及 Kerley B 线。可有单侧或双侧胸腔积液。透视下心搏动幅度减低。

2. 超声心动图

超声心动图对心力衰竭的病因及心功能检测有重要价值。泵功能测定可有射血分数减低（正常值>50%），短轴缩短率下降［正常值（35±2.7）%］，搏出量减少，心排血量及 CI 减低，等容收缩及等容舒张期延长，心室射血时间及充盈时间缩短，心室内径增大等。此外，二尖瓣射血分数斜率降低，左室舒张末压和 PAWP 增高提示左室舒张功能减低。此外，观察心脏内部结构有助于病因诊断。

3. 心电图

心电图对心力衰竭诊断无特异性。心力衰竭时由于心室容量负荷增加可引起右束支传导阻滞或左束支传导阻滞，尤以前者多见。偶见心室肥厚及心律失常（如期前收缩、短阵室性心动过速、心房颤动等）。

4. 血流动力学监测

血流动力学监测为有创性心功能检测，PAWP 增高，CVP 升高。动脉血压下降，表明心泵功能明显减低。

5. 放射性核素技术检查

放射性核素技术检查可计算心室容量、左室射血分数及心脏贮备功能，对诊断有参考价值。

6. 其他

可见血清胆红素轻度升高［正常<34 μmmol/L］，尿蛋白（+）~（++）。循环时间延长、静脉压升高等。

（三）诊断和鉴别诊断

1. 诊断

1）具备以下 4 点考虑心力衰竭。①呼吸急促：婴儿>60 次/分，幼儿>50 次/分，儿童>40 次/分。②心动过速：婴儿>160 次/分，幼儿>140 次/分，儿童>120 次/分。③心脏扩大（体征、X 线或超声心动图证实）。④烦躁、哺喂困难、体重增加、尿少、水肿、多汗、发绀、呛咳、阵发性呼吸困难（2 项以上）。

2）具备以上 4 点加以下 1 点或以上 2 点加以下 2 点即可确诊心力衰竭。①肝大：婴幼儿在肋下可触及≥3 cm，儿童≥1cm，有进行性肝大或触痛者更有意义。②肺水肿。③奔马律。

3）周围循环衰竭。严重心力衰竭可出现周围循环衰竭，血压下降，肢端厥冷。

诊断时要注意肺炎合并心力衰竭前期（肺动脉高压）的临床表现如发绀、呼吸困难、心率增快、鼻翼扇动、三凹征明显、烦躁不安、肺部啰音增多，可有呼吸性或（及）代谢性酸中毒。此期应密切注意观察。另外，①心率突然超过 180 次/分。②突然呼吸加快，超过 60 次/分（不能用发热、呼吸困难解释者）。③突然烦躁不安加重。

④明显发绀及末梢循环衰竭征象和尿少或无尿。⑤有奔马律，心音低钝，颈静脉怒张，心脏扩大。指纹延至命关或气关，并有红色转蓝紫色者，应反复检查，系统观察。⑥肝脏迅速增大。⑦足背及下肢胫骨前下 1/2 处、颜面、眼睑出现水肿。如出现 1～4 项，作为可疑心力衰竭，第 5 项供参考。可先用氧及镇静剂（复方氯丙嗪或地西泮），20～30 分钟如仍不好转，或出现肝脏增大和（或）水肿者，即可确诊为并发心力衰竭。

注意此标准不包括新生儿和毛细支气管炎患儿。

2. 鉴别诊断

心力衰竭为一临床综合征，症状非特异性，常见临床鉴别诊断有：

1）呼吸困难者又称心源性哮喘，注意与肺炎、婴儿哮喘、毛细支气管炎、呼吸道梗阻（气管异物、喉支气管炎等）鉴别。应详细询问病史、症状，仔细体格检查，注意各种病的诊断要点，如肺炎时肺部啰音在病灶侧，与体位无关。哮喘者既往有发作史，多于夜间发作伴肺部哮鸣音。气管异物者，追问异物吸入史，并借助胸部检查有肺不张、肺气肿及纵隔摆动等表现诊断。

2）皮下水肿为右心衰竭的症状，应注意与肾病综合征、低蛋白血症等鉴别。胸腔积液者应与胸膜炎鉴别，心源性胸水特点多为两侧性，伴有劳力性气短，胸水蛋白含量高而细胞数不多，心脏多扩大，抗心力衰竭治疗有效。

3）胃肠道症状严重者，在有消化不良、食欲缺乏、轻度黄疸、腹胀、腹痛等时，应与胃肠炎、肝炎、腹膜炎等鉴别。

4）重度心力衰竭伴心源性休克者应注意与感染性休克鉴别。

三、治疗措施

1. 正性肌力药物的应用

目的是增强衰竭心脏的收缩力，应用于心肌收缩力减低者。

强心苷类：为心力衰竭的首选药。直接作用于细胞膜的 $Na^+ - K^+ - ATP$ 酶，减少 $Na^+ - K^+$ 交换，使细胞内 Na^+ 浓度升高，促进 Ca^+ 内流，而增加心肌收缩力。尚有拟迷走神经作用，减慢心率，反射性的消除交感神经兴奋，间接地扩张血管而减轻后负荷的作用。

洋地黄抑制窦房结自律性，减慢房室交接区传导及延长不应期，因此是房性心律失常（心房扑动、房颤、慢性或紊乱性房性心动过速）并发心力衰竭者减慢室率的常用药物。注意洋地黄可使 $Na^+ - K^+$ 交换过度减少，K^+ 外流丢失过多，自律细胞舒张期自动去极化加速，可诱发异位性快速心律失常。

洋地黄正性肌力作用与用量呈线形关系，即小剂量有弱作用，随剂量递增其作用随之增强。每个个体对洋地黄的敏感性及耐受性差异较大，不同的基础心脏病对药物作用反应也不同，因此用药的原则也因人而异，常规计算仅供参考。常用洋地黄的剂型、剂量及用法见表 8－2。地高辛剂型全（针剂、片剂）、吸收良好、起效快、蓄积少，已成为最广泛应用于临床的制剂。新型洋地黄制剂 β－甲基地高辛特点是口服吸收好，生效迅速，用量小（为地高辛用量的 2/3），生物利用率高，毒性作用小。

表 8 - 2　洋地黄制剂的剂量及用法

制剂	给药途径	洋地黄化量/(mg·kg⁻¹)	维持量	用法
地高辛	口服 （0.25 mg/片）	未成熟儿 0.01 ~ 0.02 足月儿 0.03 1 个月至 1 岁 0.035 >1 岁 0.04 儿童 （ > 20 kg） 0.03 ~ 0.05	1/4 化量 分 2 次	首剂为化量的 1/2，余量分 2 ~ 3 次，相隔 4 ~ 6 小时。末次投药 12 小时后开始服维持量
	静脉注射 （0.5 mg/ml）	口服量的 75%		
毛花苷 C	静脉注射 （0.4 mg/2 ml）	<2 岁 0.03 ~ 0.04 >2 岁 0.02 ~ 0.03		首剂为化量的 1/3 ~ 1/2，余量分 2 ~ 4 次，每 4 小时 1 次
毒毛花苷 K	静脉注射 （0.25 mg/ml）	<2 岁 0.006 ~ 0.012 >2 岁 0.005 ~ 0.010		化量加入葡萄糖液 10 ml 后缓慢静脉推注，必要时每 6 ~ 8 小时重复 1 次

洋地黄用法有两种：

1）饱和量法：即洋地黄化。饱和量是指用最适宜的剂量达到最大的心肌收缩疗效的剂量。临床判断有效指标是心率减慢或恢复至正常范围，呼吸频率减慢，呼吸困难减轻，肝脏回缩，尿量增多，水肿减轻。以后则可根据病情需要，每日补充体内代谢及排泄的剂量（即维持量），以维持疗效。饱和量法多用于中、重度及急性心力衰竭。

2）维持量法：每日用维持量经 6 ~ 8 日（即 4 ~ 5 个半衰期）可达到饱和量的效应，多用于慢性及轻度心力衰竭。

使用地高辛时应密切观察临床效应，有效时则心率及呼吸减慢，肝脏缩小，尿量增多，水肿消失，肺部喘鸣音消失及一般情况好转等。根据治疗反应及参照血药浓度，可进行药量的调整。

应用洋地黄的注意事项：洋地黄中毒及高度房室传导阻滞者禁用；预激综合征患儿用洋地黄可缩短房室旁道逆传不应期，促进激动下传，可致室性快速心律失常，应禁用或慎用；肥厚型心肌病及特发性肥厚性主动脉瓣下狭窄者，洋地黄可加重左室流出道肌肉收缩及流出道梗阻，故禁用；主动脉缩窄、心脏压塞或缩窄性心包炎、重度二尖瓣狭窄等患儿应慎用；甲状腺功能亢进者目前已用 β 受体阻滞剂和维拉帕米代替洋地黄；肾功能不全者减量应用。

2. 儿茶酚胺类药物的应用

儿茶酚胺类药物的正性肌力作用是兴奋心肌 α 受体及 β 受体，激活 AC 后催化 ATP 转化为腺苷一磷酸（AMP），激活蛋白激酶，通过心肌浆网上某些蛋白的磷酸化，促进细胞钙的释放。此类药常用的有多巴胺、多巴酚丁胺、肾上腺素、异丙肾上腺素和去甲肾上腺素，后三者多用于严重心动过缓或心搏骤停者，其他很少应用。

1）多巴胺：属 β₁ 及 α 受体激动剂，为内源性去甲肾上腺素的前体。它的正体肌力作用是通过直接兴奋心肌 β₁ 受体和促进释放储存的去甲肾上腺素起作用。并能兴奋血管多巴胺受体，选择性血管扩张（如肾、肠系膜，冠状动脉和脑动脉），并有抑制肾上腺素分泌，阻断交感神经收缩血管的活性作用。治疗小儿心力衰竭，一般开始用量为 $2 \sim 5 \ \mu g/(kg \cdot min)$，严重低血压时应逐渐加量至 $5 \sim 10 \ \mu g/(kg \cdot min)$，可同时联合应用血管扩张剂。注意配制时不用碱性液。

2）多巴酚丁胺：为人工合成的多巴胺，主要作用于 β_1 受体，而对 β_2 及 α 受体作用弱。静脉滴注具有选择性增强心肌收缩力的作用，同时降低 PAWP、左室舒张末压及减轻后负荷。对心率及周围血管影响不明显。年长儿效果明显，新生儿作用差。用于不伴有低血压的急性心力衰竭，特别对心脏手术后低心排血量、严重扩张型心肌病、心内膜弹力纤维增生症效果优于洋地黄。剂量同多巴胺。心力衰竭时，长期疗效受影响，易产生耐药性，故一般用药不超过 3 日。

上述两药作用迅速，持续时间短，静脉输入 $1 \sim 2$ 分钟开始显效，$10 \sim 15$ 分钟达高峰，停药 $10 \sim 15$ 分钟疗效消失。有报告短期应用多巴酚丁胺，数周后仍有长期效应。心源性休克时多巴胺与多巴酚丁胺可同时应用，增加心排血量及血压，而左室舒张末压不升高，剂量各为 $7.5 \ \mu g/(kg \cdot min)$。

3）磷酸二酯酶抑制剂：具有正性肌力及扩张血管的作用，不影响心率。常用的有两种：①氨力农：首次 $0.5 \sim 1 \ mg/(kg \cdot d)$，静脉缓慢注射，后以 $5 \sim 10 \ \mu g/(kg \cdot d)$，维持 $7 \sim 10$ 日；②米力农：首次 $25 \ \mu g/kg$，静脉滴注，后 $0.25 \sim 0.5 \ \mu g/(kg \cdot min)$，维持 $1 \sim 2$ 日改为口服，剂量每日 $1 \ mg/kg$，分 3 次。

上述药物中洋地黄为首选用药，另两类为二线用药。长期应用正性肌力药可使心肌细胞内 Ca^{2+} 增多，心肌氧耗量及能量耗损增加，导致舒张功能障碍及原发心肌病变加重，也可诱发振荡后电位生成而导致心律失常。

3. 利尿剂

水钠潴留时应用利尿剂降低血容量、减轻心脏负荷。常用的有：

1）噻嗪类：最常用的为氢氯噻嗪，$1 \sim 2 \ mg/(kg \cdot d)$，分两次服用。服 4 日，停 3 日。

2）袢利尿剂：主要作用于髓袢升支及远曲小管。常用的有：

（1）呋塞米：强利尿剂，作用迅速，其利尿效应在一定范围内有剂量效应。剂量为每次 $1 \sim 2 \ mg/kg$，静脉或肌内注射。

（2）依他尼酸：作用与呋塞米相似。剂量为每次 $1 \ mg/kg$，静脉或肌内注射。和呋塞米同为强排钾利尿剂。

（3）保钾利尿剂：作用于远曲小管，抑制钠的再吸收而利尿并减少钾的排出。较前两类利尿剂的利尿作用弱，常用的有：①螺内酯，保钾保镁为其优点，剂量为 $2 \sim 3 \ mg/(kg \cdot d)$，分 2 次口服，常与排钾利尿剂合用。本药有抗雄激素不良反应，故避免长期使用。②氨苯蝶啶：作用于远曲小管，抑制 $Na^+ - K^+$ 交换而利尿。剂量为 $2 \sim 4 \ mg/(kg \cdot d)$，分 2 次用。

近年来最常采用利尿剂的联合应用，如氢氯噻嗪加螺内酯或加氨苯蝶啶或加甲巯丙脯氨酸，呋塞米加氨苯吡咪等。

4. 血管扩张剂

主要是通过扩张周围容量血管（静脉）及阻力血管（动脉），从而减轻心脏前、后负荷，减少室壁张力及心肌氧耗量而增加心排血量。尚有减轻心内膜下心肌缺血的作用。

1）硝普钠：扩张动静脉平滑肌，静脉滴注见效快，作用强。其效应与剂量呈线形关系，宜从小剂量开始，逐渐加到有效剂量。常用于治疗急性心力衰竭及顽固性心力衰竭。本药在肝脏内降解为氰化物，由肾排泄。肝、肾功能障碍及大量长期应用可发生硫氰酸盐中毒。注意避光使用（黑纸包裹输液器）。应随配随用，以免药物降解。

2）酚妥拉明：扩张小动脉，增强心肌收缩力及加快心率，生效快，持续时间短，不良反应小，可重复使用。

3）硝酸盐：扩张静脉的同时改善心肌缺血。作用迅速，但维持时间短，易产生耐药，多与其他血管扩张剂合用，不是首选治疗心力衰竭的血管扩张剂。

4）哌唑嗪：用于静脉滴注后长期口服。

5）肼屈嗪：与氢氯噻嗪合用疗效好，不良反应小。长期用药易产生耐药。

6）血管紧张素转化酶抑制剂：常用的有①甲巯丙脯氨酸，主要是通过抑制血管紧张素 I 转换酶活性而减少血管紧张素 II 的生成，扩张小动脉减轻后负荷。用药后 CI 及搏出量增加，PAWP 下降，临床症状减轻，可减少并发心律失常的发生率，其不良反应小，为临床最广泛使用的血管扩张剂。②乙丙脯氨酸，是一种新的血管紧张素转换酶抑制剂，降压明显，维持时间长，剂量开始为 0.1 mg/（kg·d），后逐渐增量，最大量不超过 0.5 mg/（kg·d），分 2 次服。

7）硝苯地平：钙通道阻滞剂，扩张动脉。成人多用于高血压心脏病心力衰竭的治疗。

血管扩张剂改善心力衰竭疗效显著且快速，但作用不持久，故很少单独应用。多在强心、利尿基础上加用以提高疗效。如扩张型心肌病伴心力衰竭及暴发性感染性心肌炎伴心源性休克时，常联合应用多巴胺和（或）多巴酚丁胺与血管扩张剂疗效较好。

应用血管扩张剂宜从小剂量开始，依病情需要且无不良反应时逐渐加量至有效水平。终止治疗前应逐渐减量，防止反跳作用。用时监测血压，有条件时应采用无创性或漂浮导管进行血流动力学监测，包括动脉压、CVP、PAWP、心排血量、CI 等，以指导用药。

5. 改善心肌舒张功能

舒张性心力衰竭的治疗目的是增加心肌迟缓率、改善心室顺应性及舒张功能。为在临床常规抗心力衰竭治疗基础上的选择用药。主要有：

1）β 受体阻滞剂：治疗心力衰竭的机制尚不完全明了。其作用主要是抑制已增强的交感神经活性，降低血浆儿茶酚胺的浓度，减低心肌能量消耗，并使心肌细胞膜上的 β 受体密度上调，而恢复对儿茶酚胺的敏感性。此外尚有抗心律失常、扩张血管及减轻水钠潴留的作用。常用药物有：①美托洛尔，开始 0.2～0.5 mg/（kg·d），分 3 次服，后逐渐递增，最大量 2 mg/（kg·d）。②普萘洛尔，2 mg/（kg·d）分 3 次口服。使用中应注意 β 受体阻滞剂的不良反应，如负性肌力作用、诱发哮喘、心动过缓及低血压等，故应严格掌握适应证。宜从小剂量试用，密切观察，无不良反应并病情改善者可逐渐加量并长期口服。

2）钙通道阻滞剂：心力衰竭时是否应用目前看法不一，其作用为可松弛血管平滑肌、减少 Ca^{2+} 向心肌细胞内转移、扩张血管改善心肌缺血及减轻后负荷。常用的有维拉帕米 2～3 mg/（kg·d），分 3 次服。硫氮草酮 0.5～1 mg/（kg·d），分 3 次服。此类药物不良反应主要是激活肾素—血管紧张素系统及负性肌力作用，故应慎用。

舒张性心力衰竭轻度或早期，首先应用利尿剂或静脉扩张剂（硝酸盐类）以减轻前负荷及左室舒张末压。收缩功能正常者原则上禁用正性肌力药物。动脉血管扩张剂可导致低血压，故应慎用。

6. 心肌代谢赋活药

心力衰竭导致心肌内生物化学变化、能量不足，应用此类药物并充足供氧，以改善心肌能量代谢。常用的药物有：

1）能量合剂：ATP 20～40 mg，辅酶 A 100 U 及细胞色素 C 15～30 mg，加入 10% 葡萄糖液中静脉滴注。

2）极化液：10% 葡萄糖液 100 ml，加入普通胰岛素 4 U 及 10% 氯化钾 3 ml 静脉滴注。

3）1,6-二磷酸果糖：作为外源性 1,6-二磷酸果糖的补充剂，可促进细胞内 1,6-二磷酸果糖增加，增强磷酸果糖激酶和丙酮酸激酶的活性，促进 ATP 的生成。可抑制氧自由基和组胺的释放，起到保护心肌的作用。剂量为 100～250 mg/（kg·d），1 或 2 次静脉滴注，共 7～10 日。

4）辅酶 Q_{10}：为细胞代谢及呼吸的激动剂。应用于心肌病慢性心力衰竭，5 mg/次，每日 3 次。

7. 心力衰竭非药物治疗

1）一般治疗：保证患儿充分休息，必要时可用镇静剂（地西泮、水合氯醛等）。雾化氧气吸入，保持呼吸道通畅。予易消化富营养食品，必要时可鼻饲或少量多餐，以保证能量摄入，防止便秘。水肿者限制食盐及液体入量 ［1 200 ml/（m^2·d）］。

2）主动脉内球囊反搏：为抢救急性心力衰竭的一种辅助装置。将反搏球囊导管置于主动脉内，心脏舒张时球囊快速充气，使降主动脉舒张压增高以增加冠状动脉灌注。心脏收缩开始前球囊中气体排尽而萎缩，主动脉压减少，左室的射血阻力减少，使血液迅速流向主动脉。球囊容量与心动周期同步变化，能辅助衰竭的心脏维持泵功能。近年来已广泛应用于心脏手术前、中或后的低排血量心力衰竭及心脏复跳后仍无法维持血压的休克，可辅助左室克服暂时性心力衰竭。反搏处置有效时，主动脉内平均动脉压升高，心率恢复，心排血量及冠状动脉灌注增加，尿量增多，并可减少升压药用量。有效者可维持应用 2 周或更长。

3）心脏移植：上述各种治疗无效或严重原发性心脏病各种治疗无效时可行心脏移植，如先天性左室发育不良、扩张型心肌病晚期、限制型心肌病等。

8. 急性左心衰竭及肺水肿的处理

1）乙醇湿化氧气吸入：每 20～30 分钟吸入经 20%～30% 乙醇湿化的氧气 1 次，持续 10~20 分钟。有明显二氧化碳潴留及 PaO_2 降低者可应用机械呼吸。

2）镇静：盐酸吗啡每次 0.1~0.2 mg/kg，静脉或皮下注射，无呼吸抑制而躁动不安者，隔 20~30 分钟可重复用 1 次。

3）强力利尿剂：常用呋塞米每次 1~2 mg/kg，静脉注射。

4）快速洋地黄化：地高辛和毛花苷 C 静脉注射。

5）血管扩张剂：常用酚妥拉明 0.3~0.5 mg/kg（1 次总量 <10 mg），加入葡萄糖液 10 ml 中缓慢静脉注射，必要时隔 15~30 分钟重复 1 次，或硝普钠持续应用。

6）氨茶碱：2~5 mg/kg，加入葡萄糖液中缓慢滴入。

7）应用止血带将 3 个肢体缚住，维持血压在收缩压与舒张压之间，每隔 15~20 分钟轮流松解 1 个肢体。

8）患者应采用半坐体位。并应注意原发病及诱因治疗。

四、护理

1）安静休息，减轻心脏负担，减少哭闹和不良刺激，解除患儿惊恐，必要时可用苯巴比妥等镇静剂，维持正常体温。半卧位，穿宽松衣服，以利胸部自由扩张。

2）呼吸困难及发绀时供氧。

3）予以易消化、富于营养的食物，控制钠盐入量，重度心力衰竭时忌盐。年长儿钠盐每日 0.5 g 以下。危重及液体量不足可静脉补液，速度不可过快，以免加重心力衰竭。

4）对年长患儿要做好心理护理，多做解释说服工作，使其能够较好地配合治疗。

5）观察患儿有无突然呼吸困难加重、心率快、呕吐、烦躁、多汗、面色苍白或青紫、肝大等心力衰竭表现。如出现呼吸困难、咳嗽、咯血、缺氧明显、肺水肿等为左心衰竭；如出现下肢或全身水肿、肝大、颈静脉怒张等为右心衰竭。发现异常及时通知医生。

6）应用洋地黄制剂时，必须询问患者是否用过洋地黄制剂治疗，有无毒性反应，若 2 周前用过同类的药物而心力衰竭未纠正者，可继续用药，但必须严密观察其毒性反应。

7）应用呋塞米或依他尼酸静脉注射后，10~20 分钟显效，可维持 6~8 小时，故利尿剂应尽早给，以免夜间排尿。用利尿剂患儿应测体重，并记录 24 小时出入量。进食含钾丰富的食物，如香蕉、橘类、绿叶蔬菜等。观察低钾表现，低钾易发生洋地黄中毒，注意患儿有无四肢无力、腹胀、心音低钝、精神萎靡及心律失常等情况，若有，应及时通知医生，给予相应处理。

8）积极去除病因，如根据病因不同给予抗风湿、控制肺部炎症等措施。有先天性心脏病给予手术矫治，二尖瓣狭窄者可做单纯分离术，严重者可考虑换瓣治疗。有心律失常者，行抗心律失常治疗等。

9）患儿应避免过劳，防止受凉，出院后定期门诊复查。

（李霞）

第六节 病毒性心肌炎

心肌炎由各种感染性、中毒性、结缔组织性疾病侵犯心肌所致。最常见的是病毒性心肌炎，其病理特征为心肌细胞的坏死或变性，有时病变也可累及心包或心内膜。儿童期的发病率尚不确切。国外资料显示，在因意外事故死亡的年轻人尸检中检出率为 4% ~ 5%。流行病学资料显示，儿童中可引起心肌炎的常见病毒有柯萨奇病毒 B 组（CVB）和 A 组（CVA）、埃可病毒（ECHO）、脊髓灰质炎病毒、腺病毒、传染性肝炎病毒、流感和副流感病毒、麻疹病毒及单纯疱疹病毒以及流行性腮腺炎病毒等。值得注意的是，新生儿期 CVB 感染可导致群体流行，其死亡率可在 50% 以上。

一、病因和发病机制

可引起心肌炎的病毒很多，如 CVB、CVA、ECHO 、脊髓灰质炎病毒、腮腺炎病毒、CMV、风疹病毒、腺病毒、传染性单核细胞增多症病毒（EBV）、合胞病毒、麻疹病毒、轮状病毒、流感病毒、副流感病毒、肝炎病毒、狂犬病病毒、登革热病毒、黄热病病毒等。其中 CVB 为最常见的病毒，约占心肌炎病毒的 50%，尤其是 CVB_3 最常见，CVB_3 中有对心肌有特殊亲和力的亲细胞株（CVB_{3m}）。

确定心肌炎的病毒病原，首先是根据发病同时或 1 周内患儿有病毒性疾病，如水痘、腮腺炎等。其次是由患儿心内膜、心肌、心包或心包穿刺液发现以下三者之一，可确定心肌炎为病毒感染所致：①分离到病毒；②用病毒核酸探针查到病毒核酸；③特异性病毒抗体阳性。或有以下四者之一者也可考虑心肌炎为病毒所引起：①自患儿大便、咽拭子或血液中分离到病毒，且恢复期血清同型抗体滴度较第一份血清升高或降低 1/4 以上；②患儿血中特异性 IgM 抗体阳性；③用病毒核酸探针自患儿血中查到病毒核酸；④用聚合酶链反应（PCR）法在患儿血中查到病毒 DNA 或核糖核酸（RNA）。由于病毒性心肌炎患儿的心肌标本很难取到，只有极个别单位在科研时开展此项工作，实际在临床上最常用的是检测患儿血液中特异性 IgM 抗体，或应用 PCR 检测病毒 DNA 或 RNA。

国外学者认为心肌炎的发生率通常被低估。据报道，死于创伤的青壮年的尸检显示通常的淋巴细胞型心肌炎的发生率为 4% ~ 5%，猝死儿童的发生率为 16% ~ 21%。在特发性扩张型心肌病成人患者，心肌炎的发生率为 3% ~ 63%。病毒性心肌炎通常散发，也可暴发流行，这多见于婴儿室的新生儿，且都与 CVB 有关。

心肌炎的发病机制目前尚未完全阐明。加拿大学者 Liu 及 Mason 等根据近年的研究成果将心肌炎的发病过程分为三个阶段，即病毒感染阶段、自身免疫阶段及扩张型心肌病阶段。

近年的研究表明，哺乳动物存在 CVB 及腺病毒共同受体（CAR），CAR 可易化这些病毒与细胞接触后进入细胞内部，因而是病毒感染的关键步骤。补体弯曲蛋白衰减加速因子（DAF）及整联蛋白 $\alpha_{v\beta3}$ 及 $\alpha_{v\beta5}$ 有协助 CAR 的作用。病毒感染后免疫反应产生。一旦免疫系统激活，则进入自身免疫阶段。在这一阶段，T 细胞因分子的类似性将宿主细胞作为目标攻击，一些细胞因子及交叉反应自身抗体均能加速这一过程。T 细胞的激活与病毒肽段有关，相关细胞因子有 TNF－α，IL－1 及 IL－6 等。在扩张型心肌病阶段，心肌发生重塑。Badorff 及 Knowlton 等研究显示 CVB 蛋白酶与心肌重塑有关。其他相关因子包括基质金属蛋白酶、明胶酶、胶原酶及弹性蛋白酶。这些酶的抑制剂的应用可明显减轻扩张型心肌病的程度。此外，病毒还可直接引起心肌细胞凋亡。

二、病理

各种病原体所致的心肌炎病理改变无特异，心腔皆有扩大，左室尤著，心脏重量增加，心肌苍白软化；心包表面常有出血点，心包可同有炎症性变，所以心包液可呈血色。心室壁常较薄，病程久时可能增厚；心瓣膜及内膜多无病变，色泽可较苍白。有的病变可与心内膜弹力纤维增生症很相似，所以很多学者怀疑心内膜弹力纤维增生症为病毒性心肌炎的结果，很可能胎内即有心肌炎。Hutchin 等检查 64 例心肌炎或心内膜弹力纤维增生症尸检的心脏标本中，41 例两者病变兼有，18 例仅为心内膜弹力纤维增生症，5 例仅有心肌炎。病程 2 周以内者病变仅有心肌炎，两者兼有的 41 例病程为 2 周至 4 个月，而单有心内膜弹力纤维增生症者病程在 4 个月以上。其后 Hastreifer 等在心内膜弹力纤维增生症患者心肌活检中找到心肌炎的证据。Fruhling 等报道 28 例心内膜弹力纤维增生症中 13 例在心肌中找到 CVB_3；Van Recken 等报道一个 5 个月大的婴儿患 ECH09 型心肌炎，病理切片所见与心内膜弹力纤维增生症无异，除心脏和肺分离到病毒外，肝和淋巴结中亦分离到病毒。镜下急性期可见灶性或弥散性单核细胞浸润，包括淋巴细胞、浆细胞和嗜伊红细胞；中性粒细胞很少见，除非为细菌所致。电镜中很少能看到病毒颗粒。重型病例有心肌的弥漫性坏死，心肌纤维横纹消失，尤以 CVB 所致者为著，有时可见到血管周围的淋巴细胞和浆细胞积聚。

细菌性心肌炎为局部的小脓肿，以革兰阳性菌为主；结核性心肌炎可能为干酪样结节；脑膜炎球菌所致者可见出血点和出血，真菌所致者可有纤维干酪样脓肿，局灶的肉芽肿或赘生物。蛔虫的虫蚴移行在心肌偶可有脓灶。

三、病情评估

（一）临床表现

临床特点为病情轻重悬殊，自觉症状较检查所见为轻。多数在出现心脏症状前 2～3 周，有上呼吸道感染或消化道感染等感染史。有时病毒可同时侵犯其他系统，如肌肉、大脑等，并出现相应症状体征。

1. 急性期

临床症状明显而多变，病程多不超过 6 个月。

1）轻型：症状以乏力为主，其次有多汗、苍白、心悸、气短、胸闷、头晕、食欲缺乏等。检查可见面色苍白，口周可有发绀，心尖部第一心音低钝，可听到轻柔吹风样收缩期杂音，有时有期前收缩。

2）中型：较少。起病较急，除前述症状外，乏力突出，年长儿常诉心前区疼痛。起病较急者可伴恶心、呕吐。检查见心率过速或过缓，或心律不齐。患儿烦躁，口周可出现发绀，手足凉，出冷汗。心脏可略大，心音钝、心尖部吹风样收缩杂音，可有奔马律和（或）各种心律失常。血压低，脉压小，肝增大，有的肺有啰音。

3）重型：少见。呈暴发性，起病急骤，1～2日出现心功能不全或突发心源性休克。患儿极度乏力、头晕、烦躁、呕吐、心前区疼痛或压迫感。有的呼吸困难、大汗淋漓、皮肤湿冷。小婴儿则拒食、阵阵哭闹、软弱无力、手足凉、呼吸困难。检查见面色灰白、唇绀、四肢凉、指趾发绀、脉弱或摸不到、血压低或测不到。心音钝，心尖部第一心音几乎听不到，可出现收缩期杂音，常有奔马律、心动过速或过缓、严重心律失常。肺有啰音、肝可迅速增大。有的发生急性左心衰竭、肺水肿。病情发展迅速，如抢救不及时，有生命危险。

2. 迁延期

急性期过后，临床症状反复出现，心电图和 X 线改变迁延不愈，实验室检查有疾病活动的表现。病程多在半年以上。

3. 慢性期

进行性心脏增大，或反复心力衰竭，病程长达一年及以上。慢性期多见于儿童，有的起病隐匿，发现时已呈慢性；有的是急性期休息不够或治疗不及时而多次反复，成慢性期。常拖延数年而死于感染、心律失常或心力衰竭。

（二）辅助检查

1. 心电图改变

急性期心电图异常改变多，常见 ST－T 改变、期前收缩及房室传导阻滞等。尚可见 QRS 低电压，QT 间期延长等。

2. 实验室检查

心肌受损时，血清中有十余种酶的活性增高，目前主要用于诊断病毒性心肌炎的有：AST、CK 及 CK－MB、乳酸脱氢酶（LDH）及其同工酶。

1）CK 及 CK－MB：心肌受损时，一般在起病 3～6 小时即可出现升高，2～5 日达高峰，多数病例在 2 周内恢复正常。CK－MB 主要来源于心肌，对早期诊断心肌炎价值较大。

2）LDH 及其同工酶（LDH_1、LDH_2）：LDH 是一种广泛分布的酶，在多种疾病情况下均可升高，特异性差。在心肌受损时，多在发病 24～48 小时开始上升，3～6 日达高峰，8～14 日逐步恢复，长者 2 个月左右才恢复。由于 LDH_1、LDH_2 具有一定的器官组织特异性，如同时测定，可显著提高其对心肌炎诊断的特异性，因 LDH_1 主要存在于心肌中，病毒性心肌炎时 LDH_1、LDH_2 增高，尤以 LDH_1 增高为主，致使 $LDH_1 > LDH_2$。

3）AST：在发病 1～8 小时开始上升，第 2 周达高峰，以后下降，多在 4 周恢复正常。其敏感性和特异性均不如 CK、LDH 及其同工酶。

3. 心内膜心肌活检

进行组织学检查可为心肌炎诊断提供病理依据。活动性心肌炎有炎性细胞浸润和细胞损害，包括变性、溶解或坏死，未受累细胞多属正常。

4. ^{67}Ga 心肌显像

^{67}Ga（镓）对心肌炎有较高的诊断价值。

5. 病毒学诊断

病毒分离（咽拭子、大便、血液、心包液）、病毒核酸检测（心肌、血液）及血清病毒抗体检测有助于病原学诊断。

四、治疗措施

本症目前尚无特殊治疗。结合患儿病情采取综合措施，大部分患儿好转甚至痊愈。

1. 休息

卧床休息十分重要，可减轻心脏负荷和减少心肌氧耗量。急性期卧床休息至热退后 2～3 个月，心脏恢复正常大小后，再适当活动，一般约半年。心脏增大者卧床休息时间适当延长。有心力衰竭者，应严格卧床，待心力衰竭控制后逐渐开始轻微活动。

2. 抗生素

细菌感染是引发病毒性心肌炎的条件因素，在早期可注射青霉素 10～14 日。

3. 抗病毒药物

病毒性心肌炎为病毒感染所致，因此使用抗病毒药物很重要。但可引起心肌炎的病毒种类很多，实际目前并不存在真正的广谱抗病毒药物，就是说目前还没有对所有病毒均有良效的药物，并且在病毒性心肌炎发病过程中细胞免疫和体液免疫均起重要作用。因此临床上使用抗病毒药物的效果并不理想，至今文献上尚缺乏大样本、可比性强、有说服力的能证实对病毒性心肌炎有良效的抗病毒药物的报道。

1）利巴韦林：对某些 RNA 和 DNA 病毒有效。1985 年 Malsucor 首先报道早期使用利巴韦林对实验性 VMC 有一定疗效。1988 年 Kcihcruoto 在 CVB$_3$ 所致病毒性心肌炎小鼠实验 1～4 日开始用利巴韦林 200～400 mg/kg，用至实验 15 日，结果用利巴韦林治疗的小鼠存活率较对照组显著提高，心肌内病毒含量减少，心肌病变减轻；实验同时对淋巴细胞亚群做了分析，发现利巴韦林能改善因感染病毒而引起的总 T 细胞与辅助 T 细胞亚群的减少，表明利巴韦林能抑制病毒复制，纠正免疫失控。

2）更昔洛韦：为目前应用很广泛的抗病毒药物，是一种无环的脱氧鸟嘌呤核苷酸同功异质体，在体内经磷酸化后可抑制某些病毒 DNA 多聚酶，此外竞争性抑制脱氧尿苷三磷酸的渗入而终止 DNA 链的延长，抑制 DNA 复制。2003 年王文棣报告对 20 例 CMV 所致病毒性心肌炎患儿用更昔洛韦治疗，另有 9 例 CMV 所致的病毒性心肌炎用利巴韦林。更昔洛韦的用法为每次 5 mg/kg，每 12 小时 1 次，静脉注射，用 2 周，此后改为每次 5 mg/kg，每周 3 次，再用 4 周。利巴韦林每次 10 mg/kg，每 12 小时 1 次，静脉注射，用 2 周，以后为 5 mg/kg，每日 1 次静脉注射，再用 4 周。对比此两组，更昔洛韦治疗组 CMV 拷贝数、CK－MB、CTnI 下降显著优于利巴韦林治疗组。

4. 肾上腺皮质激素

有非特异性抗感染作用，急性期有一定疗效，用于心源性休克、严重房室传导阻滞、室性心动过速、广泛 ST－T 改变及急性心力衰竭患者。静脉注射氢化可的松 10～

15 mg/(kg·d)，或地塞米松 0.3～0.5 mg/(kg·d)，1 周左右改为口服泼尼松 1～1.5 mg/(kg·d)，连用 3～4 周，待病情好转开始逐渐减量，每 1～2 周减 2.5～5 mg，总疗程半年左右。由于应用肾上腺皮质激素可抑制体内干扰素的合成，有促使病毒增殖及病变扩散的作用，故在起病 10 天之内尽可能不用。

5. 维生素 C

大剂量高浓度维生素 C 缓慢静脉注射，对促进心肌病变恢复、改善心功能、减轻症状及纠正心源性休克有效。用 10%～12.5% 溶液静脉推注，每次 100～200 mg/kg，每日 1 次，疗程 2～4 周。抢救心源性休克，第一天每 4～6 小时 1 次。

6. 静脉注射免疫球蛋白

对于重危病毒性心肌炎患儿静脉注射免疫球蛋白有显著疗效。1994 年 Nancy 报告 IVIG 治疗小儿急性病毒性心肌炎有效。1999 年曾上勤报告病毒性心肌炎小鼠脾脏 CD_3^-、CD_4^-、CD_8^- 细胞、NK 细胞活性显著低于正常小鼠，而脾脏中 IL-1、IL-2 和外周血 TNF 的活性明显升高，应用 IVIG 后可提高脾脏中 NK 细胞活性和 T 细胞亚群比例，降低脾脏中细胞因子 IL-1、IL-2 和外周血 TNF 的活性，提高杀病毒功能，防止过度的免疫反应，对心肌细胞有保护作用。目前对重危病毒性心肌炎使用 IVIG 在国内已很普遍，疗效肯定。但对 IVIG 疗效的发生机制、临床应用指征以及剂量和疗程尚缺乏深入研究。

IVIG 的治疗方法以早期（发病 3 天以内）、中等剂量 [200 mg/(kg·d)]、长程（10 天）效果较好，对于危重患儿可增大剂量、缩短疗程。

7. 改善心肌代谢药物

可选用下列药物：

1）能量合剂：ATP20 mg，辅酶 A 50 U，胰岛素 4 U，加入 10% 葡萄糖液 100 ml 中静脉滴注，每日 1 次，用 2 周。

2）辅酶 Q_{10}：肌内注射辅酶 Q_{10} 5～10 mg，每日 1 次；或口服每次 10 mg，每日 2～3 次，连用 2～3 个月。

3）果糖二磷酸钠注射液：50 ml 含果糖二磷酸钠 5 g，静脉注射每日 1 次，静脉注射速度 4～7 ml/min，连用 2 周。

8. 心源性休克、心力衰竭及严重心律失常的治疗

心源性休克、心力衰竭及严重心律失常的治疗见有关章节。但心力衰竭治疗中，洋地黄用量宜减少。

五、护理

1）急性期或重症患儿绝对卧床休息，待心脏基本恢复正常后再逐渐增加活动量。

2）给予高能量、高维生素、低脂肪饮食，适当增加水果，少量多餐，切忌饱餐。心力衰竭时适当限制食盐和水分。

3）呼吸困难者取半卧位，给氧气吸入。每 4 小时测脉搏 1 次，注意脉率和脉律。

4）患儿易出汗，应注意皮肤清洁，及时更换衣服，防止受凉。

5）密切观察并记录心率、脉率、心音性质和强弱、血压和体温的变化，以做出对

疾病发展的正确估计。必要时给予心电监护，严密观察有无心律失常或心源性休克。出现烦躁不安、面色苍白、四肢厥冷、发绀、脉搏细弱、心动过速及奔马律、血压下降或测不到时，应考虑心源性休克；出现多源性期前收缩或阵发性心动过速或心动过缓、重度或完全房室传导阻滞、心房扑动或颤动，均应立即报告医生协助抢救。

6）注意观察药物疗效及不良反应，如心肌炎患儿对洋地黄类药物敏感性较强，应注意毒性反应。患儿出现烦躁不安、胸痛、腹痛时，按医嘱给予镇静剂，必要时应用吗啡。

7）平时应加强锻炼，增强体质，对各种病毒感染进行预防注射，并减少受凉、发热、劳累等不良因素。出院时嘱注意休息，避免过度疲劳，以免加重心脏负担。同时避免受凉，预防感冒，按时服药，定期复查。

（李霞）

第七节　急性肾小球肾炎

急性肾小球肾炎（AGN），又称急性肾炎，是一组不同病因所致的感染后免疫反应引起的急性弥散性肾小球炎性病变，临床上以起病急、水肿、血尿、少尿及高血压为主要表现。急性肾炎由多种病因引起，绝大多数为链球菌感染后肾小球肾炎（APSGN）。本病多见于 4～10 岁的小儿，是儿童常见病，其发病率居小儿泌尿系统疾病首位。皮肤脓疱疮引起的多在夏、秋季发病，呼吸道感染引起者多在冬、春季发病，预后良好，多数在半年内恢复正常，少数病程迁延 1 年左右。发展为慢性肾炎者仅为极少数。

一、病因和发病机制

急性肾炎绝大多数属急性链球菌感染后肾小球肾炎。一般认为是一种感染后免疫病理反应，常继发于 A 组 β 型溶血性链球菌感染之后，其他细菌如肺炎双球菌、金黄色葡萄球菌，病毒如 CVB_4、ECHO9 型、腮腺炎病毒、乙型肝炎病毒、流感病毒等，还有疟原虫、钩端螺旋体等也可导致急性肾炎。儿科临床通称的急性肾炎即指 A 组 β 型溶血性链球菌感染后肾小球肾炎。

二、病理

典型的病理表现是弥散性、渗出性和增生性肾小球肾炎，因病变主要在基底膜范围内，又称毛细血管内增生性肾小球肾炎。肾小球体积增大，内皮细胞与系膜细胞增生，系膜基质增多，可见中性粒细胞浸润，毛细血管腔变窄。严重时肾小囊壁层细胞增生形成新月体，使囊腔变窄。用 PAM - HE 染色或 PAM - Masson 染色可在毛细血管袢见到颗粒状沉积物。肾小管病变轻重不一。电镜下所见类似光镜，但在基底膜上皮侧可见"驼峰状"沉积，为本病的特征性改变。

三、病情评估

（一）临床表现

学龄儿童多见，2 岁以下极少见。发病前 1~3 周多有链球菌感染史，如扁桃体炎、咽峡炎、猩红热、丹毒、皮肤脓疱疮等。由上呼吸道感染所致者，多发生在冬、春季；由皮肤化脓性感染所致者，多发生在夏、秋季。

本病临床表现轻重悬殊，轻者除尿检查异常外，仅有轻度眼睑水肿，甚至无任何症状和体征；重者可于短期内出现严重循环充血、高血压脑病、急性肾衰竭。典型者表现如下：

1. 水肿

病初表现为晨起时双睑水肿，以后发展至下肢或遍及全身。水肿多数为非凹陷性。程度与饮水量有关，水钠摄入过多者水肿严重，甚至可有少量胸腔积液或腹腔积液。在水肿同时尿量明显减少。

2. 血尿

30%~50% 的患儿有肉眼血尿，呈茶褐色或烟蒂水样（酸性尿），也可呈洗肉水样（中性或弱碱性尿），其余表现为镜下血尿。

3. 高血压

30%~70% 可有高血压，但出现剧烈头痛、恶心、呕吐者并不多见。一般在 1~2 周随尿量增多而恢复正常。

除上述典型病例外，近年来还注意到以下非典型病例表现：

1）亚临床病例：有链球菌感染史，肾组织有典型的病理改变，但无临床表现（包括尿检查）。此型只能靠流行病学史、链球菌感染的血清学证据、血清补体的动态变化和肾活检予以证实。

2）肾外症状性肾炎：有些患儿尿检查改变不明显，或只有短暂的轻度改变，但有其他表现，如水肿、体重短期内增加及血压增高，甚至出现高度循环充血状态、心力衰竭、肺水肿、高血压脑病等严重状态。此型诊断可根据链球菌感染的血清学和细菌学证据［抗链球菌溶血素"O"试验（ASO 试验）阳性且抗体滴度增高，咽或皮肤感染培养阳性］、血清补体降低（尤其是动态变化），并应进行反复、多次、仔细的尿检查。

3）尿蛋白与水肿重，甚至与肾病综合征近似，部分患儿还可有血浆蛋白下降及高脂血症，与肾病综合征不易区别。

（二）辅助检查

1. 尿液检查

尿沉渣镜检均有红细胞增多，可见透明、颗粒及红细胞管型，部分病例在早期可见较多白细胞和上皮细胞，并非尿路感染，尿蛋白（＋）~（＋＋），少数（＋＋＋）~（＋＋＋＋）。

2. 血常规

常见轻度正细胞性贫血，待水肿消退后即可恢复，白细胞轻度增高或正常。

3. 肾功能检查

肾小球滤过功能呈不同程度下降。一般病例血浆尿素氮和肌酐正常或轻度增高，尿白蛋白及尿 IgG 增加，内生肌酐清除率下降，肾小管功能一般正常。重症病例则显著增高，可有高血钾、代谢性酸中毒，尿 Tamm – Horsfall 蛋白（THP）下降及尿 β_2 微球蛋白（β_2 – MG）增加。

4. 免疫学检查

1）有关链球菌抗体的检查：链球菌感染后可产生相应抗体，可检测抗体证实是否有链球菌感染，包括 ASO 试验、抗脱氧核糖核酸酶 B、抗双磷酸吡啶核苷酸酶和透明质酸酶等。ASO 试验抗体滴度通常在感染后 10 ~ 14 日开始升高，3 ~ 5 周达高峰，其后逐渐下降，一般 3 ~ 6 个月恢复。ASO 试验阳性率在呼吸道感染中约 80%，皮肤感染中仅 50%、抗双磷酸吡啶核苷酸酶和透明质酸酶常在皮肤感染引起链球菌感染后肾小球肾炎病例中明显升高。

2）血清补体测定：链球菌感染后肾小球肾炎患儿起病 2 周内 CH50 和 C3 均明显降低，3 ~ 4 周最低，多于 6 ~ 8 周恢复正常。此规律性变化为链球菌感染后肾小球肾炎的特征。低 C3 血症持续 8 周以上应考虑其他类型肾小球肾炎。

3）免疫球蛋白：IgG 多呈轻度或中度增高。

5. 肾脏 B 超

肾脏增大，肾皮质回声增强，皮髓质交界清晰，重症病例皮质及髓质分界不清。

6. 其他检查

血沉、心电图、X 线、肾活检等。

四、治疗措施

本病目前尚无特效疗法，主要是对症治疗，加强护理，及时减轻或消除急性症状，特别注意预防或控制严重并发症的发生，保护肾功能，以利其自然恢复。

1. 一般治疗

1）休息：病初 2 周应卧床休息，轻症患儿亦应限制在床上活动。直至肉眼血尿消失、血压正常。3 个月内避免剧烈体力活动，2 个月后可恢复半日上学，然后过渡到全日上学。

2）饮食：以低蛋白、高能量、低盐为原则。适当限制水的入量，酌情给予蔗糖和水。至水肿消退、血压正常时，即可逐步恢复正常饮食。

2. 抗生素的应用

由于本病是免疫性疾病，抗生素对疾病本身作用不大，但可彻底清除病灶内残存的链球菌，故可给予青霉素 7 ~ 14 日。青霉素过敏者，可用红霉素。

3. 对症治疗

1）利尿剂：减轻体内水潴留及循环充血。用于水肿、少尿、高血压及全身循环充血者。常用氢氯噻嗪 1 ~ 2 mg/kg，每日 1 ~ 2 次口服。必要时可用呋塞米或依他尼酸 1 mg/kg，每日 1 ~ 2 次静脉推注。

2）降压药：一般轻症通过卧床休息或给利尿、镇静即可。对上述处理无效及较严重的高血压患儿应给予降压药。可首选利血平，按每次 0.07 mg/kg 计算，1 次顿服或肌内注射。首剂后继续按每日 0.02 mg/kg 计算，分 2～3 次口服。此药安全，除嗜睡、面红、鼻塞等外，无严重不良反应。也可选用肼苯达嗪，肌内注射剂量每次 0.5 mg/kg，口服为每日 1～5 mg/kg。主要不良反应有头痛，心率增快，胃肠刺激。血压明显增高，需迅速降压者近年还常用钙通道阻滞剂，如硝苯地平，口服或舌下含服，20 分钟后血压开始下降，1～2 小时达高峰，持续 6～8 小时。或用血管紧张素转换酶抑制剂，如卡托普利。除上述降压药外，近年还有应用以下几种药物者：①α 甲基多巴，口服起始量每日 5 mg/kg，可渐增至每日 10～40 mg/kg，分 3 次口服；静脉用药每日 20～40 mg/kg，分成 4 次，隔 6 小时 1 次，溶于 5% 葡萄糖溶液中，30 分钟内滴入。不良反应有头痛，眩晕，恶心、呕吐，白细胞减少，发热，溶血性贫血及肝功能损害等。②盐酸哌唑嗪，是 α_1 受体阻滞剂，能使小血管平滑肌松弛，降低血压。年长儿剂量为 1～5 mg 口服，每日 2～3 次。首剂用药后偶可发生体位性低血压，其他不良反应有眩晕、口干及乏力。可乐定、咪唑啉衍生物，剂量为每日 0.2～0.8 mg，分 3 次口服。突然停药时可发生撤药综合征。

4. 并发症的治疗

1）高血压脑病

（1）二氮嗪：是目前治疗高血压脑病的首选药物之一，有直接扩张小动脉的作用，疗效迅速可靠。每次 3～5 mg/kg，3～12 小时重复 1 次。如首剂降压作用不满意，15 分钟后可重复使用。此药有水钠潴留的作用，用药时最好与呋塞米同用，儿童 2 mg/kg。此药液呈碱性，注射时勿使药液漏出血管外，以免发生皮下组织坏死。

（2）硝普钠：作用迅速，降压效果好。此药能直接作用于平滑肌而使血管扩张，不仅使张力血管和容量血管扩张，而且还不增加心肌工作量，故对严重高血压伴心功能不全肺水肿者尤为适宜。此药在降压的同时，能扩张肾血管，增加肾血流量，产生利尿反应。用法：小儿按 5～20 mg/100 ml，以每分钟 1μg/kg 的速度开始。滴注后数十秒即显效，通常能在 1～5 分钟使血压降至正常。但维持时间短，停药后 3～10 分钟降压作用即消失，须持续滴注。无效时 30 分钟增加每分钟 1 μg/kg，最高不得超过每分钟 8 μg/kg。常见的不良反应有低血压、恶心、呕吐、抽搐、出汗等。低血压可通过调整滴速加以防止。本药对光敏感，滴注前应临时配制，配制超过 8 小时不宜再用，滴注过程中宜用黑布包裹容器以避光。

（3）利血平：用法同上。

2）严重循环充血及肺水肿：此类严重的并发征象，主要是由于水钠潴留、血浆容量过大的结果。症状轻者只需限制水、盐及卧床休息，有症状时可同时应用呋塞米或依他尼酸静脉推注。严重循环充血可配合应用血管扩张剂。一般可用硝普钠（用法同高血压脑病），或用酚妥拉明每次 0.1～0.2 mg/kg 加入葡萄糖液 10～20 ml 中，于 10 分钟内缓慢静脉注射，1 次量不超过 5 mg。烦躁不安者应予镇静剂，如地西泮每次 0.3 mg/kg，总量不超过 10 mg，静脉推注；必要时可用吗啡每次 0.1～0.2 mg/kg，皮下注射。心力衰竭明显者可用毛花苷 C，但须注意毒性反应，剂量宜偏小，症状好转即随时停药，一般不需维持用药。

3）急性肾衰竭

（1）利尿剂：少尿者应及早试用下列利尿剂：①无明显水肿、高血压或心力衰竭的患儿，可用利尿合剂每次 10 ml/kg，2 小时内注完；或 20% 甘露醇每次 0.5 g/kg，静脉缓慢滴注。若 2~4 小时排尿，可重复 1 次，无效者不再用。②水肿明显或有高血压、心力衰竭的患儿，可静脉注射呋塞米每次 1~2 mg/kg，效果不显，可酌情重复 2~3 次。

（2）严格控制摄入液量：每日液体入量可按下列推算，24 小时摄入液量（ml）= 前 1 日尿量 + 每日不显性失水 + 吐泻丢失量 - 内生水量。不显性失水为每日 400~500 ml/m² （或按每小时 1 ml/kg）。体温上升 1℃ 应每日增加 75 ml/m²，内生水量可按每日 100 ml/m² 计算。输入液体一般仅含葡萄糖，不含电解质，以保持每日体重下降 1%~2% 或血钠保持在 130 mmol/L 为宜，如无钠丢失而钠迅速下降或体重上升超过 2%，说明进液量过多，应及时调整。

（3）纠正酸中毒：补充葡萄糖，着重改善肾功能，除重度酸中毒外。一般不用碱性液，碱性液过多易引起肺水肿及心力衰竭。

（4）高钾血症的处理：①给予 5% 碳酸氢钠 3~5 ml/kg 静脉注射；②10% 葡萄糖酸钙 0.5~1 ml/kg，稀释后静脉缓注；③20% 葡萄糖和胰岛素的混合液（葡萄糖 0.5 g/kg，胰岛素 0.15 U/kg）静脉滴注（2 小时内滴完）；④严重病例行结肠、腹膜或血液透析（人工肾）。

（5）低钙血症的处理：低钙往往为高磷所致。可用 10% 氢氧化铝每日 6 mg/kg，分 2~3 次口服，以减少磷的吸收，亦可用 10% 葡萄糖酸钙 10~20 ml 缓慢静脉注入。

五、护理

1）病初 1~2 周，不论病情轻重，均应卧床休息，以增加肾脏血流量，减轻心脏负担，预防严重症状的发生。严重病例或血压超过 160/100 mmHg 者，应绝对卧床休息，进食及大小便时均应有人协助。待利尿消肿、血压正常、肉眼血尿消失后，可下床室内活动，逐渐至户外散步，但应避免劳累。尿常规、血沉、补体正常可上学，但不参加体育课。待尿阿迪计数多次正常，病程至少在半年才可恢复正常活动。

2）水肿期进无盐普通饮食，适当限制蛋白质的供应。严重循环充血者，应积极限制水钠入量。水肿消退、血压正常后改低盐普通饮食。肉眼血尿持续时间较长者，为减轻肾脏负担，可给予糖、水果、薯类饮食治疗，连续 3 日后，进低蛋白饮食，逐渐恢复至一般饮食。

3）做好患儿的生活护理，注意口腔及皮肤护理。

4）做好心理护理，使患儿能主动配合治疗，自觉卧床休息，服从治疗饮食。

5）病程早期症状明显且易于恶化，必须严密观察病情，注意患儿体温、呼吸、血压、尿量及其性质变化，观察有无头晕、头痛、烦躁、面色苍白、复视、心率增快、意识障碍等症状，并做好抢救准备。水肿严重或少尿者记录 24 小时出入量。每日晨测血压 1 次，高血压患者每日测 2~3 次。水肿期隔日称体重 1 次，消肿后每周称 1 次。及时做好各项化验检查，防止水、电解质紊乱的发生。

6）少数病例于疾病早期病情可急剧进展，应注意严重循环充血及心力衰竭、惊厥及昏迷、急性肾衰竭等并发症的发生，发现异常，及时报告医生抢救处理。

7）按医嘱留取清晨新鲜尿送常规检验。注意观察药物治疗效果及不良反应，及时发现，及时处理。利血平可有鼻塞、面红、四肢无力、精神疲倦、嗜睡、肠蠕动增加及腹泻等不良反应，并可引起鼻出血。肼屈嗪可抑制血管运动中枢直接舒张血管平滑肌，作用较利血平迅速，剂量稍大可引起心悸、剧烈头痛、恶心、呕吐、鼻出血、皮疹和体位性低血压。有脓疱疮者全身应用青霉素治疗，局部皮肤清洁后涂以2%甲紫。

8）向患儿及家属宣传本病是一种自限性疾病，无特异疗法，主要是休息、对症处理、加强护理。本病预后良好，发展为慢性肾炎罕见。使患者及家长了解预防本病的根本方法是预防感染，一旦发生上呼吸道或皮肤感染，应及早应用青霉素（或红霉素）彻底治疗。该病痊愈后，一般无须定期给予长效青霉素。

（李霞）

第八节　原发性肾病综合征

原发性肾病综合征（INS）是儿科的常见病，在泌尿系统疾病中仅次于急性肾小球肾炎和泌尿道感染，居第三位。

肾病综合征是以肾小球基底膜通透性增高为主要病变的一组临床综合征。典型病例具有四大临床特点：①大量蛋白尿；②低蛋白血症；③水肿；④高脂血症。

一、病因和发病机制

肾病综合征按病因可分为原发性、继发性及先天性三种，原发性肾病综合征占90%以上，其次为各种继发性肾病综合征，先天性肾病综合征极为罕见。

原发性肾病综合征的病因不清楚，其发病往往因呼吸道感染、过敏反应等而触发，继发性肾病综合征病因则主要有感染、药物、中毒等或继发于肿瘤、遗传、代谢疾病以及全身性系统性疾病之后。

1. 感染

各种细菌（链球菌感染后肾炎、葡萄球菌感染后肾炎等）、病毒［乙型肝炎病毒相关性肾炎、人类免疫缺陷病毒（HIV）相关性肾炎、丙型肝炎病毒相关性肾炎、梅毒螺旋体、麻风病毒］、寄生虫（疟疾、血吸虫、丝虫）、支原体等。

2. 药物、中毒、过敏

药物有青霉胺、海洛因、非甾体类抗炎药、丙磺舒、卡托普利、三甲双酮、甲妥因、高氯酸盐、抗蛇毒素、造影剂，中毒及过敏因素则有金属有机物、无机汞、有机汞、元素汞、蜂蛰、蛇毒、花粉、血清、预防接种等。

3. 全身性系统性疾病

全身性系统性疾病包括系统性红斑狼疮，过敏性、疱疹性皮炎，淀粉样变性，类肉瘤病，干燥综合征，类风湿关节炎，混合性结缔组织病等。

4. 肿瘤

恶性肿瘤特别是淋巴细胞恶性肿瘤易诱发肾病综合征，包括霍奇金淋巴瘤、非霍奇金淋巴瘤、白血病、肾母细胞瘤（Wilm 瘤）、黑色素瘤、多发性骨髓瘤、肺透明细胞癌等。

5. 遗传性疾病

家族性出血性肾炎（Alport 综合征）、指甲—髌骨综合征、法布里病（Fabry 病）、镰状红细胞贫血、胱氨酸病、Jenue 综合征、抗胰蛋白酶缺乏等。

6. 代谢及内分泌疾病

糖尿病、桥本甲状腺炎、淀粉样变性等。

7. 其他

高血压、恶性肾小球硬化、肾移植慢性排斥反应等。

二、病理

原发性肾病综合征可见于各种病理类型。根据国际儿童肾脏病研究组（1979）对521 例小儿原发性肾病综合征的病理观察有以下类型：微小病变（76.4%），局灶节段性肾小球硬化（6.9%），膜性增生性肾小球肾炎（7.5%），单纯系膜增生（2.3%），增生性肾小球肾炎（2.3%），局灶性球性硬化（1.7%），膜性肾病（1.5%），其他（1.4%）。由此可见，儿童肾病综合征最主要的病理变化是微小病变型。

三、病情评估

（一）临床表现

水肿最常见，开始见于眼睑，以后逐渐遍及全身，呈凹陷性。未治疗或时间长的病例可有腹腔积液或胸腔积液。一般起病隐匿，常无明显诱因。大约 30% 有病毒感染或细菌感染发病史，70% 肾病综合征复发与病毒感染有关。常伴有尿量减少，颜色变深，无并发症的患者无肉眼血尿，而短暂的镜下血尿可见于大约 15% 的患者。大多数血压正常，但轻度高血压也见于约 15% 的患者，严重的高血压通常不支持微小病变型肾病综合征的诊断。约 30% 的病例因血容量减少而出现短暂肌酐清除率下降，一般肾功能正常，急性肾衰竭少见。部分病例晚期可有肾小管功能障碍，出现低血磷性佝偻病、肾性糖尿、氨基酸尿和酸中毒等。

（二）并发症

1. 感染

肺炎、严重皮肤感染和原发性腹膜炎等曾是极期肾病死亡的主要原因。现在严重感染已明显少见，但上呼吸道感染、原发性腹膜炎和皮肤感染仍较常见。其中以腹膜炎最多见，可由肺炎链球菌、化脓链球菌、葡萄球菌或其他革兰阴性菌引起。

2. 电解质紊乱

由于血浆蛋白低，蛋白结合钙低，游离化钙正常，平时无低钙性抽搐。长期忌盐，在大量利尿并发吐泻时可引起低钠血症、低盐综合征，偶可引起低血容量性休克。

3. 肾静脉栓塞

临床上少见，表现为骤然发作的腰腹部剧痛、肉眼血尿，可并发急性肾衰竭。

（三）辅助检查

1. 尿液检查

尿蛋白定性（＋＋＋）～（＋＋＋＋），定量每日 >0.1 g/kg，单纯性肾病为选择性蛋白尿，一般无血尿。肾炎性肾病为非选择性蛋白尿，可有持续镜下血尿，尿沉渣红细胞 >10 个/高倍视野。有时出现肉眼血尿，可见透明管型及少数颗粒管型。

2. 血液

血浆总蛋白降低，常在 30～50 g/L，白蛋白明显降低（<25 g/L），α_2 和 β 球蛋白显著增高，出现白/球蛋白倒置。血胆固醇 >5.7 mmol/L。血沉增快。血清补体在单纯性肾病可正常，而在肾炎性肾病可下降。

3. 血清胆固醇

多明显增高，其他脂类如甘油三酯、磷脂等也可增高。由于脂类增高，血清呈乳白色。

4. 肾功能检查

肾功能检查一般正常。单纯性者尿量极少时可有暂时性氮质血症。少数肾炎性者可伴氮质血症及低补体血症。

四、治疗措施

1. 休息

除水肿显著、并发感染或严重高血压外，一般无须卧床休息。病情缓解后逐渐增加活动量。

2. 饮食

显著水肿和严重高血压时应短期限制水钠摄入，病情缓解后不必继续限盐。活动期病例供盐 1～2 g/d。蛋白质摄入 1.5～2 g/(kg·d)，以高生物价的动物蛋白（乳、鱼、蛋、禽、牛肉等）为宜。在应用糖皮质激素过程中每日给予维生素 D 400 U 及适量钙剂。

3. 防治感染

一旦发现感染，应及时选用对致病菌敏感且无肾毒性的抗生素积极治疗。

4. 利尿

对肾上腺皮质激素耐药或未使用肾上腺皮质激素，而水肿较重伴尿少者可配合使用利尿剂，但需密切观察出入水量、体重变化及电解质紊乱情况。

5. 对家属的教育

应使父母及患儿很好地了解肾病的有关知识，并教给其用试纸检验尿蛋白的方法。

6. 特效治疗

自 20 世纪 50 年代以来有充分资料说明，肾上腺皮质激素和细菌毒药物对微小病变有特效作用，可使绝大多数病例达到临床缓解，病理变化恢复正常，对其他类型也有一定的疗效。

1）肾上腺皮质激素治疗：肾上腺皮质激素有使尿蛋白消失或减少以及利尿作用，为单纯性肾病的首选药物。治疗开始前最好先观察1周左右以便详细了解患者情况，检查有无感染或慢性病灶存在，适量应用利尿剂及观察有无自行缓解趋势。目前关于肾上腺皮质激素治疗尚无统一方案，治疗方案很多，一般均分为两个阶段用药：①诱导缓解阶段，泼尼松足量给药1.5～2 mg/kg分3～4次口服，疗效4～8周；②巩固阶段，间歇用药或隔日清晨顿服，渐减量，停药。

目前国际及国内常用的两种方案：

（1）短疗程方案：国际肾脏病研究组建议此方案。泼尼松每日2 mg/kg，每日总量不超过60 mg，分3～4次给药，疗程4周，然后改为1.3 mg隔日清晨顿服4周，如在治疗开始4周以后尿蛋白才开始阴转，则由阴转日算起，隔日用药4周，总疗程为8～12周。

（2）中、长程治疗方案：国内多用此方案。泼尼松每日1.5～2.0 mg/kg，分次给药，尿蛋白阴转后延长以上治疗2周，一般足量治疗不超过8周，然后改为1.5～2.0 mg/kg隔日清晨顿服，以后每2周减量1次，总疗程6个月。凡尿蛋白阴转较晚者（4周以上）或尿蛋白转阴不稳定者，减药要缓慢，总疗程可延至9～12个月。

2）细胞毒药物：环磷酰胺（CTX），每日2.0～2.5 mg/kg。清晨顿服，持续用8～12周。或考虑用CTX冲击治疗。或用苯丁酸氮芥，在泼尼松治疗尿蛋白转阴后1周开始，每日0.2 mg/kg，清晨顿服，持续6周，总量不超过10 mg/kg，仍需继续用大剂量长程隔日治疗。细胞毒药物还可采用氮芥、硫唑嘌呤等。

7. 难治性肾病综合征的治疗

难治性肾病综合征是原发性肾病综合征中频繁复发、激素依赖和耐药病例的总称。小儿肾病中经种种治疗均难以奏效的难治性病例约占10%。肾病综合征的复发与肾上腺皮质激素疗程的长短有一定关系。大量短程疗法（国际方案）1年以上的复发病例几乎是大量长程疗法（6～12个月）的1倍，2年以上仍多40%。为减少复发甚至频繁复发，国内多采用中、长程疗法。尽管所用肾上腺皮质激素疗程的长短不一，肾病患者频繁复发的可能性与其首次复发的时间关系密切。凡在肾上腺皮质激素使用过程中及停用后4个月以内早期复发的患者，以后不久出现频繁复发。反复感染也是复发的重要原因。有感染发生应立即予以控制，常可收到明显效果，最常见的是上呼吸道感染，但全身其他处的感染也应注意搜寻，症状不明显的尿路感染也不应忽视，每当复发都应排除并发尿路感染的可能。由于不正规治疗引起的复发或频繁复发病例不算是真正的难治病例，应注意加以区别。

1）肾上腺皮质激素：难治性肾病综合征应用常规肾上腺皮质激素治疗无效，但可以根据不同情况适当延长疗程，改变剂型或增加剂量。

（1）长疗程、大剂量治疗：通常情况下，对肾上腺皮质激素敏感患儿泼尼松每日2 mg/kg，治疗8周后可获得完全缓解，但对肾上腺皮质激素耐药者可适当延长泼尼松（剂量同前）用药时间至10～12周，以后每4～6周减量1次，减量2～3次后改为隔日疗法，总疗程1年以上，甚至2～3年。但如10～12周尿蛋白持续不减，初剂量用药时间不宜太长，以免发生严重的不良反应。

（2）对肾上腺皮质激素依赖或频繁复发者可采用长期隔日小剂量维持：泼尼松初治剂量为每日 2 mg/kg，直至病情缓解后，开始逐渐减量至隔日 15 ~ 25 mg 时，每隔 3 个月或更长时间减量 1 次，每次减去隔日量 5 mg，找出患者维持缓解的最低需要量，以此剂量长期维持，疗程数年。

（3）大剂量冲击疗法：本法适用于肾上腺皮质激素耐药、依赖或频繁复发者。以大剂量（15 ~ 30 mg）泼尼松龙加 5% 葡萄糖液 100 ~ 200 ml 静脉滴注，连续 3 次（每日或隔日 1 次），以后每隔半个月加强冲击 1 次，一般 3 ~ 4 次。冲击治疗间歇口服前述剂量的泼尼松。肾上腺皮质激素冲击疗法一般不提倡用氢化可的松或地塞米松，因此二药产生水钠潴留的不良反应较大，有时引起严重的水肿而加重病情。使用肾上腺皮质激素冲击疗法时注意高血压和感染等并发症的发生，非难治性肾病综合征不宜滥用。

2）免疫抑制剂：对多复发型以及肾上腺皮质激素依赖和激素耐药的病例可用免疫抑制剂。多复发型加用免疫抑制剂后，常可延长缓解期。因具有较强的毒性作用，一般不使用，除非患者已经或将要产生肾上腺皮质激素毒性。

（1）CTX：主要用于频繁复发者，对激素依赖或病理类型为局灶节段性肾小球硬化者疗效差，一般不用。用法：每日 2 ~ 3 mg/kg，总剂量须达 200 ~ 250 mg/kg，疗程 8 ~ 12 周，用药 3 个月以上或总剂量超过 300 mg/kg，可引起性腺损害（主要见于男孩）。本品常与激素合用，一般隔日加泼尼松 1 ~ 2 mg/kg。

（2）苯丁酸氮芥：主要用于频繁复发或肾上腺皮质激素依赖者，一般在继续泼尼松治疗的同时加用。开始剂量为每日 0.1 ~ 0.2 mg/kg，每日最高剂量不超过 0.3 mg/kg，总量不超过 14 mg/kg，疗程不超过 12 周。根据最近研究，本药可引起严重的远期不良反应，如青春前期男孩睾丸萎缩、肾癌、白血病等。

（3）氮芥：近年有人采用泼尼松和氮芥联合治疗，对难治性肾病综合征取得较好的疗效，剂量每日 0.1 mg/kg，连用 4 天，泼尼松疗程 8 周，具有疗程短、毒性小、对性腺毒性小等优点。

（4）长春新碱（VCR）：有人用它与地塞米松或泼尼松联合治疗难治性肾病综合征取得一定的疗效。用法：每次 0.75 mg/kg（最大量不超过 2 mg/kg），加生理盐水静脉滴注或加 20 ml 生理盐水缓慢静脉注射，每周 2 次，连用 3 ~ 4 周，同时应用地塞米松每日 0.5 ~ 0.75 mg 静脉滴注，连用 3 日后改泼尼松口服（每日 1 ~ 2 mg/kg），至尿蛋白转阴后 1 周减量，总疗程 6 ~ 8 个月。

（5）环孢素 A：治疗难治性肾病综合征多采用小剂量，4 ~ 5 mg/kg，分早晚 2 次，疗程 3 ~ 6 个月，并同时服用泼尼松。有人认为，本品治疗难治性肾病综合征近期疗效较好，但停药后易复发，再用药仍有效。

（6）雷公藤多苷：每日 1 mg/kg 分 2 ~ 3 次口服，持续用药 12 周，继以间歇用药 12 周为 1 个疗程。近期疗效达 84.6%。

3）抗凝治疗

（1）肝素：主要用于高凝状态较严重的病例。首剂 100 U/kg，溶于 5% 葡萄糖液 50 ~ 100 ml 中静脉滴注，约 1 小时滴完。以后用量每次 50 ~ 100 U/kg，每日 2 ~ 3 次，1 周后改为皮下注射，注射速度宜慢，注射后用手掌按压注射部位 5 分钟。4 周后继续以华法林每日 0.05 ~ 0.4 mg/kg，或华法林每日 1 ~ 2 mg/d 口服，维持治疗半年至 1 年。治疗中防止出血，必要时静脉注射鱼精蛋白中和。

（2）双嘧达莫：剂量为每日 5 ~ 10 mg/kg，分次口服，疗程可达 1 年以上，无明显不良反应。适用于高凝状态较轻、肾上腺皮质激素或免疫抑制剂治疗无效病例，多同上述药物合用。

藻酸双酯钠、蛇毒抗栓酶均有降低血黏度、改善微循环的作用，在临床中亦可选用。前者 1 ~ 2 mg/(kg·d)，分 3 次口服，可长期维持；后者 0.25 U/d，溶于 5% 葡萄糖液 250 ml 中缓慢静脉滴注，3 周为 1 个疗程。

4）联合疗法：对肾上腺皮质激素无效应的病例，原则上进行肾活检，再结合血生化和免疫学检查结果制订治疗方案。如有免疫机制参与应使用免疫抑制或兴奋剂，有高凝状态存在应使用抗凝剂，但在临床上两者往往难以区分，这样的病例应使用联合疗法。文献报道，近年常用的联合治疗方案有下列几组，可根据情况选用。

（1）四联疗法：泼尼松 + CTX + 肝素 + 双嘧达莫。

（2）双 P 疗法：泼尼松每日 1 mg/kg + 藻酸双酯钠 0.2 g 静脉滴注，每日 1 次，全程 4 周。泼尼松与苯丁酸氮芥交替使用，泼尼松每日 1 g，静脉滴注，连用 3 日改为每日 0.5 mg/kg；苯丁酸氮芥每日 0.15 mg/kg。全程 6 个月。

（3）地塞米松、CTX 冲击疗法：地塞米松每日 0.5 ~ 1 mg/kg，静脉滴注，CTX 每日 15 ~ 20 mg/kg，4 日为 1 个疗程，结束后用泼尼松，隔日疗法巩固治疗。

（4）CTX + 华法林 + 双嘧达莫：用于不适于肾上腺皮质激素治疗者。

（5）抗栓酶、肝素交替疗法：蛇毒抗栓酶每日 0.25 ~ 0.5 U，静脉滴注，用 7 日，再用肝素每日 50 mg，静脉滴注 7 日。如此交替用 4 周。

5）左旋咪唑：为 T 细胞调节剂，能延长频繁复发缓解时间或减少发作次数，并能减少肾上腺皮质激素用量。用法：隔日 2 ~ 2.5 mg/kg，口服，疗程 1 年或更长，无明显不良反应。

6）预防并发症：有效地控制各种并发症不仅能加速病情缓解，还能预防复发，改善患儿预后，故应重视各种并发症，如感染、血栓形成和肾上腺皮质激素不良反应的防治。

五、护理

1）重症患儿应卧床休息。一般患儿每日定时起床后活动，保持较为正常的日常生活，并对预防血管栓塞有利。过分劳累可引起病情反复，应予制止。病情完全缓解后，即使仍服用维持剂量的肾上腺皮质激素，但可根据具体情况，就近上学，避免体育活动。

2）可进低盐饮食。若水肿严重，尿少接近无尿时进无盐饮食。蛋白质以高生物价的优质蛋白为主，还应供给足够的钙剂和维生素 D。水肿消退、尿量正常后切勿过分限制食盐。

3）加强皮肤护理。静脉穿刺要选好静脉，要求 1 次穿刺成功以减少皮肤感染机会。重度水肿时尽量少用肌内注射以免引起注射处感染或引起深部脓肿。另外要注意患儿安全，预防骨折。

4）本病多为学龄前及学龄期儿童，病程较长，一般要休学 6～12 个月，因此必须做好心理护理。主动向患儿说明病情。让其耐心配合治疗，树立信心，克服焦躁心理，争取早日缓解。病情稳定后可帮助其复习文化课，安排规律生活。肾上腺皮质激素治疗后出现肥胖等不良反应时，要耐心解释，帮助患儿克服害羞及恐惧心理，坚持治疗。

5）水肿期应注意观察体重、血压、体温，水肿程度、腹围、尿量、尿色及尿蛋白量，精神、食欲，有无恶心、呕吐、腹痛、面色及皮肤有无破损及感染等。凡治疗后体重减轻、水肿消退、尿量增多、尿蛋白量渐减少、精神食欲正常，提示病情好转。若经治疗体重增加、水肿加重、尿量减少、出现呼吸困难甚至不能平卧，应及时与医生联系。

6）若出现剧烈腹痛应密切观察腹痛部位、性质，有无腹膜刺激征等，观察有无肉眼血尿，检查白细胞计数和分类，除外原发性腹膜炎或静脉栓塞。

7）注意观察有无精神不振、无力、腹胀、心音低钝等低钾症状；有无食欲减退、恶心、呕吐、头痛，甚至发生惊厥等低钠症状；有无肢体疼痛、手足搐搦、惊厥等低钙症状。发现上述症状，及时报告医生处理。

8）长期使用肾上腺皮质激素治疗的患者，要注意急性肾上腺皮质功能不全并发症，当发生感染及手术等应激情况时，应注意观察有无出冷汗、皮肤花纹、血压下降等表现。若有上述表现，应及时与医生联系，准备好静脉补充肾上腺皮质激素。

9）注意观察有无腰痛、血尿等表现。有无下肢疼痛、肢体皮肤颜色改变、发凉等下肢血栓形成的表现。肺血栓可导致患者死亡或发生严重肺部病变。一旦发生血栓应及时报告医生，并协助抢救。

10）泼尼松每日大剂量分服时很快出现库欣综合征，甚至高血压、骨质疏松，偶见精神症状，要密切注意其发展，采用对症治疗。免疫抑制剂服用期间，应定期复查白细胞总数及其分类、血小板数。当白细胞总数少于 $3.0 \times 10^9/L$、血小板数少于 $5 \times 10^9/L$ 时需停药观察。观察尿色，鼓励多饮水，预防出现出血性膀胱炎。

11）帮助家长及患儿掌握本病有关知识，了解感染是本病最常见的并发症及复发的诱因，并采取措施积极预防，如避免受凉，防止感冒，避免劳累。

12）保持室内空气新鲜，定时开窗通风，避免对流风。

13）指导饮食调配：①蛋白质，适量优质蛋白（如鸡蛋、鱼肉、瘦肉等），每日 2～3 g/kg。②钠，适量限制钠盐的摄入，1～2 g/d，尿蛋白转阴后改为普通饮食。③钾，适当地补充含钾食物，如橘子、柚子、绿菜叶等。

（李霞）

第九节 泌尿道感染

泌尿道感染（UTI）为小儿常见病，感染可累及尿道、膀胱、肾盂及肾实质。临床以细菌尿和（或）白细胞尿为特征。小儿泌尿道感染时局部症状可不明显，容易漏诊而延误治疗。

一、病因和发病机制

1. 易感因素

小儿易患泌尿道感染与小儿解剖生理特点有关。小儿输尿管长而弯曲，管壁弹力纤维发育不全，易扭曲而发生尿潴留。女孩尿道短，括约肌薄弱，有利于细菌上行感染。新生儿与幼小婴儿的发病常与抵抗力低下有关，感染多为血行播散。目前认为，小儿的再发性和慢性尿路感染常为膀胱输尿管反流所引起。

2. 致病菌及感染途径

多种细菌可引起泌尿道感染，以肠道细菌为主，其中以大肠杆菌最多见，其次为副大肠杆菌、变形杆菌等。球菌主要为葡萄球菌、粪链球菌等。感染途径有以下几种：

1）上行感染：最为多见，指细菌由尿道侵入、上行引起的感染。尤其是婴幼儿期，因尿道短且接近肛门，污染机会较多，容易引起尿潴留和上行感染。

2）血行播散：新生儿和小婴儿，由于免疫功能低下，可于上呼吸道感染、肺炎、败血症等过程中，细菌通过血行侵入泌尿道发生感染，较少见。

3）淋巴转移：肠道与肾脏之间有淋巴管相通，当肠道有感染时，细菌亦可通过淋巴管侵犯肾脏。

4）直接蔓延：邻近器官或组织的化脓性感染直接蔓延而致，如腹膜炎、阑尾脓肿等，极少见。

机体抵抗力降低是造成发病的主要条件。先天性泌尿系统畸形及膀胱输尿管反流者，发病率高，且易于复发。

二、病情评估

（一）临床表现

小儿尿路感染，不同年龄发病缓急不同，临床表现也有较大差异，现分述如下：

1. 急性尿路感染

病程在 6 个月以内。

1）新生儿：多由血行播散引起，男女发病率相等。以全身症状为主，轻重不一，从败血症伴黄疸到隐性细菌尿，可有发热、体温不升、皮肤苍白、体重不增、拒奶、腹泻、嗜睡和惊厥。

2）婴幼儿：临床症状也不典型，常以发热最突出。拒食、呕吐、腹泻等全身症状也较明显。局部排尿刺激症状可不明显，细心观察可发现排尿时哭闹不安、尿布有臭味和顽固性尿布疹等。

3）年长儿：以发热、寒战、腹痛等全身症状突出，常伴有腰痛和肾区叩击痛、肋脊角压痛等。同时尿路刺激症状明显，患儿可出现尿频、尿急、尿痛、尿液混浊，偶见肉眼血尿。

2. 慢性尿路感染

慢性尿路感染指病程迁延或反复发作伴有贫血、消瘦、生长迟缓、高血压或肾功能不全者。

3. 无症状性菌尿

在常规的尿过筛检查中可以发现健康儿童存在有意义的菌尿，但无任何尿路感染症状。这种现象可见于各年龄组，在儿童中以学龄女孩常见。无症状性菌尿患儿常同时伴有尿路畸形和既往症状性尿路感染史。病原体多数是大肠杆菌。

（二）辅助检查

1. 白细胞总数及分类

急性尿路感染时，白细胞总数增高，中性粒细胞数增高，慢性尿路感染可出现不同程度的贫血。

2. 尿常规

取晨尿离心后镜检，白细胞数 >5 个/高倍视野，可有脓细胞。若发现白细胞聚集成堆或白细胞管型，有诊断价值。

3. 尿细菌学检查

1）尿液直接涂片找细菌：取一滴未离心的新鲜尿，置玻璃片上烘干后用亚甲蓝或革兰染色，在油镜下每个视野看到 1 个以上细菌时，则说明尿标本中细菌在 > 10^5 cfu/ml以上，为真性菌尿，此法简单迅速又有一定可靠性，在缺乏细菌培养条件下或尿培养尚未有结果时，对诊断有参考价值。

2）尿培养及菌落计数：是诊断本病的主要依据。必须在外阴清洗后做尿细菌定量培养，菌落 > 10^5 cfu/ml 方可确诊，$10^4 \sim 10^5$ cfu/ml 为可疑，< 10^4 cfu/ml 多系污染。女孩如连续 2 次尿培养菌落均在 10^5 cfu/ml 以上，且为同一细菌时，确诊率可达95%。男孩如尿标本无污染，菌落在 10^4 cfu/ml 以上，即应考虑细菌尿诊断。

4. 肾功能检查

急性尿路感染者肾功能多无改变。慢性尿路感染者肾功能可有不同程度损害，主要有持久或明显的尿浓缩功能障碍。晚期肾功能可逐渐全面受损，出现血尿素氮和血肌酐升高，甚至肾衰竭。

5. 影像学检查

反复感染或迁延不愈者应进行影像学检查，以观察有无泌尿系畸形和膀胱输尿管反流。常用的有 B 超检查、静脉肾盂造影加断层 X 线片（检查肾瘢痕形成）、排泄性膀胱造影（检查膀胱输尿管反流）、肾核素造影和 CT 检查等。

三、治疗措施

治疗的关键是积极控制感染，根除病原体，防止再发，预防复发，去除诱因，纠正尿路结构异常，保护肾功能。增强体质，医患合作以完成足够疗程，也是保证疗效的必要条件。

1. 一般治疗

1）急性期需卧床休息，鼓励患儿多饮水以增加尿量，女孩还应注意外阴部的清洁卫生。

2）鼓励患儿进食，供给足够的能量、丰富的蛋白质和维生素，以增强机体的抵抗力。

3）对症治疗：对高热、头痛、腰痛的患儿应给予解热镇痛药缓解症状。对尿路刺激症状明显者，用阿托品、山莨菪碱等抗胆碱药治疗或口服碳酸氢钠碱化尿液，以减轻尿路刺激症状。

2. 抗菌药物治疗

选用抗菌药物的原则：①感染部位，对肾盂肾炎应选择血药浓度高的药物，对膀胱炎应选择尿药浓度高的药物；②感染途径，对上行感染，首选磺胺类药物治疗。如发热等全身症状明显或属血源性感染，多选用青霉素类、氨基糖苷类或头孢菌素类单独或联合治疗；③根据尿培养及药敏试验结果，同时结合临床疗效选用抗菌药物；④药物在肾组织、尿液、血液中都应有较高的浓度；⑤选用的药物抗菌能力强、抗菌谱广，最好用强效且不易使细菌产生耐药菌株的杀菌剂；⑥对肾功能损害小的药物。

1）急性尿路感染的抗菌治疗：应早期积极应用抗菌药物治疗。药物选择一般根据①感染部位：对肾盂肾炎应选择血药浓度较高的药物，而下尿路感染则应选择尿药浓度高的药物，如呋喃类或磺胺类药物；②尿培养及药敏试验结果；③对肾损害少的药物。急性初次感染须选用下列药物治疗，症状多于 2～3 日好转，菌尿消失。如治疗 2～3 日症状仍不见好转或菌尿持续存在，多表明细菌对药物可能耐药，应及早调整，必要时可两种药物联合应用。

（1）磺胺类药物：对大多数大肠杆菌有较强的抑制作用，尿中溶解度高，不易产生耐药，常为初次感染首选药物。常用制剂为磺胺甲异噁唑（SMZ），多与增效剂甲氧苄啶（TMP）联合应用。SMZ 为每日 50 mg/kg，后者为每日 10～15 mg/kg，可加用碳酸氢钠碱化尿液，以提高药效。疗程为 1～2 周。为防止尿中形成结晶，应多饮水，肾功能不全时慎用。

（2）吡哌酸：适用于各种类型尿路感染。对大肠杆菌引起的尿路感染，因其尿排出率高，故疗效显著。剂量为每日 30～50 mg/kg，分 3～4 次口服。有人认为此类药物对骨的生长有影响，8 岁以下小儿慎用。

（3）诺氟沙星：为喹啉酸类全合成广谱抗菌药物，对革兰阴性、阳性菌均有较强的抗菌作用。剂量为每日 5～10 mg/kg，分 3～4 次口服。8 岁以下小儿慎用。

（4）氨苄西林：阿莫西林及先锋霉素，均为广谱抗生素，有较好抑菌作用，常用于尿路感染的治疗。

急性感染时所选用抗生素对细菌敏感，一般 10 日疗程可使绝大多数患者感染得到控制，如不伴发热 5 日疗程亦可。痊愈后应定期随访 1 年或更长。因多数再发是再感染所致，因此不主张对所有患者均采用长程疗法。反复复发者，急性症状控制后可用 SMZ、呋喃妥因、吡哌酸或诺氟沙星中的一种小剂量治疗量的 1/4 ~ 1/3，每晚睡前服用 1 次，疗程可持续 3 ~ 6 个月。对反复多次感染或肾实质已有不同损害者，疗程可延长至 1 ~ 2 年。为防止耐药菌株的产生，可采用联合用药或轮替用药。

2）慢性尿路感染的治疗：慢性或反复再发病例多同时伴有尿路结构异常，必须积极查找，应尽早进行治疗，防止肾功能损害及肾脏瘢痕形成。

四、护理

1）急性期需卧床休息，出汗后及时更换内衣，保持皮肤、口腔清洁。鼓励患儿大量饮水，促进细菌和细菌毒素排出；多饮水还可降低肾髓质及乳头部组织的渗透压，不利于细菌生长繁殖。

2）对发热患儿宜给予流质或半流质饮食。食物应易于消化，含足够能量、丰富的蛋白质和维生素，以增加机体抵抗力。

3）监测体温变化，对高热患儿给予物理降温或药物降温。

4）保持会阴部清洁，便后冲洗外阴，小婴儿勤换尿布，尿布用水烫洗晒干，或煮沸、压力消毒。

5）按医嘱应用抗菌药物，注意观察用药后的反应，口服抗菌药物可出现恶心、呕吐、食欲减退等现象，饭后服药可减轻胃肠道症状；服用磺胺类药物时应多喝水，并注意有无血尿、尿少、尿闭等。

6）定期复查尿常规和进行尿培养，以了解病情的变化和治疗效果。

7）向患儿及家长解释本病的护理要点及预防知识，如幼儿不穿开裆裤，便后洗净臀部，保持清洁；女孩清洗外阴时从前向后擦洗，以避免污染。

8）指导服药方法及不良反应的观察，强调多饮水，勤排尿，定期复查，防止复发与再感染。

（李霞）

第九章　耳鼻咽喉科危重病

第一节　鼻出血

鼻出血是鼻科学中最常见的临床症状之一，有以下几个特点：多由鼻腔、鼻旁窦疾病引起，少数由全身疾病引起；多数为单侧鼻腔出血，少数为双侧鼻腔出血；多数为间歇性少量出血，少数为持续性大量出血；多数为鼻腔易出血区的出血（尤其儿童及青壮年），少数为后鼻孔吴氏鼻鼻咽静脉丛的出血（多见于老年高龄患者）。

一、病因

引起鼻出血的原因很多，可因鼻腔本身疾病引起，也可因鼻腔周围或全身性疾病诱发。

1. 局部原因

1）鼻部损伤：①机械性创伤，如车祸、跌伤、拳击伤及挖鼻等，是引起鼻出血常见的原因。②气压性损伤，在高空飞行、潜水过程中，如果鼻旁窦内外的气压差突然变化过大，会使鼻腔、鼻旁窦内黏膜血管扩张破裂出血。③放疗性损伤，头颈部放疗期间及放疗后，鼻黏膜发生充血水肿，或上皮脱落，也可出现鼻出血。

2）鼻中隔偏曲：多发生在骨嵴或骨棘（矩状突）附近或鼻中隔偏曲的凸面，该处黏膜较薄，空气气流的流向在此处发生改变，故黏膜变得干燥，以致血管破裂出血。存在鼻中隔穿孔的患者，由于穿孔边缘的黏膜干燥、糜烂及干痂脱落，可引起反复鼻出血。

3）鼻部炎症：①鼻部非特异性炎症，急性鼻窦炎、干燥性鼻炎、萎缩性鼻炎等易引起鼻出血，出血量一般不多。②鼻部特异性感染，结核、狼疮、梅毒、麻风和白喉等特异性感染，因有黏膜糜烂、溃疡、肉芽、鼻中隔穿孔而引起鼻出血。

4）鼻腔、鼻旁窦及鼻咽部肿瘤：其中最易发生鼻出血者为鼻中隔血管瘤、鼻咽纤维血管瘤、出血性鼻息肉和鼻腔、鼻旁窦恶性肿瘤。少量鼻出血或涕中带血是恶性肿瘤的早期主要症状之一。

5）鼻腔异物：常见于儿童，多为单侧鼻出血，因鼻腔异物长期存留于鼻腔内，可致鼻腔黏膜糜烂出血。动物性鼻腔异物，如水蛭等，可引起反复大量鼻出血。

2. 全身原因

1）出血性疾病及血液病：①血管壁结构和功能缺陷性疾病，如遗传性出血性毛细血管扩张症、维生素 C 缺乏症、过敏性紫癜、药物性血管性紫癜、感染性血管性紫癜、血管性假血友病等。②血小板数量或功能障碍性疾病，如原发性血小板减少性紫癜、各种原因引起的继发性血小板减少等。③凝血因子障碍性疾病，如各型血友病、维生素 K 缺乏症等。④血液的自身抗凝作用过强，如抗凝剂使用不当、血液循环中存在抗纤维蛋白原等抗凝物质，或纤溶过度或加快，如 DIC 等。

2）急性发热性传染病：如上呼吸道感染、流感、出血热、猩红热、疟疾、麻疹及伤寒等。多因高热、血管发生中毒性损害而使鼻黏膜充血、肿胀及干燥，以致毛细血管破裂出血。一般情况下出血量较少，多发生于发热期，出血部位多位于鼻腔前部。

3）心血管系统疾病：①高血压和动脉硬化，高血压和动脉硬化是中老年人鼻出血的重要原因，血管硬化是其病理基础。血压增高，特别是在便秘、用力过猛或情绪激动时，可使鼻血管破裂，造成鼻出血。另外，打喷嚏、用力咳嗽、猛力地经鼻呼吸或鼻腔按摩，也是鼻出血反复和难以控制的因素。②静脉压增高，肺气肿、肺心病、二尖瓣狭窄、颈部或纵隔占位性病变等，可致上腔静脉高压，这些患者的鼻腔及鼻咽静脉常怒张淤血，当患者剧烈咳嗽或有其他诱因时，血管则可破裂出血，出血部位多位于吴氏鼻鼻咽静脉丛分布区。

4）其他全身性疾病：妊娠、绝经前期、绝经期均可引起鼻出血，可能与毛细血管脆性增加有关。严重肝病患者可因肝脏合成凝血因子障碍而引起鼻出血。尿毒症也可引起鼻出血。鼻出血可以是风湿热的早期表现之一。

二、发病机制

鼻腔内血管分布丰富，上述各种病因作用下均可导致鼻出血的发生。

鼻腔的动脉主要来自颈内动脉的眼动脉和颈外动脉的上颌动脉，眼动脉在鼻腔的主要分支为筛前动脉和筛后动脉；上颌动脉在翼腭窝相继分出蝶腭动脉、眶下动脉和腭大动脉供应鼻腔。筛前动脉主要供应鼻腔外侧壁的前上部、鼻中隔前上部；筛后动脉供应鼻腔外侧壁的后上部、鼻中隔后上部，并与蝶腭动脉分支吻合；蝶腭动脉分支供应鼻中隔后部、下部及前下部；眶下动脉分支供应鼻腔外侧壁的前部；腭大动脉供应鼻中隔前下部。另外，颈外动脉的面动脉分支上唇动脉供应鼻前庭及鼻中隔前下部。蝶腭动脉的分支、筛前动脉、筛后动脉、上唇动脉的分支与腭大动脉在鼻中隔前下吻合形成网状动脉丛，称为利特尔区（Little's区），是鼻出血最常见的部位。

鼻腔静脉在鼻腔吻合形成网状静脉丛，位于鼻中隔前下方的克氏静脉丛和位下鼻道外侧壁后方邻近鼻咽部的吴氏鼻鼻咽静脉丛均为鼻出血的好发部位。

三、病情评估

（一）临床表现

1）出血常突然发生，而无明显诱因。患者感到恐慌，出血多发生在单侧鼻腔。

2）口渴、乏力、面色苍白，估计失血量大于 400 ml，如伴有大汗淋漓、脉速无力，有休克表现，失血量多在 500～1 000 ml。

（二）实验室检查

查血常规、血小板计数及出凝血时间，可协助估计失血程度和初步排除血液系统疾患。

（三）诊断和鉴别诊断

根据病史如挖鼻、撞伤、异物损伤、鼻中隔偏曲、鼻腔肿瘤等，结合上述临床表现及实验室检查可诊断。

诊断鼻出血重要的是查清出血的部位及引起出血的疾病，以便及时给予相应的治疗。

四、治疗措施

患者多因出血情绪紧张，尤其反复大量出血情况，因此，首先应予以安慰，使之平静。了解病史，明确出血侧鼻腔、出血诱因、出血量的多少、既往病史，对治疗有十分重要的意义。

（一）一般处理

消除患者的紧张情绪，可取坐位，病情严重者可取半卧位，疑有休克者，取平卧位。勿将血液咽下，以免刺激胃肠道引起呕吐，加重全身症状。

（二）常用止血方法

首先要估计出血部位，采用不同的止血方法。

1. 简易止血法

对于鼻腔易出血区的出血，压迫鼻翼向内、上方，观察出血是否停止，若出血停止，则持续压迫 10～15 分钟，同时可冷敷前额及后颈部，可减少或达到止血目的，有条件的情况下局部可放置 1% 麻黄碱或 0.1% 肾上腺素棉片，同时压迫鼻翼数分钟可起到很好的止血效果，同时为进一步检查明确出血部位创造条件。

2. 烧灼法

对于有明确出血部位或出血点的病例，可使用烧灼法处理出血部位。有多种方法可选用，如传统的 30%～50% 硝酸银或 30% 三氯醋酸局部烧灼、电刀局部烧灼等。注意勿误伤周围黏膜，禁忌同时烧灼鼻中隔两侧对应区，以防鼻中隔穿孔。烧灼后鼻腔内滴入油剂。注意保护鼻腔，以免烧灼部位再出血。

3. 填塞法

对出血较剧、出血部位不明或渗血面较大，经以上处理仍然出血不止者应采用填塞法。

1）前鼻孔堵塞：填塞前擤去鼻腔血块，用凡士林纱条或碘仿纱条填塞鼻腔。应从鼻底部开始，然后将纱条层层向上折叠，使整个鼻部平均受压，达到止血目的。亦可用吹张气囊或水囊代替纱条填塞。

2）后鼻孔填塞：鼻腔后部的出血可用此法。患者鼻腔及口咽部均以 1% 丁卡因溶液做黏膜表面麻醉，然后将消毒橡皮导尿管的一端插入出血侧鼻腔，经鼻咽部达口咽部，用血管钳夹至口外，将一预先准备好的、大小合适的锥形纱球，以双线端缚于导尿管露出于口外的一端，自前鼻孔回抽导尿管，将锥形纱球拉入后鼻孔，再行前鼻孔填塞法。将拉出于前鼻孔外的 2 根丝线缚在一小纱布卷上固定，剪短垂在口咽部的丝线，线端露于软腭下方，以备取出填塞物时用。填塞物应于 48 小时内取出。如再度出血，可再行填塞。应用抗生素以预防感染。

填塞注意事项：①注意无菌操作。②填塞一般不超过 3 日，如预防填塞时间达 5 日者，应采用碘仿或抗生素油膏纱条作填塞材料。③填塞期内应给予抗生素，防止中耳炎和鼻腔、鼻旁窦感染。④双侧鼻腔、后鼻孔填塞后，可引起血氧分压下降，二氧化碳分压上升，故对老年患者或有心血管、呼吸系统功能下降者，可经面罩给氧，避免缺氧造成脑或心肌的损害。

4. 冷冻止血法

鼻黏膜表面麻醉后，看清出血部位，将冷冻器头置于出血点，直至出现白色为止，待解冻后，取出冷冻器头，创面涂以抗生素软膏。

5. 其他止血法

1）取一无菌脱脂棉球，使之成条状，采健康亲属的鲜血 2 ~ 3 ml，立即注入棉球上，继之将饱和的鲜血棉球用镊子填塞在鼻腔所出血部位，血凝后见有少量血清溢出。采取此法只需 4 ~ 5 分钟即可止血。主要适用于凝血机制障碍引起的严重出血。

2）黏膜下注射法：鼻中隔前段小片状渗血者，可将 1% 普鲁卡因或 0.5% 利多卡因注射于患处黏膜下，以压迫破裂的血管，达到止血的目的。

文献报道取消痔灵注射液 0.1 ml 和 2% 普鲁卡因 0.1 ml 混合于出血部位黏膜下注射，治愈率 100%。

3）人工冬眠：对顽固性鼻出血可用人工冬眠疗法。取 10% 葡萄糖液内加氯丙嗪 50 mg，异丙嗪 50 mg，哌替啶 100 mg，每日 1 次静脉滴注。还应密切观察病情，绝对卧床，如有继续出血，应及时行鼻填塞或其他止血措施。

6. 血管结扎法

经上述各种止血方法无效时，可采用此法。血管结扎前，须判断出血的来源，再决定结扎相应的血管。

（三）全身治疗

出血量较多，为防止或治疗休克，应给予输液、补充血容量的治疗，并应用止血药物，以辅助制止鼻出血。随时观察出血情况，注意口腔清洁，保持呼吸道通畅，防止血液误吸，必要时给氧治疗。

（四）病因治疗

不管什么类型的鼻出血，都要积极寻找病因，针对病因治疗，才是最有效、最长久的治疗方法。

五、护理

1）安置患者休息，一般取坐位或半卧位，大量出血疑有休克者宜采取平卧位，头偏向一侧，出血侧在下。血止后可逐渐恢复日常活动。

2）安慰患者，消除患者紧张情绪和恐惧感。鼻腔填塞时说明可引起局部不适或疼痛及可能持续的时间，让患者有思想准备，树立信心，配合治疗护理。给予高蛋白、富含维生素的食物，避免刺激性食物，不吃热烫食物。

3）根据出血程度给予适宜的止血处理：①少量出血进行简易止血法，如在患者前额和后颈部敷冷水袋或湿毛巾；嘱患者用手指紧捏鼻翼两侧压向鼻中隔 10 ~ 15 分钟；用浸以 1% 麻黄碱滴鼻液或 0.1% 肾上腺素溶液棉片置入鼻腔暂时止血。②出血点明确者协助医生用烧灼法止血。③对出血较剧、渗血面较大或出血部位不明者，迅速建立静脉通道，遵医嘱给予止血药物、补液，并协助医生做好填塞止血术。

4）嘱患者将口中痰、血液吐入痰杯中，以免血液咽下引起胃部不适、恶心、呕吐；避免低头、打喷嚏、用力咳嗽和擤鼻，以防填塞物脱出引起鼻出血。

5）用鼻腔填塞止血的患者，口部宜盖以湿纱布，让患者多次少量饮水，以减轻因张口呼吸引起的咽干燥感，遵医嘱给润喉片。还应观察堵塞物有无松脱，如纱条不慎由后鼻孔脱出，应沿软腭缘剪断纱条，切勿将纱条拉出。

6）保持口腔清洁，加强口腔护理，每日3~4次用3%复方硼砂溶液含漱。

7）严密观察病情、出血情况，应观察生命体征变化，并记录。流出的血量不多而患者面色苍白、出冷汗、烦躁不安、口干、脉速、胸闷或血压下降，提示血液流入胃中，患者已进入休克或休克前期，应及时处理。

8）多次反复出血或高血压鼻出血者，尤应提高警惕。除每日早晚测量血压外，还必须重视患者的主诉。此类患者出血前多有头发热、发胀或其他不适的预兆，遇此情况及时报告医生，不要等出血时措手不及。

9）出血严重者应准备输血，查血型及做交叉配血试验。

10）平时注意保护鼻部，避免外伤。

11）指导患者正确的擤鼻方法——手指压一侧鼻孔，行单侧擤鼻，避免两侧鼻腔同时剧烈擤鼻。

12）切勿用手指挖鼻和剧烈喷嚏，以免造成机械性鼻出血。

13）注意气候干燥季节，保护鼻黏膜湿润，可鼻腔涂液状石蜡。

14）教育儿童切勿向鼻腔放置异物，如铅笔、豆类、球类等，以免损伤鼻黏膜引起鼻出血。

15）患有心血管疾病者，应积极治疗，避免因高血压及血管硬化引起出血。

16）鼓励老年患者多食新鲜蔬菜和水果，以增加维生素摄入，增强血管弹性。

（初丽娜）

第二节　急性鼻窦炎

急性鼻窦炎为鼻旁窦黏膜的急性化脓性炎症，严重者可累及骨质。由于鼻旁窦与鼻腔的黏膜相连续，鼻腔有急性炎症时，必然会累及鼻旁窦。一般鼻腔炎症消退后，鼻旁窦炎症也随之消退。若炎症在鼻旁窦内进一步扩展，或鼻旁窦有慢性炎症，在鼻腔急性炎症的影响下急性发作，形成化脓性病变，即成为急性鼻窦炎。

上颌窦发育早、容积大，窦底较低而窦口较高，然在中鼻道的开口位置又比其他鼻窦口偏低，故引流差，受感染机会最多。筛窦呈蜂房状，不利于引流，受感染机会亦多。额窦则次之，蝶窦炎单独发生者最少。

一、病因

（一）全身因素

过度疲劳、受寒受湿、营养不良、维生素缺乏引起全身抵抗力降低以及生活与工作环境不卫生等是诱发本病的原因。此外，特应性体质，全身性疾病（如贫血、糖尿病），甲状腺、脑垂体或性腺功能不足及上呼吸道感染和急性传染病（流感、麻疹、猩红热和白喉）等均可诱发本病。

（二）局部因素

1. 鼻腔疾病

急性鼻炎、中鼻甲肥大、鼻中隔偏曲、变应性鼻炎、鼻息肉、鼻腔异物和肿瘤等，均可引起本病。

2. 邻近器官的感染病灶

扁桃体炎等。此外，上列第二双尖牙和第一、第二磨牙的根尖感染，拔牙损伤了上颌窦、龋齿残根坠入上颌窦内等，均可引起上颌窦炎症。

3. 直接感染

鼻旁窦外伤骨折、异物穿入鼻旁窦、游泳跳水不当或游泳后用力擤鼻致污水挤入鼻旁窦等，将致病菌直接带入鼻旁窦。

4. 鼻腔填塞物留置时间过久

鼻腔填塞物留置时间过久引起局部刺激、继发感染和妨碍窦口引流和通气。

5. 鼻旁窦气压骤变

高空飞行迅速下降致窦腔负压，使鼻腔炎性物或污物被吸入鼻旁窦，引起非阻塞性航空性鼻窦炎。

二、致病菌

多见化脓性球菌，如肺炎双球菌、溶血性链球菌、葡萄球菌和卡他球菌。其次为杆菌，如流感杆菌、变形杆菌和大肠杆菌等。此外，厌氧菌感染亦不少见。应注意多数为混合感染。

三、病理

初起黏膜短暂缺血，继而血管扩张，黏膜充血、肿胀，固有层多形核白细胞、淋巴细胞浸润，腺体分泌增加。随病程发展，有小血管出血、上皮坏死、脱落，分泌物转为脓性，积蓄于窦腔。少数患者可发生骨髓炎或眶内、颅内并发症，儿童发生并发症多于成人。

四、病情评估

（一）临床表现

1. 全身症状

多继发于急性鼻炎，在原症状基础之上，症状加重，可出现有畏寒、发热、周身不适等症状。小儿全身症状明显，可并发有消化系统及呼吸系统症状。

2. 局部症状

1）鼻塞：多为持续性鼻塞，伴有嗅觉的减退或丧失。

2）脓涕：大量的脓涕、脓血涕，厌氧菌或大肠杆菌感染者脓涕有恶臭。

3）头痛：为常见症状，脓性分泌物、细菌毒素、黏膜的肿胀及压迫神经末梢均可致症状出现。其中前组鼻窦炎的疼痛部位多位于额部及颌面部，而后组鼻窦炎的疼痛部位多位于颅底或枕部。因分泌物引流特点的不同，急性上颌窦炎的疼痛多是晨起轻，午后重；急性额窦炎则晨起重，渐加重，午后开始减轻；急性蝶窦炎同样为晨轻，午后重；而前组筛窦的疼痛特点与额窦相似，后组筛窦的疼痛特点与蝶窦相似。

3. 体征

1）局部红肿压痛：急性上颌窦炎颌面红肿、压痛；急性筛窦炎鼻根部及内眦红肿压痛；急性额窦炎则表现为前额部红肿，眶内上角压痛及额窦前壁叩痛。

2）前鼻镜检查：鼻腔黏膜肿胀，并见大量黏脓或脓性分泌物。

3）上颌窦穿刺冲洗：既可用于诊断，又可用于治疗。应在全身症状消退及抗生素控制下进行。若有脓液应做细菌培养和药敏试验，以便进一步治疗。冲洗结束后可向窦内注入抗生素和糖皮质激素混合液。

（二）辅助检查

1）血常规检查显示白细胞总数增高。

2）X线摄片，鼻旁窦片示患侧鼻旁窦区广泛模糊，黏膜水肿，窦壁的骨皮质线消失，有时有液平。

（三）诊断

根据症状、体征诊断不难，还可借助X线摄片诊断。行上颌窦穿刺法协助诊断时，应在急性炎症基本控制后进行。

五、治疗措施

原则为去除病因，保证窦口引流通畅，控制感染和预防并发症。

（一）一般治疗

注意休息，以支持、对症治疗为主。

（二）抗感染治疗

应早期采用足量抗生素，如青霉素每日800万U静脉滴注，或用其他广谱抗生素。也可选用磺胺类药物、甲硝唑等。

（三）局部治疗

1%麻黄碱或0.25%氯霉液滴鼻，每日数次，以改善窦口通畅度，以利引流。

（四）上颌窦穿刺

急性上颌窦炎在全身症状消退后，局部症状仍存在，可施行上颌窦穿刺冲洗。冲洗后注入抗生素等。儿童患者，由于每次穿刺不易，可行上颌窦置管法。

（五）物理治疗

局部热敷、短波透热、红外线理疗等。急性期选用均可改善局部血运，促进炎症吸收。

（六）额窦环钻术

急性额窦炎经保守治疗无效者，可从眉弓处或其下做切口，进行额窦环钻术，插入小引流管，用生理盐水或抗生素液反复灌洗数日，常可控制其感染。

六、护理

1）嘱患者注意休息，多饮水，清淡饮食，保持大便通畅。

2）密切观察鼻塞、鼻腔分泌物性质、头痛及局部疼痛等病情变化，注意患者有无高热不退、头痛加剧、眼球活动受限、眼球突出等颅内、眶内并发症的表现。

3）遵医嘱正确使用抗生素和滴鼻液且观察用药效果。

4）物理降温或遵医嘱使用降温药物。

5）对于行上颌窦穿刺冲洗的患者，需做好操作的配合。

6）①积极治疗相关的局部或全身疾病。②教会患者正确使用滴鼻药、鼻腔冲洗、体位引流和正确擤鼻的方法。③嘱患者坚持治疗，用药至症状消失后1周，避免病程迁延或反复发作。④嘱患者如果出现高热不退，头痛加剧，眼球运动受限、眼球突出等症状立即就诊。⑤保持生活、工作环境清洁、通风。⑥嘱患者加强锻炼，增强身体抵抗力，预防感冒。

（初丽娜）

第三节　鼻及鼻旁窦恶性肿瘤

外鼻恶性肿瘤

外鼻恶性肿瘤可能与某些刺激有关，以癌居多，恶性程度低，发展较慢，常见的有基底细胞癌、囊性腺基底细胞癌、鳞状细胞癌3种。此外尚有发生于鼻部的恶性黑瘤、肉瘤等。

基底细胞癌好发于鼻背、鼻翼和鼻尖等处，初起呈灰色或黄色，硬结节状，不红不痛，生长缓慢，长大后常发生溃疡，并附有结痂，结痂脱落后可有少量出血，病变继续扩展溃疡面可向深部和周边扩大，破坏鼻、颊及上唇软组织，溃疡面边缘较硬、常呈白色隆起，与健康组织有明显界限。如有色素沉着，应注意与恶性黑瘤相鉴别。

鳞状细胞癌发展较前者为快。早期常为小疣状物或皮肤浅表溃疡，渐发展成难以愈合的、以红色肉芽作基底的溃疡，易出血、伴疼痛，可向深部和周围扩大，破坏外鼻结构。凡40岁以上，外鼻皮肤发生硬结、肿瘤或溃疡数周不愈者，应想到本病，及早活检，明确诊断。

一、病情评估

1）基底细胞癌：好发于鼻翼、鼻尖、鼻根和面部皮肤。开始硬结小，生长缓慢，类似赘疣，继后糜烂结痂，中央溃疡，出血少，最后破坏鼻部和面颊部。转移极少，活检可确诊。

2）鳞状细胞癌：外鼻和面部皮肤均可发生，开始似疣样或乳头状皮损，生长快，继后溃烂呈菜花状，边缘不整齐，触之出血。癌组织向深层和周围扩散，有出血和疼痛，转移至耳前、颌下淋巴结。

3）凡40岁以上，鼻部和面部溃疡，治疗两周不痊愈者均应做活检，明确诊断。

二、治疗措施

基底细胞癌对放疗敏感，可无须手术治疗。亦可手术彻底切除后行植皮术。鳞状细胞癌应手术彻底切除加放疗。外鼻部恶性肿瘤，其部位显露，常能获早期诊断，能及时得到治疗，故预后尚好；如已发生转移，则治愈率明显下降。其他如冷冻及激光治疗，效果良好。

上颌窦恶性肿瘤

上颌窦恶性肿瘤，是耳鼻咽喉科最常见的恶性肿瘤之一，在我国往往仅次于鼻咽癌或喉癌，约占耳鼻咽喉部恶性肿瘤的1/5，占鼻旁窦恶性肿瘤的4/5。男性多于女性，年龄约在40岁以上，50~70岁发病较多见。上颌窦恶性肿瘤中以癌最多见，此处以上颌窦癌为代表论述。

一、病因和病理

病因尚不明确，目前认为其发病可能与长期慢性刺激、良性疾病恶性变，以及外伤等有关，不过尚缺乏充分证据。

上颌窦癌起源于窦内黏膜，不断增长后侵犯骨壁，并向四方扩展。累及上壁，常可侵入眼眶，使眼球突出并向上移位。眶下神经受压迫时，可产生面颊部感觉异常；累及后壁时可侵入翼腭窝而引起张口困难；累及前壁，可侵入面部软组织，晚期皮肤溃破使肿瘤暴露于外；累及内壁可侵入鼻腔；累及外壁可侵及颧骨；累及下壁，多先压迫牙槽神经而引起牙痛，继则破坏牙槽牙突，使牙齿松动，最后可溃入牙龈，侵及硬腭。

肿瘤至晚期多发生淋巴转移，常见的部位是颌下及上颈部淋巴结。血行转移少见。

二、临床分期

1. TNM 分期

T：原发肿瘤。

T_1：肿瘤局限于窦内，骨壁无破坏。

T_2：骨壁破坏，窦外软组织无明显浸润。

T_3：骨壁破坏，窦外软组织明显受累（眼球移位、运动障碍或结膜水肿及筛窦、颧骨、翼腭窝、颞下凹、口腔黏膜、鼻腔黏膜或面部皮肤受累）。

T_4：颅底、鼻咽、蝶窦、额窦受累或肿瘤超越中线。

N：区域淋巴结。

N_0：未触及淋巴结。

N_1：同侧可触及活动的淋巴结。

N_2：对侧或双侧均可触及活动的淋巴结。

N_3：淋巴结固定。

M：远处转移。

M_0：无远处转移。

M_1：有远处转移。

2. TNM 分期与临床分期的关系

Ⅰ期：$T_1 N_0 M_0$。

Ⅱ期：$T_2 N_0 M_0$。

Ⅲ期：$T_3 N_0 M_0$。

$T_1 T_{2\sim3} N_1 M_0$。

Ⅳ期：$T_4 N_0 N_{0\sim1} M_0$。

$T_{1\sim4} N_{2\sim3} M_0$

$T_{1\sim4}$，任何 N，M_1。

三、病情评估

（一）临床表现

上颌窦癌的早期症状不明显，当肿瘤破坏骨壁，侵入附近器官，或出现面部肿块时才被发现。

1. 鼻出血或流血性鼻涕

凡在成人一侧鼻腔分泌物中经常带血或有少量鼻出血，尤当同时鼻内有特殊臭味可闻及者，须首先想到有恶性肿瘤的可能。最初鼻出血的次数及出血量可能很少，以后逐渐增多，严重者可危及患者生命。鼻出血在鼻腔软组织恶性肿瘤多为早期症状，在鼻旁窦者可能已入晚期。

2. 疼痛与麻木

疼痛可为恶性肿瘤较早出现的症状之一。多属神经痛，晚期因肿瘤侵犯眶内或颅底而常有难以忍受的头痛。当肿瘤位于上颌窦底时，常有牙痛，故患者往往以牙痛就医，因而误予拔牙者也不少见。肿瘤向面部或眶底扩展，则可出现一侧眶下及面颊部胀痛感，多因眶下神经受侵犯之故。由于眶下神经受压时，尚可出现一侧面颊部、上唇及上牙牙齿麻木感，对早期上颌窦癌有重要诊断意义。当肿瘤穿破侵犯翼腭窝时，可发生严重的蝶腭神经痛，表现为患侧鼻根部、眶内、面颊和上牙槽处刺钻样疼痛，并可向耳内及颞部放射。

3. 流泪复视

流泪复视为鼻泪管及眶底受压所致。

4. 张口困难

张口困难为肿瘤向后侵及翼腭窝所致。

5. 颈淋巴结转移

出现颈淋巴结肿大。

6. 恶病质

随着病情恶化，可表现为恶病质。

（二）辅助检查

1. 脱落细胞学检查

取鼻腔分泌物或者上颌窦穿刺冲洗液，经离心沉淀涂片，随后进行细胞学检查，可见到细胞核大，核浓缩，核仁大，偶见核分裂象或双核或巨型合体的癌细胞。还可用荧光色素染色做脱落细胞学检查。

2. 活检

此项检查是比较可靠的诊断方法。当看到鼻腔有新生物时应进行活检。如怀疑鼻旁窦有占位性病变，如上颌窦，因为上颌窦内新生物不容易取活检，故采用穿刺活检的方法。当然，活检能促使某些肿瘤产生扩散的危险，尤其是恶性黑色素瘤，应避免活检。必要时行上颌窦探查，术中做冷冻切片，明确诊断后行上颌骨切除术。

3. 上颌窦内镜检查

自鼻内镜问世以来，就一直用来做上颌窦内镜检查，对上颌窦病变的诊断更为明确和直观。在镜下可观察颌窦病变情况，并可以做活检，这比盲目穿刺活检可靠。方法是经下鼻道施以表面麻醉或局部麻醉（简称局麻），或是自唇齿部麻醉后，将上颌窦穿刺导管针自下鼻道刺置入窦内，或是自犬齿凹穿刺置入窦内，将针芯拔出，随后先以生理盐水冲洗窦腔，将分泌物冲洗干净，再将硬质内镜由穿刺导管针引入窦内进行观察，可从不同角度进行各个方位的观察，如有实质性肿块，可用活检钳取标本进行活检。

4. X线检查

X线检查是进行诊断和估计病变范围较为简单的方法。

5. CT或MRI检查

两者可显示肿瘤大小，对确定肿瘤转移扩散范围和程度颇有帮助。

（三）诊断

应注意中鼻道是否有血迹，鼻腔外侧壁是否有向内侧推移的现象。如有可疑，可行上颌窦穿刺冲洗；收集冲洗液进行离心沉淀；进行细胞学检查，约70%为阳性。肿瘤已侵犯鼻腔，可直接取组织送病理检查。X线摄片检查，可以了解肿瘤范围及有无骨质破坏。必要时可进行碘油造影及断层摄片检查，以助诊断。CT检查对上颌窦癌早期诊断更有帮助。

（四）鉴别诊断

对不明原因的牙痛、鼻出血、经久不愈的上颌窦炎，特别是中老年人，均应认真检查，以排除上颌窦癌。本病需与上颌窦积脓、上颌窦含齿囊肿、上颌骨纤维结构不良、上颌骨骨瘤等相鉴别。

四、治疗措施

治疗方法的选择应根据肿瘤的恶性程度、侵犯范围和患者全身情况全面考虑。总的来说以综合治疗为好。

（一）手术治疗

手术为本病的主要治疗措施。根据肿瘤范围可行上颌骨部分切除术或上颌骨切除术，甚至扩大到眶内容摘除术及颧骨部分切除术。若有颈部淋巴结转移，则同时行颈淋巴结清除术。手术一般注意事项如下：

通过详尽的全身和局部检查，确定有手术指征且估计患者可耐受手术时，根据症状、体征及 X 线片所见，决定切口方式和切除范围。对于上颌窦邻近的重要组织和器官（如眼球、牙槽骨及硬腭、下颌骨升支等）的切除尤应慎重。

眼球：术前已有明显眼球移位，X 线片及扪诊显示有眶壁或眶缘破坏，如术中发现眶壁骨膜已受肿瘤侵犯，则加行眶内容摘除术。仅眶底骨质破坏，但肿瘤发展很快，恶性程度较高，或原筛窦有肿瘤侵犯，纸板后段明显破坏者也应加行眶内容摘除术为宜。也有纸板虽破坏但骨膜尚完整而保留眼球者，但宜慎重。

牙槽骨及硬腭：同侧牙槽突、唇龈沟或硬腭已有明显隆起，术中见上颌窦底部或鼻腔底部的骨质已受侵犯者，施行同侧牙槽突及硬腭切除术。如肿瘤只侵及同侧上颌窦及鼻腔底黏膜浅层者，也可考虑只切除同侧牙槽突及硬腭的骨质，而保留硬腭的口腔面的黏骨膜，将其创缘与颊黏膜创缘缝合。

下颌骨升支：术前已有张口困难，X 线片及术中发现肿瘤已破坏上颌窦后外壁，进入翼腭窝或颞下窝者，施行扩大上颌骨切除术。切除下颌骨升支，术后张口困难可望减轻或消除。

面颊部软组织已有肿瘤浸润或与之粘连者，不宜姑息保留。

已有同侧颈淋巴结转移者，如患者情况尚好，在切除肿瘤的同时施行该侧颈淋巴结清扫术。可分两组人员同时进行手术。

（二）放射治疗

对放疗敏感的病例，如鳞状细胞癌、未分化癌、腺癌、淋巴肉瘤等最好先放疗后手术。方法为术前上颌部，包括眼眶在内，用足量 ^{60}Co（钴）做放疗，即在 6 周内照完 6 000 cGy 后 3~4 周，组织的放射性反应消退后，再手术切除。

放射反应及处理：

1. 局部反应

皮肤黏膜炎性改变分 3 度：Ⅰ度，皮肤红斑、脱发、毛囊肿起、色素沉着、脱屑。Ⅱ度，皮肤水疱、糜烂、湿性脱皮。Ⅲ度，放射性溃疡，难以自愈。

处理：Ⅰ度，无须特殊处理。Ⅱ度，涂软膏可自愈。Ⅲ度，应注意避免。

2. 全身反应

疲劳、食欲下降、头痛、兴奋、白细胞计数减少。

处理：给予维生素 B$_6$、鲨肝醇、维生素 B$_4$，针刺足三里，如白细胞计数在

$3.0 \times 10^9/L$ 以下者应停止放疗。

（三）化学治疗

1. 术前化疗

1）鳞癌——MC 方案

甲氨蝶呤（MTX）10 mg iv[①] qd[②] ×10 日；

平阳霉素（CKM）10 mg iv qd×10 日。

可先用 MTX10 日，再用 CKM10 日，也可两者交替应用各 10 次。

2）腺癌——PF 方案

羟喜树碱（OPT）6 mg；5 - 氟尿嘧啶（5 - FU）500 mg。两者交替静脉滴注，每日 1 种，各 10 次。

3）肉瘤——VAC 方案

VCR 2 mg iv d_1；

CTX 400 mg iv $d_{2 \sim 6}$；

放线菌素（DACT）400 mg iv $d_{2 \sim 6}$。

2. 术后化疗

1）鳞癌

CKM 10 mg iv 每周 2 次×5 周；

或 MTX 10 mg iv 每周 1 次×10 周。

2）腺癌

5 - FU 2 片（每片 50 mg）po[③] tid[④] 200 片为 1 个疗程；

或 5 - FU 500 mg iv，每周 1 次×10 周。

3）肉瘤

VCR 2 mg iv d_1；

CTX 400 mg iv d_2；

DACT 400 mg iv d_3。

每周 3 天，共 6 周。

（四）免疫治疗

随着免疫学的发展和免疫制剂的研制，在头颈部恶性肿瘤的治疗上显示出其特性。如干扰素能抑制肿瘤细胞生长，防止术中肿瘤扩散和减少肿瘤复发。Ikic（1981 年）采用人白细胞干扰素加用于 30 例头颈部肿瘤患者的局部，20 例痊愈，肿瘤范围缩小 5 例，2 例退化，3 例无效。文献报道用三联及免疫疗法治疗 39 例上颌窦癌，平均 3 年治愈率为 67%。其中加免疫治疗者 18 例，存活 3 年以上占 72%；另有 20 例加用卡介苗（BCG）局部贴敷治疗，16 例获 3 年治愈，占 80%。近来有人采用干扰素加 IL - 2 和

① iv：静脉注射。

② qd：每日 1 次。

③ po：口服。

④ tid：每日 3 次。

IL-2合用淋巴因子激活的杀伤细胞（简称 LAK 细胞）治疗头颈部肿瘤，亦获得较好疗效。

五、护理

1）鉴于患者对恶性肿瘤的恐惧心理及对术后效果的担心，应做好患者的心理护理，使其解除思想压力并积极配合手术。必要时对患者本人将真实病情进行医疗保密，但对家属必须交代事实真相。

2）术前 2 日用氯麻液滴鼻，复方硼砂溶液漱口。术前 1 日剪除患侧鼻毛，男性剃须，拟行眶内容摘除术的患者，剃除患者眉毛并剪除睫毛。拟行上颌骨切除的患者，备同侧大腿内侧皮肤。准备做颈外动脉结扎的患者（为了减少术中出血），则需备同侧颈部皮肤。

3）做上颌骨切除及眶内容摘除术的患者，应告知术后容貌的改变，使其有思想准备。较晚期恶性肿瘤常伴有消瘦和贫血，术前应加强营养，或静脉给予补充，必要时少量多次输血。

4）备全血 400~1 200 ml。

5）全麻术后应由专人看护，密切观察患者的面色、呼吸、血压、脉搏和体温，及时发现病情变化，预防出血。

6）及时吸出患者口腔中的分泌物，保持呼吸道通畅。经常观察患者吞咽动作，以便及时发现出血的可能。

7）注意伤口内填塞的纱布有无脱落。如掉入口腔，可用压舌板压低舌部，剪断取出。

8）从术后第 1 日起，用 1.5% 过氧化氢擦拭，生理盐水冲洗，及时用负压吸引抽吸冲洗液，每日 4 次，彻底清除舌面和上腭部血痂和食物残渣以防止感染，减轻口臭。

9）需用牙托，应在拆线后除去堵塞敷料，用生理盐水冲洗后再安上。

10）保持口唇及面部伤口的清洁干燥，经常用 75% 乙醇棉球轻轻擦拭，预防伤口感染，促进愈合。

11）观察皮瓣颜色、温度和弹性。如果皮瓣温度降低，呈青紫色并逐渐加重，应立即报告医生及早处理。

12）术后前 3 日，取平卧位，头部严禁扭动，以利于皮瓣的血液循环，促进其成活。

13）手术后 1~2 周给予患者鼻饲混合奶。每日 4~5 次，每次 200 ml。每次灌奶前后应用温开水冲洗鼻饲管，防止鼻饲管堵塞，同时也要注意补充维生素，注入果汁、菜汁。由于吞咽会引起疼痛，因此在患者开始进食时应耐心鼓励。

14）根治术后，可能出现复视，要用眼罩保护眼睛。

15）放疗患者的健康教育

（1）照射前洁齿并治疗牙疾，松动牙齿须拔除，预防骨髓炎发生。

（2）为提高放疗敏感性，需行上颌窦切开引流，每日用生理盐水 1 000 ml 冲洗 1 次，并用生理盐水纱条填塞，注意勿遗留纱条于窦腔内。

（3）加强口腔卫生，每日早、晚及餐前、后刷牙，并用硼砂溶液漱口，注意口腔黏膜反应的护理。

（4）肿瘤侵犯眼眶时，眼球活动受限、外突或移位及视力障碍，应予保护。行眼冲洗，氯霉素滴眼，戴眼罩，放疗中如眼干燥可用眼膏湿润。

（5）鼻塞者可滴麻黄碱或盐酸萘甲唑林滴鼻液。

（6）骨质侵犯并发感染时常引起剧痛，应按医嘱给予镇痛药及抗感染治疗。

16）积极治疗鼻窦炎、鼻腔息肉、乳窦状瘤和上颌窦囊肿，防止恶变。患者应保持鼻腔的清洁及畅通，经常清除鼻腔分泌物。

（初丽娜）

第四节　急性咽炎

急性咽炎是咽黏膜、黏膜下组织的急性炎症，常累及咽部淋巴组织。可以单发，亦常继发于急性鼻炎或急性扁桃体炎，常见于秋冬及冬春之交。

一、病因

1）全身抵抗力下降，如疲劳或者饮酒过度。

2）鼻部疾病累及。

3）扁桃体炎症累及。

4）生活环境欠佳；工作环境中存在刺激性物质，如制革厂、卷烟厂等；有毒化学制剂，包括氯、氨等刺激。

5）上呼吸道感染前驱症状。

6）全身慢性疾病导致呼吸道抵抗力下降。

7）过敏因素导致。

8）胃食管反流。

二、病情评估

（一）临床表现

此病容易经飞沫传染，食物或者直接接触即可导致感染。以秋冬季节发病较多。一般起病较急，患者可以感觉咽部干燥、灼热、粗糙、微痛，咽痛症状逐渐加重，后出现吞咽疼痛。咽痛可以放射至两侧耳部及颈部。若炎症累及喉部，可以出现咳嗽以及声音嘶哑等症状。软腭以及悬雍垂发生剧烈肿胀后，可以出现共鸣腔改变。此外，患者可以出现全身不适，如头痛、食欲减退、口干、口渴、畏寒以及四肢酸痛等症状。可伴有体温升高，一般在38℃左右，甚至可高达40℃。

查体时可见咽部黏膜充血肿胀，呈深红色，分泌物明显增多。以口咽外侧壁为著，咽腭弓黏膜肿胀。咽后壁淋巴滤泡肿大，充血。软腭以及扁桃体亦充血。有时可见悬雍垂水肿下垂，软腭肿胀。感染较重患者，可以出现咽侧淋巴结红肿。同时患者可以出现鼻腔黏膜的急性炎症性改变。颈部疼痛时可触及肿大淋巴结，有压痛。

如有链球菌、梭形杆菌、大肠杆菌、铜绿假单胞菌、厌氧菌等多种细菌混合感染，或者患者本身患有粒细胞缺乏症、白血病、糖尿病、坏血病等全身基础疾病时，可以出现咽喉部黏膜呈现坏死性炎症。病变常起始于腭扁桃体及其邻近组织，继而向口腔、软腭、鼻咽、口咽、喉咽或咽旁间隙发展。起初病理变化限于黏膜及黏膜下层，然后深入肌层。坏死组织呈暗黑色或棕褐色，表面有伪膜覆盖。颈淋巴结常被侵及。严重者可引起软腭穿孔，如侵入喉部可出现声音嘶哑和呼吸困难。咽侧大血管被侵袭则可发生大出血。细菌可以通过颈部间隙扩散导致颈部蜂窝组织炎，或者咽旁间隙脓肿，继而出现全身脓毒血症。感染如果不能控制，可以进一步加剧形成纵隔感染。少数患者可以出现心肌炎表现。

此外，部分急性咽炎呈现水肿改变或继发于喉血管神经性水肿；亦可单独发生，但较少见，且易向喉部发展而引起窒息。患者发病前多有鸡蛋、牛奶、花生或者水果的摄入史。急性水肿性咽炎病变主要累及软腭、扁桃体区及喉入口处。咽部黏膜水肿发生很快，呈灰白色，半透明肿起，无炎症表现。发病初期，患者觉咽部有异物感，然后迅速发生吞咽困难、呼吸困难，严重时喉入口被阻塞，发生窒息。

（二）实验室检查

病毒感染，白细胞总数正常或稍低。细菌感染，则白细胞总数增高。

（三）诊断和鉴别诊断

根据病史、症状和检查所见，一般诊断不难，但应和疱疹性咽炎、急性白血病、粒细胞减少症等相鉴别。麻疹、百日咳、猩红热等急性传染病的前驱期常有急性咽炎表现，应注意典型体征的出现，加以鉴别。

三、治疗措施

（一）病因治疗

清除邻近病灶，治疗全身疾病，戒除烟酒，预防急性咽炎发作等。加强身体锻炼、增强体质至关重要。

（二）局部治疗

复方硼砂溶液或温生理盐水漱口，以清洁口腔。含服华素片、溶菌酶含片、薄荷喉片等。1%碘甘油、2%硝酸银涂擦咽后壁，可促进炎症消退。地塞米松5 mg，庆大霉素8万U，加生理盐水20 ml，超声雾化吸入，每日1~2次。

（三）对症治疗

咽痛剧烈者，口服APC等解热镇痛片，肌内注射阿尼利定等。

（四）抗生素、抗病毒药物治疗

感染严重或有并发症者，应给足量抗生素或磺胺类药物。抗生素首选青霉素，可肌内注射或静脉滴注。抗病毒药物可用吗啉胍、阿昔洛韦注射液、板蓝根注射液等。

（初丽娜）

第五节 急性扁桃体炎

急性扁桃体炎是腭扁桃体的急性非特异性炎症，往往伴有轻重程度不等的急性咽炎。本病是咽部的一种常见病、多发病，多见于 10 ~ 30 岁的人群，50 岁以上、3 ~ 4 岁以下人群较少见，春秋季节、气温变化剧烈时容易发病。中医称腭扁桃体为"喉核"，称急性扁桃体炎为"急乳蛾""风热乳蛾"。

一、病因

1. 感染因素

主要病原体为乙型溶血性链球菌。非溶血性链球菌、葡萄球菌、肺炎链球菌、流感嗜血杆菌、弓形体及一些病毒（包括腺病毒、流感病毒、副流感病毒、EBV、CMV 病毒、HIV 病毒、甲型肝炎病毒、风疹病毒等）也可引起本病。细菌和病毒混合感染较多见。近几十年来，还发现有合并厌氧菌感染的病例。急性扁桃体炎的病原体可以通过飞沫、食物或直接接触而传染，故有传染性。

2. 免疫因素

上述病原体存在于正常人的口腔及扁桃体内不会引起发病，当某些诱因（如受凉、过度劳累、烟酒过度、有害气体刺激、AIDS 等）使全身或局部的免疫力降低时，病原体侵入体内或原有病原体大量繁殖则可致病。

3. 邻近器官的急性炎症

急性咽炎、鼻炎、口底炎等蔓延而累及腭扁桃体。

二、病情评估

（一）临床表现

本病可分为非化脓性和化脓性两种：

1. 急性非化脓性扁桃体炎

表现为咽痛、低热、头痛、乏力、食欲缺乏等轻度不适。检查可见扁桃体充血、肿胀，无明显渗出物和化脓。病变较轻，多限于扁桃体表面。病程 3 ~ 5 日，常可自愈，并发症也少见。

2. 急性化脓性扁桃体炎

咽痛较重，吞咽时明显，头痛、寒战、高热（38 ~ 40℃）、四肢酸痛、乏力等。小儿可在 40℃ 以上，幼儿常哭闹不安、拒食，甚至发生惊厥、抽搐、呕吐、少尿或腹泻等症状。检查可见扁桃体充血、肿胀明显，隐窝口有黄白色脓点，可融合成黄白色片状假膜，局限于扁桃体上，不与扁桃体粘连，易拭掉，无出血，不留创面。有些病例，炎症可侵入扁桃体实质，淋巴滤泡充血、肿胀、化脓，在扁桃体黏膜下可见黄白色点状脓灶。下颌下淋巴结肿大，有压痛。

（二）辅助检查

血常规化验，白细胞总数增加，中性粒细胞中度增高。

（三）诊断

从病史、症状、检查等方面入手，诊断不难。但应注意从扁桃体实质有无肿大、扁桃体表面有无脓点区别急性非化脓性与化脓性扁桃体炎，以利完善治疗方案。

（四）鉴别诊断

1. 咽白喉

起病缓慢，咽痛较轻，但全身有明显的中毒症状，中度发热（38℃左右），脉细速，面色苍白，精神委顿。检查咽喉部有灰白色假膜，不易拭掉，拭掉后则遗留出血创面，不久又形成假膜。涂片或细菌培养为白喉棒状杆菌，即可明确诊断。

2. 溃疡性膜性咽峡炎

此病又名樊尚咽峡炎。亚急性发病，常一侧咽痛，全身症状轻，病变多在扁桃体和牙龈发生组织坏死、溃疡及假膜形成。涂片可见梭形杆菌和螺旋体共生。

3. 血液病性咽峡炎

常见的血液性疾病有传染性单核细胞增多症、粒细胞缺乏症、白血病等。临床上有不同程度的咽部表现。血液病性咽峡炎起病多较急骤，伴有高热、畏寒、出血、肝脾肿大等征象，全身症状明显并很快导致衰竭。咽部检查可见扁桃体红肿、充血、坏死性溃疡，有灰白色假膜覆盖，软腭、牙龈、口腔黏膜有时会出现同样的病变。涂片检查无明显阳性发现，血常规检查可有助于明确诊断。

三、治疗措施

（一）一般疗法

本病具有传染性，故患者要适当隔离，卧床休息，进流质饮食及多饮水，加强营养及疏通大便，咽痛较剧或高热时，可口服解热镇痛药。

（二）应用抗生素

应用抗生素为主要治疗方法。首选青霉素，根据病情轻重，决定给药途径。若治疗2~3日病情无好转，高热不退，须分析其原因，改用其他种类抗生素。或酌情使用糖皮质激素。

（三）局部治疗

常用复方硼砂溶液、复方氯己定含漱液或1：5 000呋喃西林液漱口。

（四）手术治疗

对多次反复发生急性扁桃体炎，特别是发生并发症者，应待炎症消退后施行扁桃体切除术。

四、护理

1）告知患者疾病的病因、治疗方法及转归情况，防止患者产生焦躁情绪，从而积极配合治疗。

2）注意休息，病重者应卧床，进高营养、易消化的冷流质饮食或软食，进食前后漱口，多饮水，对进食少或不能进食者，可遵医嘱补液。

3）遵医嘱全身使用抗生素。咽痛较重者可遵医嘱使用镇痛药。指导患者正确使用含漱液，以保持咽部清洁，可选用适宜的含片含服，起消炎镇痛作用。雾化吸入法对疾病亦有较好疗效。

4）密切观察患者体温变化、局部红肿及疼痛程度。高热者给予物理降温，必要时遵医嘱使用退热药物或静脉补液。

5）注意观察患者有无一侧咽痛加剧、张口受限、言语含糊、软腭及腭舌弓红肿膨隆、腭垂偏向对侧等扁桃体周围脓肿的表现。此外，还要注意尿液的变化及其他不适反应，有异常情况及时通知医生。

6）①锻炼身体，增强机体抵抗力，劳逸结合，预防感冒，定时大便，防止复发。②少食辛辣刺激性食物，戒除烟酒，注意口腔卫生。③该病有传染性，注意适当隔离。

（初丽娜）

第六节　咽旁脓肿

咽旁隙是头颈部最易受感染的间隙之一，咽旁脓肿即为该隙的化脓性炎症，由早期的蜂窝织炎发展成脓肿。

一、病因

病原体以溶血性链球菌为主，其次为金黄色葡萄球菌、肺炎双球菌。发病因素如下：

1）邻近组织的急性炎症，如急性咽炎、急性扁桃体炎、急性鼻炎、鼻窦炎等，直接侵袭或经血行感染侵入咽旁隙形成脓肿。

2）邻近组织的脓肿直接溃破或延展入咽旁隙，如扁桃体周围脓肿、咽后脓肿、牙槽脓肿、腮腺脓肿、颞骨岩部脓肿及耳源性颈深部脓肿等。

3）咽侧壁受异物及器械损伤可致本病。咽或口腔手术（如扁桃体切除或拔牙）中，麻醉针头可将细菌直接带入咽旁隙引起感染。

二、病情评估

（一）临床表现

病侧咽痛、颈痛及颈部活动受限，转头和吞咽时疼痛可加剧。且常向耳部放射。全身常出现畏寒、高热，呈重病容，表情痛苦。重者可出现脓毒血症症状。

咽旁前间隙感染者张口困难，下颌下区及腮腺区肿胀，有压痛；扁桃体及咽侧壁被推向中线；前后咽弓和悬雍垂水肿，如不是由扁桃体炎感染者扁桃体多无明显炎症。后

·229·

间隙感染者无明显扁桃体移位和张口困难；炎症如侵犯迷走神经和颈交感神经时，患者可出现喉痉挛和颈交感神经综合征（Horner 综合征）。

（二）并发症

炎症如向咽后或颈深部侵犯者可形成脓肿、纵隔障炎；若沿血管鞘侵入颅内，可引起颅内感染；若侵蚀颈部血管壁，可引起假性动脉或致命性大出血。

（三）诊断

根据患者病史和上述临床表现，此症不难诊断。但应与扁桃体周围脓肿、咽后脓肿相鉴别。对疑似病例，可行诊断性穿刺，以明确诊断。

三、治疗措施

蜂窝织炎期，应给予足量抗生素或磺胺类药物，以便控制感染，颈部可行热敷或理疗。对于脓肿已经形成者，应切开排脓。咽侧肿胀明显有波动者，可经咽部切开。颈部肿胀明显者，可试行穿刺探明脓腔，行颈外切口。对疑有血管侵蚀者，要做好血管结扎准备。

四、护理

参见"咽后脓肿"。

（初丽娜）

第七节　咽后脓肿

咽后脓肿为咽后隙的化脓性炎症，可分为急性、慢性两型。急性型最为常见，多发于 3 岁以内婴幼儿，慢性型较少见。

一、病因

1）咽后隙化脓性淋巴结炎：婴幼儿每侧咽后隙有 3～8 个淋巴结，急性上呼吸道感染、急性咽炎、扁桃体炎、鼻窦炎、中耳炎容易引起咽后隙化脓性淋巴结炎，最后形成脓肿。

2）咽部异物及外伤：咽后壁异物刺入，可能引起感染。

3）耳部感染：中耳炎所并发的颞骨岩部炎，可经颅底破裂孔侵入咽后隙引起感染。

4）咽后壁淋巴结结核或者颈椎结核形成寒性脓肿。

二、病情评估

（一）临床表现

急性型患者多先有上呼吸道感染，起病急，有发热、哭闹、烦躁不安，因咽痛拒食，一般在发病后 2 ~ 3 日即可形成脓肿，脓肿形成后，咽后壁隆起突向咽腔，则有不同程度的咽下困难及呼吸不畅，婴幼儿哭声似鸭鸣，吮乳可逆入鼻腔或引起呛咳，较大儿童可表现为语音含混不清和打鼾。病情严重者，有吸气性喘鸣及吸气性呼吸困难，并可出现发绀、脱水、酸中毒及全身衰竭表现，如脓肿压迫喉入口或并发喉炎，会突然发生窒息。

慢性型有结核病全身表现，起病缓慢，病程长，无咽痛，随着脓肿的增大，逐渐出现咽喉部阻塞感或吞咽不畅。

（二）辅助检查

1. 血液检查

白细胞总数升高，为（15 ~ 30）×10⁹/L，中性粒细胞比例在 0.8 以上。

2. X 线检查

颈侧位 X 线摄片可见颈椎前有隆起的软组织影，典型病例可见液腔、液平面。

三、治疗措施

咽后脓肿可向周围蔓延，引起喉梗阻；或因脓肿破裂时的脓液涌入下呼吸道而窒息，危及生命。因此咽后脓肿一经确诊应及时切开排脓，配合有效抗生素的大剂量应用，可减少各种并发症，大大降低死亡率。

（一）手术治疗

取仰卧头低位，在表面麻醉或无麻醉情况下用直接喉镜或压舌板暴露口咽及喉咽后壁，选择最隆起处穿刺，应尽量吸净脓液，更换针管用每毫升含 100 U 的青霉素溶液反复冲洗脓腔（必须先做青霉素过敏试验）。然后，在脓腔最低处做一纵向切开，以长血管钳伸入扩张切口，用吸引器吸净脓液。术后每日用血管钳扩撑引流口 2 次，畅通引流，直至无脓为止。

（二）药物治疗

根据细菌培养、药敏试验结果，选择有效的抗生素大剂量应用，多采用静脉滴注方式。对行手术治疗后的患者，仍需使用抗生素，控制感染。

四、护理

1）病室应空气流通，环境安静，温湿度适宜，减少刺激。患者取侧卧位，避免脓肿突然破裂脓液涌入呼吸道引起窒息。对咽后脓肿的患者，检查前要备好吸痰器、氧气等。检查咽部动作不能粗暴，防止脓肿破裂。脓肿一旦破裂速将患者头部放低，用吸引器将脓液吸出，防止窒息。咽部疼痛宜进营养丰富的软食或流质饮食。

2）咽后脓肿患者应严密守护观察，按时测量体温、呼吸、心率，密切观察面色、哭声、进食情况、精神状态。如脓肿突然破裂，可发生窒息或吸入性肺炎，应备齐各种抢救物品和器械，配合医生进行抢救。

3）患者体温高，发热应以物理降温为主。当体温超过39℃时，可行温水擦浴，使体温逐渐下降，一般不用退热药，防止体温突降，出汗过多，引起虚脱，忌用乙醇擦浴，防止体温急剧下降而致体温不升或乙醇中毒。烦躁哭闹者立即通知医生，按医嘱给予适量镇静剂（复方氯丙嗪 1 mg/kg、地西泮 0.2 ~ 0.5 mg/kg 等），使其保持安静。

4）根据脓肿的细菌培养和药敏试验，选用对病原体敏感足量的抗生素。要注意纠正电解质紊乱，必要时行支持疗法，静脉输血浆、白蛋白、鲜血，增强机体免疫力，促进身体尽快恢复健康。

5）病愈后的儿童，身体健康状况受到很大影响，因此要调配饮食结构，注意各种营养成分的需要量。嘱家长要纠正儿童偏食的不良习惯。多吃各类新鲜蔬菜及水果。适当增加室外活动，锻炼身体，增强体质，预防感冒。

（初丽娜）

第八节　重度阻塞性睡眠呼吸暂停低通气综合征

阻塞性睡眠呼吸暂停低通气综合征（OSAS）为一种睡眠障碍性疾病。患者在夜间 7 小时的睡眠中，经鼻或经口的呼吸气流发生周期性中断 30 次以上。每次气流中断时间为成人 10 秒以上，儿童 20 秒以上，并伴有血氧饱和度下降等一系列病理生理改变。

一、病因和发病机制

正常呼吸时，外界空气进入肺泡进行气体交换。此种气体交换的关键是喉以上的呼吸道能够使气流通畅地进入气管、支气管。如果由于某种原因使这段气流受阻，就出现打鼾或 OSAS。引起 OSAS 的常见因素为：

1）解剖因素：鼻和鼻咽部阻塞，如鼻中隔偏曲、鼻息肉、鼻甲肥大、鼻腔肿瘤、咽扁桃体肥大和鼻咽肿瘤等因素。口咽和软腭也是睡眠时出现阻塞的常见部位，如扁桃体Ⅲ度肥大、口咽狭窄以及软腭和腭垂过长者。

2）肥胖：肥胖是导致 OSAS 的常见原因。颈、咽部组织肥厚拥挤，可导致呼吸道阻塞。

3）内分泌紊乱：如甲状腺功能减退，可出现黏液性水肿。

4）老年性变化：老年期组织松弛，肌张力减弱，致使咽壁松弛、塌陷而内移，引起打鼾或 OSAS。

二、病情评估

（一）临床表现

睡眠时打鼾，呼吸暂停，发绀，憋气，睡眠不实，白日嗜睡，晨起头痛，记忆力减退，注意力不集中，情绪和行为改变，躁动，多梦，遗尿，阳痿。儿童可有智力降低，学习成绩下降，身体瘦小。严重患者可并发高血压、心律不齐、心肺功能衰竭等。体格检查可见多数患者肥胖、超重。鼻腔、鼻咽、口腔、口咽、喉检查可明确阻塞原因。多导睡眠监测（PSG）可明确睡眠呼吸暂停的性质及程度。

（二）辅助检查

要求多科合作进行全面检查，须做 PSG。耳鼻喉科医生应详细检查上呼吸道有无阻塞的病变。OSAS 一经确诊，应判定其类型。纤维鼻咽镜结合 Mueller 动作为检查 OSAS 发生原因的方法，即纤维镜检查上气道时紧闭口、鼻，用力吸气，观察口咽—软腭及喉咽—舌根平面的关系。

（三）诊断

根据上述临床表现，结合辅助检查，可做诊断。

（四）鉴别诊断

发作性睡眠病，又名阵发性睡眠、睡眠癫痫或 Gelineau 综合征，为一种不能控制的嗜睡，或间断发生的突然入睡，常伴有猝倒。

三、治疗措施

（一）非手术治疗

主要针对一些轻度鼾症。

1）睡眠时调整体位，改仰卧为侧卧。

2）减肥，可用各种方法，如应用药物，控制饮食，适当运动等。

3）药物治疗

睡前服抗抑郁药，普罗替林 30 mg，可能奏效，但可致心律失常、口干及尿潴留不良反应。

4）机械通气治疗

机械通气包括鼻腔持续气道正压通气（CPAP）和双相气道正压通气（BIPAP）。CPAP 是于睡眠时通过密闭的面罩将正压空气送入气道，空气流通调至 100 L/min，压力维持在 5~15 cmH$_2$O。严重时，实行气管插管或气管切开保留导管术。

（二）手术治疗

中度或重度 OSAS 患者大多需要手术治疗。手术治疗的先决条件是确诊呼吸道狭窄的部位。手术治疗特别适应于年轻患者。

1. 鼻及咽气道矫治

鼻中隔成形、鼻甲切除、鼻息肉等新生物切除、慢性鼻窦炎手术；咽扁桃体刮除及扁桃体切除等。

2. 腭垂腭咽成形术（UPPP）及其他不常用的手术

舌根部分切除、下颌骨水平滑行切开、舌骨固定于下颌弓等。

3. 气管切开术或造瘘术

气管切开术或造瘘术为最有效的方法，但不易为患者所接受。

四、护理

1. 预防窒息

1）密切观察患者呼吸及血压情况，加强夜间巡视，尤其在凌晨 4~6 时更要特别注意，因这个时段最易发生频繁呼吸暂停或猝死，必要时床旁备好气管切开包等抢救用品，以备急用。

2）安排患者住距医生办公室、护士站近的单人房间，以保证睡眠环境安静，避免对其他患者的影响，同时利于病情变化时的急救。

3）体位：指导患者睡眠时取半坐卧位或侧卧位，防止软腭及舌根下塌阻塞呼吸道。

4）嘱患者睡前 3~4 小时不饮含乙醇的饮料。

5）勿擅自使用镇静安眠等中枢神经系统抑制药物。

2. 减轻上呼吸道阻塞

使用口腔矫治器治疗的患者，睡前将口腔矫治器置于口中，使舌保持轻度前伸位，增加咽腔前后径距离，从而减轻上呼吸道阻塞症状。

3. 吸氧

症状严重者遵医嘱给予持续低流量吸氧或使用鼻腔 CPAP 治疗，以纠正患者的缺氧状况。

4. 正压通气治疗

1）通气前准备：初次治疗的患者上机前需向其解释通气的目的及方法，以消除患者的紧张情绪。训练患者呼吸，使其能与呼吸机同步。准备好抢救用品，如负压吸引装置、气管切开包、麻醉插管等。

2）选择合适的面罩及松紧度：根据病情及患者的耐受情况选择鼻罩或面罩。呼吸阻塞轻的患者首选鼻罩通气，无效时换用面罩。四头带或软帽固定带的松紧以无明显漏气的最小张力为宜，因过松造成漏气，过紧又影响面部血液循环，使被压皮肤缺血进而造成坏死。为防止鼻梁、鼻翼两侧皮肤受损，可在该处垫上纱布。用四头带固定时，后枕要垫上包布，以免头发滑动影响头带的固定。

3）体位：患者可取半卧位或坐位，使头、颈、肩在同一平面上，头略向后仰，以保持气道通畅，枕头不宜过高，因枕头高可使呼吸道狭窄，影响气流通过，降低疗效。

4）气道管理：①保持呼吸道通畅，指导患者进行有效的咳嗽、排痰，协助患者翻身、拍背。如患者无力咳嗽或出现意识障碍不能自行排痰时，应卸除面罩吸痰，必要时经麻醉插管吸痰。②加强气道湿化及雾化吸入。③在病情允许的情况下鼓励患者多饮水。

5）监护：严密观察患者的动脉血气分析。血氧饱和度、呼吸频率及幅度、患者的意识和主观感觉。

5. 康复指导

1）告知患者因术中切除部分软腭及腭垂，故术后可能有饮食呛咳及鼻腔反流现象，一般会在 2 周内消失。

2）饮食指导：术后4周内勿进食干硬、大块、酸辣刺激性食物，进食后漱口，注意口腔卫生。

3）生活指导：控制饮食，戒除烟酒，健身运动，适当减肥。

4）不宜从事驾驶、高空作业等有潜在危险的工作，避免发生意外。

5）定期随访，监测心脏功能、血压等，预防并发症的发生。

（初丽娜）

第九节　急性喉炎

急性喉炎是喉黏膜的急性弥漫性卡他性炎，为上呼吸道急性感染性疾病之一。常继发于急性鼻炎及急性咽炎，亦有原发于喉部。此病多发于冬、春两季。发生于儿童则病情多较严重。无明显性别差异，但与职业有关。

一、病因

（一）感染

多发于上呼吸道感染后，先有病毒入侵，继发细菌感染。常见细菌有金黄色葡萄球菌、溶血性链球菌、肺炎链球菌、流感杆菌、卡他球菌等。

（二）职业因素

过多吸入生产性粉尘、化学气体的刺激（如氯、氨、硫酸、硝酸、毒气、烟熏）等，易引起喉部黏膜的急性炎症。

使用嗓音较多的教师、演员、售票员等，如发声不当或使用声带过度，易引起急性喉炎，其发病率较高。

（三）外伤

异物、手术器械损伤喉部黏膜，也可继发急性喉炎。

（四）其他

烟酒过多、受凉受湿、疲劳致全身和呼吸道局部抵抗力降低时，细菌乘虚进入，易诱发本病。

二、病理

发病初期喉黏膜充血，白细胞浸润并有水肿，继则分泌物增多，渐成脓性。小儿急性喉炎的病理表现以声门下区为甚，也称急性声门下喉炎，发炎后易肿胀发生喉阻塞。小儿咳嗽功能不强，不易排出喉及下呼吸道分泌物，更使呼吸困难加重。若治疗不当或当机体抵抗力较差时，则有圆形细胞浸润，渐发生纤维变性，该种病理变化较为顽固，不易恢复正常。有时病变可深及喉内肌层。

三、病情评估

（一）临床表现

1. 声音嘶哑

声音嘶哑是急性喉炎的主要症状，主要是声带黏膜充血、水肿所致。轻者发声时音质欠圆润和清亮，音调较前变低、变粗；重者声音嘶哑，发声费力，更甚者仅能做耳语，或完全失声。

2. 喉部疼痛

患者感喉部不适、干燥、烧灼感、异物感，喉部及气管前可有轻微疼痛，发声时喉痛加重，通常急性喉炎引起的疼痛不影响吞咽。

3. 咳嗽

因喉黏膜发炎时分泌物增多，常有咳嗽，起初干咳无痰，至晚期喉部则有黏脓性分泌物，因较稠厚，常不易咳出。分泌物若黏附于声带表面可加重声音嘶哑。

4. 呼吸困难

少数重症成人急性喉炎由于喉腔黏膜水肿可引起吸气性呼吸困难，此种情况在声门下型急性喉炎中常见，由于声门下区域空间较为狭窄，如果黏膜高度水肿势必造成气道受阻。

5. 全身症状

成人一般全身中毒症状较轻。较重的细菌感染者可伴有发热、畏寒、倦怠、食欲减退等全身症状。

6. 邻近器官的感染

由于呼吸道黏膜彼此延续，急性喉炎可为急性鼻炎或急性咽炎的下行感染，故常同时伴有鼻部、咽部的炎性症状。急性喉炎也可伴有气管、支气管、肺等下呼吸道感染症状。

（二）辅助检查

1. 间接喉镜检查

见双侧声带急性充血、肿胀，可有黏膜下出血，声带边缘肿胀变厚，发声时闭合不紧，喉黏膜及声门下黏膜充血肿胀。

2. 直接喉镜检查

声门下黏膜红肿明显，呈双重声带样，声门裂隙变窄。小儿直接喉镜检查宜慎重，因可诱发喉痉挛。

3. 颈侧 X 线摄片

颈侧 X 线摄片可排除喉部不透 X 线的异物，如咽后壁脓肿。

4. 血常规检查

急性喉炎继上呼吸道感染而发生者，白细胞总数可在 $10 \times 10^9/L$ 以上。

（三）诊断

根据症状和检查所见，诊断并不困难。诊断标准如下：

1）起病较急。

2）声音嘶哑，甚至失音，喉痒，喉干，喉痛，阵咳。

3）声带充血，水肿，声门闭合不全。

4）有发热、恶寒、头痛、全身不适等症。

（四）鉴别诊断

小儿急性喉炎需与下列疾病相鉴别：

1. 急性喉气管支气管炎

急性喉气管支气管炎为气管支气管黏膜的急性弥漫性炎症，故较急性喉炎病情更重，炎症范围深入下呼吸道，致肺部症状也较明显。喉镜检查除有急性喉炎表现外，可见声门下区黏膜红肿明显，有脓苔及较多的黏稠分泌物，甚至有假膜形成。肺部呼吸音减弱，有干湿啰音，胸部 X 线检查示肺纹理变粗，有点片状阴影。

2. 白喉

起病较缓慢，全身中毒症状明显，喉内可见到假膜。取假膜涂片或培养可找到白喉棒状杆菌。

3. 呼吸道异物

有异物史，X 线检查及支气管镜检查可以鉴别。

4. 哮喘

有反复发作史，无声音嘶哑，有哮鸣音，用解痉药可缓解。

四、治疗措施

（一）一般治疗

急性炎症期间不吃刺激性食物，少讲话或噤声休息，以利炎症消退。病情重者，尤其儿童患者应加强支持疗法，每日保证一定的进入液量及营养。室内要保持适当的温度及湿度，避免呼吸道干燥加重病情。儿童急性喉炎应严密观察病情，注意呼吸及心脏情况，必要时吸氧，以防发生心力衰竭。

（二）控制感染

使用抗生素控制感染扩散。声带红肿显著者加用类固醇激素，如泼尼松、氢化可的松、地塞米松等。特别是小儿急性喉炎，可以解除轻度喉阻塞症状，应及早应用。

（三）蒸汽吸入疗法

如用热水 1 杯，干毛巾 1 条，将干毛巾围于口、鼻与杯口之间，张口徐徐呼吸。杯内可放薄荷、复方安息香酊等药物。

（四）气管切开

小儿重度喉阻塞或经药物治疗喉阻塞症状未缓解者，应及时做气管切开术。如无条件，在紧急情况下可先做环甲膜穿刺以缓解喉阻塞症状，方法为：患者仰卧，头向后伸，摸清环状软骨的前弓，环状软骨的上缘与甲状软骨下缘之间即是环甲膜，用 1~2 个粗针头从此处缓缓刺入，针尖一经穿透甲膜进入声门下腔，空气即从针孔中出入，且有落空感，这样使之先通气，争取时间做正规气管切开术。亦可紧急行环甲膜切开术。

五、护理

1）执行耳鼻喉科疾病一般监护常规。

2）保证患儿安静，尽量减少患儿哭闹、躁动及说话，以使声带休息。消除患儿的恐惧心理。

3）保证营养，喉炎患儿进食易呛咳而加重病情，喂养时应特别耐心，禁食刺激性食物。

4）保持呼吸道通畅，吸入潮湿的空气可改善血液循环，缓解喉头肌痉挛，对减轻呼吸困难及其他症状有明显效果，故应保持室内湿度＞60％，也可用超声雾化吸入，每日2次。

5）呼吸困难者，给予氧气吸入，备气管切开包，喉阻塞严重者，及时向医生报告，施行气管切开术。

6）禁用阿托品、吗啡类药物，避免抑制呼吸，或致分泌物干结而不易咳出。

7）病情观察可根据患儿声音嘶哑程度、咳嗽性质、三凹征、喉鸣、发绀和烦躁程度来判断缺氧的程度，给予氧气吸入，随时做好气管切开的准备工作。

8）在治疗过程中，需严密观察，注意有无肺部并发症，以免发生心力衰竭。

9）按医嘱及时准确给予抗生素，有喉阻塞症状者，加类固醇激素，酌情给予祛痰止咳药及清热解毒中药。

10）帮助患者及家长掌握本病有关知识，避免受凉、感冒，加强体育锻炼，增强体质。

11）在整个病程中，应如实将病情向家长说明，病情发展而可能采取的措施应事先告诉家长，让他们有心理准备，取得他们的配合。为了减轻患儿恐惧心理，让家长陪伴。提供小儿熟悉的或感兴趣的玩具，以减少其不安。

（初丽娜）

第十节　急性会厌炎

急性会厌炎又称急性声门上喉炎，是一种危及生命的严重感染，可引起喉阻塞而窒息死亡。成人、儿童均可患本病，全年都可发生，但以冬春季节多见。

一、病因

1. 感染

感染为此病最常见的病因。在过去，最常见的病原体是乙型流感嗜血杆菌，在欧美国家针对该病原体研发疫苗以后，由乙型流感嗜血杆菌导致急性会厌炎的数量已逐渐减少。其他的病原体还有：副流感嗜血杆菌、A群链球菌、肺炎链球菌、金黄色葡萄球菌、分枝杆菌、链杆菌、阴沟肠杆菌、大肠杆菌、坏死梭杆菌、肺炎克雷伯菌、脑膜炎奈瑟菌等。病毒也可以导致该病，如水痘—带状疱疹病毒、Ⅰ型单纯疱疹病毒等。在免疫力低下的患者中，还可有念珠菌、曲霉菌等真菌的感染。

2. 外伤

热损伤（高温饮品、吸入蒸汽等）、机械损伤（异物外伤、医源性器械损伤等）、化学损伤（刺激性有害气体、刺激性食物等）、放射线损伤等都可引起会厌黏膜的炎性病变，继而出现水肿。

3. 变态反应

由于饮食、药物或虫咬等，对某种变应原发生反应。全身性的变态反应可以引起会厌区黏膜及杓状会厌襞的高度水肿。

4. 邻近器官的急性炎症

急性扁桃体炎、咽炎、口底炎、鼻炎等周围器官的急性炎症可以蔓延而侵及会厌黏膜，引起水肿。也可继发于急性传染病后。

二、病情评估

（一）临床表现

成人及儿童均可发病。国内多见于成人，国外儿童发病率较高。过去在欧美国家急性会厌炎多发于儿童，自从乙型流感嗜血杆菌疫苗普及后，儿童患此病者已很少见。近年来，成人患者有增加趋势。在儿童通常发生于 2 ~ 4 岁，在成人平均发病年龄约为 45 岁。男性患此病概率大约是女性的 3 倍。急性会厌炎全年均可发生，但冬、春季多见。

急性会厌炎起病急骤，病程进展非常迅速，主要症状有剧烈的喉痛、吞咽困难和呼吸困难。

1. 全身症状

轻症者全身症状不明显，重症者多有发热、寒战，体温在 38 ~ 39℃，少数可高达 40℃，此外还有头痛、乏力、周身不适、食欲减退等症状。查体可见急性病容。儿童及年老患者全身症状多较明显，病情进展迅速。小儿可迅速发生衰竭，表现为精神萎靡、体力衰弱、四肢发冷、面色苍白、脉快而细、血压下降，甚至晕厥、休克。

2. 局部症状

1）咽喉疼痛：除婴儿不能诉喉痛外，多数患者咽喉疼痛剧烈并进行性加重，伴有明显的吞咽痛。有时因颈部的扭动会引起咽部的剧烈疼痛。

2）吞咽困难：因剧烈的吞咽痛及会厌的肿胀，严重影响吞咽功能，甚至唾液也难咽下。重症者常饮水呛咳，张口流涎。轻者自觉咽部异物感。偶见张口困难。

3）发音含糊：因会厌肿胀，患者多有咽喉阻塞感，语声含糊不清。声带常不受累，很少有声音嘶哑。

3. 呼吸困难

多在发病24小时内出现，当会厌高度肿胀，声门变小，黏痰阻塞时，出现吸气性呼吸困难，伴有吸气性喉鸣；重症者呼吸困难出现早，进展迅速，数小时内可以引起窒息。呼吸困难可表现在呼吸时的特殊体位，一般为前倾体位呼吸，小儿可表现为嗅探体位，即身体前倾，头部及鼻伸向前上方，如同闻气味一样。此外，患者比较躁动，不能安静，呼吸节律变浅、变快，可出现三凹征，即呼吸时胸骨上窝、锁骨上窝、肋间隙明显向下凹陷。

（二）辅助检查

1）间接喉镜检查可以见到会厌舌面黏膜充血、肿胀和水肿，如球状，有时以一侧为著。如形成脓肿则见局部隆起，其上见黄色脓点、脓头或溢脓小瘘。一侧或两侧舌骨大角、甲状软骨板外缘、下颌角等处有触痛，颈部偶可发生肿胀。

2）对不易检查的幼儿，喉部侧位 X 线摄片有助于诊断。

（三）诊断

对有明显喉痛的患者，如咽部检查无异常，应进行喉镜检查，诊断并不困难。

三、治疗措施

1）明确诊断后应立即使用大剂量抗生素及肾上腺皮质激素治疗，并以静脉滴注给药为宜。

2）给予 10% 葡萄糖酸钙静脉推注及抗组胺类药物治疗。

3）如已形成会厌脓肿，则须在直接喉镜或间接喉镜下予以切开。脓肿已自行穿破者可将其瘘口扩大。未形成脓肿而会厌肿胀剧烈者，可在肿胀的黏膜上做几条直线切口，以减轻症状。

4）严重呼吸困难者，须行气管切开术。但不宜使患者头过于后仰，否则会加重呼吸困难或窒息。

5）除上述治疗外，还应注意水和电解质平衡及主要脏器的中毒症状，并及时予以处理。

6）积极防治上呼吸道感染、扁桃体炎、咽炎、口底炎等。急性会厌炎有时甚急，有条件者最好留院观察治疗或住院治疗。向患者家属交代病情的严重性及危险性，并解释抗生素及类固醇激素药量必须用足的重要意义。加强心理护理，缓解患者急躁情绪。

（初丽娜）

第十一节　喉阻塞

因喉部或其邻近组织的病变，使喉部通道（特别是声门处）发生狭窄或阻塞，引起呼吸困难者，称喉阻塞，亦称喉梗阻。它不是一种独立的疾病，而是一个由各种不同病因引起的症状。

一、病因

1. 炎症

急性会厌炎、小儿急性喉炎。喉部邻近部位的炎症，如咽后脓肿、颌下蜂窝织炎等。

2. 喉部异物

特别是较大的嵌顿性异物，如塑料瓶盖、玻璃球等。

3. 喉外伤

喉部挫伤、撞伤、烧伤、喉气管插管性损伤、内镜检查损伤等。

4. 喉水肿

除炎症、外伤引起的喉水肿外，变态反应所致的喉水肿，起病急，发展快。

5. 喉肿瘤

中老年患者以喉癌多见，所引起的喉阻塞发展较慢，小儿以喉乳头瘤多见。

6. 喉麻痹

双侧声带麻痹不能张开而致喉阻塞，多为甲状腺手术损伤喉返神经所致。

7. 喉痉挛

破伤风患者和喉异物刺激导致喉痉挛引起喉阻塞。

8. 喉畸形和瘢痕狭窄

前者为先天性，后者由于外伤所致。

二、病情评估

（一）临床表现

由于喉阻塞为多种病因所引起的一组具有共同表现的临床综合征，所以对于病史和病因的询问非常重要，对于小儿患者，尤其要重视有无异物接触史的询问。

1. 吸气性呼吸困难

吸气性呼吸困难为喉阻塞的主要特征。表现为吸气运动加强，时间延长，吸气深而慢，但呼气时间缩短。其发生机制与喉的解剖生理和空气动力学有关。

2. 吸气性喉喘鸣

由于吸入气流通过狭窄的声门裂，产生空气涡流反击声带，使之颤动而产生的一种尖锐的喘鸣声。一般来说，喉阻塞越重，喉喘鸣越响。

3. 吸气性胸廓周围软组织凹陷

由于吸气困难、胸腔内负压增加，将胸壁及其周围的软组织吸入，遂出现胸骨上窝、锁骨上窝、肋间隙、剑突下和上腹部的凹陷，称为四凹征。

4. 声音嘶哑

若病变累及声带，则常有声音嘶哑。

5. 发绀

因缺氧而面色青紫、面容焦虑、脉搏快速，烦躁不安则是喉阻塞的晚期症状。

根据病情轻重，将喉阻塞分为四度。

一度：安静时无呼吸困难。活动或哭闹时有轻度吸气性呼吸困难、稍有吸气性喉喘鸣及吸气性胸廓周围软组织凹陷。

二度：安静时也有轻度吸气性呼吸困难、吸气性喉喘鸣和吸气性胸廓周围软组织凹陷，活动时加重，但不影响睡眠和进食，无烦躁不安等缺氧症状。脉搏尚正常。

三度：呼吸困难明显，喉喘鸣声较响，吸气性胸廓周围软组织凹陷显著，并出现缺氧症状，如烦躁不安、不易入睡、不愿进食、脉搏加快等。

四度：呼吸极度困难。患者坐卧不安，手足乱动，出冷汗，面色苍白或青紫，定向力丧失，心律不齐，脉搏细数，昏迷、大小便失禁等。若不及时抢救，则可因窒息以致呼吸、心跳停止而死亡。

（二）辅助检查

间接喉镜或纤维镜颈部 X 线正侧位和断层摄片、CT 或 MRI 检查可确定病史。

（三）诊断与鉴别诊断

根据症状和体征，一般诊断不难；吸气困难和三凹征明显者，更易辨认。病情允许时，应尽量及时找出引起喉阻塞的病因，直接喉镜检查有助于下咽和喉腔疾病的诊断。对幼儿和有严重呼吸困难或心力衰竭征象者做直接喉镜时应特别慎重，以防发生喉痉挛。

应与肺源性、中枢性和心源性呼吸困难相鉴别。

1. 肺源性呼吸困难

吸气和呼气均困难。支气管哮喘时出现明显的呼气性困难，无声嘶。肺部听诊可闻及哮鸣音。如为肺部炎症，则肺部听诊可有湿啰音。X 线检查可协助诊断。

2. 中枢性呼吸困难

由呼吸中枢受抑制而引起。呼吸次数慢或不规则，如潮式呼吸、间歇性呼吸、点头呼吸等。多有原发病史。

3. 心源性呼吸困难

呼、吸气都困难，坐位或立位时减轻，平卧时加重，患者有心脏病变的症状和体征。

三、治疗措施

应尽快解除呼吸困难，严重者应争分夺秒，挽救生命。具体治疗方法可根据病因、呼吸困难的程度、患者一般情况、耐缺氧能力以及客观条件等因素全面考虑，择优而行，但应当机立断，以免延误抢救时机。

一度：明确病因，对因治疗。喉部急性炎症引起者，应及时应用足量抗生素和类固醇激素治疗。

二度：积极进行病因治疗，密切观察呼吸，做好气管切开或插管的准备工作。多数的炎性病变，用类固醇激素和足量抗生素治疗，大多都可避免手术。若为喉内异物，应及早取出，若为肿瘤，可考虑行气管切开术。

三度：引起喉阻塞的原因能在较短时间内缓解时，如急性炎症、喉水肿、异物等，可积极治疗病因。若经对因治疗未见好转且全身情况较差，应争取时间及早施行手术，以免发生窒息或心力衰竭。由白喉、外伤、肿瘤等原因引起的喉梗阻，应及早行气管切开术。

四度：立即行麻醉插管或气管切开术，同时吸痰、给氧或人工呼吸、治疗心力衰竭等。情况缓解后再行病因治疗。

四、预防

积极病因治疗，严密观察病情变化，若病因一时无法消除，或估计药物治疗在短期内难以奏效者，如喉外伤、喉肿瘤、双侧喉返神经麻痹等，均应争取时间施行气管切开术。

五、护理

1）取半卧位，利于患者呼吸。

2）随时清除患者口内分泌物，取除义齿。

3）小儿可由父母陪伴，避免哭闹，必要时酌情给少量镇静剂。

4）适当给患者吸氧（给氧浓度不宜过大），以缓解患者的缺氧状态。

5）喉部雾化吸入，以促进喉部炎症，水肿的消退。

6）准备好气管切开包等急救器械及药品。

7）病室定时通风换气，温湿度适宜（温度 21～24℃，相对湿度 60%～70%）。

8）接诊喉阻塞患者后，要详细了解病情，及时、准确判断喉阻塞程度，严密观察呼吸、脉搏、体温变化。出现呼吸困难及全身情况有下列变化时，应及时通知医生，赢得抢救时间。①急性喉炎患者，出现犬吠样咳嗽。②气管异物患者，咳嗽伴有气管拍击声。③呼吸急促、口唇、甲床发绀、四凹征明显，患者坐卧不安，烦躁不安，出冷汗，血压下降，脉细弱，说明呼吸极度困难。

9）做好喉镜、气管镜检查以及气管切开等急救准备工作。行气管切开术者应做好气管切开前后的护理。

10）锻炼身体，增强体质，减少上呼吸道感染机会。

11）凡患喉部急性炎症应及时治疗，控制炎症继续发展。

12）进食时，忌大声嬉笑，误将异物吸入。

13）儿童忌将锐利铅笔或球类玩具含于口内，以免误吸。

（初丽娜）

第十二节　急性化脓性中耳炎

急性化脓性中耳炎是细菌感染引起的中耳黏膜的急性化脓性炎症。病变主要位于鼓室，但中耳其他各部亦常受累。

一、病因和发病机制

急性上呼吸道感染、急性传染病时，病原体常乘虚经咽鼓管侵入中耳。在污水中游泳、跳水以及不适当的咽鼓管吹张，细菌亦可经咽鼓管侵入中耳。婴幼儿哺乳位置不当，如平卧位吃奶，乳汁亦可经咽鼓管流入中耳。此外，鼓膜外伤时，病原体可由外耳道侵入中耳。

本病主要病原体为肺炎球菌、流感嗜血杆菌、溶血性链球菌、葡萄球菌等。

病变早期中耳黏膜充血，鼓室内炎性渗出物积聚，逐渐变为脓性。随着脓液增多，鼓室内压力增高，压迫鼓膜，终至局部坏死，出现鼓膜穿孔，脓液经外耳道流出。

二、病情评估

（一）临床表现

1. 全身症状

轻重不一。可有畏寒、发热、倦怠、食欲减退。小儿全身症状较重，常伴呕吐、腹泻等消化道症状。鼓膜一旦穿孔，体温即逐渐下降，全身症状明显减轻。

2. 耳痛

耳深部痛，逐渐加重，如搏动性跳痛或刺痛，可向同侧头部或牙放射，吞咽及咳嗽时耳痛加重，甚者夜不能眠，烦躁不安。鼓膜穿破流脓后，耳痛顿减。

3. 听力减退及耳鸣

开始感耳闷，继则听力下降，伴耳鸣。耳痛剧者，耳聋可被忽略，偶伴眩晕。穿孔后耳聋减轻。

4. 耳漏

鼓膜穿孔后耳内有液体流出，初为血水样，以后变为黏稠或纯脓。

（二）辅助检查

1. 耳镜检查

鼓膜急性弥漫性充血，全部或部分外凸，穿孔后见鼓膜上有搏动性光点，为脓性分泌物自小孔外溢的表现。

2. 耳部触诊

乳突部有轻压痛，鼓窦区较明显。

3. 听力检查

呈传导性耳聋。

4. 血常规

白细胞总数增多，中性粒细胞比例增加，穿孔后血常规渐趋正常。

5. 分泌物培养

常见乙型链球菌、肺炎球菌或金黄色葡萄球菌等。

三、治疗措施

（一）全身治疗

1）早期及时应用抗生素控制感染，务求治愈。首选青霉素或头孢菌素，如过敏可选用磺胺类药物，应用至症状消退后 1 周停药。配合糖皮质激素的应用，效果甚佳。鼓膜已穿孔流脓者，采取上述措施，2～3 周亦可治愈。

2）剧痛时应用镇痛药。

3）中医认为，本病系外因风湿热邪侵袭，内因肝、胆二经有热，外邪内热并袭，邪毒集结，壅塞耳窍所致。治以平肝、清热、解毒为主。方药：龙胆泻肝汤加减。

（二）局部治疗

1. 鼓膜穿孔前

在全身应用抗生素的同时，用2%苯酚甘油滴耳，可消炎、镇痛。鼓膜穿孔后应立即停药。鼓膜切开术：如鼓膜突出、耳剧痛、听力大大减退或鼓膜虽有小孔而引流不畅或有并发症可疑，均应施行鼓膜切开术。

2. 鼓膜穿孔后

先以3%过氧化氢或硼酸水尽量彻底清洗并拭净外耳道的脓液，以便药物进入中耳发挥作用。局部用药以抗生素水溶液为主，如0.25%～1%氯霉素液、0.5%金霉素液、复方黄连素液、3%林可霉素液等。脓液减少、炎症逐渐消退时，可用甘油或乙醇制剂滴耳，如3%硼酸甘油、3%硼酸乙醇、5%氯霉素甘油等。感染完全控制、炎症完全消退后，穿孔多可自行愈合。流脓确已停止而鼓膜穿孔长期不愈合者，可做鼓膜修补术。

四、护理

1）适当休息，多饮水，进食易消化、富含营养的饮食，保持大便通畅。

2）密切观察耳道有无分泌物，分泌物的颜色、量、性质、气味等，注意耳后是否有红肿、压痛现象。如出现剧烈头痛、恶心、喷射性呕吐、烦躁不安等症状时，立即通知医生，警惕并发症的发生。

3）高热时：①观察体温变化。②鼓励患者多饮水，伴呕吐、腹泻的患者应给予补液治疗，防止水、电解质紊乱。③高热者给予物理降温或遵医嘱给予药物降温。

4）观察耳痛的部位、程度及持续时间。根据患者疼痛情况对症处理。必要时给予镇痛药。

5）药物使用：①遵医嘱使用足量广谱抗生素控制感染，观察用药效果及不良反应。②教会患者正确使用滴耳液，滴耳时，取侧位或坐位，头偏向健侧，患耳向上，牵拉耳郭（成人向后上方，小儿向后下方）将外耳道拉直。然后将药液顺耳道后壁滴入2～3滴。按压耳屏数次，使药液进入耳道及中耳腔内，保持该体位3～4分钟。切记禁用粉剂，以免与脓液结块，影响引流。③保持咽鼓管引流通畅，并发上呼吸道感染或有鼻炎、鼻窦炎者给予血管收缩剂滴鼻。

6）手术配合：需行鼓膜切开术者，切开前向患者及家属讲解手术的目的、配合事宜等。配合医生行鼓膜切开术，以利排脓。

7）①普及正确的哺乳姿势及方法，避免婴儿溢奶、呛咳。②指导患者及时清理外耳道脓液，禁止游泳等可能导致耳内进水的活动。③教会其正确的滴耳及擤鼻方法。④有鼓膜穿孔或行鼓膜置管者避免剧烈活动，保持耳内清洁、干燥。⑤嘱患者定期复查、随访。⑥建议患者锻炼身体，增强机体抵抗力，有上呼吸道感染等疾病积极治疗，做好各种传染病的预防接种工作。

（初丽娜）

第十章　常用急救护理技术

第一节 环甲膜穿刺及气管插管

一、环甲膜穿刺

环甲膜穿刺仅仅是呼吸复苏的一种急救措施，不能作为确定性处理。

（一）适应证

1）注射麻醉药物，为气管内其他操作做准备，如支气管镜检查时做气管内麻醉。

2）注射治疗药物，如支气管内膜结核的治疗。

3）湿化痰液。

（二）禁忌证

有明显出血倾向者及不能合作的患者。

（三）物品准备

备常规消毒用治疗盘、环甲膜穿刺包［内有细硅胶管（长 15 ~ 20 cm）、血管钳、5 ml 和 10 ml 注射器、7 ~ 9 号针头（解除喉梗阻时用粗套针）、16 ~ 18 号针头（留置导管用）］、纱布、棉球、无菌手套、2% 普鲁卡因、1% 丁卡因。

（四）操作方法

1）穿刺前向患者说明目的，消除其顾虑，以取得合作。

2）有剧烈咳嗽者术前半小时给予可待因 0.03 g（急救者除外）。

3）做普鲁卡因皮内试验（急救者除外）。

4）患者取平卧位或半卧位，垫高肩背部，头向后仰，常规消毒皮肤，铺孔巾。

5）术者以一手的拇指及中指固定气管，食指紧压穿刺点，另一手持连接橡皮管的穿刺针头于穿刺点垂直刺入，当到达喉腔有落空感即形成人工气道，患者可有反射性咳嗽，拔出针芯，留置导管于气管内，以胶布固定，外露部分以消毒纱布覆盖。

（五）注意事项

1）穿刺时进针不要过深，以免损伤员喉后壁黏膜。

2）回抽必须有空气，确定针尖在喉腔内才可注射药物。

3）注射药物时嘱患者勿吞咽及咳嗽，注射速度要快，注射完毕后迅速拔出注射器及针头。

4）用消毒干棉球压迫穿刺点片刻。针头拔出以前应防止患者喉部上下运动，否则容易损伤其喉部的黏膜。

5）注入药物以等渗盐水配制，pH 值要适宜，以减少对气管黏膜的刺激。

6）在患者初期复苏成功后应改做正规气管切开或立即做消除病因（如异物的摘除等）的处理。

7）环甲膜穿刺通气用的针头及 T 形管应作为急救常规装备消毒备用，接口必须紧密、不漏气。

8）个别情况下，患者穿刺部位有较明显的出血时应注意止血，以免血液反流入气管内。

二、气管插管

将一特制的气管内导管经声门置入气管的技术称为气管插管。气管插管是建立人工气道的可靠途径，也是进行人工通气的最好办法。它便于清除呼吸道分泌物，维持气道通畅，减少气道阻力，也有利于减少呼吸道解剖无效腔，保证有效通气量，为给氧、加压人工呼吸、气管内给药等提供了条件。因此，气管插管不但是临床麻醉中不可缺少的，而且在急重症患者的救治中也具有极其重要的作用。

（一）适应证

1）严重呼吸衰竭，需人工吸痰、供氧及气管内给药者。

2）昏迷患者自主清理气管、支气管分泌物能力较差者。

3）需要在一段时间内使用机械辅助通气者。

4）上呼吸道梗阻，需迅速建立人工气道者，如颈部肿块或颈部炎性肿胀压迫喉及支气管，食管巨大异物压迫气管引起呼吸困难者。

5）心肺复苏时。

6）其他，如外科手术中施行气管内麻醉者；胸部手术后因疼痛不能深咳，痰液潴留等。

（二）禁忌证

1）主动脉瘤压迫气管者。

2）咽喉部脓肿。

3）颈椎骨折脱位者。

4）下呼吸道分泌物潴留所致呼吸困难，难以从插管内清除者，应行气管切开。

5）喉头水肿、急性喉炎、喉头黏膜下血肿、插管创伤引起的严重出血等，此类患者在面罩给氧下行气管切开较安全。

（三）物品准备

1）喉镜。

2）气管导管：多采用一次性的塑料管，根据患者年龄、性别、体型等选择不同长度和粗细的导管。成年男性一般 36～40 号，女性为 32～36 号，小儿号数常为：1～7 岁，年龄 +19；7～10 岁，年龄 +18；10～14 岁，年龄 +16。

3）其他：牙垫、导管管芯、吸引装置、给氧装置等。

（四）操作方法

1. 经口气管插管

选用适当号码的气管导管，其套囊以大容量低压型较好。8 岁以下儿童选用无套囊的导管。选用适合患者的咽喉镜片。对半清醒患者以 2%～4% 利多卡因对口腔、舌面、舌根、咽喉部喷雾局麻 3～5 次。但抢救急、危、重患者时，可以在无麻醉下插管，清醒患者宜做气管切开，操作步骤如下：

1）患者仰卧，头尽量后仰，检查口腔有无义齿及牙齿松动。如喉头暴露欠佳，可在肩、背部下垫薄枕。

2）左手持喉镜柄，右手拇指推开患者下唇，用喉镜片将舌体推向左侧，沿舌背面向咽喉部缓慢进入，先暴露悬雍垂，后暴露会厌。

3）喉镜片前端置于会厌软骨前，并向上提起，暴露声门。

4）看到声门后，将气管导管轻轻插入声门，其深度以越过声门 3~5 cm 为宜，过浅易致导管滑出，过深则易插入一侧主支气管。如看不到声门，可在会厌缘的正中方向插入导管，探索声门。

5）放入牙垫，用胶布将导管固定。

6）将套囊注入空气（3~5 ml），注气量不宜过多，以气囊恰好封闭气管而不漏气为宜。

7）胸部听诊以确定导管的位置和深度，如一侧呼吸音降低常提示导管插入过深。

2. 经鼻气管插管

较经口插管困难、损伤大，但患者对导管留置较长时间易于耐受。

1）经鼻盲探插管

（1）插管前用麻黄碱滴鼻数次，再滴入少许液状石蜡，清醒患者应做咽后壁 1% 地卡因喷雾表面麻醉。

（2）右手持导管顺鼻腔的方向插入，出后鼻孔后左手托患者枕部并改变头颈部的前俯或后仰角度，右手调整导管口位置，找到导管气流响声最强的部位。

（3）在患者吸、呼气时将导管插入，进入气管后导管的推进阻力减退，管内呼吸音清晰。插入过程中，禁用暴力推进。如头部前驱过度，常误入食管，虽有阻力减退感觉，但管内无呼吸音；如头部太后仰又易使导管抵触到会厌与舌根之间，推进阻力增大。如果一侧鼻孔屡试无效，可换另一鼻孔。

2）经鼻明视插管术：气管导管插入后鼻孔操作同经鼻盲探插管，以后步骤同经口气管插管。

（五）注意事项

1）对呼吸困难或呼吸停止者，插管前应先行人工呼吸、吸氧等，以免因插管费时而增加患者缺氧时间。

2）插管前检查各种用具必须完备无缺，导管套囊无漏气现象。

3）根据患者年龄、性别、体型大小选择粗细适当的气管导管进行插管，男性选用 F36~40 号，女性可用 F32~36 号。

4）插管动作要轻巧、准确、迅速。

5）导管插入气管后应检查两肺呼吸音是否对称，防止误入一侧支气管，导致对侧肺不张。

6）插管后随时检查导管是否通畅，有无扭曲。吸痰时尽量注意无菌操作，并且每次吸痰时间不应超过 15 秒。必要时，先予吸氧片刻后再吸引，以免加重缺氧。

7）插管时间一般不超过 48 小时。

8）插管后患者禁食，并插胃管，从胃管注入流质以维持胃肠营养。由于口腔失去咀嚼运动，口干、异味加重。另外，口腔插管者，由于口内插管时要用牙垫填塞固定，不利口腔清洁。对此，应用过氧化氢液加生理盐水冲洗，去除口腔异味，减少溃疡面发生。还应用温水棉签擦洗鼻腔，湿润鼻黏膜，保持清洁，液状石蜡涂于口唇或鼻腔以保护黏膜。

9）气管插管本身增加了食管的长度和阻力，加之失去鼻黏膜的正常保护，因此宜经食管滴注适量的生理盐水，刺激患者咳嗽，防止黏稠的分泌物结痂。生理盐水配制：液体内加入适量抗生素，每次吸痰前滴注气道 5～10 ml。

（杨颖）

第二节　气管切开术

通过气管切开，防止或迅速解除呼吸道梗阻，或取出不能经喉取出的较大的气管内异物。气管切开可减少 50% 呼吸道解剖无效腔的可能，增加有效通气量，也便于吸痰、气管内滴药、加压给氧等。

一、适应证与禁忌证

（一）适应证

1. 喉梗阻

因咽喉部炎症、肿瘤、异物、外伤或瘢痕性狭窄等引起的急、慢性喉梗阻，导致缺氧、窒息者。

2. 下呼吸道分泌物阻塞

各种原因引起的昏迷、下呼吸道炎症、胸部外伤或手术后不能有效咳嗽排痰以致下呼吸道分泌物阻塞者。

3. 需辅助呼吸者

需要较长时间应用呼吸机辅助呼吸者。

4. 预防性气管切开

某些头颈、颌面部、口腔等部位的手术，为了便于气管内麻醉及防止血液、分泌物流入下呼吸道，可行预防性气管切开。

5. 其他

某些需行气管内麻醉手术而又不能经口鼻插管者，呼吸道异物不能经喉取出者等。

（二）禁忌证

严重出血性疾病或由气管切开部位以下占位性病变引起的呼吸道梗阻者。

二、操作步骤

（一）物品准备

气管切开包、2%碘酒棉球、75%乙醇棉球、无菌钳1把（消毒皮肤用）、无菌纱布数块、弯盘1个、10 ml注射器及7号针头各1个、皮下麻醉剂。

（二）操作方法

1）患者仰卧，肩背部垫一小枕，头向后仰并固定于正中位。如患者呼吸极度困难，不能平卧，可先采取半卧位，显露气管时再平卧。患者头部必须保持正中位，必要时，由专人固定患者的头部。

2）颈部皮肤常规消毒后，在颈正中线、甲状软骨下，做局部浸润麻醉。

3）以左手拇指、中指固定甲状软骨，食指置于环状软骨上方，右手持刀在颈前正中自环状软骨至胸骨上窝上1~1.5 cm处，做一3~5 cm长的切口。分离皮下组织。再沿中线切开颈浅筋膜，分离舌骨下肌群，将甲状腺峡部向上推开，暴露气管。

4）切开气管的第3、4或4、5软骨环，撑开气管切口，吸出气管内分泌物及血液。

5）插入合适的气管套管或带气囊的气管套管（用于接人工呼吸机），如气管切口过小可适当延长，也可将已切开的软骨环切除一部分，使其成圆孔。

6）在切口缝合1~2针，套管口周围覆盖消毒湿纱布。将气管套管系带在颈后结扎，使套管固定。

三、注意事项

1）危急患者，以紧急切开气道为原则，可不麻醉，先切开气道后止血。或者先做环甲膜穿刺，保证气道通气后再做气管切开。

2）术后最好有专人护理，初期吞咽流质饮食可发生呛咳，成人应训练吞咽食物后呼吸稍停。婴儿可给鼻饲。

3）注意检查气管套管系带的松紧度，太紧容易压迫颈部血管，太松容易使套管脱管。一般以系带与颈部皮肤之间能插入一食指较为适宜。定时更换套管口处覆盖的湿纱布。术后，将盐水湿纱布（无菌）双层轻盖套管口上面，经常更换，保持湿润，以便湿润空气、滤过空气并防止异物坠入气管。

4）必须经常保持套管通畅，气管内分泌物较多时，应及时清除，分泌物过于黏稠，可采用0.5%~2%新霉素或庆大霉素4万U以及α-糜蛋白酶液套管内滴入，每日3次（或随时滴入）；蒸汽吸入疗法或雾化疗法，每日2~3次。此外，内管需每1~2小时取出清理1次，每日消毒3次。在拔出内管时，应固定好外管，以防一并拔出，并鼓励患者咳嗽。应注意无菌操作，防止感染。外管要在手术1周后方可更换。伤口纱布根据污染情况，每日至少更换1次。如患者呼吸困难，应检查内管是否堵塞。用氧时不可将橡皮管直接插入套管内，可用漏斗或面罩。

5）注意观察有无创口出血、皮下气肿及感染情况。皮下气肿伴有呼吸困难者，应想到合并气胸、纵隔气肿的可能。如发生异常情况，应及时报告医生，予以处理。

6）气管切开术后，应禁用吗啡、可待因、阿托品等镇咳剂及麻醉剂，防止抑制咳嗽，使气管内分泌物不易咳出。如果咳嗽剧烈影响休息或促使皮下气肿扩展以及加重伤口出血时，可考虑给以少量祛痰药或缓和性镇咳剂。

7）拔管前，先试行堵管 24 ~ 48 小时，若发生呼吸困难、烦躁不安、面色发绀，应立即拔除堵塞物，并通知医生。无呼吸困难者可拔管。拔管后仍应注意患者的呼吸，继续观察 1 ~ 2 日。伤口处以蝶形胶布拉紧皮肤，盖以无菌敷料，一般无须缝合。

8）气管切开术后或插管患者，口腔正常的咀嚼减少或停止，很容易导致口腔黏膜或牙龈感染、溃疡。正确的口腔清洁冲洗每日不少于 2 次，用过氧化氢液 + 生理盐水、1:5 000 呋喃西林、4% 碳酸氢钠漱口液等，用纱球清洗后再用注射器冲洗口腔，导管给予吸引。昏迷患者禁忌漱口。每日清晨口腔护理前采集分泌物标本，进行涂片和细菌培养检查，以便指导临床护理及用药。

四、并发症

1. 呼吸、心搏骤停

呼吸、心搏骤停常发生在手术中，多与缺氧有关。

2. 出血

少量出血可用纱布压迫止血；出血量大时，应打开伤口，重新结扎出血血管。

3. 皮下气肿

皮下气肿与气管切口过长或皮肤缝合过紧有关，一般能自行吸收。

4. 脱管

一旦发生，应迅速做出判断，重新插管。

5. 腹胀

多见于婴幼儿，为气管套管大小及位置不合适构成刺激所致。更换套管，胃肠减压后可解除。

（杨颖）

第三节　心脏起搏术

人工心脏起搏是通过人工心脏起搏器发放脉冲电流，通过导线和电极的传导刺激心肌，使之兴奋和收缩，从而替代正常心脏起搏点，控制心脏按脉冲电流的频率有效地搏动。经长期观察表明，缓慢性心律失常患者如无严重的心肌病变，接受起搏治疗后，其平均寿命已接近同龄的正常人。人工心脏起搏器由脉冲发生器、电极及其导线、电源三部分组成。

一、人工心脏起搏器的命名代码和类型

（一）起搏器命名代码

为使日益增多的各种起搏器的命名统一，目前多采用五位字母代码命名法。自左向右，各个位置字母代表的意义如下：

第一位：表示起搏的心腔，用 A、V、D 分别代表心房、心室和双心腔。

第二位：表示感知的心腔，亦分别用 A、V、D 代表，另用 O 代表无感知功能。

第三位：表示起搏器感知心脏自身电活动后的反应类型，有 T（触发型）、I（抑制型）、D（触发和抑制型兼有）和 O（无感知反应）四种类型。

第四位：表示起搏器程序控制的调节功能，有 O（无程控功能）、P（1~2 种简单程控功能）、M（多功能程控）、C（遥测功能）、R（频率应答功能）五种功能。

第五位：代表抗快速心律失常的能力，有 P（抗心动过速）、S（电转复）、D（两者都有）三种类型。

（二）起搏器种类

1. 单腔起搏器

只有一根导管电极置于一个心腔。

1）固定频率起搏器：因其起搏频率固定，且不受患者心脏自身心搏的影响，故易出现起搏心律与患者自身心律互相干扰的现象，形成竞争心律，影响心脏功能，甚至引起患者严重心律失常，现已不用。

2）按需型起搏器：其发放起搏脉冲的频率可根据感知的患者自发心搏而自动调整，与之协调，故不产生竞争心律。临床最常用的是心室抑制型起搏（VVI）和心房抑制型起搏（AAI）的起搏器。

2. 双腔起搏器

两根导管电极分别置于心房和心室，使心房和心室顺序起搏，故更合乎生理要求。有 P 波触发心房同步心室起搏（VAT）、R 波抑制房室顺序型起搏器（DVI）以及全自动双腔起搏（DDD）的起搏器。

3. 单或多功能程序可控型起搏器

单或多功能程序可控型起搏器可自动或通过程序控制器从体外改变起搏器有关参数，以适应患者的需要。

4. 抗快速心律失常起搏器

抗快速心律失常起搏器能自动进行抗快速心律失常的治疗。

二、人工心脏起搏治疗的适应证

（一）临时性起搏治疗的适应证

适用于用药物治疗无效的一切心动过缓患者。

1）急性心肌梗死的起搏指征（特别适用于下壁心肌梗死）：①心动过缓，心率少于 50 次/分，阿托品治疗无效；②完全性房室传导阻滞；③不完全性房室传导阻滞，莫氏 I 型心率少于 50 次/分，莫氏 II 型；④急性双束支传导阻滞及三束支传导阻滞。

2）高血钾引起心肌传导阻滞。

3）冠心病发生完全性心脏传导阻滞，心动过缓，QRS 波增宽。

4）快速心律失常，药物治疗无效。

5）心脏术后心动过缓或房室传导阻滞。

6）触电、淹溺所致的心跳停止。

（二）永久性起搏

1）病态窦房结综合征。

2）房室传导阻滞，阿—斯综合征心率少于 45 次/分，前壁心肌梗死引起的莫氏 Ⅱ 型房室传导阻滞。

3）双束支和三束支传导阻滞，症状明显者。

4）手术损伤传导系统房室传导阻滞。

5）快速心律失常，如房室折返性心动过速等药物治疗无效，电击复律禁忌者（指洋地黄中毒）。

三、操作步骤

（一）术前准备

1）向家属说明手术的必要性和可能发生的并发症，让其签手术同意书。

2）临时起搏时，应检查临时起搏导管及连接线的电路通畅情况，并放在 75% 乙醇里浸没消毒 2 小时备用。检查体外按需型起搏器的电池，以及机器的各种性能是否正常。

3）备齐急救药物和面罩加压呼吸皮球等。

4）埋藏起搏时，应检查埋藏起搏器及导管电极包装的消毒日期。

5）术前遵医嘱应用抗生素，并建立静脉通路。

（二）操作方法

1. 临时起搏

1）经胸壁、心腔穿刺紧急心内膜起搏法：在特别紧急情况下，可用一般的心腔穿刺针于胸骨左缘第 4 肋间行右心腔穿刺。当针头进入右室腔内（可抽出血）时，迅速插入特制的 L 型或 J 型尖端长 0.5 cm、没有绝缘层的金属导线，然后拔出穿刺针，再于右胸或上腹部皮下插入一针刺电极作阳极，心腔内电极作阴极，接上体外起搏器，取电压 4~5 V，即可起搏。如果接触良好，起搏可靠，视病情需要再积极准备经静脉心内膜电极起搏。

2）经静脉心内膜电极起搏法

（1）局部消毒麻醉，切开或穿刺周围静脉（如大隐静脉、贵要静脉或股静脉）。

（2）在 X 线透视下，经静脉插入双极导管电极至右室心尖部，嵌入肌小梁中接触心内膜。

（3）将起搏导管接体外携带式起搏器即可起搏。

（4）注意局部感染、心脏穿孔、电极移位等并发症。

2. 永久起搏

1）常规消毒左上胸皮肤（根据情况可以在右上胸或左、右颈静脉处）。局麻后，经皮穿刺左锁骨下静脉插入单极心内膜起搏导管。

2）导管电极定位的最佳部位为右室心尖部，将电极顶端固定在乳头肌肌小梁之间。

3）试行起搏，选取起搏阈值低的心内膜部位（通常为 0.5～1.0 V）。

4）确定合适的电极位置后，固定电极导管。

5）包埋起搏器。

6）描记有效起搏的体表心电图，并行胸部正位及右侧位片备以后对照。

四、人工心脏起搏器的不良反应及处理

（一）局部皮肤疼痛

放置电极的局部皮肤因受到刺激而产生疼痛，这与电极的大小有关。电极越小，刺痛感越重，但大多数人可以耐受。疼痛严重时可稍微移动电极位置。放置刺激电极前要仔细检查局部皮肤，以避免皮肤上的小伤口。

（二）局部肌肉刺激性收缩

轻微的肌肉收缩患者可以耐受，但时间频率过快及脉冲电流在 70 mA 以上时患者不易耐受。这时除进行适当的调整外，可使用少量的镇痛、镇静剂，如吗啡或地西泮等。

（三）心律失常

心律失常可发生在安置起搏器的任何时期。早期，当电极进入心室腔，刺激心内膜时，可引起室性早搏、室性心动过速、室颤等室性心律失常，有心源性晕厥史的患者尤易发生。多为短暂性，当电极导管固定或稍退出后即可消失，如果不消失可静脉推注利多卡因 50～100 mg。室颤者应立即拳击心前区及电击除颤。

起搏器性能不同也是产生心律失常的原因之一，如 DVI 起搏器可因心房刺激脉冲落入心房的"易损期"而诱发房颤；VDD 和 DDD 起搏器，由于存在缓慢的室房逆传，可引起折返性心动过速。因此在安置这类起搏器前，应先行电生理检查，以减少心动过速发生的机会。

（四）感染

经皮穿刺的体外携带式（目前主要是临时性）起搏器，因导线暴露，难免导致感染。体内埋藏式因局部囊袋积血、炎症感染形成脓肿，皮肤坏死引起局部感染。全身感染少见，由于心腔内有电极易损伤心内膜，从而产生细菌性心内膜炎。术中应严格无菌操作，术后预防性用抗生素。局部血肿、脓肿应抽吸或切开引流。全身感染时，应大剂量使用抗生素，必要时移除起搏器及导管，另选途径安置。

（五）皮肤坏死

覆盖在起搏器或导管上的皮肤坏死多见于高龄及瘦弱患者，可能因皮下组织少、囊袋紧、局部压迫致局部循环不良而形成，也可因慢性炎症或异物反应而形成，最常见于颈外静脉插入处。要争取在皮肤没有破溃以前处理。可行局部热敷，以改善血液循环，

无效者可改道或移除起搏器。感染时作局部及全身抗生素治疗。

（六）电极脱位

大多数发生在安置后 1 周内，尤其 24 小时内最高。脱位时起搏不良，但用心电图机检查，脉冲信号良好，X 线透视可确诊。发生脱位者应按初次插管样进行复位。术后 1 周内发生脱位者，可从原切口处进行复位。后期或因局部感染等，原切口处复位有困难时，可改道重新插管。

（七）心功能减退

安置起搏器后心功能是否减退，主要决定因素是患者的原发病性质和严重程度，原来心功能较差，再加年龄的增长，安置起搏器后心功能可能会逐渐减退。合乎正常生理状态的双腔顺序起搏器，会降低起搏器本身影响心功能的可能。

五、健康指导

有相当一部分患者在住院期间心情愉快，病情稳定。但是，担心出院后因起搏器出故障而束手无策，危及生命。为此，做好出院指导也是术后护理中相当重要的一部分。

1）告诉患者起搏器的设置频率及使用年限。

2）教会患者自己数脉搏，出现脉搏明显过快、过慢（低于起搏频率 5 次/分以上）或有头晕、乏力、晕厥等不适症状及时就医。

3）装有起搏器的一侧上肢应避免做过度用力或幅度过大的动作，如打网球、举重物等，以免影响起搏器功能。

4）避开强磁场和高电压，如核磁、激光、理疗、电灼设备、变电站等，但家庭生活用电一般不影响起搏器工作；嘱患者一旦接触某种环境或电器后出现胸闷、头晕等不适，应立即离开现场或不再使用该种电器。

5）妥善保管起搏器卡（注明起搏器类型、品牌、有关参数、安置日期等），外出时随身携带，便于出现意外时为诊治提供信息。

6）定期随访，测试起搏器功能。出院后每 1~3 个月随访 1 次，情况稳定后每半年随访 1 次，电池消耗使起搏脉冲减慢，此时应缩短随访间隔，在电池耗尽之前及时更换起搏器。

（杨颖）

第四节 心脏电复律

心脏电复律是在短时间内向心脏通以高压强电流，使心肌瞬间同时除极，消除异位性快速心律失常，使之转复为窦性心律的方法。最早用于消除室颤，故亦称心脏电除颤。

一、电复律的种类与操作方法

（一）非同步电复律

仅适用于心室颤动和扑动，此时患者神志多已丧失。立即将两电极板上均匀涂满导电糊或包上生理盐水浸湿的纱布，分别置于胸骨右缘第 2、3 肋间和心尖部，并与皮肤紧密接触，按充电钮使其充电到功率 300 J 左右，两电极板同时放电，此时患者身体和四肢抽动一下，通过心电示波器观察患者的心律是否转为窦性。

（二）同步电复律

适于心房颤动、扑动及室上性及室性心动过速等的复律。利用患者心电图上的 R 波触发放电，其电脉冲发放在 R 波降支。患者仰卧于硬板床上，松开衣领，有义齿者取下义齿，开放静脉通道。先连接好心电图机及示波器，术前做全导心电图，选 R 波较大的导联测试电复律仪的同步性能。用地西泮 0.3～0.5 mg/kg 缓慢静脉注射，至患者睫毛反射开始消失的深度，麻醉过程中严密观察患者呼吸，有呼吸抑制时，面罩给氧。电极板放置方法、部位及操作程序同前，充电到 100～200 J，按同步复律键放电。如心电图显示未转复为窦性心律，可增加电功率，再次电复律。

二、适应证和禁忌证

（一）适应证

1. 室颤

室颤是绝对紧急的适应证。患者神志丧失，心电图上呈基线的连续波动，功能上等于停搏，应立即使用非同步电复律。

2. 房颤

房颤是电复律的主要适应证，指征有：

1）房颤持续时间在一年半以内。

2）风湿性心脏病二尖瓣狭窄术后 1～2 个月，房颤不消失。

3）甲状腺功能亢进治愈后房颤仍不消失。

4）快速房颤影响心功能。

3. 室性心动过速

室性心动过速药物治疗无效者。

4. 室上性心动过速

先用刺激颈动脉窦的方法或药物治疗，无效时用电复律。

（二）禁忌证

1）洋地黄中毒所致的各种心律失常。

2）低血钾的患者。

3）对奎尼丁和胺碘酮过敏或不能耐受者。

4）心脏明显扩大、联合瓣膜病变者。

5）慢性房颤，病史超过 5 年以上者。

6）高度房室传导阻滞和病态窦房结综合征的房颤患者。

7）心力衰竭未控制、风湿活动者。

8）年龄过大、体质衰弱、胸部严重畸形无法放置电极板者。

三、术前准备

（一）物品准备

电复律器、心电图机、抢救车、硬板床或木板 1 块、氧气、盐水纱布、橡皮手套、抢救器械与药品等。

（二）患者准备

1）对择期行复律的患者，做好其思想工作，消除恐惧心理，取得患者良好配合。必要时术前给予镇静剂。

2）试服奎尼丁的患者，应观察其心率、心律、血压、脉搏及有无奎尼丁反应；服用洋地黄的患者，术前需停药 1～2 日。

3）房颤、有栓塞史者，需先抗凝治疗 2 周后再复律。

4）电击前禁食，以免因胃内容物反流而窒息。

5）记录心电图以供对照，并选择 P 波明显的导联测试电复律器的同步功能。

四、操作方法

1）患者睡在硬板床上，或在患者身上放置心脏按压板 1 块，建立静脉通路。

2）术前做 12 导联心电图以供对照，选 R 波较大的导联测试复律机的同步功能。

3）选用 15～30 mg 地西泮做静脉麻醉至患者呈朦胧或嗜睡状态，必要时亦可加硫喷妥钠。麻醉过程中严密观察其呼吸，有呼吸抑制时，面罩加压吸氧。神志丧失或病情危急者无须麻醉。

4）两电极板上涂满导电糊或包以生理盐水浸湿的纱布。二个电极板分别紧贴胸骨右缘第 2、3 肋间和心尖部。按需要量充电，室颤为 250～300 J 非同步复律。室性心动过速为 150～200 J，房颤为 150～200 J，心房扑动为 80～100 J，室上性心动过速 100 J，均为同步复律。

5）放电后随即听心率以及观察心电图改变，如复律未成功，可增加电功率再次复律。二次电击需间隔 10～15 分钟。复律后有室颤、室性心动过速等心律失常现象时紧接着再次复律。

五、术后护理

1）术后心电监护，密切观察心率、心律、呼吸、血压、神志、面色、肢体情况及有无栓塞表现，随时做好记录。病情稳定后返回病房。术前抗凝治疗者，术后仍需给药，并做抗凝血监护。

2）患者绝对卧床休息 2～3 日，给予高能量、高维生素、易消化饮食，保持大便通畅。

3）房颤复律后，继续服用药物维持，并观察药效及不良反应。注意有无皮肤灼伤。

4）保健指导，向患者说明诱发因素，如过度劳累、情绪激动等，防止复发。

（杨颖）

第五节　胸腔穿刺术

胸腔穿刺是指因胸部外伤、胸部疾病造成胸腔大量积水、积气而致患者呼吸困难、循环衰竭，需及时进行的一种技术，抽出过多的积液和积气，送检胸腔积液涂片、培养、细胞学和系列化学检查，以助诊断和治疗。同时可因放出胸腔积液，使受压肺扩张，达到缓解患者压迫症状，减轻患者症状的目的。

一、适应证

适用于各种原因所致的胸腔积液，为明确积液的性质，运用诊断性穿刺。胸腔大量积液、积气，压迫症状明显，导致呼吸、循环障碍。通过穿刺抽出积液、积气，缓解压迫症状，减轻患者痛苦。脓胸患者可通过穿刺抽脓、脓腔冲洗、注入药物行局部治疗。严重肺气肿、广泛肺水肿以及心、肝、脾大和有出血倾向或全身衰竭的患者应慎重掌握。

二、操作步骤

（一）物品准备

清洗盘1套、无菌胸腔穿刺包（内有12或16号胸腔穿刺针、注射器及针头、小药杯、药碗、玻璃接头、无菌试管4根、血管钳、洞巾、纱布等）、无菌手套、酒精灯、1%~2%普鲁卡因、胶布及根据病情所需要准备的药物、靠背椅或靠背架，冷天应另备绒毯。

（二）操作方法

1）穿刺前向患者解释穿刺的目的及意义，消除其紧张、恐惧心理，并嘱排尿。

2）轻症患者仅骑坐在靠背椅上，面朝椅背，双手平置于椅背上，头伏于前臂；重症患者可取半卧位。

3）如为气胸，穿刺点应选在叩诊鼓音处，常取胸前第2肋间锁骨中线处。如为胸腔积液，穿刺点常选叩诊音区较低的位置，一般取肩胛下角第7~9肋间。

4）常规消毒，术者戴无菌手套，铺无菌洞巾，用1%普鲁卡因局麻至胸膜壁层。

5）用血管钳夹住连接穿刺针头的胶管，以免空气进入胸腔。左手拇指、食指绷紧穿刺部位皮肤，右手持穿刺针，沿穿刺点垂直缓慢刺入，至阻力突然消失即进入胸腔。

6）助手用血管钳固定穿刺针，接上注射器，放开夹住胶管的血管钳，即可抽液或抽气。抽液后需注药者，可接上吸有药液的注射器，将药液注入，记录抽液量并送检。

7）抽液后，拔出穿刺针，局部盖以无菌纱布或棉球并用胶布固定。

三、注意事项

1）术前应明确积液、积气程度，定准穿刺点。

2）病变靠近纵隔、心脏、大血管或有严重肺气肿、广泛肺大疱者，胸腔穿刺要慎重。

3）穿刺过程中，应注意观察患者反应，如有头晕、面色苍白、出汗、心慌、胸部压迫感、连续性咳嗽或晕厥等情况，应立即停止操作，并做对症处理。

4）抽液不宜过多、过快，首次一般不超过 600 ml，以后每次不超过 1 000 ml，诊断性抽液只需 50~100 ml 即可。

5）抽液完毕，嘱患者卧床休息 2~3 小时，继续观察 4~8 小时，注意有无不良反应。

（穆玉仙）

第六节　胸腔闭式引流术

胸腔闭式引流术是开胸术和处理胸部损伤过程中常用的基本技术。通过胸腔闭式引流以排除胸腔内的积液、积血、积气和感染分泌物；迅速消除术后残腔，维持胸腔内负压，使肺得以充分膨胀，防止胸腔内感染，同时使两侧胸腔压力平衡，避免发生纵隔移位，引起心肺功能紊乱。

一、适应证

适用于食管、肺及心脏等开胸手术后，急、慢性脓胸，胸部外伤及各种类型的气胸、血胸等。

二、操作步骤

（一）物品准备

1）消毒盘，碘酒、乙醇、镊子、无菌手套等。

2）胸腔闭式引流包，内有引流管、套管穿刺针（内径 >0.5 cm）、无菌巾、玻璃接头、小药杯、药碗、血管钳、纱布、注射器等。

3）引流管，长 60~75 cm。内径 0.5 cm 左右的导管或医用塑料管均可用以排气；内径 1.5 cm 左右，可用以排液。将引流管端头剪成椭圆形，距头端 1.5 cm 处开一两个侧孔。引流管应有一定弹性和硬度。

4）无菌水封瓶，容积为 2 000~3 000 ml，瓶内装 1/2 量的生理盐水。水平面应做标记，以观察引流量。瓶内装有长、短 2 根玻璃管，胸腔引流管长管下端插入水面下 2~3 cm，短管与外界相通。

（二）定位

血胸或液气胸取腋后线第 6～7 肋间或根据 X 线及超声波检查确定最低部位；气胸取患侧第 2 肋间，锁骨中线稍外侧。

（三）操作方法

患者取半卧位，常规消毒皮肤，术者戴无菌手套，铺无菌巾，局麻。在引流部位肋骨上缘做 1 个约 2 cm 的皮肤切口，用血管钳分开肌层，刺破胸膜，将引流管插入 2～3 cm。引流管末端与无菌水封瓶中长玻璃管相连。若仅以排气为目的，可采用套管穿刺针法。在预定部位做皮肤小切口后进针。进入胸腔后，拔去针芯，将引流管通过套管插入胸腔，退出套管穿刺针，引流管末端连接无菌水封瓶。观察水封瓶的长管水柱波动情况，调整引流管位置至满意后，以缝线固定引流管于胸壁皮肤上，缝合切口两侧。

拔管特征：胸腔闭式引流后肺膨胀良好，水封瓶内水柱不波动，24 小时引流液少于 50 ml，且呈淡黄色，排气引流者，瓶中不再出现气泡，胸膜腔压力呈负压；夹闭引流管 24～36 小时，无胸闷、气急；X 线检查胸腔内无积气、积液。

三、注意事项

1）应注意无菌操作，防止院内感染，注意操作前洗手，更换负压瓶内液体，注意开瓶日期，要以无菌纱布包裹瓶口。

2）保持水封引流瓶密封，各处衔接要严密，避免空气进入胸膜腔内。胸壁伤口，即引流管周围，要用油纱布包盖严密，水封瓶的长管下端在水面下 3～4 cm，并保持直立位。搬动患者时，先夹住引流管。患者翻身时，固定引流管以防滑落。

3）引流瓶应置于患者胸部水平下 60～100 cm 处，太短会影响患者活动，太长易扭曲且增大无效腔，影响引流。任何情况下，引流瓶都不能高于患者胸部，严防引流液体倒流，鼓励患者咳嗽和深呼吸。

4）注意观察和记录引流液的颜色、性质和量，手术后引流液的颜色逐渐由深变浅，液量由多变少。术后 5 小时内，要每小时记录 1 次，以后每 8 小时记录 1 次或按需要记录。前 8 h 引流量多呈血性。如果短时间内有深颜色血性液大量流出，应考虑胸内是否出血，需严密观察血压、脉搏的变化，及时通知医生。

5）保持引流通畅。术后初期每 30～60 分钟要向水封瓶方向挤压引流管 1 次，引流管要避免受压、折叠、扭曲、滑落及被血块、脓块阻塞。患者咳嗽时，观察是否继续排出气液。随时观察长管中的水柱是否波动，正常水柱波动为 4～6 cm，疑有不通时，用手向水封瓶方向挤压引流管。

6）通常胸腔引流管安置 48 小时后，肺可完全复张，8 小时内引流液少于 50 ml，无气体排除，患者无呼吸困难，听诊两肺呼吸音正常，必要时胸部 X 线透视证实后，即可拔管。

7）拔管后局部用油纱布堵塞，观察患者有无呼吸困难、气胸或皮下气肿。拔管第二日更换敷料，检查引流口是否继续渗液，如有异常及时与医生联系。将引流管与水封瓶装置冲洗干净，用消毒液浸泡后高压灭菌备用。

（穆玉仙）

第七节 心包穿刺术

一、适应证和禁忌证

（一）适应证
1）解除心脏压塞，恢复心脏正常舒缩功能。
2）检查心包积液的性质，以协助诊断。
3）注气或注入药物行 X 线检查，以了解心包情况。

（二）禁忌证
1）心包积液诊断未确立者。
2）慢性缩窄性心包炎或风湿性心包炎患者。

二、操作步骤

（一）物品准备
1）消毒皮肤用品（碘酒、75％乙醇棉球等），局麻用 1％普鲁卡因，过敏者可改用利多卡因。
2）心包穿刺包、胶布及消毒手套。
3）做生化检查用的试管，量杯及做病理细胞检查的 500 ml 宽口干净瓶各一只。
4）备用心电图机，抢救药品，心脏除颤器和人工呼吸器。

（二）操作方法
1）向患者解释穿刺目的、意义、注意事项，解除紧张心理，以利配合穿刺。
2）术前行 X 线及超声检查，以便确定穿刺部位及估计积液程度。
3）患者有咳嗽或过度紧张者，可于术前 1 小时口服镇静剂和镇咳剂。
4）最常用的穿刺部位是左肋缘与剑突左缘的交角，剑突尖端下 1～2 cm 处；其次是左侧第 4 或第 5 肋间，心浊音区左缘内 1～2 cm 处。
5）患者取半卧位，严格消毒皮肤。取短针、针孔斜面的心包穿刺针，用 1％普鲁卡因逐层麻醉。由剑突下穿刺时，穿刺针指向头、背侧及左肩或肩胛区或右肩，与腹壁交角约 30°。穿刺针经过膈肌时有阻力，进入心包腔时，阻力突然降低。由心尖附近刺入时，穿刺针指向脊柱，宜抽注射器针芯造成负压后推进针头，一旦有积液抽出，立即停止进针。
6）助手用血管钳固定针头，术者将 30 ml 或 50 ml 注射器套于针后胶管上，放松胶管上止血钳，缓慢抽液，如此反复，至达目的为止。一般首次抽液量不超过 100 ml。记录抽出液的性质和量并送检。如需注药，抽液后将已稀释的药液注入。术毕拔针，盖上纱布，胶布固定。

三、注意事项

1）首先必须确诊有一定量的心包积液，穿刺针能够进入积液腔。切忌盲目穿刺。

2）心包穿刺有一定危险，术前应向患者解释以解除顾虑，要由有经验的专科医生操作或指导。

3）穿刺时，嘱患者切勿咳嗽或深呼吸。术中取下空针时要及时夹闭橡皮管，以免空气进入。

4）抽液要缓慢，第 1 次抽液不宜超过 100 ml，以后抽液不宜超过 500 ml。如抽出液为鲜血，应立即拔出针头，并严密观察有无心脏压塞征。

四、术后护理

术后需密切观察呼吸、血压、脉搏等变化，抽液后需绝对卧床休息 4 小时，如有呼吸困难，应立即给予氧气吸入，如有胸痛可给予镇痛药。

（穆玉仙）

第八节　导尿术

一、适应证

1）需准确记录尿量及做细菌培养等特殊检查者。

2）危重患者尿液监护。

3）尿潴留患者的治疗。

4）探测尿道有无梗阻狭窄，测残余尿量、膀胱容量、压力及造影检查等。

5）注入抗生素治疗膀胱疾病。

6）外科、妇产科等术前准备排空膀胱，避免术中误伤。

二、操作步骤

（一）物品准备

肥皂水、无菌导尿包（内装导尿管 2 个，即 8 号、10 号各 1 个，血管钳 2 个，小药杯内置棉球、液状石蜡棉球，洞巾，弯盘，有盖标本瓶或试管），镊子，无菌手套，0.1% 新洁尔灭溶液 1 瓶，换药碗（内盛 0.1% 新洁尔灭棉球）、消毒指套 2 只或手套 1 只（左手，为消毒外阴用），弯盘，治疗巾，胶布。

（二）操作方法

1）患者平卧于床上，两腿屈曲外展。

2）用肥皂水清洗外阴及尿道口，女性应包括前庭部、大小阴唇和周围皮肤，男性

· 263 ·

应翻转包皮进行冲洗，再用0.1%新洁尔灭棉球由内向外消毒，然后铺无菌洞巾。

3）术者站在患者右侧，戴无菌手套，用液状石蜡棉球润滑导尿管前端，左手持阴茎或分开小阴唇，右手持镊子将导尿管对准尿道口轻轻插入尿道，女性一般插入4～6 cm，男性插入15～20 cm，见尿液流出，再插入1～2 cm，将尿引入无菌弯盘内。

4）若需做尿培养者，用无菌标本瓶接取，盖好瓶盖。

5）导尿毕，先夹闭管腔，拔出导尿管，脱去手套，放于弯盘内，撤下洞巾，擦净外阴，做好记录，将尿标本贴标签后送验。需留置导尿管者，则用胶布固定导尿管于阴茎或外阴皮肤上。

三、注意事项

1）用物必须严格消毒灭菌，并按无菌操作进行，以防感染。

2）为女患者导尿时，如误入阴道，应更换导尿管重新插入。

3）插尿管时，动作要轻柔，以免损伤尿道黏膜。

4）遇尿道狭窄患者，可选用新的小号导尿管，变换方向试插，亦可用注射器自导尿管注入液状石蜡，增加润滑度，以增加成功率。尿道痉挛者，可注入2%普鲁卡因2 ml，5分钟后再行导尿。

5）若膀胱高度膨胀，患者又极度衰弱时，第1次放尿不应超过1 000 ml。因大量放尿，可导致腹腔内压力突然降低，大量血液滞留于腹腔血管内，引起血压突然下降产生虚脱。另外，膀胱突然减压，可引起膀胱黏膜急剧充血，发生血尿。

6）导尿前，应向患者了解有无尿道狭窄和损伤史，并注意选择导尿管。

7）留置导尿者，应注意尿道口护理，应用抗生素，进行膀胱冲洗，减少感染机会。

（穆玉仙）

第九节　鼻饲术

一、适应证与禁忌证

（一）适应证

1）昏迷、牙关紧闭不能进食者。

2）不能吸吮的早产儿。

3）鼻饲给药进行某些治疗。

（二）禁忌证

1）食管癌、食道狭窄、肝硬化并食管静脉曲张者。

2）溃疡病出血2周以内者。

3）严重心肺功能不全者。

二、操作步骤

（一）物品准备

治疗盘内盛治疗碗、消毒胃管（婴幼儿用硅胶管）、手套、血管钳、镊子、弯盘、50 ml 注射器、无菌纱布、液状石蜡、乙醇、丁哌卡因、棉签、胶布、治疗巾、夹子、别针、压舌板、听诊器，备温开水适量，鼻饲饮料 200 ml，温度为 38～40℃。

（二）操作方法

1）备齐用物携至患者床旁，说明治疗目的，以取得合作。

2）协助患者取适当卧位，做好解释工作。颌下铺治疗巾、清洁鼻腔。

3）估计由鼻孔经咽达胃内的胃管长度，做好标记。

4）润滑胃管前段，用血管钳夹闭管的末端。术者左手隔无菌纱布持胃管，右手用镊子夹胃管头端于一侧鼻孔缓慢插入 50～55 cm。特殊敏感患者，可在鼻咽部喷丁哌卡因等表面麻醉剂。

5）插管过程中如患者出现恶心、呕吐，可稍停片刻，嘱其深呼吸，待症状缓解后再插。如患者出现频频呛咳、呼吸困难、发绀等现象，表明胃管可能误入气管，应拔出休息片刻重插。

6）昏迷患者，因吞咽和咳嗽反射消失，不能合作，为提高插管的成功率，在插管前应将患者头向后仰。当胃管插至 15 cm（会厌部）时，以左手将患者头部托起，使下颌靠近胸骨柄以增大咽喉部通道的弧度，便于管端沿后壁滑行徐徐插入至预定长度。

7）用注射器抽吸胃内容物，如有胃液流出，可适当位置使其畅通，然后将胃管用胶布固定于上唇。

8）鼻饲完成后再注入少量温开水以冲净胃管，避免食物存积管腔中变质，造成胃肠炎或堵塞管腔。

9）最后将胃管开口端反折，用无菌纱布包好、夹子夹紧，用别针固定于患者枕旁，需要时记录饮食量。将注射器洗净放入治疗盘内，用纱布盖好备用。所有用物应每日消毒 1 次。

三、注意事项

1）鼻饲前要先检查鼻、口腔、食管有无阻塞，有义齿者应取出，检查胃管是否通畅，并辨清标志。

2）插管动作应轻稳，特别在通过食管三个狭窄处时（环状软骨水平处、平气管分叉处、食管通过膈处），以免损伤食管黏膜。

3）每次灌食前应检查胃管是否确在胃内。

4）每次鼻饲量不超过 200 ml，间隔时间不少于 2 小时。

5）鼻饲者须用药时，应将药片研碎，溶解后再灌入，以免阻塞。

6）长期鼻饲者，应每日进行口腔护理，清醒患者协助漱口，注意保护鼻腔黏膜，每日清洁鼻腔并注意更换胶布。胃管应每周更换（晚上拔出），翌晨再由另一鼻孔插入。

（穆玉仙）

第十节　洗胃术

洗胃术是服毒物后，清除胃内毒物，防止其吸收的首选治疗方法。其排毒效果好，并发症少。

一、适应证与禁忌证

（一）适应证

1）清除胃内各种毒物。如服毒物 6 小时以内者或服大量毒物、胃排空较慢、24 小时以内者，若闻及明显的毒物气味，即使达 72 小时，也有洗胃的必要。

2）治疗完全或不完全性幽门梗阻，为胃肠道手术做准备。

3）治疗急、慢性胃扩张。

（二）禁忌证

1）腐蚀性胃炎（服入强酸或强碱）。

2）患有食管或胃底静脉曲张、胃癌、上消化道出血。

3）食管或贲门狭窄或梗阻。

4）严重心肺疾患。

5）胃穿孔或抽搐、惊厥剧烈尚未控制者。

二、操作步骤

（一）物品准备

漏斗胃管或胃管、电动洗胃机、纱布、开口器、舌钳、压舌板、橡胶围裙、注射器、润滑油、弯盘、量杯、污水桶、洗胃液（常用 1:5 000 高锰酸钾溶液、2% 碳酸氢钠、生理盐水、温开水）、导泻剂（常用 25%~50% 硫酸镁）。

（二）操作方法

1）备齐用物，携至患者床旁，向患者解释清楚，以取得合作。

2）患者取坐位或半坐位，中毒较重的取左侧卧位，取橡胶围裙围于胸前，如有活动义齿应先取下，污水桶放头部床下，置弯盘于患者口角处。

3）多采用经鼻腔插入，将涂有润滑油的胃管缓缓经鼻孔向内推进，至口咽部时（相当于鼻翼至同侧耳垂前长度），清醒患者嘱其做吞咽动作，及时同步下插入食管，对昏迷者应取头前倾位嘱助手固定，术者在患者呼气时插入。插管中如患者出现刺激性咳嗽，呼吸困难，说明已插入气管，应立即退出重插。

4）当胃管已插入 50 cm，表示胃管已进入胃内。如从胃管中抽出酸性胃内容物，或用注射器向管内快速注入空气，于胃部闻及气过水声时，则证明胃管已插入胃内。然后需先将胃内容物抽出，再行灌洗，或连接洗胃机，自动灌洗。

5）将胃管末端的漏斗提高50cm，注入洗胃液（500～1 000 ml）后，将漏斗放低，利用虹吸原理将胃中液体吸出。如流出不畅，可挤压胃管中部橡皮囊以增快流速。洗胃液一般可用1:5 000高锰酸钾溶液、生理盐水或清水，或根据毒物性质选用其他洗胃液。当流出量基本等于灌入量时，再抬高漏斗，重新注入洗胃液，如此反复，直到洗清为止。

6）使用双腔胃管洗胃，胃管分内、外两个腔，外腔头端管壁上布满小孔，为进胃管，注入洗胃液时向四周喷出密集的小水柱，可以广泛地冲刷胃壁，内腔头端有数个大孔，为出胃管，大孔利于胃内粒状物质如食物、已粉碎的药物颗粒经洗胃管排出、双腔胃管与相应的电动洗胃机连接使用，实现了洗胃液进、出胃同步进行，使洗胃成为快速、连续的过程。

三、注意事项

1）洗胃结束后，清理用物并消毒，记录灌洗液及洗出液总量及性质。

2）洗胃多是在危急情况下的急救措施，急救人员必须进行迅速、准确、轻柔、敏捷的操作来完成洗胃的全过程。

3）在洗胃过程中应随时观察患者生命体征的变化，如患者感觉腹痛、流出血性灌洗液或出现休克现象，应立即停止洗胃。

4）要注意每次灌入量与吸出量的基本平衡。每次灌入量不宜超过500 ml。灌入量过多可引起急性胃扩张，使胃内压上升，增加毒物吸收。

5）凡呼吸停止、心脏停搏者，应先做CPR，再行洗胃术。洗胃前应检查生命体征，如有缺氧或呼吸道分泌物过多，应先吸取痰液、保持呼吸道通畅，再行胃管洗胃术。

6）胃管盲插法在清醒患者不易出现并发症，但在昏迷或咳嗽反射弱的患者，细胃管可在咽部盘绕，甚至插入气管内导致呼吸困难。鉴定胃管插入胃部的方法是：①抽出胃液可确定进入胃内，当抽吸无液体时，要保持以低的负压同时旋转胃管以除外胃管前端贴紧胃黏膜；②通过胃管外口注入10 ml气体，同时在上腹部听诊，出现气过水声即可肯定到位；③喉镜直视检查胃管，以鉴定胃管位置。

（穆玉仙）

第十一节　三腔二囊管压迫止血法

一、适应证

适用于门静脉高压引起食管下端或胃底静脉曲张破裂出血者。

二、操作步骤

（一）物品准备

三腔二囊管、50 ml 注射器、血管钳、治疗盘、无菌巾、治疗碗、液状石蜡、2% 利多卡因、冷盐水、管夹、胃肠减压器、悬吊绳及滑轮、500 g 沙袋、血压表、胶布等。

（二）操作方法

1）患者因消化道大出血而易引起精神紧张，所以插三腔二囊管前应向患者做好解释工作以取得合作。

2）术前检查食管囊及胃囊有无漏气，三腔二囊管是否通畅，三根接头管分别贴上识别标记。

3）患者半卧位或平卧位，头偏向一侧，让患者慢慢吞咽 2% 利多卡因 10 ml，以表面麻醉咽喉部，防止恶心、呕吐，10 分钟后再慢慢吞咽液状石蜡 10 ml。

4）在三腔二囊管头段及气囊处涂以液状石蜡，并用 50 ml 注射器将囊内空气抽尽，然后将管自鼻腔插入，达咽部时，嘱患者吞咽将管顺利送入 65 cm 标记处。如抽出胃内容物，表示管已达幽门。

5）用 50 ml 注射器向胃囊内注入空气 200 ml，使气囊膨胀，测定囊内压力，一般为 50 mmHg，用血管钳夹住管口，然后将三腔二囊管轻轻向外牵拉至感到有中等阻力，不能再往外拉出为止，此时膨胀的气囊压在胃底部。用宽胶布将三腔二囊管外端固定于患者鼻孔处。

6）经胃腔管注入冷盐水洗胃，如无继续出血则不必充气食管囊；若冲洗胃液仍有出血，须再充气食管囊。可用 50 ml 注射器向食管囊注气 100～120 ml，囊内压力 35～45 mmHg，即可压迫食管下段。用血管钳夹住食管囊管，然后改用管夹。胃管囊和食管囊须分别标记。

7）利用滑车装置，悬以重量约 500 g 的物品作牵引，以固定压迫位置，避免三腔二囊管滑入胃内。

8）冲洗胃减压管，然后连接于胃肠减压器，观察胃内是否继续出血。

9）出血停止 24 小时后，可放掉食管囊内气体，放松牵引，继续观察有无出血，24 小时后无出血者，拔除三腔二囊管，先口服液状石蜡 20～30 ml 后，抽尽食管及胃囊内气体，缓缓拔管。

三、注意事项

1）用前应检查管和囊的质量，橡胶老化或气囊充盈后囊壁不均匀者不宜使用。

2）防止三腔二囊管被牵拉出来，必须先向胃囊内充气，再向食管囊内充气。其充气量太少达不到止血目的；充气量过多，食管易发生压迫性溃疡。

3）定时用注射器抽取胃液，以观察出血是否停止。必要时可于胃管内注入冷盐水，加去甲肾上腺素 4 ~ 8 mg，或注入其他止血药物。

4）在气囊压迫期间，每 2 ~ 3 小时检查气囊压力 1 次，每隔 12 小时放松食管囊 15 ~ 30 分钟，同时将管向胃内送入少许，以解除对食管、胃底的压迫，防止长时间压迫引起局部血液循环障碍而坏死或溃疡。放气后抽吸胃内容物，确定有无继续出血，然后嘱患者口服液状石蜡 20 ~ 30 ml。

5）气囊压迫期间，须密切观察脉搏、呼吸、血压、心律的变化。因气囊充气过快或漏气，胃囊被上提压迫心脏可出现心律失常。此时应放出囊内气体，将管向胃内送入少许后再充气。胃囊充气不足或牵引过大，会出现双囊向外滑脱，压迫咽喉，出现呼吸困难甚至窒息，立即放气处理。

（穆玉仙）

第十二节　机械通气

人体正常呼吸动作的产生，有赖于呼吸中枢调节下的呼吸肌、胸廓、气管、支气管树、肺和肺泡等器官和组织的共同协调运动。呼吸机则可完全脱离呼吸中枢的调节和控制，人为地产生呼吸动作，满足人体呼吸功能的需要。机械通气是指用人工方法或机械装置的通气代替、控制或辅助患者呼吸，以达到增加通气量、改善气体交换、减轻呼吸功消耗、维持呼吸功能等目的的一系列措施。

一、适应证与禁忌证

（一）适应证

1）急性呼吸衰竭，自主呼吸消失或微弱需抢救的患者，如电击、窒息、颅脑外伤等。

2）慢性呼吸衰竭出现严重缺氧和二氧化碳潴留或急性发作发生肺性脑病者。

3）胸部和心脏外科手术后和严重胸廓创伤。

（二）禁忌证

严格地说，用呼吸机治疗没有绝对禁忌证。但对于一些特殊疾患，应采取一些必要的处理才能进行呼吸机机械通气或者采取特殊的通气方式，否则将给患者带来不利。

1）大咯血或严重误吸引起的窒息性呼吸衰竭

大咯血或严重误吸引起的窒息，不宜立即用呼吸机进行正压通气。因为被血块或误吸物堵塞，正压通气可能把血块、误吸物压入小支气管而发生阻塞性肺不张，给以后的治疗及患者的康复带来不利的影响。

2）伴有肺大疱的呼吸衰竭

伴有肺大疱的呼吸衰竭患者，机械正压通气可使大疱内压增加引起破裂而发生自发性张力性气胸。

3）张力性气胸引起的呼吸衰竭

已有肺破裂张力性气胸的患者，一定要先采取胸腔闭式引流后再进行呼吸机机械通气，否则将加重气胸的程度。若为胸壁外伤所致的张力性气胸，可以先行正压通气，同时行胸腔闭式引流。

4）心肌梗死继发的呼吸衰竭

过去认为，心肌梗死患者忌用呼吸机，因能加重心脏负担。近年认为，心肌梗死若伴有肺水肿、呼吸衰竭，在积极治疗原发病的同时，应积极给予呼吸机治疗。但要选择适当的通气方式，可用低压或高频通气，将机械通气对循环的影响降到最低程度，并且严密观察病情变化，最好持续监测血流动力学的变化。

二、呼吸机类型

呼吸机的类型较多，根据其吸气、呼气两期相互转换所需的条件不同，加压原理的区别，呼吸机的基本类型有定压型、定容型、定时型，最多用的为定压型和定容型。

（一）定压型

呼吸机产生的气流进入呼吸道使肺泡扩张，当肺泡内压达到预定压力时气流即终止，肺泡和胸廓弹性回缩将肺泡气排出，待呼吸道内压力降到预定呼吸机参数时再次供气。特点：气压伤小，同步性能较好。潮气量的大小取决于预定压力值、肺部病变情况、吸气时间，若调节不变，当气道阻力增加时（如气道痉挛或分泌物增多），达到预定压力时间短，则送气时间也短，潮气量将减少，造成通气不足。

（二）定容型

呼吸机将预订量的气体压入呼吸道，又依赖于肺泡、胸廓弹性回缩将肺泡内气体排出体外。特点：通气量较稳定，不因气道阻力变化而使潮气量减少。其呼吸频率、吸呼时间比（I/E）均可直接调节。输气压力不能调节，其大小取决于潮气量的大小、气道阻力和肺顺应性。因输送气量固定，气道阻力增加时，气道内压随之增加，易发生气压伤。配有安全阀者当压力过高时可自动排气，可避免发生气压伤。压力的变化反映了肺部病变的情况。

（三）定时型

按预设呼吸时间送气。特点：潮气量较稳定，输气压力随呼吸道阻力变化而变化。

（四）高频通气型

高频喷射（100～200次/分）、振荡（200～900次/分）、正压（60～100次/分）短促喷气，改善缺氧快，但有二氧化碳潴留的危险，长期应用宜谨慎。

三、常用的通气模式

（一）控制通气

控制通气（CV）呼吸做功完全由呼吸机来承担，不允许患者进行自主呼吸，主要参数由呼吸机控制。

（二）辅助/控制通气

辅助/控制通气（A/C）通过患者的自主呼吸的力量触发呼吸机产生同步正压通气。当患者自主呼吸的频率达到或超过预置的呼吸频率时，呼吸机起辅助通气作用；若自主呼吸频率低于预置值时，呼吸机则转为控制通气。

（三）间歇指令通气

间歇指令通气（IMV）在两次正压通气之间患者可进行自主呼吸，而同步间歇指令通气（SIMV）的正压通气是在患者吸气力的触发下发生的，以避免自主呼吸与正压通气对抗现象。

（四）压力支持通气

压力支持通气（PSV）利用患者自主呼吸的力量触发呼吸机送气，并使气道压力迅速上升到预置值，当吸气流速降低到一定程度时，吸气则转为呼气，此种通气模式可明显降低自主呼吸时的呼吸做功。

（五）呼气末正压通气

这种呼吸的主要特点是通过呼气末正压，使呼气末气道及肺泡内压维持高于大气压的水平，可使小的开放肺泡膨大，萎陷肺泡再膨胀，最终降低肺内分流量，纠正低氧血症。用于治疗 ARDS、严重肺不张、肺水肿。呼气末正压一般保持在 $3 \sim 10 \ cmH_2O$。

（六）双相气道正压通气

BIPAP 为一种双水平 CPAP 的通气模式，高水平 CPAP 和低水平 CPAP 按一定频率进行切换，二者所占时间比例可调。在高压相和低压相，吸气和呼气都可以存在，做到"自主呼吸"。这种模式突破了传统 CV 与自主呼吸不能并存的难题，能实现从压力控制通气（PCV）到 CPAP 的逐渐过渡，具有较广的临床应用范围和较好的人机协调。

四、呼吸机对机体的影响

正常吸气时，由于是主动吸气，胸膜腔和肺内呈负压，而在应用呼吸机时，吸气相的通气为肺内被动充气，胸内、肺内压力增高，呈正压。这种吸气相的正压状态，是呼吸机对机体正常生理过程产生影响的基本原因。

（一）对心脏循环的影响

胸内正压使胸泵作用丧失，静脉回心血量减少；肺内压增加使肺血管阻力增加，肺动脉压增高，右心室后负荷增加；右心室腔压力增高，室间隔左移引起左心室舒张期末容量降低，心排血量减少。血容量不足、心功能不全和周围循环衰竭的患者，吸气相的正压易导致血压下降。但心功能正常者，则对体循环影响不大，并且由于通气和换气功能提高，缺氧和二氧化碳潴留状态解除，心功能还会有所改善。

（二）对呼吸的影响

正压吸气使通气量增加，肺泡内正压，吸入气分布均匀，可减少毛细血管的渗透，减轻肺泡和肺间质水肿，改善气体的弥散功能，有利于气体交换。若压力过高，肺泡扩张的同时，肺血流量因受压而减少，则可加重 V/Q 失调。同时，过度通气可影响肺表面活性物质的生成与活性。

（三）对脑血流的影响

急性缺氧和二氧化碳潴留可引起脑血管强烈的扩张，而呼吸机造成过度通气后，氧分压升高、二氧化碳分压下降可引起脑血管收缩，脑血流减少，从而减轻脑水肿，降低颅内压。

五、呼吸机的调节

（一）呼吸频率和通气量

通常呼吸频率 16～24 次/分，潮气量 500～800 ml，阻塞性通气障碍宜用较大潮气量和较慢呼吸频率，限制性通气障碍宜用较小潮气量和较快呼吸频率。

（二）吸呼时间比

阻塞性通气障碍 I/E 为 1:2 或更多，配合慢频率；限制性通气障碍为 1:1.5，配合快频率。心功能不全者为 1:(1.5～2)，配合较快频率。

（三）吸气压力

吸气压一般为 15～25 cmH$_2$O。如系肺水肿、呼吸窘迫综合征和广泛肺纤维化等，可提高压力至 60 cmH$_2$O 或更高。严重支气管痉挛有时需用 30～40 cmH$_2$O 吸气压。

六、呼吸机的使用方法

临床使用的呼吸机种类较多，现以纽邦 E-2000 型呼吸机为例说明其使用。

（一）组成

呼吸机由空气压缩机、呼吸机、呼吸回路、加温湿化器、雾化器等组成。

（二）使用前的准备

1）接通万能电源。

2）按气体流动方向正确连接呼吸回路。

3）呼吸回路漏气检查。

4）湿化器的准备。

5）选择呼吸方式。

（三）各种功能检查与参数设置

1. 高/低压力报警及设置

1）高压报警设置：一般在高于吸气峰压 10 cmH$_2$O 之内，即 40～45 cmH$_2$O。呼吸管道阻塞和患者咳嗽时气道压力增高，若气道压力高达 120 cmH$_2$O，自动高压报警便自动启动。CV 时，若出现高压报警状态，呼吸机立即自动转变为呼气动作。若气道压力降到高于基线压 5 cmH$_2$O 不再继续下降时，下次 CV 不能进行；若降到低于基线压 5 cmH$_2$O 时，全部呼吸动作正常启动，但报警持续到下次 CV 未达报警状态为止。

2）低压报警设置：一般设在低于吸气峰压 2~3 cmH₂O 处，即 25~30 cmH₂O。低压报警可监视回路内是否有漏气和脱开。

高低压设置时，不可过高或过低，否则不能发现异常情况（如阻塞或漏气）。

2. 分钟通气量报警及设置

1）高分钟通气量设置：一般比设定值需要高 25%，分钟通气量上限除监测分钟通气量以外，还能间接监测呼吸回路脱开和漏气情况。

2）低分钟通气量报警及设置：下限一般比设定值低 25%。低分钟通气量报警可间接监测气道阻塞情况，同时有窒息报警功能（自主呼吸与无呼吸报警），当患者无呼吸时间大于 15 秒时，便发出窒息报警，同时呼吸机自动开始窒息抢救。在设置时常需设置窒息抢救，即按旋钮左下方黄色灯键，当黄灯亮时，无窒息抢救功能，黄灯灭时方有窒息抢救功能。注意：分钟通气量设置范围不能过宽，否则就失去了报警意义；分钟通气量有成人和小儿两种形式，两者转换时须按压旋钮右下方的绿色灯键，当绿灯亮时，说明已转为小儿。设置范围：高分钟通气量为 7.5~10 L/min，约 8.5 L/min；低分钟通气量为 4.5~6 L/min，约 5 L/min。

3. 吸气时间报警及设定

一般设置吸气时间 1 秒，使 I/E 成正向即吸气时间，I/E = 1.5:1。特殊情况下，可使用反向 I/E 通气，具有一定的风险性。

4. 事故报警及解除

查找各种原因，解除故障。

5. 吸入氧浓度

吸入氧浓度通常为 30%~40%，不大于 60%。

6. 氧流量

氧流量根据潮气量和呼吸频率换算。

7. 呼吸频率

呼吸频率为 16~20 次/分。

8. 特殊连续气流

协助患者自主呼吸，减少患者吸气初期活动，在选择 SIMV 和自主呼吸方式时使用。选择 A/C 方式不需打开，在选择基线压为 0 时无用，通常在绿区内 20 L/min，即在整个呼吸过程中保持一定气流。

9. 敏感度

敏感度也称触发水平，即当患者呼吸道压力（即吸气负压）达到一定值时，就可诱发呼吸机产生 1 次辅助呼吸，各种方式对敏感度的选择可不同。一般设置范围：成人为 -2~-1 cmH₂O；小儿为 -0.5 cmH₂O。

10. 压力支持通气

在自主呼吸时，吸气负压达到触发水平时，在患者吸气期间维持一定的气道压力，也就是当每达到一个触发水平时，有自主呼吸和一定压力支持，适用于 SIMV 和自主呼吸时，对 A/C 无用。

11. 压力控制通气

此种呼吸保持呼吸道压力恒定，PCV 时，潮气量设定为 0，屏幕显示潮气量为"……"此种呼吸可避免肺泡损伤，但临床应用较少，需随时监测血氧分压。

12. 呼气末正压/持续气道正压

基线压设定气道内永远保持在一定正压值。

13. 深吸气

容量控制通气时，每 100 次呼吸，发生 1 次深吸气，该次通气量是设置潮气量的 1.5 倍，吸气时间为设定时间的 1.5 倍。

14. 手控通气

按压此键可额外增加 1 次呼吸，输送 1 次设定的潮气量，必须在 3.8 秒内完成，松开后再按压，可开始下 1 次动作。

15. 呼吸方式的选择

1）患者完全无自主呼吸时，选用 A/C。

2）患者神志渐恢复后，选择 SIMV 进行自主呼吸功能锻炼，逐渐减少呼吸次数，逐步进入自主呼吸。

3）经过 SIMV 锻炼后，若患者呼吸情况良好，则使用自主呼吸；若使用 SIMV 后，患者自主呼吸不好，发出窒息报警，此时，呼吸机自动开始窒息抢救，则说明自主呼吸不能使用，仍需 SIMV，直到 SIMV 无异常情况才可转入自主呼吸。

4）转入自主呼吸无异常后便可停机。

16. 雾化器

按压雾化器开关时，经过雾化的气体以 6 L/min 的流速进入气道，此时机器自动使通气量减少 6 L/min，故保持不变。

17. 消音器

按压此键可停止报警 60 秒，60 秒以后再次报警。并且此键有预先消音功能，可预消 10 秒钟后发生的报警，可用于吸氧之前。

18. 线控消音器

线控消音器又称遥感消音键，可用于在床对侧操作时。

七、呼吸机应用的注意事项

机械通气中任何一个细小的环节都关系到整个治疗的成败。故细致的观察、周密的安排、及时调整是治疗成功的保证。

（一）漏气

存在漏气时，不能保证足够的通气量。检查机器各连接处密闭情况和气管插管气囊充气程度，常可发现有无漏气，气囊充气至送气时口腔内无气流声为止。

（二）自主呼吸与呼吸机协调的观察与处理

呼吸机的主要作用是维持有效通气量，自主呼吸消失或微弱的患者，采用 CV 多无困难，呼吸急促，躁动不安或呼吸节律不规则的危重患者，常出现自主呼吸困难与呼吸机不协调甚至对抗，导致通气量不足，加重缺氧及二氧化碳潴留。自主呼吸与呼吸机不协调时应及时查找原因。常见原因有：①痰液阻塞或连接管道漏气；②频繁咳嗽、咳痰、疼痛、恶心、呕吐；③神志不清、烦躁不安；④呼吸机参数调整不当，通气量不足。如无上述原因，为使二者协调，一方面说明治疗意义争取患者合作，另一方面对躁动不合作者，可用简易呼吸机做适应性诱导或使用镇静剂和肌肉松弛剂。

（三）通气量大小的观察与调整

机械呼吸主要目的在于维持有效通气量，因此，治疗时及时观察调整通气量是决定治疗效果的关键。

1. 通气量大小合适时的表现

①呼吸平稳，与呼吸机协调合拍；血压、脉搏趋于平稳；神志清楚者表现为安静，不清楚者逐步转为清醒。②胸腹部随呼吸起伏，两肺呼吸音适中。③血气分析：急性呼吸衰竭者逐渐恢复正常水平；慢性呼吸衰竭者逐渐达到急性发作前的水平。④现代呼吸机可检测呼出潮气量及通气量，并为合理调整通气量提供可靠依据。

2. 通气量过大、过小应及时寻找原因并予以相应处理

1）通气量不足常见原因：①通气量选择过小；②没有随病情变化及时调整通气量；③呼吸机管路漏气；④呼吸道阻塞。

2）通气量过大原因：①通气量选择过大；②气道阻塞时或病情需要较大通气量，缓解后未能及时减少通气量。

（四）保持呼吸道通畅

呼吸机的工作原理是借人工或机械装置产生通气。呼吸道通畅才能实现通气效果。注意呼吸道湿化，有效地排出痰液。吸痰前可用 5 ml 生理盐水先稀释痰液再抽，同时配合翻身拍背、体位引流。采用滴入法湿化时，吸痰与湿化最好同时进行。

（五）给氧

单纯肺外原因所致呼吸衰竭（通气障碍）者，吸入氧浓度一般用 30%～40%。应根据肺部疾病和给氧后面色、脉搏的改变决定吸入氧浓度。一般吸入氧浓度不应超过60%，目前认为长期吸入 40%～50% 氧不致发生氧中毒。

（六）临床效应观察

在呼吸机应用过程中，随时了解通气情况很重要，胸部望诊和听诊可对通气量做出大致估计，以胸部稍有起伏和听到适度呼吸音为适合，患者神态安详，面色良好，也为通气适当的表现，明显的呼吸起伏常是过度通气的征象。此外，还要注意观察体温、脉搏、呼吸、血压、神志、心肺情况、原发病病情及变化，值班人员要及时填写机械呼吸治疗记录单。血气分析更能明确通气效果，应每日 1～2 次，吸氧中氧分压在 60 mmHg以上，二氧化碳分压随治疗时间延长逐渐下降最后达到正常水平。

（七）呼吸机撤离的指标

1）吸入氧浓度下降至 <30%。

2）血气分析正常，自主呼吸强。

3）若呼吸机 SIMV 或 PSV 时可降低呼吸频率，使呼吸肌活动得到锻炼，当呼吸频率降至 6～10 次/分时，患者呼吸平衡、通气及氧合指标均为正常时可停用呼吸机。

4）若无 SIMV 装置，则从每小时脱离呼吸机 5 分钟开始，逐渐延长，在自主呼吸

达 1 小时以上没有呼吸困难征象，通气和氧合指标均正常时可停用。

5）撤离时间一般选在上午，以便于观察，最初的 1~2 日夜间仍可以呼吸机辅助，经过至少 2 日，患者自主呼吸良好时才能完全停机。

八、机械通气的并发症与处理

呼吸机应用不当可产生一系列并发症，多与气管插管、气管切开、通气量不当，通气压力过高及护理不善有关。

（一）喉及气管损伤

气管插管持续使用超过 72 小时，充气套囊长时间压迫等可导致喉及气管损伤。应注意尽量缩短气管插管的保留时间，充气套囊应定时放气。

（二）气道阻塞

气管套管位置不当，气管外套囊脱落，坏死黏膜组织、黏痰、呕吐物及异物等掉入气道内可导致气道阻塞。发生阻塞时应及时查明原因并做相应处理，否则必将产生严重后果。

（三）继发感染

继发感染是机械呼吸常见而严重的并发症，常因此而导致抢救的失败。其原因主要是无菌操作不够，呼吸机消毒不严，气管切开创口未能及时消毒换药，气道湿化排痰不利，未能有效使用全身及局部抗生素等。因此，在加强全身抗生素使用同时还应注意昏迷患者的护理；气管切开的护理；眼、口腔的护理；呼吸机的定时消毒；病室及床边用具的定时消毒；尽量减少陪护及探视人员等。

（四）氧中毒

长时间高浓度供氧可导致氧中毒。应注意机械呼吸时供氧浓度，一般应小于 60%。已发生者应进行 PEEP 及相应治疗措施。

（五）气胸及纵隔气肿

原有肺大疱、肺囊肿或心内注射药物的患者，进气压力过大时可以发生气胸及纵隔气肿。应及时行闭式引流术并减少进气量。

（六）碱中毒

由于通气量过大，二氧化碳快速排出，肾脏来不及代偿而导致呼吸性碱中毒。慢性呼吸衰竭呼吸性酸中毒部分代偿的患者，由于二氧化碳快速排出，可造成呼吸性酸中毒合并代谢性碱中毒或呼吸性碱中毒合并代谢性碱中毒的恶果。因此，使用呼吸机时应给予适合的通气量，一般不宜过大。

（七）胃肠道并发症

胃肠道充气、膨胀及胃扩张等较易发生，影响消化吸收功能，产生原因不明。可能与吞咽反射及反射性抑制胃肠蠕动有关，一般几日内可自行缓解。

九、呼吸机治疗中的处理

（一）妥善固定气管插管

妥善固定气管插管，深度适宜，防止不慎滑出或插入过深造成单侧肺通气，同时防止气管插管扭曲；气管插管气囊每隔 6 ~ 8 小时放气 1 次，每次 15 分钟。

（二）气道感染及交叉感染的预防

关键在于吸痰及管道的无菌操作和消毒，应尽可能使用一次性（或用后即送消毒）的手套、吸管、润滑剂、涮洗液等，每日更换呼吸机回路。

（三）做好病情观察

为了解机械通气的效果，及时发现并发症，应密切观察病情。

1. 意识状态

注意观察患者有无烦躁不安，意识障碍的程度是否随着通气状况的改善逐渐减轻，是否存在自主呼吸与呼吸机不同步，有无兴奋、多语、抽搐等呼吸性碱中毒表现。

2. 生命体征监测

注意监测体温、脉搏、呼吸、血压、心率的变化。观察有无自主呼吸，自主呼吸是否与呼吸机同步，观察呼吸的频率、幅度、类型，双侧呼吸运动是否对称，有无啰音。

3. 观察皮肤黏膜及周围循环情况

如皮肤黏膜有无苍白、四肢是否湿冷等低血压、休克表现，有无皮肤潮红、多汗和体表静脉充盈等二氧化碳潴留的表现。

4. 其他

注意检查患者有无腹胀，肠鸣音有无减弱；注意观察大、小便的变化，准确记录出入量。

（四）做好实验室及特殊检查的监测

1）应严密监测血气变化。机械通气患者应在上呼吸机后 20 ~ 30 分钟查血气，理想的指标是 I 型呼吸衰竭患者二氧化碳分压降至正常范围，Ⅱ 型呼吸衰竭患者的二氧化碳分压逐渐下降；pH 值达到正常范围；氧分压维持在 80 ~ 100 mmHg。

2）床旁进行胸部 X 线检查可及时了解气管插管的位置，及时发现肺部的并发症，如感染、气胸。

3）密切观察呼吸机及各种监测仪器的工作情况，是否正常运转，记录重要参数值有无过高或过低，发现变化应及时通知医生。

4）遵医嘱按时完成补液计划，准确记录出入量，以维持患者的水、电解质平衡，并保证患者的营养需求。

（五）做好患者的气道护理

气道要保持湿化，可通过蒸汽加湿和气道内直接滴入生理盐水和蒸馏水的方法来保证气道的湿化。应及时吸痰，保持呼吸道通畅，可根据分泌物的量，每半小时至两小时吸痰 1 次，每次吸痰不超过 15 秒，两次抽吸间隔在 3 分钟以上，吸痰前应增加吸入氧流量和通气量，痰液黏稠者可向气道内滴入生理盐水 3 ~ 5 ml，操作时注意无菌操作，在上提吸痰管时应注意左右旋转，防止因操作不当造成气道黏膜损伤。

（六）预防并发症的发生

定时给患者翻身，防止压疮发生。每 2 ~ 3 小时给患者拍背，促进痰液引流，鼓励清醒患者深呼吸、咳嗽，保持呼吸道通畅，以预防肺部感染。留置导管的患者要注意保持尿管通畅，每日清洁尿道口，定期进行膀胱冲洗，以防止泌尿系感染。

（七）做好生活护理

帮助患者定时翻身，经常拍背，以防止因呼吸道分泌物排出不畅引起阻塞性肺不张和长时间压迫导致压疮。昏迷患者注意防治眼球干燥、污染或角膜溃疡，用凡士林纱布覆盖眼部，每日滴抗生素眼液 2~3 次。加强口腔护理，预防口腔炎发生。

（八）心理护理

向患者说明呼吸机治疗的目的、需要配合的方法等。询问患者的感受，可用手势、点头或摇头、睁眼或闭眼等方法进行交流。经常和患者握手、说话，操作轻柔，增加患者的舒适感。可做一些卡片和患者交流，增加视觉信息传递。鼓励有书写能力的患者把自己的感受和要求写出来，以供医务人员参考。长期应用呼吸机的患者可产生依赖，要教育患者加强自主呼吸的锻炼，争取早日脱机，在脱机前做必要的解释。

（九）脱机前后的处理

脱机前应向患者讲解脱机的步骤及其安全性，与患者解释其已具备自己呼吸的能力，帮助患者消除顾虑，树立信心，积极配合医护人员。应密切观察患者的生命体征，维持患者的循环稳定，脱机前吸净气管和气管导管内的分泌物，停机后仍要密切观察患者的生命体征，包括呼吸的频率、节律、深浅度，血压和心率的变化。指导患者有效咳嗽、咳痰，当痰液黏稠不易咳出时，可进行超声雾化吸入。

（穆玉仙）

第十三节 输血技术

一、安全输血

在临床工作中，为避免输血的不良反应和并发症，防止给患者增加痛苦甚至危害生命，要注意几点。

（一）输血前试验

必须进行 ABO 血型鉴定。将供血者的血与受血者的血进行交叉配血试验。输血前，应仔细核对血型及交叉配血试验报告，一定要核对无误方可输入。

（二）输血前检查

输血前必须观察血液本身质量。发现血液颜色暗紫，血浆与红细胞分界不清呈红色、有气泡，血浆层呈暗灰色、褐色，有絮状物，或已有较大血凝块者均不能输用。

（三）其他

1）输血时血液必须过滤以消除库血贮存过程中血小板及白细胞形成的聚集体，防止这些聚集体沉积在肺、脑、肾等重要脏器造成微栓，引起脏器损害。严格无菌操作，严密观察输血反应，一旦发现不良反应，要及时查明原因，迅速处理。

2）输血后血袋要保留 2 小时，以便必要时查用。

二、输血途径

（一）静脉输血

静脉输血是最常用的输血途径，一般选择在四肢远端静脉施行输血。严重休克或估计可能有大出血患者，可经大隐静脉切开行下腔静脉插管或经锁骨下静脉插管至上腔静脉，供快速输血和中心静脉压监测。近年来，深静脉穿刺技术已普遍推广，穿刺材料亦不断改进，静脉套管亦可用于周围静脉穿刺，保证静脉通路，为休克、大出血患者的救治提供了有利条件。

（二）动脉输血

血液经动脉逆行加压注入，能首先改善心、脑血液供应，并通过主动脉的反射作用，升高血压。二十世纪五六十年代应用较多。通过临床不断实践，认为只要输血及时、足量补充血容量、静脉输血和动脉输血同样有效；反之，则无效。目前此法少用。

（三）脐带输血

输血是经过脐血管进行的，适用于新生儿的血液输注。

（四）宫腔输血

产前失血的原因包括自发性胎盘的出血、羊膜腔穿刺时的创伤等。宫腔输血可以改善胎儿贫血等状况。

三、血液制品种类

（一）全血

全血可用于因出血、创伤和广泛性烧伤所损失的血量，可分为新鲜血和库存血。

1. 新鲜血

基本上保留血液中原有的成分，适用于血液病患者补充各种凝血因子及血小板。

2. 库存血

库存血每袋含全血 200 ml，保存液 50 ml，在 1~6℃ 的冰箱内冷藏可保存 2~3 周。它保留红细胞、全部血浆及一些失去活性的白细胞和血小板。一般保存时间越长，血液内有效成分损失越多。此外，库存血酸性增高，钾离子的浓度上升，因此大量输注库存血时，应警惕酸中毒和高钾血症的发生。库存血适用于各种原因引起的大出血（失血量大于 1 000 ml），用以补充血容量，维持血压。

3. 自体血

①择期手术前采集自体血液并保存，待术中或术后回输；②大出血急诊手术时，术中将体腔中积血回收，经过滤、去泡沫和抗凝处理后回输。输自体血无须做血型鉴定和交叉配血试验，可节省血源，防止输血反应发生。

（二）成分血

随着对血液成分制品的研究，分离保存技术的提高，使成分血的应用得以迅速发展，在临床上日益受到重视并不断推广。成分血的优点是纯度高、体积小，比全血疗效好，不良反应少。成分血比全血含钾、氨和枸橼酸钾低，更适合肝、肾、心功能不全的患者。同时成分血可一血多用，达到节约用血和有针对性使用的目的。成分血可分为有形成分，即红细胞、白细胞、血小板；以及血浆成分，即血浆和血浆蛋白、凝血制品。

1. 红细胞制品

红细胞制品包括浓缩红细胞、洗涤红细胞、冰冻红细胞等。

1）浓缩红细胞也称压积红细胞，细胞体积占70%～75%，仍含少量血浆，可直接输用，也可加等量盐水配成红细胞悬液备用。主要用于血容量正常而需补充红细胞的贫血。如长期慢性贫血，特别是老年人或合并有心功能不全的贫血患者、儿童慢性贫血、多次输血后产生白细胞凝集抗体而有发热反应的贫血。浓缩红细胞分离后应在24小时内使用。

2）洗涤红细胞：红细胞经等渗盐水洗涤3次后，再加入适量等渗盐水，含抗体物质少，适用于脏器移植术后、尿毒症以及血液透析后高血钾的患者。

3）冰冻红细胞：可长期保存，适用于为稀有血型者保存部分红细胞和已被致敏及需长期输血治疗的患者。

2. 白细胞制品

经分离后再添加羟乙基淀粉注射液，可增加粒细胞的获得率。主要有白细胞浓缩液，转移因子、干扰素。输入浓缩白细胞可治疗粒细胞缺乏症的患者。

3. 血小板制品

血小板制品包括富含血小板血浆和浓缩血小板、冰冻血小板等。主要用于治疗严重的再生障碍性贫血、输大量库存血或体外循环心脏手术后血小板减少症，以及其他导致血小板减少所引起的出血。输血小板时需先轻轻转动容瓶，使沉淀的血小板悬浮于血清中，不必过滤即可进行输注，输注速度快，每分钟80～100滴。

4. 血浆制品

血浆制品是全血经分离后的液体部分。主要成分为血浆蛋白，不含血细胞，无凝集原，因此不出现凝集反应，单独输注时不必验血型。可分为下列几种：新鲜液体血浆、新鲜冰冻血浆（FFP）、普通冰冻血浆（FP）、冰冻干燥血浆。

1）新鲜液体血浆：在 -30～-20℃保存1年，含有各种凝血因子（凝血因子V、Ⅷ）、白蛋白和球蛋白，特别适用于多种凝血因子缺乏而出血的患者。如肝功能不全、DIC和输大量库存血后引起的出血倾向，同时适用免疫球蛋白缺乏的感染性疾病。

2）新鲜冰冻血浆：采血后6小时内在 -18℃以下冷冻保存。FFP融化后的沉淀物称为冷沉淀。

3）普通冰冻血浆：-30℃保存，有效期5年。主要适用于维持血容量、补充血浆蛋白，如休克、烧伤和手术等。但1次输入量不应超过1 000 ml。

4）冰冻干燥血浆：冰冻血浆放在真空装置下加以干燥而成，保存时间5年，应用时用200 ml无菌生理盐水溶解后使用。

无论是哪种冰冻血浆，需在37℃水浴中溶化后，轻轻摇动，直到全部溶解后，立即输注以免纤维蛋白原析出。一旦溶解后不可再冰冻。

5. 白蛋白制剂

从血浆中提取，临床上常用5%的白蛋白制剂，能提高机体血浆蛋白及胶体渗透压，用于治疗外伤、肾病、肝硬化和烧伤等低蛋白血症。

6. 各种凝血制品

各种凝血制品可针对性的补充某些凝血因子的缺乏，如抗血友病球蛋白、凝血酶原复合物等。

7. 其他

免疫球蛋白和转移因子等含有多种抗体，可增加机体免疫力。

（三）血液代用品

血浆代用品为具有类似血浆胶体特性的人工胶体溶液，能暂时起到血浆容量的替代作用，临床使用不仅能补充循环血量和周围血管的血容量，还能起到预防和治疗休克的作用。如明胶溶液、羟乙基淀粉、含合成胶体的血液代用品、水解蛋白等。目前国外开展的"人工血"研究，如"人工血红蛋白""人工细胞"等，使输血理论与技术向更纵深的方向发展。

四、输血方法

（一）评估

1）患者病情、治疗情况及既往输血史。

2）患者心理状态及接受能力，有无恐惧、焦虑等。

3）穿刺部位皮肤、血管状况。

（二）计划

1. 目标/评价标准

1）患者能够理解输血的目的，积极配合。

2）患者获得所需的血液制品。

2. 用物准备

1）间接静脉输血法：同密闭式输液，只是将输液器换为一次性输血器（滴管内有滤网，9号静脉穿刺针头）。

2）直接静脉输血法：同静脉注射，另备50 ml注射器数只（根据输血量多少而定）、3.8%枸橼酸钠。

3）生理盐水、血液制品（根据医嘱准备）。

（三）实施

1. 输血前准备

1）备血：医生填写输血申请单，护士抽取血标本，送血库做血型鉴定和交叉配血试验。

2）取血：输血当日去血库取血，必须与血库人员共同认真核对受血者姓名、床号、病历号、血型及交叉配血试验的结果；核对供血卡上的姓名、编号、血型及交叉配血试验结果；核对采血日期，超过时间（2～3周）不能使用。同时检查血液质量，如有血浆颜色变红或混浊有泡沫、红细胞呈玫瑰色、白细胞与血浆界限不清等都证明有溶血现象而不能使用。

3）输血前准备：血液自血库取回后，勿振荡，以免红细胞破坏引起溶血；在室温下放置15～20分钟再输入，避免放置时间过长，以免造成污染。准备输血的用物，无菌生理盐水、输血用具一套，如为开放式输血，还需准备漏斗。

2. 间接输血法

间接输血法分密闭式和开放式两种。因开放式输血法易引起污染，目前均采用密闭式输血法。

1）器材：①备一次性输血器1套，由滤血器代替莫菲氏管；②注射盘内有消毒镊子、2%碘酊、75%乙醇、无菌棉签、胶布、血管钳、止血带、塑料小枕、弯盘、网套、起子、头皮针（备用）、生理盐水、血液、输血卡片，必要时备夹板，绷带。

2）操作方法：①仔细核对输血单或贮血袋（瓶）上的标签，无误后，按密闭式静脉输液法，先输入少量生理盐水，以手腕旋转动作将血液轻轻摇匀，用2%碘酊和75%乙醇消毒贮血袋上长塑料管上套的一段橡皮管；②将生理盐水瓶塞上的针头拔出，插入储血袋上的橡皮胶管内；③待血液将输完时，继续滴入少量生理盐水，力求把塑料管内的血液全部输入。

3. 直接输血法

将供血者的血液抽出后，立即输给患者的一种方法。常用于婴幼儿少量输血或无血库而患者急需输血时。

1）器材：静脉注射盘1只，内放4%枸橼酸钠。治疗盘内铺无菌巾，放50 ml无菌注射器数只（根据输血量决定）及针头。

2）操作方法：将备好的注射器内抽取一定的抗凝剂（每50 ml血中加4%枸橼酸钠50 ml），从供血者静脉抽出血液，直接行静脉推注。操作时由3人共同协作：一人抽血，一人传递，另一人进行静脉推注，如此连续进行，更换注射器时，无须拔出针头，反用手指压住静脉远端，以减少出血。输血结束后，拔出针头，以无菌纱布覆盖穿刺处，用胶布固定。

（四）注意事项

1）在取血和输血过程中，严格执行查对制度和无菌操作。

（1）安全输血的关键是准确无误地采集该患者的血标本：采集血标本时应做到一张申请单和贴好该申请单号码的一个血标本试管，前往患者床边采血，认真核对患者的姓名、床号和住院号是否与申请单相符。禁止同时采集两个血标本。

（2）输血时须由两人进行各项核对无误后方可输入。

2）输血前应轻轻旋转血瓶或储血袋，一方面使血浆与细胞充分混合，另一方面认真检查血的质量。正常血液分为两层，上层血浆呈黄色，下层血细胞呈暗红色，两者之间界限清楚，无凝块。如血浆呈暗紫色混浊，或呈絮状物，或血浆表面有气泡，或血浆与细胞交界面有绒毛状改变，提示发生溶血或已有细菌污染，不能输用。

3）血液自血库取出后，应在30分钟内输入，避免久放使血液变质或污染。

4）输入两个以上供血者的血液时，应间隔输入少量生理盐水。

5）输血时，血液内不得随意加入其他药品，以防血液凝集或溶解。

6）输血过程中应密切观察患者有无局部疼痛及输血反应，如有严重反应的征象，应立即停止输血，保留余血和输血器，以备检验，分析原因。

7）输注成分血时还须注意以下几点

（1）成分血（除红细胞外）必须在 24 小时内输完（从采血开始计时）。

（2）在常温下输注 1 U 红细胞一般不超过 4 小时，洗涤红细胞必须在制成后尽快（24 小时内）输用。

（3）浓缩血小板传递输用过程中应注意保暖，勿剧烈振荡，输注速度要快（以患者耐受为准）。血袋中的血小板要尽量输净。

（4）浓缩白细胞储存于室温下，有效期仅一日，故取到后应立即输用，但要控制速度。

（5）除血浆和白蛋白制剂外，其他各种成分血在输入前均须进行交叉配血试验。

（6）1 次输入多个供血者的成分血，应在输血前根据医嘱给抗过敏药物。以减少过敏反应的发生。

（7）如患者在输成分血的同时，还须输全血，应先输成分血，后输全血，以保证成分血新鲜输入。

（8）在输成分血的过程中，护士应严密监护，不能擅自离开患者。

五、临床合理用血

WHO 为临床输血安全提出了三大战略，除了挑选健康的献血者、严格进行血液病毒标志物的筛选检测外，还要合理用血和进行成分输血。

合理用血就是只为确实有输血适应证的患者输血，避免一切不必要的输血，从而减少患者经输血感染病毒的风险。目前，在我国临床输血方面还存在着一些陈旧的输血观念。如果不迅速更新这些观念，树立合理用血的新观念，就不可能做到科学用血和合理用血。

合理用血的原因：

1）《中华人民共和国献血法》第十六条规定：医疗机构临床用血应当制定用血计划，遵循合理、科学的原则，不得浪费和滥用血液。医疗机构应当积极推行按血液成分针对医疗实际需要输血。

2）因为血液是高成本的宝贵资源，到目前为止人的血液还不能人工合成，只能依靠志愿者无偿捐献。不必要的输血可能导致患者在确实需要输血时血液供应短缺，所以为了保障真正需要输血的患者用血，临床上必须避免一切不必要的输血。

3）输血可能导致受血者感染输血传播性病毒或发生各种输血不良反应，合理用血能避免患者承担不必要的风险。

4）输血影响免疫功能：不必要的输血造成的免疫抑制可增加术后感染的机会，使伤口愈合减慢；肿瘤患者输血可能加速肿瘤细胞的生长和扩散；输血可以刺激潜伏期的病毒活化，使隐性感染者发病。

世界各地的情况表明，输血的实施情况在不同的医院或同一医院不同的医生之间差别很大，这说明血液和血液制品经常被不恰当的应用，如"保险血""营养血""人情血"。所以，临床医生要充分认识到合理用血的必要性，掌握本专科范围内的各种血液成分的种类、适应证及剂量，熟知各种输血反应的临床表现、防治方法，避免不必要的输血。

（一）临床输血指征

1. 急性失血输血指征

急性失血常见于外科、妇产科、手术及创伤等。

1）红细胞输注指征：①血红蛋白＜70 g/L 或血细胞比容＜0.21 时输注红细胞；②血红蛋白为 70～100 g/L 时根据病情决定红细胞的输注。

2）血小板输注指征：①血小板计数＜50×10^9/L 伴出血时；②血小板计数在（50～100）×10^9/L 时根据病情决定血小板的输注；③血小板功能障碍时，根据出血情况而不一定根据血小板计数决定血小板输注。

3）FFP 输注指征：①PT 或 APTT＞正常 1.5 倍伴出血时；②大出血相当于自身血容量时。

4）FP 输注指征：补充胶体、稳定的凝血因子和血浆蛋白时。

5）全血输注指征：一次性失血≥30% 血容量或持续失血 24 小时＞80% 血容量时。

6）冷沉淀输注指征：手术、严重外伤补充纤维蛋白原和凝血因子时。

2. 慢性失血输血指征

慢性失血常见于内科疾病，内科患者一般对缺氧的耐受力相对较强，与急性失血患者的输血略有不同。

1）慢性贫血患者：血容量正常，一般不输全血。

2）红细胞输注指征：①血红蛋白＜60 g/L 或血细胞比容＜0.1 g 时；②血红蛋白 60～100 g/L 时根据病情决定红细胞的输注。

3）洗涤红细胞输注指征：患者对血浆蛋白过敏、高钾血症、肝肾功能障碍、自身免疫性溶血性贫血、阵发性睡眠性血红蛋白尿、供者血液有冷凝集素时。

4）血小板输注指征：①血小板计数＜5×10^9/L 时立即输注；②血小板计数在（10～50）×10^9/L 时根据病情况决定血小板输注；③血小板功能障碍时，根据出血情况而不一定看血小板计数决定血小板的输注。

5）FFP 输注指征：先天（获得）性凝血因子缺乏、大出血、大输血引起凝血因子缺乏时输注。

6）FP 输注指征：需补充胶体、稳定的凝血因子和血浆蛋白时。

7）冷沉淀输注指征：纤维蛋白原缺乏症、血友病 A 及血管性血友病、尿毒症出血、先天性血小板功能异常出血时输注。

3. 大失血和大输血注意事项

1）大失血时，机体消耗了大量的血小板，丢失了大量的血浆，因此，必须在补充红细胞的同时及时补充血小板和 FFP 才能达到止血和凝血作用。血小板用量根据消耗量而定，FFP 剂量：10～15 ml/kg 体重，可补充 25%～38% 血浆量，一般体内应保证至少有 30% 的血浆量才能达到止血和凝血作用。

2）由于红细胞制品中没有血小板和凝血因子，大量输注红细胞制品易导致体内血小板和凝血因子稀释性减少，因此，在大量输注红细胞制品的同时一定要及时补充血小板和 FFP，剂量为 10～15 ml/kg 体重。

3）由于库存全血中缺乏活的血小板，也缺乏凝血因子Ⅷ、Ⅴ。因此，大量输注库存全血时一定要及时补充血小板和FFP才能达到止血和凝血作用。

4）慢性失血伴低蛋白血症时，应及时补充FP或FFP，维持总蛋白至正常水平，防止低蛋白血症。

4. DIC输血

1）DIC高凝血状态输血：①先用肝素治疗抑制血管内凝血，肝素根据病情酌情使用；②使用肝素抗凝治疗时，同时使用ATⅢ浓缩剂才能缩短DIC病程，提高生存率；③根据患者病情选择性输注红细胞（贫血时）和血小板；④全血、FFP或其他凝血因子制剂的应用应慎重，否则，会加重血管内凝血，必须要用时，要在肝素化的基础上使用，并酌情在输注红细胞、FFP等制品时根据病情每毫升加入肝素5 U，并计入全日肝素治疗总量。

2）DIC低凝血状态输血：①ATⅢ水平或其他监测指标已恢复正常，凝血因子的缺乏可能是导致出血的主要原因，这时是补充各种相应血液成分的最佳时机；②ATⅢ水平或其他监测指标（如血小板、PT、APTT、纤维蛋白原等）仍有异常，提示DIC病理过程尚未控制，此时，血液成分的补充仅限于红细胞、血小板及ATⅢ浓缩剂。

3）肝素抗凝治疗：①DIC处于内凝血状态时应及时使用肝素抗凝治疗。判断DIC处于内凝血状态的方法是：观察ATⅢ水平，因为ATⅢ在DIC过程中最先被消耗，ATⅢ含量低，说明DIC处于内凝血状态；ATⅢ恢复正常，说明DIC病理过程停止。②在应用肝素时应密切关注凝血指标的变化。③应用肝素时应同时使用ATⅢ浓缩剂才能达到抗凝效果。④DIC伴出血时禁止使用肝素。⑤肝素常用剂量，每次0.5~1 mg/kg（1 mg＝125 U），于1小时内静脉滴注，每4~6小时1次。该剂量极易过量，应随时测定APTT，使APTT维持在20~30 mmn（试管法）为宜。新生儿和婴幼儿使用肝素间隔和剂量酌情减少。⑥肝素小剂量治疗方法，50~120 mg/d，持续24小时静脉滴注是目前应用肝素的新观点。⑦肝素超小剂量治疗方法，剂量为小剂量的1/5，或1 000~1 500 U/h连续静脉滴注，持续72小时。也可用3~5 U/kg肝素，皮下注射，每日1~2次。

4）成分输血：DIC输成分血比输新鲜全血疗效好。成分输血是现代输血的进展，目前先进国家80%的血液用于成分输血，如根据患者的情况，输给患者所需要的某种血液成分，其优点是可减轻患者循环负担，避免或减少各种输血反应的发生，减少传播疾病的机会，有的放矢而获得更好的治疗效果，并可节约用血，减少花费。故现都主张成分输血，成分输血已成为评价输血水平的一个指标。所谓成分输血就是把血液中各种成分分离出来，精制成浓度或纯度较高的制品，然后用于缺少一种或数种成分所引起的疾病，一袋全血经分离加工可以成为多种血液制品。

各种血液成分在使用过程中须注意如下事项：

（1）必须用带有过滤装置的输血器输注，每输4~8 U制剂需要更换新的输血器。因同一输血器输注制品5小时以上，部分血液成分在过滤器上黏着沉淀，不仅使输血速度降低，并且起培养基作用繁殖细菌；同时细胞破坏、纤维蛋白析出可诱发DIC。

（2）输注血浆、红细胞、白细胞和血小板前必须核对供血者与受血者的血型是否相符。

（3）注意血液制品的外观。考虑到血液取出后在输注过程中时间过长，温度随环境上升，可能产生变化，所以要观察血液制品是否有溶血、凝血现象。

（4）输注纤维蛋白原、抗血友病球蛋白和凝血酶原复合物时应注意滴速，使液体分别在 60~120 分钟、60 分钟和 30 分钟内滴完。

（5）输注过程中经常观察有无发热、过敏反应的发生。使用纤维蛋白原和凝血酶原复合物者尚须注意有无栓塞等严重不良反应。如表现出不良反应症状时，应及时处理或停止输血。

（二）输血错误观念

1. 失全血就应该输全血

这一观点是错误的。因为库存血中血小板、白细胞在 24 小时内已死亡，凝血因子 V、Ⅷ24 小时已逐渐失活。因此，全血并不全，全血中已没有活的血小板和白细胞，只有死亡的血小板、白细胞的尸核，失全血补全血价值不大，反而增加了非溶血性发热反应、过敏反应、输血传染病［如 CMV、HIV、人类嗜 T 细胞病毒（HTLV）等］、血小板输注无效、成人呼吸窘迫综合征（急性肺微血管栓塞）、输血相关性免疫抑制等的发生概率，增大了输血医疗风险。

2. 输全血可以扩充血容量、升血压

这个观点是错误的。血浆渗透压 99.5% 是由晶体液产生，胶体渗透压只占 0.5%。而全血中的血浆产生的是胶体渗透压，因此，输全血对扩充血容量、升血压价值不大。扩充血容量最有效的方法是输注晶体液（如生理盐水、林格液）。失血量 >30% 血容量时才用胶体液，胶体液有血浆和人工胶体两种。人工胶体有：右旋糖酐、羟乙基淀粉、明胶制剂等。晶体液输注剂量一般为失血量的 3~4 倍，晶体液与胶体液的比例以3:1~4:1 为宜。

3. 输"热血"治疗效果更好

这个观点是错误的。其实，输"热血"（顾名思义带体温的血液，一般指 24 小时内的血液）风险更大，因为输"热血"易患移植物抗宿主病，该病死亡率在 90% 以上，尤其是肿瘤患者输"热血"移植物抗宿主病的发生率为 15%~20%。此外，输"热血"还易患梅毒等传染病。

4. 输全血可以补充血小板和凝血因子

这个观点是错误的。因为库存全血中血小板已无活性，凝血因子也不完整，缺乏凝血因子 V、Ⅷ。

5. "新鲜血"就是"热血"

这个观点是错误的。"新鲜血"不等于"热血"，"新鲜血"一般指 CPD（主要由枸橼酸、枸橼酸盐、葡萄糖组成）、CPDA（主要由枸橼酸盐、磷酸盐、葡萄糖、腺嘌呤组成）、ACDA（主要由枸橼酸钠、枸橼酸、葡萄糖、腺嘌呤组成）保存 10 日内或 ACD（主要由枸橼酸钠、枸橼酸、葡萄糖组成）保存 5 日内的库存血。

6. 输亲友（有血缘关系）的血更安全

这个观点是错误的。实际上输亲友的血最不安全，因为输直系亲属（夫妻除外）

的血患移植物抗宿主病的风险会增加 8 ~ 30 倍。

7. 血液是营养品

这个观点是错误的。有人认为血液是营养品，因而出现了输"安慰血""人情血"现象，实际上输血有传播疾病的危险，因为现代科学技术对处于"窗口期"的病原体还无法检出，因此，应尽量避免不必要的输血。

总之，输血量代表了一个单位的医疗技术水平，成分输血的比例代表了一个单位的输血技术水平。用血如用药，对症治疗，纠正贫血时输红细胞，补充凝血因子时输 FFP，补充血小板时输血小板；补充纤维蛋白、凝血因子、血管性血友病因子时输冷沉淀。医生要敢于用血、善于用血、科学合理用血，不用全血、不用"热血"才是最科学的输血方法。

科学合理用血要转变 5 个观念：①全血比较"全"的错误观点，实际上全血并不全。②急性出血要输全血的错误观点。实际上输全血风险大，易引起非溶血性发热反应和过敏反应等。③输"热血"比输库存血好的错误观点。实际上输"热血"风险更大，易患移植物抗宿主病、梅毒等。④"新鲜血"就是"热血"的错误观点。实际上 ACD 保存 5 日内及 CPD、ACDA、CPDA 保存 10 日内的库存血都是新鲜血。⑤输血对患者好处多，害处少的错误观点。

实际上输血风险很大，能不输血，尽量不输血；能少输血，尽量少输血；必须输血时，尽量不输全血。合理使用成分血才可以把输血医疗风险降到最低限度。

（三）特殊患者的输血治疗

1. 大量输血

大创伤、大出血及大手术常需要大量输血，换血也属于大量输血。它是指在 12 ~ 24 小时快速输入相当于受血者本身全部血容量或更多血液的输血。美国将 24 小时内输入 75 ml/kg 以上的血液定为大量输血，相当于一位为 70 kg 体重的人 24 小时内输入 5 000 ml 的血。大量输血主要指以下情况：①以 24 小时为周期计算，输注血液量达到患者的总血容量；②3 小时内输注血液量达到患者总血容量的 50% 以上；③成年患者 24 小时内输注 40 U 以上的红细胞制剂。由于大量输血的定义并不十分明确，而患者的个体情况差异大，很难用确定的指标进行量化。

1）大量输血时血液制品的选择

（1）全血：以往大量输血一概使用全血，认为全血中含有各种血液成分，可以同时补充血容量、凝血因子和红细胞等成分，其实不然，因为全血中的血小板、白细胞和不稳定的凝血因子已基本丧失活性。现主张采用成分输血，适当输入部分全血。一般可选用 ACD 保存 5 日或 CPD 保存 10 日内的全血，不宜大量输入保存时间过长的血液，如快要过期的血液。

（2）悬浮红细胞：在使用晶体液、胶体液充分扩容抗休克治疗的基础上，紧急输注悬浮红细胞制品 2 ~ 4 U，以快速缓解组织供氧不足的情况，以后视情况决定是否要继续输入红细胞或全血。

（3）浓缩血小板：大量出血使血小板同时丧失，再加上大量输入保存的全血、红细胞和大量输液可发生稀释性血小板减少，当血小板计数低于 $50 \times 10^9/L$ 时应输注浓缩血小板。

（4）FFP：输血量达到受血者自体血容量的2倍时，其凝血因子降至出血前的30%以下。当PT和APTT超过正常对照的1.5倍时，特别是肝功能障碍的患者，应输注一定量的FFP，以补充丧失的血浆蛋白和多种凝血因子，特别是一些不稳定的凝血因子。

（5）冷沉淀：当输血量达到受血者自体血容量的1.5倍，其纤维蛋白原降至1.0 g/L以下时，可使用冷沉淀治疗。

（6）其他血液成分：对于肝功能障碍或维生素K缺乏的患者可使用凝血酶原复合物以减少出血。

2）注意事项

（1）大量输血（指24小时内输血量接近或超过自身血容量）时，无论输注的是全血还是悬浮红细胞，都将会出现血小板和凝血因子不足，需要适量输注血小板及FFP。

（2）在抢救过程中，要检测血压、脉搏、尿量及血细胞比容，有条件者应监测中心静脉压、肺动脉楔压、心排血量等，据此调整输液、输血量及输注速度，避免输液、输血量不足或过多引起肺水肿、心力衰竭等。有心肺疾病者，更要注意输液、输血量及输注速度。

（3）失血量大而单用晶体液及胶体液补充血容量时，要注意血液过度稀释问题。因为血红蛋白低于50 g/L，血细胞比容 <0.15 时，会影响出血部位的愈合，而且易发感染。

（4）抢救过程中要积极止血。

（5）注意大量输血时可能引起的并发症，如枸橼酸盐中毒、血钾改变、酸碱失衡、低温、免疫性溶血等。

2. 急性失血输血

急性失血时血容量减少，脏器血流灌注减少，组织缺氧，导致细胞功能障碍及脏器损伤。当收缩压降至80 mmHg以下时，肾排泄功能显著下降，甚至引起少尿或无尿而发生尿毒症，如不及时纠正，将危及生命；脑细胞严重缺氧可引起细胞水肿甚至坏死；心肌严重缺氧可导致心肌受损产生心力衰竭，对冠状血管供血不足者，将引起严重后果。因此，急性失血要首先补足血容量，保证组织灌流，再考虑补充红细胞以纠正贫血。

对于造血功能正常的患者，失血量小于自体血容量的20%时，经晶体液扩容后，如果血压稳定，血细胞比容大于或等于0.30，则不必输血。如果失血量过大，红细胞的丢失增多，血液携氧能力下降，难以保证组织氧的供应，就需要输血。输血时可根据实际情况选用下列血液制品：

1）全血：由于全血在4℃保存过程中血小板无活性，不稳定的凝血因子也逐渐丧失功能，因此全血的输注不能完全替代丢失的全血。全血仅适用于急性大量失血可能出现低血容量性休克患者，或存在持续性、活动性出血，估计失血量超过自体血容量30%的患者。全血的输注应在输晶体液和胶体液后进行。

2）悬浮红细胞：急性失血患者的血容量补足后，为了提高血液携氧能力，应输注一定量的悬浮红细胞。一般输注1 U的红细胞，可使成年人的血红蛋白提高5 g/L。

3）根据临床情况和实验室检查结果，适量补充冷沉淀、FFP、血小板等制品。

总之，决定急性失血患者是否需要输血或如何进行输血，应根据患者失血前的身体情况、失血的原因、失血速度及失血量等临床情况综合分析。如果患者急性失血前本身就存在造血功能异常、贫血、心功能不全、心肌缺血或其他重要器官疾病等情况，应积极补充红细胞以保证组织供氧。婴幼儿、老年患者的代偿功能较差，应更积极地做好输血准备，但要严密观察，以免发生不良反应。

3. 急性溶血输血

急性溶血时产生大量红细胞碎片及血红蛋白，血红蛋白除与血浆中结合珠蛋白结合外，大量的游离血红蛋白经肾脏排出，严重溶血时可引起重要脏器功能障碍，如心力衰竭、肾衰竭、休克、胆红素脑病等。急性溶血的输血需特别慎重，否则，会加重溶血。

1）输血原则

（1）及时阻断溶血的原因和诱因，注意电解质平衡。

（2）严重贫血，特别是引起心、肾、脑功能障碍时，应及时输血。

（3）必须输血时，选择少白细胞红细胞或洗涤红细胞输注，输血量无须过大，1次输血 2 U 即可，并严格配血。

2）抢救措施

（1）终止溶血：输血所致者应立即终止输血，与抗原抗体反应有关者多采用肾上腺皮质激素或免疫抑制剂治疗。近年来自身抗体介导的顽固性免疫性溶血性贫血多采用血浆置换术。

（2）防治休克及急性肾衰竭：有休克表现者，可适量输注中分子右旋糖酐。给予适量 5% 碳酸氢钠滴注以碱化尿液。出现肾衰竭时，尚需补充晶体液并给予利尿剂，保证有足够尿量，同时注意监测并治疗高钾血症、酸中毒。

（3）纠正贫血：由于不少溶血性疾病输血不当时反而加重溶血，故对溶血性疾病尽可能不输血。但急性溶血引起严重贫血时，仍应紧急输血以挽救生命。

输血量无须过大，目前强调输少白细胞红细胞或洗涤红细胞，一般输红细胞 2 U 即可。如能积极治疗原发病、及时终止溶血以及防止休克和急性肾衰竭，往往 1 次输血即可缓解。约有 10% 的病例溶血继续存在，输血后未见明显改善者，可考虑第 2 次输血。目前提倡输注年轻红细胞，效果更佳。

3）急性溶血的输血注意事项

（1）溶血性疾病的急性溶血多数有抗原抗体反应及补体参与。由于患者体内有可能存在自身抗体或同种抗体，所以要严格配血。

（2）要结合原发病慎重选择适合的血液制品。

（3）严格掌握输血适应证：可输可不输者不输，即使要输血，也以少量为宜，开始输注应慢，观察 10～15 分钟无不良反应后再加快速度。

4. 慢性贫血输血

慢性贫血是由许多不同原因或疾病引起的一组临床综合征。由于起病慢，机体常能逐步适应，一般症状为头晕，活动后心悸，有时有耳鸣、无力、食欲减退等。皮肤黏膜苍白是常见的客观体征。贫血是一种症状，而不是独立的疾病。积极寻找贫血的原因进行对因治疗比输血更为重要。

1）慢性贫血的原因较为复杂，归纳起来有以下三点：

（1）红细胞生成减少：①当造血干细胞受损或受到抑制而发生增殖分化障碍或骨髓红系祖细胞受到恶性血液病或骨髓转移癌的侵袭时可导致红细胞生成减少。②由维生素 B_{12}、叶酸缺乏引起的代谢异常及由嘌呤、嘧啶合成异常所致的幼红细胞增殖异常，可发生巨幼细胞贫血；缺铁或铁代谢异常可导致血红素合成障碍而引起缺铁性贫血。

（2）红细胞破坏过多：红细胞膜异常、酶异常、血红蛋白异常以及红细胞周围环境异常（如抗红细胞抗体和血管异常等）可导致红细胞破坏过多，超过骨髓代偿增生所能补偿的能力时发生的贫血。

（3）慢性失血：由于慢性失血长期丢失血红蛋白，以致造血物质缺乏，特别是铁的丢失，如消化道溃疡慢性失血、痔疮出血、月经过多等。

2）慢性贫血的特点有以下几点：

（1）慢性贫血患者通常无须紧急输血。慢性贫血患者有较充足的时间进行病因诊断，很多时候原发病的治疗比单纯纠正贫血更为重要。慢性贫血患者通常伴有与病因相关的临床表现，如缺铁时可能因上皮细胞含铁酶的障碍而出现的反甲、舌炎、食管炎症状；慢性溶血患者常伴有黄疸、肝脾肿大；维生素 B_{12} 缺乏常伴有神经症状；造血干细胞增殖能力低下者常由于白细胞及血小板的减少而引起感染及出血症状。只有针对不同病因进行合理有效的治疗才能有较好的效果。

（2）慢性贫血患者的贫血往往缓慢发生。大多患者通过代偿能够耐受和适应血红蛋白的降低，因此血红蛋白浓度和血细胞比容的高低不是决定输血的最好指标。是否需要输血，主要依据患者的临床表现和对贫血的耐受程度，并考虑所患疾病的自然病程与存活期之间的利弊（输血的直接效益和远期危险），无明显贫血症状者可暂不输血。

（3）慢性失血不存在血容量不足的问题。有输血指征只需输添加剂红细胞，无须输全血。以免引起循环超负荷，特别是婴幼儿和老年患者输注全血更易发生循环超负荷。

（4）某些慢性贫血尚无特殊治疗方法。需定期输血维持生命活动者，常会引起体内含铁血黄素的沉着，导致血色病。

3）慢性贫血的输血指征：目前临床上慢性贫血患者的输血指征往往偏宽，这不但造成血液资源的浪费，还给患者带来输血不良反应和输血传播疾病的风险，因此应严格掌握慢性贫血患者的输血指征。一般认为，血红蛋白小于 60 g/L 并伴有明显贫血症状者，或贫血严重，又因其他疾病需要手术或待产孕妇，需要输血。另外，某些暂无特殊治疗方法的遗传性血液病者，在其生长发育期，应给予输血，将其血红蛋白提高到不影响正常生长发育的水平。

慢性贫血患者不存在血容量不足的问题，故输血时只需输注红细胞即可，而不需要输注全血。

4）慢性贫血的输血方法和注意事项如下：

（1）制订输血方案：如果判定患者需要长期输血时，前几个月的时间应用来进行临床试验。应仔细和经常评估患者的氧需要是否已经达到。并估计出维持此水平所需的最低输血量。

（2）输血量的间隔时间：一般来说，慢性骨髓造血功能障碍的患者，每 2 周输红细胞 2 U。造血物质缺乏的患者需要输血时，往往输 1 次红细胞即可。

（3）输血效果判断：输血后测定血红蛋白或血细胞比容可很快评估出输血的效果。如果效果不佳，应仔细检查，查明原因，如是否存在症状尚不明显的隐性同种免疫性溶血，是否存在胃肠道或其他部位的隐性出血，是否有脾功能亢进，是否同时伴发溶血。

（4）病因不同，输血时应注意其不同要求。纯粹以血红蛋白水平来确定输血不一定完全正确，应根据病因、临床症状和是否合并其他疾病来决定。

（5）长期输血者，不宜用维生素 C。维生素 C 虽可增加尿铁的排泄，但也可增加胃肠道对铁的吸收。如血浆铁明显增高，应加用去铁胺，防止含铁血黄素沉着和血色病的发生。

（6）注意治疗原发病。

（7）心肺功能不全者或老年人，需注意输血速度，一般以 1 ml/（kg·h）为宜，并在输血过程中严密观察，及早发现心力衰竭的征兆。输血时如已有心功能不全征象，可同时加用利尿剂。

六、成分输血

临床输血治疗的目标是为患者提供安全、有效的血液或血液成分，其目的是治病救人。鉴于输血可能发生多种不良反应和传播多种疾病，因此在临床输血前应认真进行评估，权衡输血的利弊，能不输血的尽量不要输血。如果患者确需进行输血治疗，应选用合适的血液成分进行输注，即进行成分输血。

成分输血是用物理的或化学的方法把全血分离制备成各种较浓和较纯的制品以供临床输用。血液成分包括血细胞成分和血浆成分等。血细胞成分有红细胞、白细胞、血小板；血浆成分有白蛋白、免疫球蛋白以及其他凝血因子。本章主要叙述用物理方法根据血细胞在血液中比重不同制备的各种血液成分，包括红细胞、白细胞、血小板、血浆和冷沉淀等类制品。随着科学的发展和技术的进步，血液成分制备方法目前可分为两种，一种为手工制备；另一种是用血细胞分离机从单一献血者采集高度浓缩的某种成分，而将其他成分回输给献血者。

（一）红细胞制品

1. 红细胞制品输注的剂量

1）根据病情而定，成人一般输注约 7 ml/kg 全血制备的红细胞可提升 10 g/L 血红蛋白和血细胞比容 0.03，一个体重为 60 kg 的成人输注 2 U 悬浮红细胞可提升 10 g/L 血红蛋白和血细胞比容 0.03。

2）儿童一般输注 6 ml/kg 全血制备的红细胞可提升 10 g/L 血红蛋白和血细胞比容 0.03。

3）外科手术患者血红蛋白达到 100 g/L 以上即可；一般病情稳定的慢性贫血患者，每 2 周输注 400 ml 全血或由其制备的红细胞，使血红蛋白达到 60 g/L 或 80 g/L 以上即可。

2. 红细胞输注的输注速度

1）一般成人为 200 ml/h 或 1～3 ml/（kg·h）。

2）心血管疾病患者及儿童患者速度应慢，以 1 ml/（kg·h）为宜。

3）急性失血患者输注速度宜快，但开始输血速度宜慢，观察体温、脉搏、呼吸和血压，15 分钟后，如一切正常可适当加快输注速度。

（二）血小板制品

近年来越来越强烈的化疗、放疗方案在肿瘤治疗上的应用，一定程度上也促使骨髓受到严重抑制，血小板生成减少，易发生出血倾向，该类患者依赖于长期的血小板输注，一些外科手术如心脑体外循环的应用以及免疫等因素，促使临床输注血小板量逐年增多。

血小板来源于骨髓巨核细胞。巨核细胞是由多能造血干细胞经巨核祖细胞分化而来。根据成熟程度，巨核细胞可分为原始巨核细胞、幼稚巨核细胞、产血小板巨核细胞、无血小板形成巨核细胞及裸核巨核细胞。每个成熟巨核细胞可形成 6 个细胞质突起，每个突起中含 1 000 个左右的血小板，整个成熟过程需要 7 日。血小板脱落后进入血液循环，约 1/3 储存在脾脏内，脾脏与血液循环中的血小板可自由交换。血小板生成受血小板生成素及其他因素调节。

正常人血小板存活期用 ^{51}Cr 标记测定为 8～11 日，用 ^{111}In 标记测定血小板半存活期为 3.7～4.0 日。血小板主要破坏场所在肝、脾，破坏的原因是衰老和消耗。每日被破坏的血小板中有 10%～20% 可能为消耗所致。

血小板在止血和凝血过程中具有重要作用，其主要功能是黏附、聚集和释放反应。其次，血小板也参与凝血机制、血块回缩和血管收缩。

1. 输注剂量

取决于患者输血前血小板计数和预期要达到的血小板计数以及临床情况。

2. 输注方法

1）除冰冻血小板需要冰冻保存外，其他各种血小板制品均要求在（22±2）℃连续水平振荡条件下保存。不能长时间静置，更不能放在 4℃ 血库冰箱中保存。

2）从血库或输血科取来的浓缩血小板应立即输用，输血前应轻摇血袋混匀，严格检查血小板制品中有无凝块及细菌生长等异常情况。

3）血小板输注时不能用小孔径滤器（如 40 μm 滤器），这会阻滞部分血小板而影响输注效果。

4）输注血小板速度宜快，以患者可以耐受的最快速度输入。

5）要求 ABO 同型输注。

3. 注意事项

一般浓缩血小板内红细胞含量 <5 ml 时不会引起溶血反应，但应 ABO 同型相输。红细胞含量 >5 ml 时应做 ABO 交叉配血试验，有条件时还应做血小板血型配合试验。

4. 特殊血小板制品的临床应用

目前临床应用的特殊血小板制品有少白细胞血小板、辐照血小板和洗涤血小板等。少白细胞血小板制品是采用新型的血液成分单采机或将采集的血小板经白细胞过滤器滤除白细胞制备而成，其主要目的是预防非溶血性发热反应、人类白细胞抗原（HLA）同种免疫和嗜白细胞病毒（如 CMV、HTLV）的感染。辐照血小板和洗涤血小板是在单采血小板的基础上分别进行辐照、洗涤等处理制备而成，辐照血小板主要是为了预防 TA－移植物抗宿主病，洗涤血小板主要用于对血浆蛋白过敏的患者。

（三）白细胞制品

白细胞可分为粒细胞、淋巴细胞和单核细胞，粒细胞又分为中性粒细胞、嗜酸性粒细胞和嗜碱性粒细胞。中性粒细胞是白细胞中数量最多且最重要的细胞，它起源于骨髓多能干细胞。多能干细胞经增殖分化为原始粒细胞，然后继续分化为早幼粒细胞、中幼粒细胞和晚幼粒细胞，晚幼粒细胞逐渐成熟为杆状核及分叶核粒细胞。从中幼粒细胞阶段，胞质内逐渐形成特异性颗粒，根据特异性颗粒可将粒细胞分为中性粒细胞、嗜酸性粒细胞和嗜碱性粒细胞。

粒细胞成熟后，大多数仍留在骨髓内，少数释放至血液循环中，只有在急需情况下才大量进入血液循环，骨髓中粒细胞为循环血液中的 10～15 倍。血中中性粒细胞约一半在血液中自由循环，称循环粒细胞池，另一半松散地黏附于毛细血管内皮上，称边缘粒细胞池，两者可以自由交换，构成动态平衡。

中性粒细胞在血液循环中时间一般极短，半存活期为 5～7 小时，然后离开血液循环进入组织或炎症部位、渗出液及体液，这些中性粒细胞不能重返血管内，主要在单核巨噬细胞系统破坏。

中性粒细胞在人体的主要功能是通过吞噬和杀灭侵入的细菌等病原体，来执行对机体的防卫功能。

1. 浓缩白细胞输注的适应证

浓缩白细胞输注的不良反应和并发症多，其适应证要从严掌握。一般认为，应用时要同时具备以下 3 个条件，且充分权衡利弊后才考虑输注：①中性粒细胞绝对值低于 $0.5 \times 10^9 / L$；②有明确的细菌感染；③强有力的抗生素治疗 48 小时无效。另外，如果患者有粒细胞输注的适应证，但预计骨髓功能将在几日内恢复，则不需要输注粒细胞。

对于化疗、放疗、药物或毒物等因素引起骨髓抑制的粒细胞减少或缺乏患者，应在积极预防和控制感染的基础上，使用有助于恢复骨髓造血功能的细胞因子、生物或化学药物。多数患者能在短期内恢复正常的造血功能，粒细胞计数回升。应避免盲目冒险地进行粒细胞输注。

2. 剂量

由于粒细胞在人体内的寿命较短，一般要求每次输入的粒细胞量应大于 1.0×10^{10}。

3. 用法

一般要求每日输注 1 次，连续 4～6 日，直到感染得到控制，骨髓造血功能恢复为止。输注时，使用 Y 形标准输血器缓静脉滴注，1～2 小时输注完毕。

4. 注意事项

1）本制品输注前必须做血型和交叉配血试验。

2）制备后应尽快输注，以免减低其功能。

3）如果成年患者有明确指征需要输注粒细胞时，也应尽可能选择单个供者的单采粒细胞制品，不主张使用从全血中手工分离的浓缩白细胞制品。但对于有明确输注指征的婴幼儿患者，需要粒细胞的治疗剂量小，可考虑使用手工法制备的浓缩白细胞制品。

5. 不良反应

1）非溶血性输血发热反应、寒战、皮疹等，减慢输注速度到 2 ml/min，可减轻反应，严重反应时必须停止输注。

2）病毒感染，特别是 CMV 感染和 HTLV 感染。

3）肺部并发症，呼吸困难，甚至出现肺水肿，其发生率为 19% ~ 57%。

4）移植物抗宿主病，尤其在免疫缺陷、联合化疗或骨髓移植时。

5）同种免疫，由于粒细胞有较强的抗原性，输后可产生同种免疫。

（四）血浆制品

血浆是血液的非细胞成分，占全血容积的 55% ~ 60%，含有数百种组分，其中包括水分、蛋白质、非蛋白含氮化合物、糖类、脂类和无机物等，仅蛋白质类就有 100 多种。根据血浆蛋白的功能不同可分为七类：白蛋白、免疫球蛋白、补体、凝血因子及纤溶蛋白、蛋白酶抑制物、转运蛋白和尚未确定功能的蛋白。

1. 适应证

1）单纯凝血因子缺乏的补充，如血友病 A 缺乏凝血因子Ⅷ，血友病 B 缺乏凝血因子Ⅸ，当患者病情较轻时可输 FFP；当病情较重，用量较大时，最好输凝血因子Ⅷ或凝血因子Ⅸ制剂，可防止循环超负荷的危险，也可输用冷沉淀。

2）肝病患者凝血功能障碍。肝病患者因凝血因子合成减少，可导致活动性出血，尤其是急性肝衰竭患者发生出血，需要补充所有凝血因子，这时应用 FFP 最合适。

3）因大量输血后出血者，大量输血后可引起稀释性血小板减少而产生出血，凝血因子明显低下，这时应首选输注浓缩血小板，其次选用 FFP 更为合理。

4）口服抗凝剂过量引起出血者，华法林和双香豆素这些双香豆类抗凝剂使用过量，可致凝血因子Ⅱ、Ⅶ、Ⅸ、Ⅹ减少，使肝脏合成维生素 K 严重不足而引发出血。此时应立即静脉注射维生素 K 治疗，6 ~ 12 小时无效，改为 FFP 治疗。

5）DIC 是很多疾病的一种并发症，引发大量出血，最有效的止血方法是输全血或 FFP。

6）ATⅢ缺乏。先天性或获得性 ATⅢ缺乏，均可发生出血。

7）免疫缺陷综合征，无论是原发性还是继发性免疫缺陷患者，应首选免疫球蛋白制剂治疗，也可使用 FFP 治疗。

8）大面积烧伤者，蛋白漏出较多，引起血液浓缩症，宜选用血浆或白蛋白制剂。

9）治疗性血浆置换术，可选用 FFP、白蛋白、晶体液作为置换液。

2. 输注血浆的禁忌证

1）血浆过敏：对于曾经输血发生血浆蛋白过敏的患者，应避免输注血浆，除非在查明过敏原因后有针对性地选择合适的血浆输注。

2）扩容：血浆用于扩容的效果较差，临床上有许多更加安全有效的扩容制品，如羟甲淀粉、白蛋白等，因此不主张使用血浆进行扩容。

3）补充白蛋白：对于肝硬化腹水、肾病综合征、营养不良及恶性肿瘤恶病质等患者，血浆中的白蛋白浓度低，不仅不能有效提高患者血浆白蛋白浓度，或达到减少腹水的作用，而且可能增加水钠潴留和发生输血不良反应的风险。

4）增强免疫力：尽管血浆中含有一定量的免疫球蛋白，但并不可能通过输注血浆达到提高患者非特异性免疫力的作用，反而可能增加存在免疫缺陷病的患者被感染风险。对于需要输注外源性免疫球蛋白患者，应选用免疫球蛋白制品。

5）严重心肾功能不全患者：血浆有一定扩容作用，严重心功能不全或血容量低的婴幼儿患者，输注血浆后可能加重循环负荷引起心力衰竭，如果需要补充凝血因子时宜首选浓缩制品。血浆中含有一定量的蛋白，严重肾功能不全患者需要严格控制蛋白摄入量，盲目输注可能加重病情。

3. 剂量和方法

1）用于补充凝血因子：剂量为 10～20 ml/kg，可提高凝血因子 25%～50%，大手术或大出血患者可提高剂量至 60 ml/kg。

2）用于维持血浆胶体渗透压、扩充血容量：一般在血容量损失 50%～80% 时输注，使血浆总蛋白为 52 g/L，血浆白蛋白为 30 g/L。

3）输注方法：静脉输注。

4）输注速度：以 5～10 ml/min 为宜。

5）输注原则：一般同型相输（同型指 ABO、Rh 都要同型），不需交叉配血。

4. 不良反应

1）存在同种异体抗原和抗体问题：由于个体的基因型不同，血细胞和血浆蛋白的抗原不同，机体输入血浆后，机体会产生相应的抗体。

2）引起过敏反应：最常见是荨麻疹和非溶血性发热反应。

3）引起心力衰竭和低钙血症：输注 FFP 剂量过大或速度过快时，可使心脏负荷过重而导致心力衰竭。由于 FFP 中含有枸橼酸盐抗凝剂，枸橼酸盐与人体血浆中的钙离子发生反应，生成枸橼酸钙而消耗了血中的钙，导致低钙血症。

4）有传播疾病的危险。

5. 注意事项

1）冰冻血浆应在 35～37℃ 恒温水箱内快速融化，边融化边摇动血袋，不能在室温下自然融化，以免大量纤维蛋白析出。

2）冰冻血浆融化后须立即输注，不可再冰冻，10℃ 放置不超过 2 小时，4℃ 保存不得超过 24 小时。

3）输入量过大、速度过快会使心脏负荷加重而致心力衰竭，心、肾功能不全者更应注意输注剂量和速度。

4）融化后的血浆为黄色、半透明，并有少量悬浮的血小板和白细胞，如果发现血浆有颜色异常、气泡、凝块时不得输注。

5）缺 IgA 的患者应选择无 IgA 的供血者血浆输注。

（五）冷沉淀

冷沉淀主要成分：凝血因子Ⅷ（比 FFP 浓缩 10 倍）、凝血因子ⅩⅢ、纤维蛋白原、纤维结合蛋白、血管性血友病因子（vWF）及凝血因子Ⅸ、Ⅺ、Ⅱ、Ⅴ、Ⅹ 等。

1. 制备

将 FFP 于 30℃ 以下水浴中振荡融化或 2～4℃ 经 18～24 小时缓慢融化，于 4℃ 以下（最好 0℃，即冰块未完全融化时）离心所得的 20 ml 左右白色絮状物即为冷沉淀。

2. 保存温度

－20℃ 以下保存（－30℃ 以下更好）。

3. 有效期

从采血之日起 1 年。

4. 融化后外观

①容器无破损；②标志清楚、标签无破损；③30～37℃ 融化的冷沉淀为淡黄色澄清液体、无纤维蛋白析出、无黄疸、无气泡、无重度乳糜，保留至少 10 cm 长度注满冷沉淀的转移管。

5. 适应证

1）主要用于儿童及成人血友病 A 患者。

2）血管性假血友病。

3）先天性或获得性纤维蛋白缺乏症。

4）手术后伤口渗血。

5）也可用于改善尿毒症患者的血小板功能。

6）严重创伤、大面积烧伤、严重感染、白血病以及肝功能衰竭引起的血浆纤维结合蛋白低下者。

7）DIC 等患者的治疗。

8）凡纤维蛋白原低于 0.8 g/L 时，可输注冷沉淀替代治疗。

6. 剂量及用法

1）应用冷沉淀治疗血管性假血友病时，一般以每 10 kg 体重 2 U 计算，每日 1 次，连续输注 3～4 日。如手术患者发生迟发性出血时，应连续输注 7～10 日。血小板型血管性血友病输注冷沉淀无效，可输注浓缩血小板。

2）血友病 A 患者应用剂量按每袋 2 U 冷沉淀中含凝血因子Ⅷ100 U 计算。一般轻度出血每千克体重可输 10～15 U；中重度出血时，每千克体重可输注 50 U。维持用药的天数视病情而定，短则 3 日，长则可达 14 日，剂量可减半。

3）凝血因子Ⅷ缺乏症患者伴有出血时，以每 10 kg 体重输 2 U，2～3 周输 1 次，即可达到止血目的。

4）纤维蛋白缺乏症患者，成人每次输注 16 U 冷沉淀，使血中纤维蛋白原水平维持在 0.5～1.0 g/L 为宜。

冷沉淀 －30℃ 可保存 1 年，输注时，在 37℃ 环境中以最短的时间融化，一般不超过 10 分钟，以患者能耐受的最快速度输注。输注量多时，也可数袋汇总，并用生理盐水稍加稀释，经输血器输入体内。

7. 注意事项

1）冷沉淀融化时的温度不宜超过 37℃，以免引起凝血因子Ⅷ活性丧失。若冷沉淀经 37℃ 加温后仍不完全融化，提示纤维蛋白原已转变为纤维蛋白则不能使用。

2）由于冷沉淀在室温下放置过久可使凝血因子Ⅷ活性丧失，故融化后必须尽快输用，因故未能及时输用，不应再冻存。

3）因冷沉淀中不含凝血因子Ⅴ，一般不单独用于治疗DIC。

（六）白蛋白制品

白蛋白是从乙型肝炎疫苗全程免疫后的健康人血浆中用低温乙醇法或依沙吖啶法制备的。白蛋白的pH值多为中性，它的钠离子含量与血浆相同或略高些，但钾离子含量较低，不含防腐剂。白蛋白经60℃、10小时加热处理以灭活可能存在的病毒，热处理过程中加入辛酸钠或乙酰色氨酸钠作为稳定剂。白蛋白溶液相当稳定，于2~6℃保存，有效期为5年。输注白蛋白的主要作用是维持胶体渗透压。

1. 白蛋白制品输注的适应证

1）低蛋白血症：正常人血浆中的白蛋白浓度为35~55 g/L，当患者存在白蛋白合成减少、丢失或消耗增多等病理情况时，可导致低蛋白血症。低蛋白血症患者，由于血浆胶体渗透压下降，可出现四肢水肿、腹水、胸腔积液等表现。通过输注白蛋白制品，补充外源性白蛋白，提高血浆的白蛋白浓度和胶体渗透压，可以减轻水肿和减少腹水、胸腔积液。

2）扩容：白蛋白制品是常用的扩容剂之一。白蛋白主要调节组织与循环血液之间水分的动态平衡，对维持血浆胶体渗透压起主导作用。低血容量性休克患者，在输注大量晶体盐扩容和保证组织再灌注的基础上，通常需要输注一定量的白蛋白制品，以维持血浆胶体渗透压和血容量。在血液循环中，1 g白蛋白可以保留18 ml水。由此推算，100 ml 25%的白蛋白溶液保留循环水分的能力相当于500 ml血浆或1 000 ml全血。

3）大面积烧伤：大面积烧伤的患者，在丢失大量体液的同时也消耗或丢失一定量的白蛋白，在充分补充晶体溶液后可考虑输注适量的白蛋白制品，起到维持血容量、补充丢失的白蛋白或改善血流动力学状态的作用。

4）血浆置换：血浆置换在去除含病理成分的血浆同时也去除了血浆中的白蛋白成分，常需要使用一定量的白蛋白作为置换液，特别是对血浆置换量大或伴有严重肝、肾疾病的患者。

5）体外循环：用晶体和白蛋白作为泵的底液，可以减少术后肾衰竭的危险。

6）新生儿溶血病：白蛋白能结合游离胆红素，阻止游离胆红素通过血—脑脊液屏障，预防胆红素脑病。白蛋白制品适用于新生儿溶血病患者，但使用时应注意到白蛋白的扩容作用。

7）脑水肿：白蛋白输注是辅助治疗手段之一。有学者认为，通过补充外源性白蛋白，提高血液白蛋白浓度和胶体渗透压，可以减轻脑水肿。

2. 禁忌证

对输注白蛋白制品有过敏或降压反应者及心脏病、血浆白蛋白水平正常或偏高等患者应慎用。

3. 剂量与用法

1）剂量：一般因严重烧伤或失血导致的休克，可以使用白蛋白5~20 g，每隔4~6小时重复使用1次。慢性肝、肾疾病导致的低蛋白血症，可以每日注射5~10 g，直至水肿消失，血清白蛋白浓度恢复正常。

2）用法：不同厂家生产的白蛋白制品使用方法上有一定差异，使用前应仔细阅读产品说明书。一般白蛋白制品都配备有专用的稀释液。也可自行根据所需的浓度加入适量生理盐水进行配制。白蛋白的输注，一般不需要使用输血器。输注的速度应根据病情需要进行调节，需要紧急快速扩容时输注速度应较快。一般情况下，患者血容量正常或轻度减少时，5% 的白蛋白输注速度为 2 ~ 4 ml/min，25% 的白蛋白输注速度为 1 ml/min，儿童及老年人患者酌情减慢。

4. 不良反应

1）热原反应：少见，临床多表现为寒战、发热，可进行对症处理；其主要原因是白蛋白生产过程中热原处理不彻底。如果输注同一批号白蛋白有多个患者有热原反应，应通知厂家进行调查。

2）过敏反应：少见，临床多表现为皮肤瘙痒、荨麻疹，其主要原因是患者对白蛋白制品中残余的其他蛋白过敏。

3）低血压：罕见，多为一过性表现，其主要原因是白蛋白中存在激肽释放酶原激活物，激活激肽系统产生缓激肽所致。

5. 注意事项

1）不主张白蛋白用于补充营养：在一定条件下，临床上也使用白蛋白作为静脉营养剂。但是，白蛋白半衰期长（约 20 日），所含氨基酸释放缓慢，且色氨酸含量低，完全禁食的患者，输入的白蛋白也只有 45% 进入蛋白代谢库。因此，不主张常规用于静脉内补充蛋白质。

2）不主张单纯用于纠正低蛋白血症：对于肝硬化代偿期、肾病综合征等患者，不应单纯采用输注白蛋白的方法来纠正低蛋白血症。肝硬化代偿期患者无严重腹水及影响其他脏器功能时，并不需要输注白蛋白。盲目地输注白蛋白，可能抑制机体自身白蛋白的合成。肾病综合征患者，输入的白蛋白迅速从肾丢失，没有明确输注指征时也不应盲目使用。

3）不能盲目使用白蛋白扩容：急性失血引起血容量不足时，机体启动自体输液机制代偿补充血容量，将组织液动员到循环血液中，血流动力学随之发生改变，为保证重要器官血液灌注，部分组织灌注不足。如果在没有晶体盐溶液充分扩容、恢复组织灌注和纠正组织细胞脱水的情况下，先输注白蛋白、羧甲基淀粉或血浆提高血浆胶体渗透压，则可以加重部分组织灌注不足和组织细胞脱水，甚至导致组织器官功能衰竭。

4）不能过量输注白蛋白：外源性白蛋白输入过量，使得血浆白蛋白浓度 >55 g/L，循环血液处于高渗状态，可导致组织细胞脱水、血容量过度增加和循环负荷过重，严重时可导致心功能衰竭。应根据病情计算患者需要的剂量和输注速度，以便减少不良反应。

（七）免疫球蛋白制品

免疫球蛋白是人体接受抗原（细菌、病毒或异种蛋白质等）刺激后，由血浆细胞产生的一类具有免疫保护作用的蛋白质。它能特异地与刺激其产生的抗原结合形成抗原抗体复合物，从而阻断抗原对人体的有害作用。

免疫球蛋白分为 IgG、IgA、IgM、IgD 和 IgE 5 种。它们在血清中的含量（IgG 70%～80%、IgA 15%～20%、IgM 7%、IgD 和 IgE 极微）、分子量、沉降系数和半衰期等性质都各不相同。IgG、IgA、IgM、IgD 和 IgE 半衰期分别为 25 日、6 日、5 日、2.8 日和 1.5 日。

在血清中能发现所有类型的免疫球蛋白。血清中对于每一种免疫球蛋白的平均浓度都依年龄而发生改变，性别仅有微小变化。在出生时体内所有类型的免疫球蛋白都存在并有其功能。

目前临床上主要应用的 IgG 是由浆细胞产生的，合成速度取决于抗原的刺激，其合成率为 33 mg/(kg·d)。IgG 45% 分布于血管内，55% 分布在其他体液内。

1. 免疫球蛋白制品的种类

1）正常人免疫球蛋白：正常人免疫球蛋白即肌内注射免疫球蛋白（IMIG）。如标签上无特殊注明者均属此种。它是从上千人份混合血浆中提纯制得的，含有多种抗体，而特异性抗体含量则因批号不同而异。国内一般应用 10% 免疫球蛋白。这种制品主要含 IgG，具有抗病毒、抗细菌和抗毒素的抗体，而 IgA 和 IgM 的含量甚微。由于正常人免疫球蛋白抗补体活性高只能供肌内注射，禁止静脉注射。

2）静脉注射免疫球蛋白（IVIG）：是采用胃酶消化、化学修饰、离子交换层析等进一步处理制备的适宜静脉输注的免疫球蛋白，多为冻干粉剂，可配置成 5% 或 10% 的溶液使用，适宜静脉注射。静脉注射 IgG 能使循环中的抗体水平迅速升高，同时也使运用大剂量 IgG 治疗某些疾病成为可能。临床上允许的 IVIG 的抗补体活性标准应 ≤50% CH50/mg IgG。

IVIG 的主要作用是补充免疫抗体和进行免疫调节。此外对预防和治疗病毒和细菌感染疾病也有好的效果。

3）特异性免疫球蛋白：特异性免疫球蛋白与普通免疫球蛋白的区别是原料血浆来自已知血中有特定的抗体并且滴度较高的供者（免疫血浆），而后者是来源于大量的普通正常人血浆。特异性免疫球蛋白具有一般免疫球蛋白所有的生物学活性。由于其是预先用相应的抗原免疫供血者，然后从含有高效价的特异性抗体的血浆中制备而得，故比普通免疫球蛋白所含特异性抗体高，对某些疾病的治疗优于普通免疫球蛋白。

2. 适应证

1）原发性免疫缺陷性疾病：如抗体缺陷综合征、高 IgM 综合征、成人免疫缺陷综合征、低球蛋白血症、联合免疫缺陷综合征、侏儒症免疫缺陷和 X 连锁淋巴组织增生性疾病等患者，若每年有 3 次以上呼吸道、消化道或泌尿道感染，可考虑使用免疫球蛋白制品，以帮助提高机体免疫力。

2）获得性免疫缺陷：如骨髓移植、肾移植、肝移植后及新生儿感染、严重烧伤、白血病、多发性骨髓瘤、病毒感染等患者，可考虑使用免疫球蛋白制品，以提高机体免疫力和抗感染能力。

3）自身免疫性疾病：如特发性血小板减少性紫癜（ITP）、系统性红斑狼疮、自身免疫性溶血性贫血、血小板输注无效、重症肌无力等，可大剂量注射 IVIG 进行辅助治疗，进行免疫封闭。

4）特异性被动免疫：各种特异性免疫球蛋白制品，如抗 RhD、抗乙型肝炎、抗狂犬病、抗破伤风等特异性免疫球蛋白，可应用于各种特殊情况下的被动免疫治疗。

5）其他疾病：IVIG 也可用于川崎病、干性角膜结膜炎综合征、小儿难治性癫痫和原因不明的习惯性流产等辅助治疗。

3. 剂量与用法

1）肌内注射免疫球蛋白：仅可用于肌内注射，禁止用于静脉注射。肌内注射后吸收缓慢，在组织酶的降解作用下活性逐渐降低。临床上可根据预防和治疗的需要，给予 1 次肌内注射 0.3 ~ 0.6 g，必要时加倍。

2）静脉注射免疫球蛋白：可配成 5% 或 10% 的溶液使用。剂量：100 mg/kg，每 3 ~ 4 周静脉注射 1 次，一般提高患者 IgG 水平为 2 ~ 4 g/L 即可。静脉注射开始时要低速，前 30 分钟为 0.01 ~ 0.02 ml/min，如无不良反应，可将输注速度提高到 0.02 ~ 0.04 ml/min。

3）特异性免疫球蛋白：国内常用的有抗乙型肝炎、抗破伤风、抗 RhD 免疫球蛋白，其使用剂量可参考有关产品的说明书。

注意事项：IVIG 应单独输注，不可与其他溶液混合。输注中应仔细监视患者，特别是免疫缺陷患者的血压、脉搏、体温和呼吸等变化。IVIG 引起的反应往往发生在较快输注时，大多数是温和的，减慢速度反应可消失。

4. 不良反应与预防措施

肌内注射免疫球蛋白最常见的反应是注射部位的疼痛和硬结，也可有荨麻疹、皮肤发红、头痛和发热等。严重的全身性反应是少见的，其发生率只占肌内注射免疫球蛋白的 1/1 000。IVIG 输注不良反应发生率为 1% ~ 15%。主要为过敏反应和非过敏反应两类。

1）非过敏反应：IVIG 输注后 15 ~ 30 分钟发生，包括热原反应，少数病例有全身症状，肌肉痛、发冷、发热、头痛，下背部疼痛，恶心、呕吐，血压改变，心动过速，呼吸短促，胸部压迫感，也可能出现在输注结束，并持续数小时。此类反应可能是输注速度快，特别是开始时太快，降低输注速度可以防止发生反应。还有可能是 IgG 聚合物或免疫复合物激活补体释放过敏素或血管活性蛋白酶泛染、炎性细胞因子及内毒素等污染所致。

2）过敏反应：IVIG 引起的过敏反应极为罕见，但反应较严重。典型症状为输后数秒至数分钟内，患者出现面部潮红、呼吸急促、胸闷、低血压，甚至休克或死亡。这种情况主要发生于选择性 IgA 缺乏者，其血清中存在 IgA 的抗体。尤其是同型特异性 IgE 抗体，禁忌输注 IVIG。按反应严重性可分为三种：轻度出现于输注后 30 分钟内，腰背痛、皮肤潮红和畏寒，一般可自行缓解；中度表现为支气管痉挛和喘鸣；重度则极少见，如溶血性贫血等。由于这些反应的潜在危险，在医疗实践中尤应注意。

3）其他：慢性肾衰竭的患者，大剂量 IVIG 输入后可能导致一过性血肌酐水平升高。透析阶段的肾衰竭患者，禁忌输注免疫球蛋白；动脉粥样硬化的患者，大剂量 IVIG 输入可能诱发血栓形成；可干扰疫苗接种，尤其是接种活疫苗会影响主动免疫抗体产生。故要求最后 1 次输注 IVIG 和疫苗接种的间隔至少应为 3 个月。

输注过程中出现不良反应，可以暂停输注或降低流速，大多数症状减轻或消失。或根据症状采用对症药物治疗。预先给予氢化可的松或抗组胺的药物，是消除一些不良反应的有效手段。

（八）各种凝血因子制品

在某些病理情况下，机体可以缺乏某些凝血因子而造成出血。因此，凝血因子缺陷病补充治疗应根据缺乏的凝血因子来选择特定的凝血因子浓缩剂。

目前，凝血因子浓缩剂已广泛地用于治疗先天性缺乏这些凝血因子的患者，如血友病 A 和血友病 B 及血管性血友病等。

1. 凝血因子Ⅷ浓缩剂

凝血因子Ⅷ浓缩剂又称抗血友病球蛋白，是从 2 000～30 000 个供者的新鲜混合血浆中分离、提纯获得的冻干凝血因子浓缩剂。与冷沉淀相比，凝血因子Ⅷ浓缩剂活性高，储存和输注方便，过敏反应少，目前的病毒灭活工艺保障了患者安全。近年来，基因重组的凝血因子Ⅷ（rFⅧ）制品也开始应用于临床。

凝血因子Ⅷ浓缩剂的适应证如下：

1）血友病 A 出血的治疗。所需使用的凝血因子Ⅷ浓缩剂的量由以下因素决定：①患者原有的凝血因子Ⅷ：C 水平；②损伤的严重程度；③出血部位；④抑制物存在与否；⑤其他止血机制是否完善；⑥患者的血浆容量。输注的间隔决定于凝血因子Ⅷ的半衰期。

2）血友病 A 患者的手术治疗：由于长期、反复的出血，血友病 A 患者往往存在诸如关节畸形、内脏血肿等并发症。在充足的凝血因子Ⅷ替代治疗情况下，手术治疗可以顺利进行。

3）血管性血友病的治疗：该病由于缺乏血管性血友病因子对凝血因子Ⅷ的保护作用，导致凝血因子Ⅷ：C 水平下降。凝血因子Ⅷ的补充可以改善患者的止血状态。部分中药制品，由于含有一定数量的血管性血友病因子，对血管性血友病的效果更佳。

4）血友病 A 出血的预防。在小儿患者，定期给予凝血因子Ⅷ制品，可以有效地预防出血和关节病变的发生。

5）凝血因子Ⅷ抗体产生的治疗：各种原因导致患者体内产生针对凝血因子Ⅷ的抗体，需要大剂量的凝血因子Ⅷ配合免疫抑制剂进行治疗。

2. 凝血因子Ⅸ浓缩剂

凝血因子Ⅸ是由人体肝脏合成的正常凝血途径中重要的凝血因子之一。凝血因子Ⅸ的缺乏见于各种疾病，如血友病 B、肝功能衰竭等，可表现为明显的出血倾向。富含凝血因子Ⅸ的浓缩剂是常用的制剂之一，具有广泛的临床用途。其适应证包括血友病 B、维生素 K 缺乏症、严重的肝功能不全和 DIC 等。对有血栓性疾病和易栓症等患者应禁用，对存在凝血因子Ⅸ抗体的患者也应慎用。

3. 凝血酶原复合物

本品是混合人血浆制备而成的冻干制品，含有维生素 K 依赖性凝血因子Ⅱ、Ⅶ、Ⅸ和Ⅹ，并带有少量蛋白。目前制备的产品均已经病毒灭活处理，并添加肝素，以保证减少病毒的传染、DIC、血栓性栓塞并发症的发生。其主要适用于血友病 B、先天性或获得性凝血酶原和凝血因子Ⅱ、Ⅶ、Ⅸ、Ⅹ缺乏症、肝功能障碍导致的凝血功能紊乱等。使用前加 30 ml 注射用水溶解后立即快速静脉滴注，在该品使用期间禁用氨基己酸，以免发生血栓性栓塞并发症。

4. 纤维蛋白原制品

目前应用的纤维蛋白原制品主要有两类：注射用和外用。在我国，注射用纤维蛋白原制品主要为冻干人纤维蛋白原，适应证主要有：①先天性无或低纤维蛋白原血症；②继发性纤维蛋白原缺乏；③DIC；④原发性纤维蛋白溶解症等。

外用纤维蛋白原制品，有纤维蛋白膜、纤维蛋白泡沫或海绵、纤维蛋白胶（FS）等。目前 FS 在外科领域得到了广泛应用。

FS 又称为纤维蛋白黏合剂，是一种由纯化并经病毒灭活的人纤维蛋白原和凝血因子所组成的复合制剂，市场上的 FS 都由病毒灭活过的纯化的人纤维蛋白原、人凝血因子和氯化钙溶液组成。纤维蛋白原制剂中含有一定量的凝血因子ⅩⅢ。一些 FS 产品中还附有一定量的抗纤溶药物牛抑肽酶，以防止纤维蛋白的过早降解。因具有不透气、不透液体、能生物降解、促进血管生长和形成、局部组织能生长和修复等优点而广泛应用于外科领域，如用于止血、封合伤口、促进伤口愈合等。

FS 不能直接注入血管或组织，以免发生血管内栓塞，危及生命；也不适用于动脉大出血的止血处理；此外，含有牛抑肽酶的 FS 制品不适用于对异种蛋白过敏的患者。

5. 抗凝血因子浓缩剂

AT 是体内重要的抗凝蛋白，对多个以丝氨酸蛋白酶为活性中心的凝血因子均具有抑制作用，后者在肝素存在的情况下大大加强。AT 浓缩剂是采用肝素琼脂凝胶亲和层析技术从血浆中分离纯化制备的血浆蛋白制品。其适应证包括先天性 AT 缺乏症、外科手术、围产期、DIC 和获得性 AT 缺乏症等。血浆 AT 水平正常和超过正常范围时，不必使用 AT 制剂，对 AT 制剂过敏者也应慎用。

（九）其他血浆蛋白制品

1. α_2 巨球蛋白

它是正常人血浆中的一种中等含量的血浆蛋白，含量为 $2 \sim 3$ g/L，体内半衰期为 135 小时；它是纤维蛋白溶酶、凝血因子、胰蛋白酶、糜蛋白酶等多种蛋白水解酶的光谱抑制剂。它的生物活性为：①有提高动物辐射存活率，促进造血组织放射损伤后恢复再生的能力；②抑制肿瘤生长；③参与凝血与抗凝血的平衡；④清除循环中内源性及外源性蛋白水解酶的能力。

临床使用的 α_2 巨球蛋白是从健康人血浆中制备的，浅黄色透明液体，蛋白浓度 5%，每瓶装量为 5 ml，含 α_2 巨球蛋白的量相当于 200 ml 全血，适用于治疗放射性损伤，包括放射性皮肤溃疡、放射性脊髓病和放射性纤维性病变等。1 次深部肌内注射 5 ml，第一个月隔日 1 次，其后每周 $1 \sim 2$ 次，疗程视实际情况而定。

2. 纤维粘连蛋白

它是一种高分子的糖蛋白，是目前已知的最重要的调理蛋白之一，能与衰老细胞、组织碎片、纤维蛋白复合物、纤维蛋白、细菌等结合，并促进巨噬细胞吞噬这些颗粒性物质。它在血浆中含量为 0.3 g/L，半衰期为 72 小时。纤维粘连蛋白注射液可耐受

60℃，10 小时加热，无传播肝炎的危险，在临床可用于治疗败血症、DIC、严重烧伤、ARDS、肝功能衰竭等获得性缺乏症，通过调理作用清除循环中的外来物、疱疹性角膜炎所致的上皮损伤、异体骨髓移植等。

3. α_1 - 抗胰蛋白酶

α_1 - 抗胰蛋白酶（α_1 - AT）的主要生理功能是抑制中性粒细胞弹性酶。其制剂主要用于治疗 α_1 - AT 缺乏患者。最常用的方法是静脉注射。目前，还采用人血浆 α_1 - AT 喷雾治疗。

4. 其他

目前，正在临床应用的制品还有：C1 酯酶抑制剂被用于治疗遗传性血管神经性水肿；α_1 - AT 被用于治疗肺气肿；转铁蛋白被用于治疗先天性无转铁蛋白血症、缺铁性贫血和抗感染。还有蛋白 C 浓缩剂等，在临床上也有相应适应证。

七、输血的并发症及其防治

输血可发生各种不良反应和并发症，严重者甚至危及生命。但是，只要严格掌握输血指征，遵守输血操作规程，大多数的输血并发症是可以预防的。

（一）溶血性输血反应

主要因输注异型血而引起。血型是按照红细胞表面是否存在某种特殊的抗原来划分的。目前已发现人类红细胞上抗原有 400 多种，据此将血型划分为 20 多种。其中以 ABO 血型系统和 Rh 血型系统最为重要。ABO 血型不合输血引起的溶血反应最严重，其次是 Rh 血型不合。

1. 溶血反应的分类

根据破坏的红细胞不同，溶血反应可分成两类。

1）输入红细胞的溶血反应

（1）即刻反应：输血后即刻（输入 10～15 ml）出现严重的溶血反应，以 ABO 血型不相容最为常见。

（2）延迟性反应：输血不相容血后 1～2 周才发现溶血反应。常发生在过去曾输过血或妊娠后体内已形成抗体的患者，特别是 Rh 阴性患者接受过 Rh 阳性血后，或 Rh 阴性母亲怀有 Rh 阳性胎儿后，体内产生 Rh 抗体，再次输注 Rh 阳性血时，引起记忆反应，造成红细胞破坏。

2）受血者红细胞的溶血反应：输入的血液中含有抗受血者红细胞表面抗原的抗体，输血后引起受血者红细胞的破坏，如 O 型血输给 A、B 或 AB 型患者。由于输入抗体被患者血浆稀释，每个红细胞只被少量抗体包围，所以红细胞破坏少，出现的输血反应较轻。

2. 溶血反应发生机制

不相容血型的血输入后，抗体与红细胞表面抗原结合，继而激活补体系统，引起红细胞膜破坏，血红蛋白释放，并引起一系列变化。①红细胞破坏后，血红蛋白大量释放，出现溶血性黄疸。②激活内源性凝血系统、血小板和白细胞，触发 DIC。③大量血红蛋白在肾小管内沉积堵塞，加之休克、脱水、DIC 等引起肾血流量减少，肾小球滤过率降低。抗原抗体反应激活某些血管活性物质，引起肾皮质微循环血管收缩，血液淤滞形成纤维蛋白栓塞，导致急性肾衰竭。④大量红细胞破坏而出现贫血。

3. 临床表现

症状轻重取决于溶血程度。一般输入 10 ~ 15 ml 异型血液即可产生症状，严重时可短期内引起死亡。典型症状是在输入少量血液后，突然感到头痛、头胀，心前区紧迫感，腰背部剧痛，很快出现寒战、高热、恶心、呕吐、呼吸急促，患者焦虑不安，继之大汗淋漓、面色苍白、皮肤潮冷，转入休克。严重者很快昏迷死亡。如休克得到有效救治，则患者可出现黄疸、血红蛋白尿及急性肾衰竭的表现。

溶血性反应诊断并无困难，溶血后组胺样物质释放，腰背部剧痛和心前区紧迫感是早期症状，要特别警惕。全麻下有不能解释的手术区渗血及低血压，应首先想到溶血性反应的可能，可立即抽血观察血浆颜色。输血后很快出现血红蛋白尿，亦为溶血性输血反应的重要依据。当怀疑有溶血反应时，应立即停止输血，核对血型并重新做交叉配血试验。

4. 处理

1）一般处理：发现或可疑有溶血反应，应立即停止输血，更换全部输血器，即使是残余少量不合血也应避免输入，并严密观察体温、血压、脉搏、尿色、尿量和出血倾向。

2）维持血容量，防止休克的发生和发展。

（1）立即皮下或肌内注射肾上腺素 0.5 ~ 1 mg，必要时可将肾上腺素 0.1 ~ 0.5 mg 加入生理盐水 10 ml 中静脉注射。或肌内注射或静脉注射地塞米松 5 mg。

（2）血容量不足时可首先补充血容量，一般可输血浆、右旋糖酐或 5% 白蛋白来补充血容量，以维持血压。低血压时，如无血容量不足，可酌情使用升压药，一般选用多巴胺 20 ~ 60 mg 加于 5% 葡萄糖液 500 ml 中静脉滴注。禁用能使肾动脉强烈收缩的升压药，如去甲肾上腺素和血管紧张素等。当溶血原因已查明时，可输同型新鲜血液，以补充凝血因子及纠正溶血性贫血。

3）保护肾功能：由于抗原抗体反应，血液循环中过量的游离血红蛋白、低血压、尿 pH 值减低等原因，引起肾皮质微循环血管收缩，血流淤滞，形成纤维蛋白栓塞等，可致肾小管缺血、坏死，进而引起急性肾衰竭。因此，保护肾功能是抢救重点之一。

（1）应用渗透性强效利尿剂：在补充血容量，血压稳定的情况下，一般先用 20% 甘露醇 250 ml 快速滴注，15 ~ 30 分钟滴完，如 2 小时后尿量不足 100 ml，可再注射 1 次。若尿量每小时少于 10 ~ 15 ml，且其原因与血容量不足有关，则应先纠正血容量，再给 20% 甘露醇 250 ml，于 30 分钟内输完。甘露醇可每 4 ~ 6 小时注射 1 次，若 24 小时内仍无尿或少尿，则不应再用，以防水中毒。还可应用利尿合剂（普鲁卡因 1 g、氨茶碱 0.25 g、维生素 C 3 g、25% 葡萄糖液 500 ml）、呋塞米、依他尼酸等利尿剂。

（2）碱化尿液：以 5% 碳酸氢钠每次 200 ~ 250 ml，静脉滴注，24 小时可达 1 000 ml，甚至尿液碱化（pH 值 8 ~ 9），以防血红蛋白在肾小管内沉积及防治代谢性酸中毒。但应注意勿过量，以免引起中毒和肺水肿。

（3）输血、补液、维持血容量。

（4）硬膜外浸润麻醉亦具有增加肾血流量的作用。

4）肾上腺皮质激素的应用：不可作为常规治疗药物，只有在休克期，可大量应用数日，一般不超过 3 日。

5）防止 DIC：如前所述，红细胞大量破坏，磷脂类物质及抗原抗体复合物能始动凝血，引起 DIC，使血液凝固性增高，且可促进肾衰竭。因此，临床上应注意观察有无 DIC 的各种症状和体征，并做有关实验室检查，避免 DIC 病理过程进一步发展。若患者创面及皮肤广泛出血，又有 DIC 消耗性低凝血期的实验室证据，则在应用肝素、低分子右旋糖酐、双嘧达莫静脉滴注的同时，输入血浆或全血，以补充凝血因子。若有继发性纤溶的实验室证据，则加用抑制抗纤溶药物。

6）肾衰竭的治疗

（1）应准备记录出入液体量，严格限制水的摄入，纠正水、电解质紊乱。

（2）休克期度过后，后期如有尿闭、氮质血症或高血钾等肾功能不全症状出现，治疗重点在于促进肾功能恢复。①少尿期限制水分摄入，每日补液量控制在 800 ml 左右。②注意纠正水、电解质和酸碱平衡紊乱等。

（二）非溶血性发热反应

非溶血性发热反应为最常见的输血不良反应。多发生于反复输血或多次妊娠的受血者，体内产生抗白细胞或血小板抗体引起的免疫反应为其主要原因，一些细胞因子包括 IL－1、IL－6、IL－8，TNF－α 等起增强或协同作用。患者的相关情况，如代谢速度、受体表达、抗细胞因子抗体等，在非溶血性发热反应的发生中也是一个重要因素。临床一般表现为寒战、高热、皮肤潮红、头痛等，有时伴有恶心或呕吐，症状多在输血后 1 小时发生，持续 1~2 小时自行消退。但其他输血反应有时也可首先表现为发热。

预防有赖于严格执行无致热原技术与消毒技术，对已有多次输血史者输血前可肌内注射哌替啶 50 mg 或异丙嗪 25 mg，或选用洗涤红细胞，也可采用一次性去白细胞输血器移除大多数粒细胞和单核细胞。如已出现发热反应时要立即减慢输血速度，严重者应停止输血，并适当应用退热药物，如阿司匹林等。

（三）过敏反应

原因不明，可能是抗原抗体反应或是一种蛋白质过敏现象。其临床表现轻者出现皮肤红斑、瘙痒和荨麻疹，严重者可发生喉头水肿、哮喘、呼吸困难、神志不清甚至过敏性休克等。防治措施包括选择合适的献血员，有过敏性疾病者不宜献血；献血前 4 小时献血员不吃蛋白质丰富的食物；对有过敏史的受血者可在输血前半小时肌内注射异丙嗪 50 mg，并选用洗涤红细胞输注。对已发生过敏反应者应停止输血，保持静脉输液通畅，可肌内注射异丙嗪 50 mg 或皮下注射 0.1% 肾上腺素 0.1~1 ml，氢化可的松 100~200 mg加于 5% 葡萄糖液中静脉滴注，必要时行气管切开以防窒息。

（四）细菌污染反应

细菌污染血液较少见，但后果严重。污染细菌大多为革兰阴性菌，如大肠杆菌等，亦可是非致病菌。前者可在 4~6℃冷藏温度中迅速滋生，即使输入 10~20 ml，其内毒素亦可使受血者发生感染性休克，甚则 DIC 表现，如烦躁不安、剧烈寒战、高热、呼吸困难、发绀、腹痛、血红蛋白尿和急性肾衰竭；后者由于毒性小，仅出现类似发热反应的症状。

最简捷的诊断方法是对容器内剩余血做直接涂片检查，同时进行患者血和血瓶血浆的细菌培养。必要时，患者的血、尿需重复做多次培养。

预防措施是从采血到输血的全过程中，各个环节都要严格遵守无菌操作。输血前认真检查血液质量，如怀疑有细菌污染可能应废弃不用，以策完全。其治疗与感染性休克的治疗方法大体相同。

（五）疾病传播

血源传播性疾病是一类与输注血液密切相关的急、慢性传染病。主要包括经由输血引起的乙型肝炎、丙型肝炎、庚型肝炎等病毒性肝炎及 AIDS、梅毒、疟疾、CMV、成人 T 细胞白血病、弓形体病等疾病。其中 AIDS、乙型肝炎和丙型肝炎尤为人们所关注。血液中潜伏的病原体通过血液及血液制品的输注，直接感染受血者，从而严重影响其健康，后果甚至是灾难性的。

1. 肝炎

输血后肝炎是输血的严重并发症之一。1985 年以前，其发生率在 3%～19%，此后，由于加强了对丙型肝炎病毒的筛选和检查，使其发生率降低。输血后肝炎 90% 以上为丙型肝炎，少部分为乙型肝炎，0.5% 死于暴发型肝炎。近年来，人们又关注输血与丁型肝炎的关系。丁型肝炎病毒是一种半活性的 RNA 病毒，它必须依赖于乙型肝炎 DNA 病毒才能存活，它可使轻微的慢性乙型肝炎变成严重的慢性活动性肝炎和肝硬化。

2. 获得性免疫缺陷综合征

AIDS 是 HIV 引起的全身性细胞免疫功能抑制，表现为各种感染、Kaposi 肉瘤和进行性衰竭直至死亡。输全血、血浆和血制品均可传播此病。目前，已通过对献血者进行抗 HIV 抗体的检测，来降低输血传播 AIDS 的发生率。另外，感染 HIV 后需数周到数月以后才能检测出抗体，所以，一些 HIV 感染的高危人群应尽量避免献血。

3. 人 T 细胞白血病病毒 I 型

与 T 细胞淋巴瘤/白血病的发病有关。本病在我国福建东部沿海流行。已经证实此病可经输血传播，其潜伏期可长达 10 年及以上。

4. 输血后梅毒

梅毒是由梅毒螺旋体引起的一种慢性传染病，本病传染性强。其传染源是梅毒患者，传播途径主要是性接触传染和血源性传染。梅毒螺旋体属螺旋体属、苍白种。该病原体不耐干燥，体外环境下不易生存。肥皂水和 75% 乙醇等一般消毒剂可迅速将其杀灭。血液在 4℃ 保存 3 日以上及抗生素的广泛应用都有利于防止输血后梅毒的发生。输血后梅毒的临床表现、诊断和治疗与经由其他途径传染的梅毒相同。进行梅毒的检测，如梅毒螺旋体血凝试验（TPHA）、不加热血清反应素试验（USR）和快速血浆反应素试验（PRP），提供检测阴性的血液以及血液至少在 4℃ 保存 3 日才可发出等，是预防输血后梅毒的有效方法。

5. 输血后疟疾

患过疟疾的人，体内和血中可能仍带有疟原虫，此种献血员的血液输入患者体内可能传染疟疾，一般于输血后 1 周至 1 个月发病，短者 1 日即可发病，长者则可达 2 个月，绝大多数为间日疟，少数为恶性疟，最少为三日疟。输血后疟疾的临床表现、诊断和治疗与由蚊传染者相同。输血后出现疟疾的临床表现，但未查见疟原虫时，可行诊断性治疗。在疟疾流行区输血，可在输血后口服氯喹连续 7 日，或立即肌内注射氯喹来防治。

6. 巨细胞病毒感染

CMV 是一种疱疹病毒，在人群中的病毒携带率为 6%～12%。CMV 感染是一种自限性传染性单核细胞增多症，其主要症状为不适、发热、咽炎、肝脾大及短期淋巴细胞异常。输血的患者感染 CMV 多数无症状，但对新生儿、器官移植者、免疫缺陷者、老年体弱者，将导致严重的全身 CMV 感染，如 CMV 肝炎、脑炎、肺炎、肾炎、关节炎等。

7. 弓形体病

本病是一种人畜共患的传染病。弓形体可通过皮肤、黏膜或胃肠道使人感染，也可通过胎盘、输血、器官移植和骨髓移植传播。免疫力正常的人感染弓形体后不出现临床症状，但当免疫力下降时，弓形体在宿主体内随着全身各系统循环进行播散。

（刘颖）

第十四节　降颅内压疗法

降颅内压疗法适用于各种原因引起的颅内压增高。根据颅内压增高的发病机制，降颅内压疗法主要通过减少脑脊液、减少脑容积、减少颅内血容积来达到降低增高的颅内压的目的。常用治疗方法如下。

一、高渗脱水剂

这类药物的主要作用是提高血浆渗透压，在一定时间内使血浆与脑之间存在一定的渗透压梯度，让脑及脑脊液中的水分移向血浆，再经肾脏排出，从而达到脑组织脱水以及降低颅内压的作用。但是随着高渗溶液的输入，脑组织的渗透压逐渐提高，输液停止后，血浆渗透压会暂时低于脑组织，水分逆转至脑内，使颅内压又升高，此即所谓"反跳"现象。因此，这类药物只能作为脑水肿与高颅压的对症治疗措施，以预防脑疝或争取手术时机，不能作为长期治疗之用。对于老年心血管功能不良患者也应慎用。

（一）20% 甘露醇

20% 甘露醇是目前应用最广的高渗性脱水剂，可有效、快速降低颅内压，但不应预防性使用。

1. 作用机制

人们对甘露醇减轻脑水肿和降颅内压的作用机制还不十分了解，而把它归结于各种各样的原因：①使血浆渗透压迅速增高，在血脑屏障良好的情况下，形成血液与脑组织液及血液与脑脊液之间的渗透压差，从而促使脑组织液体转移至血管内，最终由尿排出；②血渗透压的升高反射性地减少脑脊液的产生，而吸收量暂时增加，使脑脊液容积下降；③降低血黏度，短暂性的升高脑血流量，从而反射性的刺激脑血管收缩，使脑血容量减少而降低颅内压；④清除组织中的羟自由基，离体实验显示，甘露醇可阻止绝大部分 N－甲基－D－天冬氨酸受体的氧化活性，但并不增加由黄嘌呤和黄嘌呤氧化酶所产生的超氧化物阴离子和过氧化物的数量。

2. 用法

通常建议应用小剂量甘露醇以避免电解质紊乱，常用 0.25～1 g/kg，30～40 分钟滴完。一般 10 分钟即可起效，20～60 分钟达到高峰，3～6 小时作用消失。血浆渗透压较前上升 10 mOsm/(kg·H₂O) 时，甘露醇的疗效较佳。大量动物及临床研究显示，甘露醇在连续多次用药（一般在 5 次以上）后，其降压作用明显衰减，但停用一段时间后再使用又可恢复疗效。因此，在多次使用该药后，应注意与其他降压措施交替使用。

3. 不良反应

理论上认为，甘露醇可能会加重脑组织移位，因为它可能只能从正常组织中脱水。但一项前瞻性研究发现，选用伴有脑组织移位的脑梗死患者给予甘露醇 1.5 g/kg，给其做系列 MRI 检查并未发现中线结构移位有改变。甘露醇的常见不良反应有：①充血性心力衰竭，为机体突然吸收大量组织水分使血容量骤然增多，加重心脏负荷所致。②水、电解质紊乱，甘露醇有强烈的利尿、利钠及排钾、钙、镁等作用，故可导致脱水、低钾血症、低钙血症等。③可有反跳现象，随着甘露醇的逐渐输入，其中有部分通过血脑屏障入脑，脑组织渗透压也跟着逐渐增高，可导致水分逆转（从血浆流向脑内），使脑含水量再度增高，颅内压回升，出现反跳现象。④长期、大剂量使用可导致肾功能损害。接受渗透性脱水治疗时，应定期监测血浆渗透压，控制其在 300～315 mOsm/(kg·H₂O)。而对于血浆低渗所致的渗透性脑水肿来说，控制液体入量和保持水、电解质平衡才是更为有效的治疗措施。

（二）50% 葡萄糖液

一般用量 60～100 ml，静脉注射，每 4～6 小时 1 次，降压率为 30% 左右，作用时间为 2～3 小时，且有反跳作用，故不宜单独给药，现常用于二次甘露醇之间以巩固疗效。其优点是可供给能量，促进脑细胞的氧化过程。

（三）甘油

甘油为高渗性脱水剂，有 10%、20% 和 50% 制剂。

1. 作用机制

主要机制与甘露醇类似，均是通过药物的高渗性，改变组织间的渗透压而发挥其降压作用。其他尚可改善脑代谢及脑血流量、增加脂质合成以及提高心钠素的水平。甘油在代谢中不需要胰岛素参与，对糖尿病患者尚有抗酮体作用。甘油降颅内压的开始时间与高峰时间均比甘露醇稍迟，但降压的持续时间较甘露醇持久；而且，甘油的降压作用较为温和，当其透过血脑屏障时可以被脑组织代谢，因而无明显反跳作用，故常与甘露醇交替使用。

2. 用法

10% 甘油溶液，每次 0.5 ~ 1.0 g/kg 静脉滴注，维持时间可长达 24 小时。但静脉内滴注甘油可能诱导溶血，因此，滴注时速度不能太快。口服：50% 甘油溶液每次 1.5 ~ 2 ml/kg，6 ~ 8 小时 1 次，可较长期使用，极少有不良反应，也很少会出现反跳现象，可用于轻症颅内高压、颅内高压恢复期，或与甘露醇交替使用。但口服甘油常常使患者难以耐受。

3. 注意事项

①口服甘油常引起恶心、呕吐，故可加入果汁一起服用；②静脉滴注速度不宜过快，每分钟不超过 3 ml，若滴速过快，则会发生溶血、血红蛋白尿，甚至引起急性肾衰竭；③因静脉滴注速度不能快，故降颅内压起效慢，临床常用于慢性颅内压增高或与甘露醇联合应用，治疗急性颅内压增高。

（四）*血清蛋白*

1. 作用机制

蛋白静脉滴入可使血浆胶体渗透压增高而起脱水作用，达到降低颅内压的目的，作用较持久，还可以增加血容量，减少抗利尿激素分泌而起利尿作用。

2. 用法

20% 白蛋白 50 ~ 100 ml 或 10% 白蛋白 100 ~ 200 ml，不加稀释直接静脉滴注，每日 1 ~ 2 次。

3. 注意事项

由于白蛋白降颅内压作用不强且价格贵，临床不单独用作脱水剂，而适用于颅内压增高伴有低蛋白血症或营养差的患者及小儿患者，或与其他脱水降颅内压疗法联合应用。

二、利尿性脱水药

这类药物主要是通过利尿使机体脱水，间接地减轻脑水肿，降低颅内压，其降颅内压作用比高渗性脱水剂弱而慢，对电解质平衡的影响较大。

（一）呋塞米

1. 作用机制

主要抑制肾脏髓袢升支对氯离子的重吸收，使钠离子的重吸收亦减少，结果原尿中氯化钠浓度增高，明显增加氯化钠的排出量。另一方面，由于从髓袢升支重吸收到髓质间液氯化钠相应减少，使髓质高渗状态降低，肾脏浓缩机制遭受破坏，排出大量近乎等渗的尿液。此外本药还有抑制脑脊液生成的作用。

2. 用法及剂量

20 ~ 40 mg 静脉注射（用 5% ~ 10% 葡萄糖液稀释后缓慢注入）或肌内注射，每日 2 ~ 4 次，或 250 mg 溶于林格液 250 ml 中静脉滴注，1 小时内滴完。静脉滴注后 30 分钟，颅内压开始明显下降，持续 5 ~ 7 小时。肌内注射后 6 小时，颅内压开始下降，持续 10 小时之久，此药可使颅内压平均降低 41.7%。

3. 注意事项

大剂量呋塞米快速使用可出现以下不良反应：①代谢紊乱，常见为低血钾、低血钠，偶见有代谢性碱中毒、高尿酸血症、高血糖；②可逆性急性听力减退；③偶有血小板减少、粒细胞减少、贫血、皮疹；④胃肠道反应症状有恶心、呕吐、上腹痛、腹泻。

（二）乙酰唑胺

1. 作用机制

乙酰唑胺能抑制肾小管碳酸酐酶，使碳酸形成减少，肾小管中氢和钠离子的交换率降低，大量水分随钠排出而起利尿作用。此外，亦抑制脉络丛的碳酸酐酶，使脑脊液分泌减少，从而降低颅内压。口服后30分钟起效，2小时达高峰，维持12小时。

2. 剂量和用法

0.25 g 口服，每日 2~3 次。

3. 注意事项

①长期服用可产生低血钾、酸中毒；②肾功能不全者禁用。

三、肾上腺皮质激素疗法

肾上腺皮质激素是较安全而有效的抗脑水肿药物，特别是对血管源性脑水肿疗效显著，对细胞毒性脑水肿一般认为无效。临床上肾上腺皮质激素对脑肿瘤的疗效最显著，对脑转移瘤、多形性胶质母细胞瘤的疗效比对脑膜瘤、星形细胞瘤好，对脑脓肿伴发的脑水肿也有效。对颅脑外伤也有效，但不如对脑瘤和脑脓肿显著，对急性脑血管病和控制手术后脑水肿、降低死亡率，也有临床价值。常用以下药品治疗：

1）地塞米松：成人 20~40 mg/d，分 2~3 次，静脉滴入。亦可用 5 mg，肌内注射，每 6 小时 1 次，一般维持 6~9 日。有人采用超大剂量 100 mg/d，取得良好效果。

2）泼尼松龙：作用与疗效基本上与地塞米松相同。可口服 5~10 mg，每日 3 次，亦可静脉滴入，每次 10~25 mg，溶于 5%~10% 葡萄糖液 500 ml 中滴注。其价格略贵。

3）氢化可的松：只能用于静脉滴注，主要是见效较快。本品作用与前者相同，但疗效不如其显著，易有钠滞留，常用 200~400 mg，加于 10% 葡萄糖液内稀释后滴注，每日 1~2 次，可与地塞米松、脱水利尿药伍用。

四、巴比妥类药物

1. 作用机制

可降低脑代谢率和氧耗量，加强 Na^+-K^+-ATP 酶的功能，降低全身动脉压，使脑血容量减少，清除氧自由基，从而减轻或逆转血管源性脑水肿的形成，在高剂量时尚可降低脑容量和颅内压等。常用大剂量苯巴比妥治疗，称为巴比妥昏迷疗法，亦可选用硫喷妥钠。高剂量的巴比妥治疗并不是标准治疗方法的一部分，只是在上述各种治疗方法均告无效时的一种选择。

2. 剂量及用法

临床常用戊巴比妥和硫喷妥钠，剂量尚无一致意见，通常首次用量 3~5 mg/kg，缓慢静脉注射。维持量为每 1~2 小时 1~2 mg/kg。

3. 注意事项

①巴比妥类药物目前仅试用于缺血缺氧性脑损害、脑动脉瘤破裂和重型颅脑损伤引起的脑水肿，对颅内占位性病变似无降颅内压作用；②给药剂量和速度要参照脑灌注压（平均动脉压与颅内压之差），使其维持在 60 ~ 70 mmHg；③治疗过程应对颅内压、血压、呼吸及血药浓度进行监测。

五、过度通气

过度通气是治疗急性颅内压增高的急救措施之一。

1. 作用机制

①过度通气可使肺泡与血液中的二氧化碳分压下降，使细胞外液氢离子浓度亦下降，导致低碳酸血症，从而使脑小动脉收缩，几乎可以立即引起脑血流量的下降，使脑容积缩小，颅内压降低；②过度通气增加了呼吸的负压，使中心静脉压下降，促进脑静脉血回流至心脏，可减少脑血容量；③减少脑脊液的生成；④防止高碳酸血症引起的血脑屏障功能障碍。

2. 用法

过度通气是用呼吸机等机械方法增加患者的通气量，包括人工辅助呼吸，间断性正压过度通气和正—负压过度通气，其中以正—负压过度通气效果较好。

3. 注意事项

①正—负压过度通气时，通气量可较正常增加 25% ~ 50%，呼吸频率为 12 ~ 16 次/分，每次通气量 800 ~ 1 000 ml，每分通气量 9 ~ 15 L，在每一呼吸周期中，吸气、呼气、间歇时间各占 1/3 的比例，或吸气与呼气之比为 1∶1.5 而无间歇时间；②吸入气体可含氧 40% ~ 100%，动脉氧分压维持在 90 ~ 150 mmHg，动脉二氧化碳分压维持在 25 ~ 30 mmHg，正常为 35 ~ 45 mmHg，不能低于 20 mmHg，以免引起缺血缺氧性脑损害；③气道压应保持在 20 mmHg 以下；④过度通气主要适用于重度脑挫伤及颅脑术后的急性颅内压增高；⑤过度换气时脑血液容积减少，可引起脑缺氧，故过度换气时间不能长，一般为 1 小时，必要情况下可间断应用。

六、低温疗法

参见第二章第四节中低温疗法。

七、手术治疗

（一）脑室引流术

脑室引流术是救治脑疝的最重要方法之一，尤其是在持续脑室压力监护下联合应用，效果更明显。本法适用于：①脑室系统或颅后窝占位性病变；②脑室出血和脑出血破入脑室；③自发性蛛网膜下隙出血伴有严重颅内压增高；④化脓性、结核性或隐球菌性脑膜炎所致的严重颅内压增高。

常用的方法有：①常规脑室穿刺引流术；②眶上穿刺术；③颅骨钻孔引流术；④囟门穿刺术。

（二）开颅减压术和（或）部分脑组织切除术

对于脑肿瘤、脓肿和硬脑膜下血肿患者，移除肿块可明显减轻脑水肿和颅内高压；较大的小脑梗死可行颅后窝开颅减压或（和）直接切除部分小脑，以解除脑干压迫。最近，去骨瓣减压术又开始应用于大脑半球大面积梗死的患者。该手术使水肿的脑组织膨胀至颅腔外，从而逆转脑组织移位并降低颅内压。但去骨瓣减压术仍有大量问题有待解决，如病例选择、最佳的手术时机、优势半球梗死的患者是否更应该采取这种积极的治疗措施、是否能改善预后等。对于急性缺血性脑水肿，到目前为止，还没有随机对照试验证据支持将手术减压用于急性缺血性脑卒中患者脑水肿的治疗，尚需要随机对照试验证据来精确评价手术减压的作用。

（王雪）

第十五节　疼痛治疗

疼痛是一种令人苦恼和痛苦的感觉，是临床中最常见、最重要的症状，与疾病的发生、发展和转归有着密切的联系，也是评价治疗效果、护理效果的标准之一。因此，医护人员应掌握有关疼痛的知识，做好疼痛患者的治疗与护理。

一、疼痛的概念

疼痛是伴随现有的或潜在的组织损伤而产生的主观感受，是机体对有害刺激的一种保护性防御反应。北美护理诊断协会（NANDA）对疼痛所下的定义是："个体经受或叙述有严重不适或不舒服的感受。"

有学者认为，疼痛是痛感觉和痛反应两个成分的结合，机体对痛的反应是各式各样的，如生理反应（面色苍白、出汗、肌肉紧张、血压升高、呼吸心跳加快、恶心、呕吐、休克等）、行为反应（烦躁不安、皱眉、咬唇、握拳、身体蜷曲、呻吟、哭闹、击打等）、情绪反应（紧张、恐惧、焦虑等）。这些反应表明痛觉存在。

二、疼痛的分类

临床上可以根据疼痛的病因、发病机制、病程、疼痛的程度及部位等进行不同的分类。常用分类方法：

（一）按疼痛表现形式分类

1. 局部痛

局部痛是病变部位局限性疼痛，多为感受器或神经末梢受到刺激所引起。

2. 放射痛

放射痛是指神经干、神经根或中枢神经受病变刺激时，疼痛不仅发生于刺激局部，并可沿受累的感觉神经向末梢方向传导，以致远离病变部位，其分布区内亦出现疼痛。

3. 扩散痛

扩散痛指一个神经分支受到刺激时疼痛除向该分支分布区扩散外，尚可扩散到另一个神经分支，甚至邻近脊髓节段的其他神经所支配的区域疼痛，如灼性神经痛。

4. 牵涉痛

牵涉痛也是一种扩散痛，指从疼痛刺激部位放射到其他部位而出现疼痛，通常伴有深部痛。被投射的疼痛多半变成浅表痛。

（二）按病损神经分类

1. 周围神经痛

周围神经痛可分躯体神经痛和自主神经痛。

2. 中枢神经痛

中枢神经痛指脊髓、脑干、丘脑、大脑皮质等中枢神经系统病变等导致痛觉传导路受损所产生的疼痛。临床典型的中枢神经痛是脑痛，多由脑血管疾病所致。

（三）按病情分类

按病情分为急性和慢性痛。

（四）按疼痛程度分类

按疼痛程度分为轻度痛（微痛、隐痛、触痛）、中度痛（切割痛、烧灼痛）、重度痛（疝痛、绞痛）、极度痛（剧痛、惨痛）。

（五）按时间分类

按时间分为一过性、间断性、周期性、持续性疼痛等。

（六）按机体部位分类

按机体部位分为躯体疼痛、内脏疼痛。

在临床工作中可以根据以上不同的因素，做出各种疼痛的分类，但由于疼痛包含许多复杂因素，不是一种分类方式可以概括的。应结合具体患者，根据病因、病情的主要特点进行分类。

三、疼痛的发生机制

（一）致痛刺激

1. 外源性刺激

1）温度刺激：过高或过低的温度可损伤体表组织，引起疼痛，如高温造成烧伤、低温造成冻伤等。

2）化学刺激：强酸、强碱可直接刺激游离的神经末梢造成疼痛。

3）物理刺激：如针刺、刀割、碰撞、手术、牵拉、长期受压、痉挛等物理刺激可致痛。

4）病理改变：疾病造成的组织缺血缺氧、平滑肌痉挛与过度收缩、管腔堵塞、空腔脏器过度扩张、局部炎性浸润等引起疼痛。

5）心理因素：疼痛与心理过程有着密切的关系，情绪紧张、愤怒、悲痛、恐惧等可引起局部血管收缩或扩张而产生疼痛，如神经性偏头痛或游走性神经痛。疲劳、睡眠不足、用脑过度等可导致功能性头痛。

2. 内源性致痛物质

研究表明，疼痛的产生可能为刺激通过组织释放某些致痛物质引起。如氢离子、钾离子、乙酰胆碱、组胺、缓激肽、5-羟色胺、蛋白溶解酶、前列腺素等浓度超过一定范围就可引起疼痛。

（二）疼痛的传导

1. 痛觉感受器

目前认为游离的神经末梢和细纤维组织的神经丛是痛觉感受器。当伤害性刺激达到一定的强度时，即能引起传导疼痛的冲动。由于游离神经末梢在身体各部位分布密度不同，对疼痛刺激的反应敏感性也就不同，如皮肤的神经末梢密集，疼痛的敏感性就高，其次，动脉管壁、肌肉、关节、筋膜等也有较丰富的神经末梢，而内脏器官则较少。

2. 疼痛的传导纤维

在周围神经纤维中，有髓鞘的 A_δ 纤维传导疼痛的速度快，而且定位清楚，使痛感在刺激后立即发生，去除刺激后很快消失。无髓鞘的，C 类纤维对疼痛的传导慢，且定位不明确，常伴有情绪反应，以及血压、脉搏、呼吸等方面的变化。

3. 疼痛的中枢传导

疼痛的传导纤维在脊髓灰质换神经元后，经脊髓白质前联合交叉至对侧。上行的神经纤维中一部分至丘脑外侧系统，其传导速度快，主要功能是分辨疼痛感觉；另一部分上行至丘脑内侧系统，传导速度较慢，主要功能是激起情绪、情感的反应。疼痛的传导最后至大脑皮质的中央后回，主要作用是精确识别疼痛的部位、性质和程度，对过去的疼痛经历进行回顾，控制情绪、情感活动，同时，通过下行传导纤维使运动系统、器官采取防御性行为。有时，刺激不一定上传至大脑，通过脊髓反射即可引起防御反应，如手指无意中触及火焰时，手会立即被抽回。

四、常见疼痛的病理生理变化

（一）急性疼痛

急性疼痛临床上多见于急性炎症、心肌梗死、脏器穿孔、创伤、手术等。有明确的病因，严重者可伴有休克、虚脱、高热等全身症状，疼痛较重，为锐痛，一般发病及持续时间较短。患者可有兴奋焦虑状态和防御的反应。

（二）慢性疼痛

慢性疼痛临床上多见于慢性腰腿痛、神经血管疾病性疼痛、晚期癌痛等。病因可明确或原因不明。疼痛程度轻、中度，发病慢，病程较长。患者可有自主神经功能紊乱（如食欲缺乏、心动过缓、低血压等）、精神抑郁或有厌世、悲观情绪等。

（三）表面疼痛

表面疼痛多指穿刺、压迫、捻挫、冷热、酸碱等物理性、化学性刺激所引起的疼痛，多为锐痛、快痛。患者可有防御反应，严重者可产生休克等症状。

（四）深部疼痛

深部疼痛多见于肌腱、韧带、关节、骨膜、内脏、浆膜等部位的疼痛，多为钝痛，不局限，严重者患者可有呕吐、出汗、脉缓、低血压等症状。

（五）内脏疼痛

内脏疼痛为深部疼痛的一部分。多由挤压、切割、烧灼等引起。患者可伴有自主神经症状。由于其传入通路不集中，并涉及几个节段的脊神经，故疼痛定位不精确。内脏疼痛可产生牵涉性疼痛。

五、疼痛的治疗

控制疼痛的方法很多，归纳起来主要是药物治疗、手术治疗及其他镇痛治疗。

（一）药物治疗

药物治疗适用于各种原因引起的疼痛，具有使用方便、镇痛效果确切和安全性大等优点。据 WHO 的资料显示，单纯使用镇痛药，如果应用正确，可使 90% 以上的癌痛得到缓解。药物镇痛的主要缺陷是不能消除疼痛的原因。

药物镇痛的使用原则：根据疼痛程度、规律及首次药物治疗后的有效镇痛时间，应有规律地按时给予镇痛药，以保持药物在血液中的有效浓度，将疼痛刺激控制在痛阈之下。

1. 镇痛药使用原则

1）镇痛药的剂量应因人而异：每个患者的有效镇痛剂量有很大差异。镇痛药的正确剂量应保证在一段时间内达到镇痛效果，最好能维持 4 小时以上。

2）镇痛药要"按时""规律"用药：下一次的剂量不应当等上次药物原剂量效果完全消失以后再开始给予，而应当按首次用药后疼痛缓解时间，按时有规律地给药。

3）按"阶梯"用药：当对疼痛的性质及原因有所估价后可按顺序使用药物。根据轻、中、重不同程度的疼痛，单独或联合使用镇痛，必要时配合其他辅助性镇痛药。

4）使用口服药：口服用药不受活动的限制，相反注射给药则需要患者去医院，同时可出现针刺样疼痛或长期注射后的吸收不良。如患者伴有进食困难，可采用舌下含化、皮肤外用或配合使用肛门塞入给药的方法。

5）积极治疗失眠：疼痛经常在夜间加重且干扰患者睡眠，可进一步加剧疼痛。夜间应用较高剂量的镇痛药，可延长镇痛时间并使患者顺利入眠。

6）辅助药物：部分患者的疼痛虽然得到控制，但仍可处于忧郁、恐惧或焦虑状态，应使用抗忧郁、抗焦虑等辅助药物，以提高镇痛效果。

7）注意预防镇痛药的不良反应。

2. 镇痛药的类型

1）非阿片类镇痛药：对轻度及中等程度的疼痛，阿司匹林、对乙酰氨基酚、布桂嗪、吲哚美辛是常用的非阿片类镇痛药。因为其能阻断前列腺素生物合成，并且还有抗感染及退热作用。

（1）阿司匹林：口服易吸收，服后 2 小时血浆浓度达高峰，并广泛分布于各组织。成人 0.3 ~ 0.9 g，每 4 ~ 6 小时口服 1 次。每日不超过 4 g。阿司匹林还有对止血及凝血机制影响的不良反应及过敏反应。

（2）对乙酰氨基酚：是一种较安全的解热镇痛药，口服吸收快，服后 30 ~ 60 分钟血浆浓度达到高峰。对胃肠刺激小，无过敏反应，偶有厌食及恶心、呕吐反应。但肝肾功能不全者慎用。成人每次 0.25 ~ 0.5 g，每日 3 ~ 4 次，一日量不超过 2 g。

（3）吲哚美辛：为非甾醇类抗感染解热镇痛药，具有明显消炎解热及镇痛作用。由于不良反应较多，临床上较少长期使用。

（4）布桂嗪：其镇痛作用较强，约为吗啡的 1/3，成人每次 60 mg，每日 3 ~ 4 次。偶有胃肠道反应或眩晕，本品有一定成瘾性。

2）弱阿片类镇痛药：可待因是最常用的弱阿片类镇痛药，右旋丙氧酚是其替换药，均为口服型。

（1）可待因：口服 30 mg 其镇痛效果相当于 650 mg 阿司匹林。如果两者合用，其镇痛效果等于或超过 600 mg 可待因。推荐剂量每次 30 ~ 120 mg，每 4 ~ 6 小时 1 次。

（2）右旋丙氧酚：每次 50 ~ 100 mg，每 6 小时 1 次。

3）强阿片类药物：是治疗中度及重度疼痛的主要药物，但可产生身体依赖和耐药性。身体依赖的特征为迅速停药后的戒断症状。耐药性的特征为重复用药时效果减低，且只有增加剂量才能维持原来的镇痛效果。主要应用于癌症晚期的疼痛的治疗。

（1）吗啡：是 WHO 推荐治疗中、重度疼痛的首选药物。其有效剂量差异很大，可以从 15 mg 到 300 mg。大多数患者每 4 小时 1 次，每次 5 ~ 30 mg 可获得满意的镇痛效果。用药后，患者处于极度嗜睡状态并已镇痛，第 2 次用药应减少 50% 的剂量。如果给药 24 小时之后，仍未得到满意的镇痛效果则应当增加 50% 的剂量。夜间也应当给药或临睡前给较大剂量，以维持药物在血中的有效浓度。临睡前增加 50% 或 100% 的剂量，镇痛效果理想。口服用药是最好的给药途径，也可将药物溶解于 10 ~ 20 ml 水中通过灌肠法给予。上述方法不能应用时可采用皮下或肌内注射的途径用药，肌内注射与口服剂量之比一般掌握在 1 :（2 ~ 3）。必要时，也可小剂量（2 mg）的吗啡予以硬膜外或蛛网膜下隙给药。

吗啡不良反应较多，主要有：①恶心，如果治疗初患者有恶心，可同时服用止吐药，如氯丙嗪 5 ~ 10 mg 口服，每 4 ~ 8 小时 1 次；甲氧氯普胺 10 mg 口服，每 4 ~ 8 小时 1 次。②嗜睡，用药早期有嗜睡症状，但在持续用药 3 ~ 5 日，该症状会逐渐消失。③精神错乱、头晕及重心不稳，在用药 3 ~ 5 日出现，如不影响患者生活及镇痛效果，应坚持使用。④便秘，几乎所有的患者都可能出现便秘。在开始使用时应用缓泻药，多数患者按时服用番泻叶可以控制便秘。

（2）哌替啶：是合成阿片类镇痛药，镇痛效果相当于吗啡的 1/8，有效的镇痛时间可维持 3 ~ 4 小时。当其剂量大于 200 mg，间隔 3 小时，对中枢神经系统可产生不良反应。不良反应有眩晕、出汗、口干、恶心、呕吐等。

4）辅助药物：不能常规给予，应根据患者的需要而定。正确的使用这些药物可以增加镇痛效果或治疗不良反应。

（1）安定镇静剂：为非镇痛药，与阿片类药物合用也无相加的镇痛效果。但它可通过抗焦虑效果而减少疼痛的焦虑因素。常用的药物有：地西泮每次 5 ~ 10 mg，每 4 ~ 8 小时口服 1 次；氯丙嗪每次 10 ~ 25 mg 口服，每 4 ~ 8 小时 1 次。

（2）抗忧郁药：长期顽固性疼痛患者 25% 以上伴有忧郁，故有必要适当配合应用抗忧郁药。主要药物是阿米替林，10 ~ 75 mg 口服，每日最大剂量为 200 mg。不良反应为口干、便秘、尿潴留、头晕及精神错乱。青光眼患者禁用。

（3）皮质类固醇：可以改善患者身体状况及增加食欲，还有抗感染解毒作用，并能缓解因神经受压、神经放射性炎症、皮肤放射性炎症及骨髓腔压力增高等原因引起的神经痛、皮肤痛及骨痛。常用药物有泼尼松，每次 10 mg，每日 3 次，或地塞米松小剂量维持。不良反应有水肿、消化不良。

（4）苯妥英和荷包牡丹碱：对神经性疼痛，如臂丛、腰骶丛病及带状疱疹后神经痛最有效，对幻觉性肢症，继发于外伤的神经痛和术后神经痛综合征的患者，痛可定也有效。开始剂量为每日 100 mg，两药不良反应很大，用药期间要注意查白细胞。

（5）甲氧异丁嗪：为有明显镇痛效应的吩嗪类药物，该药 15 mg 肌内注射相当于吗啡 10 mg 肌内注射，对麻醉性镇痛药的患者有效，由于本药无麻醉剂的便秘、呼吸抑制作用，故可用于肠梗阻疼痛及呼吸道损伤的患者。开始剂量为 5 mg，最常用量 10 ~ 20 mg，均为注射给药。不良反应有体位性低血压、镇静过度和锥体外系症状。本品不宜长期应用，腹部急性阻塞患者可间歇给药。

（6）氟哌啶醇：可与麻醉剂联合应用作为复合镇痛药，动物研究证实本药有吗啡样抗伤害效应，但作为复合镇痛药的作用机制未明。

（7）哌甲酯：本品为拟交感中枢神经兴奋剂，可加强麻醉剂的镇痛效果，并能减轻麻醉剂的镇静作用。

（8）丁丙诺啡：是长效拮抗性镇痛药，经临床及动物验证，其镇痛效果优于吗啡和喷他佐新，成瘾性极低，是缓解晚期癌症疼痛或术后疼痛的理想药物。为了方便口服以及对口腔黏膜切除等不能口服的癌症患者，栓剂最为适用。

5）冬眠疗法：哌替啶 100 mg、异丙嗪 50 mg、双氯麦角碱 0.3 ~ 0.6 mg 加于 5% ~ 10% 葡萄糖液 500 ml 中静脉滴注，待患者已入睡，减慢滴速维持。每 8 ~ 10 小时，间歇 1 小时左右让患者清醒进食，待疼痛急性发作缓解后停止。

常用冬眠药物的配方见表 10 - 1。

表 10 - 1　常用冬眠药物的配方

	氯丙嗪	乙酰丙嗪	哌替啶	异丙嗪	双氯麦角碱	普鲁卡因	注
通用	50 mg			50 mg			适用于一般冬眠疗法的患者
Ⅰ号	50 mg		100 mg	50 mg			适用于高热、烦躁者。呼吸衰竭者慎用
Ⅱ号			100 mg	50 mg	0.3 ~ 0.6 mg		适用于伴有心动过速的患者
Ⅲ号		20 mg	100 mg	50 mg			适用于高热、烦躁的患者
Ⅳ号				50 mg	0.3 ~ 0.9 mg		适用于伴有呼吸衰竭的患者
Ⅴ号	50 mg		50 mg			50 mg	适用于伴有少尿患者，对于有心率慢或心律失常者慎用

注：上述剂量溶于 5% ~ 10% 葡萄糖液 500 ml 中，开始滴速较快，待患者趋于冬眠（安静、欲睡、反应迟钝），减慢滴速维持。每日总量为 2 ~ 3 个剂量。

3. 使用药物镇痛的注意事项

1）在给镇痛药之前，医护人员应熟悉药物的基本作用、使用剂量、给药途径、不良反应和注意事项。

2）在患者未明确诊断之前，不能盲目使用镇痛药，以免延误病情。

3）应在疼痛前给药，开始剂量较大，以后改为维持量，可多种镇痛药联合应用。

4）如果非麻醉性镇痛药能够解除疼痛，就不要使用麻醉性药物。

5）不同的患者可能需要不同剂量的镇痛药，而且每个人对药物作用的反应也会不同。

6）应用镇痛药的过程中，应随时观察不良反应对患者的影响。麻醉性药物使用时，要注意避免患者成瘾。

7）给药后20~30分钟应评价和记录镇痛药的效果，评价方法与上面介绍的评估方法和测评工具相同，以便判别镇痛的治疗措施是否有效。如果未能达到镇痛的治疗目标，需修改治疗计划。

（二）手术治疗

镇痛手术一般用于治疗顽固性疼痛，手术治疗方法按其手术原理分为破坏性和刺激性手术两大类，根据疼痛的部位和性质选择不同的手术方法。

1. 破坏性的镇痛手术

1）第一感觉神经元的破坏性手术

（1）周围神经切断术：较大的神经干系由运动神经、感觉神经的纤维与无髓鞘的自主神经纤维混合组成，在不同的神经中其组成比例各异。切断周围神经后能解除疼痛，同时有营养及运动障碍。切断的神经纤维数月后可再生，则疼痛又复发，故现已很少采用。但对截肢残端神经瘤引起的疼痛适合于此手术。

（2）脊神经后根切断术：所有的感觉神经纤维都经由脊神经后根进入脊髓。脊神经后根的浅、深感觉都呈节段分布。一个脊髓节段至少接受三个邻近脊神经后根的纤维，由于此种神经的重叠支配，单纯切断一根脊神经后根镇痛效果不佳，需同时切断三根邻近的脊神经后根，才能获得一带状感觉缺失。故此手术只适用于疼痛界限特别清楚，且范围不大的病例。

手术是在椎板切除术后，显露脊髓，先在硬脊膜外找到椎间孔，据此确定脊神经硬脊膜外部分的位置。再在硬脊膜内找出同一神经根，然后再区分前根和后根纤维。用神经钩将后根钩起，与后根一同进入脊髓的根动脉和根静脉需加分离并予保护，以免发生脊髓缺血性损害。

2）第二感觉神经元的破坏性手术

（1）缘束（Lissauer束，脊髓背外侧束）切断术：当后根进入脊髓时，传导疼痛信息的A_δ纤维（传导快速痛）和C纤维（传导延缓痛）纵行到脊髓灰质后角，形成缘束。切断此束可使该节段分布区的痛觉丧失。

适应证：用于颈、上肢和躯干部局限性疼痛。

方法：手术是在椎板切除术后，显露脊髓，于疼痛部位的同侧，痛觉纤维从后根进入脊髓内（交叉前）的位置，用小尖刀在脊髓背外侧沟（即后根进入脊髓处）的内侧1mm处刺入，向外侧切割2mm，深度也是2mm。

（2）脊髓前外侧束切断术：痛觉纤维从后根进入脊髓后，在缘束中分成升降二支。

升支向上攀行 4~5 个节段，降支向下行 1~2 个节段。升支与降支在这 5~7 个节段中再发出分支，这些分支进入灰质后角的胶状质内与第二神经元形成突触。从第二神经元发出的纤维越过灰质前连合交叉到对侧侧索的前外侧部，形成脊髓丘脑侧束。脊髓丘脑侧束的纤维是以骶、腰、胸、颈段的次序，依次由外向内排列，其厚度为 3~4 mm。脊髓前外侧束切断术为治疗癌痛的主要方法。切除 2~3 个椎板，显露疼痛对侧的脊髓。找到欲切割平面的齿状韧带，切断其硬脊膜端，夹住其脊髓端，将脊髓向后方旋转 45°左右。于上下 2 个神经根间用小尖刀刺入 4.5~5 mm 深度，切断脊髓前外侧部分。

术后并发症：①术侧轻偏瘫；②括约肌与性功能障碍；③两例脊髓前外侧束切断术还可发生自主性功能障碍。

（3）脊髓前连合切开术：痛温觉的二级纤维自后角神经元发出后，经前连合交叉到对侧脊髓丘脑侧束中。行前连合切开术可使躯体两侧的痛温觉缺失。

适应证：用于下肢、会阴和盆腔痛。

手术方法：与一般椎板切除术同。脊髓的切割部位取决于疼痛范围。纵行切开硬脊膜，借助手术显微镜或放大镜找到脊髓后静脉及细的蛛网膜膈所在处即为脊髓后中央沟。将脊髓后静脉牵开，在手术显微镜下，用极薄的刀片严格顺脊髓后正中沟的背腹方向，小心切入 5.5 mm，长度为 25~40 mm，可切开 2~3 个脊髓节段。

（4）延髓、脑桥或中脑平面脊髓丘脑束切断术：适用于半侧躯体、肢体及颈根、肩部的癌痛。此方法危险性大，现已少用。

（5）椎管内浸润术：胸腹部癌性疼痛用乙醇或 8%~10% 石炭酸甘油溶液行椎管内浸润术取得较好的确切效果。方法：取高颈段进路时采用硬脊膜外腔浸润术，取腰段进路时采用硬脊膜下隙浸润术。

3）第三感觉神经元的破坏性手术：丘脑破坏术，躯体的多种感觉与感官的上升冲动（除嗅觉外）在未到达大脑皮质之前，先到丘脑。丘脑是体内感觉系统的第一个转换站，将传入的感觉冲动再组合，转换为特殊的冲动才传送至大脑皮质。

手术破坏目标：①腹后核；②中央中核的后腹部；③内髓板及其核；④丘脑枕。

（1）腹后核：司痛温觉及一部分触觉的脊髓丘脑束及三叉丘脑束的纤维与其他的感觉纤维（内侧丘系）在中脑以上即混合在一块，终止于丘脑腹后核。脊髓丘脑束终于腹后核的外侧部分，三叉丘脑束终于腹后核的内侧部分。腹后核的传出纤维主要投射于后中央回，来自该核内侧部的纤维投射于后中央回下部，来自该核外侧部的纤维投射于其上部，来自该核前部的纤维投射于其前缘（Brodmann 3 区），来自该核后部的投射于其后上方（Brodmann 1 区）。立体定向术破坏腹后核，系于顶部离中线 4~5 cm 行颅骨钻孔。破坏灶的制造，可采用机械切割，药物注射或高频电烙（电极可用单极或双极的）。手术时应根据气脑造影或脑室造影片核对电极位置。

（2）中央中核的后腹部：根据神经解剖资料，脊髓丘脑束仅有 1/3 终止于腹后外侧核，而该束主要部分却终止于中央中核、中央外侧核、束旁核。此外与痛觉有关的上行传导束不仅有脊髓丘脑束，还有脊髓网状束与脊髓顶盖束。电生理学研究发现丘脑中只有后核、中央中核的后腹部才对有害刺激起反应，而腹后外侧核对有害刺激不起反应。遂选用中央中核后腹部为目标点进行立体定向丘脑破坏术来制止顽痛。

手术方法与一般定向手术相同。具体目标点在矢状面上是在 AC ~ PC 线（前、后连合的连线）的中点后 7 ~ 13 mm（目标点的中央在中点后 10 mm 处）向下 0 ~ 3 mm；冠状面上是在中线外侧 7 mm 处。

（3）内髓板及其核：丘脑内髓板及其核可分前、中、后三部分。前部与情绪活动有关，中部与运动活动有关，后部与感觉活动有关。后部包括中央中核、束旁核、中央外侧核、界核；各核的纤维投射到大脑皮质第二感觉区。

感觉通路内有髓的 Ac 纤维所传导的"快痛"冲动及无髓的 C 纤维所传导的"慢痛"冲动均可达丘脑内髓板后份各核的神经元内。内髓板后份对特异性感觉系统具易化作用，反过来特异性感觉系统又可对内髓后份起抑制作用，构成感觉的间脑控制系统。对顽固性疼痛病例行内髓板后份立体定向破坏灶可获良好镇痛作用。先行气脑造影，显示第三脑室，应用立体定向仪，使穿刺针指向颅骨枕部，沿正确方向插至丘脑内髓板处。

（4）丘脑枕：接受来自腹后外侧核、板内核的多数传入纤维。丘脑枕的纤维投射至顶叶后份的 5 区与 7 区（躯体精神区），特别是投射至顶—枕—颞三角区的 39 区与 40 区（躯体认识区），还投射至枕叶的 19 区（视觉辨认区）、18 区（精神视觉区）。立体定向丘脑枕切断术治疗弥散性转移性疼痛、幻肢痛、精神性疼痛取得良效。

立体定向丘脑枕切断术的手术方法与一般定向手术相同。目标点的选择，矢状面上是在基线（室间孔与后连合的连线）中点后方 17 mm 或后连合后方 4 ~ 5 mm，向上 4 mm；冠状面上是在中线外侧 16 mm。

4）大脑的镇痛手术：大脑皮质遂将粗感觉转变为痛觉认识与痛觉情感使"疼痛"，成为一种"痛苦"。痛觉认识（位置、性质、强度、原因）是在顶、枕、颞区进行的。痛觉情感与前额叶功能有关。丘脑腹后核、中央中核的后腹侧部、内髓板及其核、丘脑枕将粗感觉传递至大脑顶叶的 1 区、2 区、3 区（躯体感觉区），5 区与 7 区（躯体精神区）和顶—枕—颞交界处的 39 区与 40 区（躯体认识区），枕叶的 18 区（精神视觉区）、19 区（视觉辨认区）。前额叶皮质（9 区、10 区、11 区、12 区）和额叶眶面皮质（3 区、14 区）接受丘脑内侧核的投射纤维，大脑半球内面的扣带回（23 区、24 区）接受丘脑前核的投射纤维。

（1）顶叶皮质切除术：因手术后镇痛效果欠佳，复发率较高，更为严重的是常并发癫痫，故现已弃用。

（2）前额叶的镇痛手术：适应证为不易用其他方法镇痛；或其他方法镇痛无效的癌痛；慢性疼痛患者，因疼痛过久，有病态人格者。

前额叶白质切断术：①外侧进路，切割平面位于侧脑室前角及冠状缝的前面。标志是：矢状面从眉间向上 12 ~ 13 cm；眶外缘后方 3 cm，颧弓上 5 cm（即翼点）。此平面实际上在上方与冠状缝重合，向下方通过侧脑室前面，再向下达蝶骨嵴。②上方进路，从眉间沿矢状缝向上后 12 cm 处，向一侧或两侧各行冠状切口长 7 cm。在切口中点行一颅骨钻孔，并用咬骨钳将之扩大为 3 cm 大小。

化学性前额叶切断术：择用上述两种进路之一，于穿刺针内分别向左、右侧前额叶内注入 10% 普鲁卡因 10 ml。

额叶皮质局部切除术：切除范围是从冠状缝前 5 cm 开始，切除长约 4 cm、宽 4 cm 的一片皮质，其内缘需顺大脑镰向内下切除约 0.5 cm。切除范围包括 9 区、10 区与 46 区。

（3）扣带回的镇痛手术：由于神经生理学、神经病学及神经外科学的进展，将扣带回和海马回所形成的 Broca 边缘叶称为"情绪脑"，目前称为"边缘系统"。扣带回在边缘系统中占重要地位，对情绪有重大作用，疼痛与情绪是不可分割的。切断或破坏扣带回，可治疗伴有焦虑、抑郁等情绪障碍的顽固性疼痛；对颈部恶性肿瘤引起的顽固性疼痛效果甚好。

扣带回切除术：仅切除双侧扣带回前半部。行右额开颅术，骨瓣后缘相当于由眉间向上后 13 cm 处。

立体定向扣带束切断术：手术方法与一般立体定向手术相同。自眉间上方 9 cm，离中线 1.5 cm 处钻孔。行脑室造影确定放置电极方位。正位片上，电极穿刺方向稍偏内，其尖端应在侧脑室外上角的内侧。侧位片上，电极尖端应位于侧脑室前极的后方 3 ~ 4 cm，在侧脑室表面上方 1 cm 处。

5）功能性垂体切除术：所谓功能性垂体切除术，系指切除正常的垂体腺，以达到治疗依赖激素癌（主要是乳腺癌、前列腺癌，其次是甲状腺癌、卵巢癌）的骨转移性。

（1）禁忌证：①有肝转移者。②严重贫血并骨髓弥散性转移者。③多发性脑转移者。④双侧肺转移并胸腔积液者。⑤卵巢转移并腹水者。

（2）方法

经颅内额下入路：行额部开颅术，从脑膜内进行颅内操作，抬起额叶，显露视交叉区切断垂体柄后，将剥离子导入鞍膈下，逐步谨慎地剥离垂体，如能保持垂体包膜完整，可顺利地将垂体完全摘除。

经颅外蝶骨进路：手术采用气管插管麻醉，取半坐位，头向后仰 45° 左右。在上唇及上齿龈交界处做横切口，两侧到犬齿。将鼻黏膜自鼻中隔和鼻腔底部撬起，切除下 1/3 鼻膈软骨、硬膜和下部犁状骨。打开蝶窦后，尽量推开窦内黏膜。然后在 X 线及手术显微镜控制下打开鞍底，分离、切除垂体。将鼻黏膜放回原位，鼻内填入凡士林纱布，术后 24 ~ 48 小时取出，缝合黏膜。

对进行功能性垂体切除术的患者，于术前、术中、术后均应给予肾上腺皮质激素治疗，以加强患者的应激反应，防止或减少术后发生肾上腺皮质危象，减少因下丘脑损伤而发生的反应。术后出现尿崩症者可用垂体加压素，以鞣酸盐油剂的作用最长，每次肌内注射 0.1 ~ 0.5 ml，可维持 3 ~ 5 日。或用后垂体粉剂，经鼻道吸入，每剂 20 ~ 50 mg，可维持 3 ~ 4 小时。也可用垂体后叶素，每次皮下注射 0.5 ~ 1.0 ml（每 ml 含 5 ~ 10 U），每日数次。

（3）鞘内注射乙醇垂体溶解术

禁忌证：绝对禁忌证，败血症，颅内压增高，急进性溃疡病；相对禁忌证，耳、鼻、喉感染，明显的止血机制紊乱。

方法：患者仰卧，头呈过伸位固定在能透过 X 线的头架上。在 X 线电视荧光所控制下，调整穿刺针方向，使之正对蝶鞍后床突稍下方并严格居中线。针进抵鞍底时，可用小木槌轻敲几下帮助穿过。待看清针已在鞍内，拔出针芯，如无血及脑脊液流出，则注入少量乙醇。

术后：定时测量血压、脉搏、呼吸；记录尿量，测量尿比重；行激素替代疗法。

6）交感神经手术

（1）交感神经：交感神经低级中枢位于胸 1 到腰 3 脊髓节段侧角（中间外侧柱）的交感神经核。由此核发出节前纤维（有髓纤维）经脊髓前根出脊髓后即离开脊神经，构成白交通支，进入脊椎两旁的交感神经节，换神经元后发出节后纤维（无髓纤维）经灰交通支进入脊神经，供应血管壁、汗腺和立毛肌；另一部分从交感神经节发出的纤维，直接支配内脏、腺体和内脏血管。

（2）交感神经节和交感神经干：交感神经干是由两条交感神经节连成的神经索，在脊柱两旁对称纵列。交感神经节又称椎旁神经节，每侧有 22～24 个。其中颈部 3 个，即颈上、中、下神经节。在胸腰部和骶部，神经节按身体节段排列，计胸节 11～12 个，腰节 3～4 个，骶节 4～5 个。在骶部，二交感神经干逐渐接近，在尾骨处合成单个的尾神经节。

（3）手术指征：①创伤后肢体痛，交感神经创伤后肢体痛中的灼痛、灼性神经痛。②血管性病变，对于肢体血管痉挛性疾病交感神经节切除术效果较好。血栓、脉管炎、结缔组织病引起的血管闭塞适于此手术。③心绞痛，第 1～5 胸交感神经节切除术可治疗心绞痛。④证实有冠状动脉痉挛时才可用交感神经节切除术，此术式的治疗机制可能为阻断痛觉的传入纤维及阻断交感神经血管运动纤维。⑤诊断性交感神经节封闭术，在交感神经节切除术之前，应常规行交感神经节封闭术，如封闭有效，可以行切除术。

（4）术后并发症：①术后神经痛，表现为术后 7～10 日发生神经痛，多在夜间发生，有时疼痛严重，一般可于术后 1～3 个月自行缓解，疼痛严重者可口服卡马西平治疗。②盗血现象：交感神经节切除后造成动静脉短路而使血流量增加，可能加重肢体缺血。

（5）各部位交感神经节的手术方法

颈下神经节：形状不规则。左右两侧分别位于颈部第 7 颈椎横突基部与第 1 肋骨之间，在脊椎椎体的前外侧面，居肋骨胸膜凹的间隙内。左侧颈下神经节较右侧者低。此神经节常与第 1 胸节融合成星状神经节，居锁骨下动脉后方，接近椎动脉的起始部。

腰交感神经链：左右两侧分别自第 1 肋间隙向下至第 11 肋处，位于相应的椎体旁。

星状神经节切除术：星状神经节切除术适用于治疗上肢神经性灼痛。在气管插管全麻下进行，防止术中胸膜损伤破裂导致呼吸功能障碍。患者取仰卧位，颈下垫一枕头，使头部后仰。于锁骨上 2 cm 处取一横行切口，切开皮肤，牵开胸锁乳突肌，暴露前斜角肌，可见臂丛及锁骨下动脉在其外侧缘穿出。切断肩甲舌骨肌后膜，沿斜角肌深面分离臂丛神经和锁骨下动脉并切断斜角肌。分离锁骨下动脉分支甲状颈干，在其近端结扎并切断。锁骨下动脉的内侧可见椎动脉，椎动脉内侧为颈总动脉。星状神经节及其交通支即位于椎动脉近端内侧，锁骨下动脉后方，第 7 颈椎横突或第 1 肋骨颈的浅面。术中应注意保护胸膜顶及胸导管。胸膜顶位于锁骨下动脉的前下方。胸导管位于左下静脉后方从纵隔穿出，汇入颈静脉角。切断交感神经干和各交通支，摘除神经节。

胸交感神经节切除术：胸交感神经节切除术常用来治疗因交感神经功能紊乱引起的上肢痛，如雷诺病、心绞痛也有效。上肢交感神经节前纤维来自胸 2～7 白交通支，其神经元位于颈中、下和第 1～3 胸交感神经节。

患者常规行气管插管全麻，取侧卧或俯卧位。以第 3 肋为中心。背部中线旁 3 cm 处纵向切口，切开深筋膜和椎旁肌肉。将肌肉牵拉开暴露前方横突及第 2 肋内侧。在骨膜下切除第 2 肋内侧 4～5 cm，同时咬除第 2 胸椎横突。切除肋骨时注意在骨膜下进行，以免损伤胸膜。如果术中术野暴露不充分，可同时切除第 3 肋内侧及第 3 胸椎横突。钝性分离第 1～4 肋深面胸膜，直至椎体，并暴露椎体侧方。术中如有胸膜损伤，应及时缝合，在靠近椎体外侧缘的胸膜表面，可看见或触及纵形分布的条索样结构，即为交感神经干。在交感干第 2、3 肋间神经相交处可找到结节条索样结构的第 2、3 胸交感神经结节。切断交通支，然后将第 2、3 胸交感神经节切除。双侧胸交感神经节切除术可以一期完成。

如手术中胸膜破裂，大量气体进入胸腔内，为了减少术后气胸，在切除神经节后，关闭切口缝合肌肉时，应行正压呼吸，使肺部膨胀，排除胸腔内气体，或手术后立即行胸腔穿刺排气，以减少手术后不适。

腰交感神经节切除术：腰交感神经节切除术用于治疗交感神经功能紊乱的下肢痛、下肢血管痉挛或闭塞性血管疾病。腰交感神经节切除术要切除第 1～4 腰交感神经节、交通支及其节间的交感链。

患者在全麻下手术，仰卧位，患侧腰部垫高。切口由腋中线下肋缘斜向内下至脐下 2～3 cm，达腹直肌外侧缘。切开皮肤、皮下组织、肌肉达腹膜，在腹膜外间隙向后分离，经腰方肌和腰大肌前面，达椎旁。接近椎旁时可见输尿管附于后腹膜表面，注意保护，输尿管在腹膜外面随腹膜推开，腰大肌内缘处右侧者可见下腔静脉，左侧者可见腹主动脉。交感神经链贴在锥体外侧表面，存在于腰大肌和椎体之间的脂肪组织中。右侧者须向内侧牵开下腔静脉。交感链为一条索状结构，每隔 2～3 cm 有一质地韧的膨大的结节。寻找到交感神经干后，沿之向上和向下寻找神经节，一般第 2 腰交感神经节的交通支是向上走行，第 3 腰交感神经节交通支多为水平方向向外分出，第 4 腰交感神经节多在髂外动脉后，其交通支向下走行。游离第 2、3 腰交感神经节并剪断其交通支，然后将该节连同一段交感神经干一并切除。如需切除第 1 腰交感神经节，还应向上寻找，一般多在膈肌脚处可以找到。此外，腰交感神经节经常有变异，系 2 个神经节融合在一块，这时看到交感神经节较正常者大，且呈长圆形或柱形。

两侧手术者若患者情况允许可 1 次进行。亦可在第 1 次手术后 2～3 周，再做另一侧手术。

胸腰交感神经和内脏神经切除术：胸腰交感神经和内脏神经切除的范围取决于疼痛的部位。食管下端病变疼痛切除内脏大神经或第 9～12 胸交感神经节；胃小肠疼痛切除两侧内脏神经；肝胆疼痛切除右侧内脏大神经；胰腺病变切除两侧内脏大神经或腹腔神经丛；输尿管上段病变，切除同侧内脏小和最下神经或腹腔神经丛，或者第 10 胸至第 1 腰交感神经节，输尿管下段病变切除肾丛或第 11 胸至第 1 腰交感神经节。

全麻，俯卧位，中线旁 5 cm 纵向切口，从 12 肋下缘向下直至第 2 腰椎横突水平，然后拐向外侧至髂嵴上方。切口上部钝性分离背阔肌和下锯肌，下部切开腰筋肌，暴露骶棘肌外缘以及第11、12肋骨的内侧部分和腹肌的筋膜附着点。切断骶棘肌肌骨附着处，向内侧牵开，暴露12肋内侧端。切除12肋内端及第12胸椎横突。先将胸膜自膈肌和第9～11肋骨的内侧部分、椎体侧面分离，向前外方牵开达椎旁。在腰大肌的上部找到膈肌的弧形边缘，弓状韧带。以此为起点，向前将膈肌切开一段，长4～5 cm。在膈肌脚前方分离出腹腔神经节，内脏大神经即进入此神经节的上端。将神经和神经节之间联系切断，并沿内脏大神经向上分离切断其交通支，至第9肋上方。内脏小神经在腹腔神经节下方，进入其下端，找到后同样处理。内脏最大神经伴交感神经链进入腹腔找到后亦行切断。沿途切断各交通支，分别在第8胸与第9胸、第2腰与第3腰交感神经节之间切断交感神经链。

骶前神经切除术：骶前神经切除术最适用于治疗子宫体的原发性痛经，子宫的痛觉传入骶前神经。也可缓解慢性间质膀胱炎引起的疼痛。手术采用腰麻或全麻。仰卧头低位，以脐中心做旁正中切口，长10～12 cm。切开腹腔，显露腹主动脉分叉和骶骨岬。沿中线切开后腹膜，向两旁分开，显露主动脉下方及两髂总动脉间的疏松组织。疏松组织中的神经丛和腹膜后淋巴结以钝性分离显露。在腹主动脉分叉处，即在右髂总静脉的上端，将附有神经的疏松组织结扎后一并切断。然后继续向下分离，至左髂总动脉的末端，约长5 cm，再予结扎后切断。分离过程中找出来自第4腰交感神经节的交通支加以切断。止血后缝合后腹膜。

7）硬膜外腔内注入吗啡镇痛：适用于幻肢痛，晚期癌肿的持续性疼痛。

方法：穿刺及置管方法与日常硬膜外麻醉法相同。特殊点有：①穿刺点需与疼痛最严重的神经节段一致。②吗啡的常用剂量为2 mg/10 ml生理盐水，1次注完。一般于2～15分钟疼痛可获解除，且可持续7～36小时。剂量须随个体差异适当调整。③注射后需严密观察循环、呼吸及神志等生理功能的改变。④放置导管连续用药的患者，要十分注意各个操作环节的无菌处理。

8）脑神经镇痛术

头面部疼痛主要由三叉神经痛和舌咽神经痛引起，下面分述两种神经痛的手术治疗。

（1）三叉神经痛：是一种常见的、有代表性的神经痛，为头面部痛常见的病因，三叉神经痛的治疗方式有药物治疗与手术治疗。常见的手术方式有以下几种：

①三叉神经根经皮穿刺射频损毁术：经皮穿刺三叉神经根射频损毁最早始于1935年由Kirschner施行，后来几经改进广泛应用于临床作为治疗三叉神经痛的有效方法。

适应证：对于药物或其他治疗方法无效的原发性三叉神经痛者，尤适于高龄患者及全身疾病不宜开颅者。

手术方法：手术在局麻下进行。电极直径0.9～1 mm，表面绝缘，尖端裸露5 mm。患者取仰卧位，患者取头部向上，先在颧弓中点前1 cm处做一标记，作为穿刺方向的记号。进针点位于颧骨结节的下方1.5 cm，内方0.5 cm处。此点大致正对第二上白齿，约在口角外侧3 cm。穿刺方向为向上、向后和向内，与头颅的矢状而成15°～20°。从侧面看，对准颧弓上的标记。从进针点到卵圆孔的距离为5.5～6 cm。穿刺方向是否正确可根据以下几点核对。a. 穿刺针的指向太低时，进入鼻咽部。这时刺入 6 cm 以上仍不能触及颅底；b. 穿刺针太高、太向内侧或太向外侧时，将在 4.5～5 cm 处接触颅底；c. 当穿刺到卵圆孔时，患者常感剧烈疼痛。从卵圆孔此前缘到半月节的距离为 6～10 mm，平均为 8 mm。电极穿刺针与斜坡边缘的交点是上颌支神经根的位置，沿此穿刺方向再推进 5 mm 是眼支神经根的位置，沿此穿刺方向从斜坡边缘退出 5 mm 是下颌神经根的位置，而穿刺的电极尖到达斜坡边缘时的位置，应离蝶鞍底 5～15 cm，故电极尖的穿刺深度不超过斜坡边缘后方 10 mm，不会损伤其他神经。

射频参数：a. 神经根刺激，参数是方脉冲、10～75 MHz、脉宽 1 毫秒、0.1～0.3 V；b. 神经根损毁，65°～75°，1 分钟。

疗效及并发症：首次射频损毁术的镇痛率可为 85%～95%，术后复发者约 50%，在一年以内，对复发者再次行射频损毁通常仍有效。

术后并发症包括面部异常感、咀嚼肌无力、神经性角膜炎、复视、视力障碍、颅内感染等。

②三叉神经周围支撕脱术：主要适用于高龄或身体状况较差，药物治疗无效，疼痛又仅限于单支的患者。其疗效为平均疼痛缓解 33 个月。

眶上神经撕脱术：适用于局限在第一支的疼痛。术前剃去眉毛，于眉内做横切口，自眼眉内端内外延伸 2 cm，切达骨膜。暴露眶上神经及其内侧的滑车上神经。将上述神经切断，用血管钳分别夹住远近端，将近端撕脱几厘米，远端尽量从皮下切除。

眶下神经撕脱术：可经口内或口外做切口。找到眶下神经后，于出孔处切断，将其近端及远端撕脱，撕脱方法如前述。

下齿槽神经撕脱术：沿下颌角下缘做切口，向上掘起皮肤，分开肌肉及骨膜，钻开骨皮质，暴露下齿槽神经，钩出神经，将其撕脱。神经管内堵塞骨蜡。

③微血管减压术：Gardner 于 1959 年首先报告微血管减压术治疗三叉神经痛有效；现三叉神经显微血管减压治疗三叉神经痛，获得满意的效果。其手术的理论依据是认为三叉神经痛的主要原因是后根受邻近血管的压迫，导致神经纤维脱髓鞘而引起神经传导短路。

适应证：a. 药物或其他治疗无效的原发性三叉神经痛；b. 疑为三叉神经痛，需做脑桥小脑三角探查术者。

禁忌证：其他器质性病变或多发性硬化症引起的疼痛。

手术方法：可在局麻或全麻下进行。耳后乳突切口，乳突内上方开颅，切开硬脑膜。放置手术显微镜，用显微脑压板将小脑牵开。放脑脊液，在脑桥小脑三角处可见三叉神经后根，剪开贴附在神经根上的蛛网膜，直至见到神经根穿入脑桥的部分，寻找压迫后根的血管。最常见的压迫血管是小脑上动脉，其次是静脉、小脑前下动脉、基底动脉和小脑后下动脉。在神经根与压迫血管的间隙中，插入显微圆头剥离子，轻柔分离粘连，将减压材料从血管和神经根间隙塞入。减压后，常规关颅。

判断神经受压的标准：a. 受压部位必须在距离脑桥 0.5～1.0 cm 的范围内；b. 血管与神经接触或神经被推移；c. 三叉神经入脑干段有压迹。

疗效与并发症：手术近期有效率为 90%～95%，远期随访有效率为 70%～91%。

并发症少见，罕见小脑梗死、脑神经损伤、无菌性脑膜炎。

④三叉神经感觉根切断术：三叉神经感觉根切断术根据其入路不同又分为以下 3 种。

颈部硬膜外入路三叉神经感觉根切断术：本术式适用于药物或其他方法治疗无效的三叉神经 2、3 支痛的患者。此法操作简单，并发症少，效果可靠，比较安全。①手术方法：患者取坐位，局麻，自耳前 2 cm 的颧弓上缘起向后上做长约 6 cm 的切口。切开颞肌筋膜，分离颞肌切开骨膜达颅骨，钻颅骨骨孔一个，咬除骨质扩大骨窗直径达 4 cm，骨窗下缘要达颅中窝底。用脑压板抬起颞叶，沿脑膜中动脉沟寻找棘孔。电凝切断脑膜中动脉，再找到卵圆孔，沿下颌神经向后分离，显露半月节及感觉根。用钝钩提起第 2、3 支即后根外侧 2/3 的纤维，距半月节以上 5 mm 分次剪断。②疗效与并发症：有效率为 80% 左右，术后复发率约为 15%。其并发症包括同侧咀嚼肌瘫痪、周围性面瘫及面部感觉异常等。

经颌硬膜内入路三叉神经感觉根切断术：此法适用于硬膜与颅底或半月神经节固有膜粘连紧密者。其优点为不需切断脑膜中动脉，减少分离时的疼痛与出血，不致损伤岩浅大神经。颅外手术步骤同硬膜外法。弧线切开硬脑膜，在硬膜下显露后根与半月神经节的感觉纤维，并选择性切断。

经颅后窝入路三叉神经后根切断术：此法优点为镇痛效果好，复发率低。减少运动根损伤，但手术危险性较大。人们多采用改良式耳后小切口小骨窗向脑桥小脑三角探查。注意保护面、听神经。

⑤三叉神经后根减压术：此法适用于年轻患者。其手术入路为颞入路，抬起颞叶后于三叉神经孔的两侧夹住并切断岩上窦，使半月节及感觉根得到充分减压，而不需要切断感觉根，能保存三叉神经的生理功能。但复发率高（35%~60%），其手术理论根据是认为三叉神经痛的原因为岩骨嵴对三叉神经后根的压迫。

（2）舌咽神经痛：是一种出现于舌咽神经分布区的阵发性剧烈疼痛，早期与三叉神经痛混为一谈。常见的手术方式有以下几种：

①舌咽神经根切断术：局麻或全麻下耳后切口，乙状窦下缘入路开颅。打开硬脑膜，放出脑脊液减压，抬起小脑，暴露出颈静脉孔，辨认汇集在该孔的舌咽、迷走及副神经。舌咽神经位于最前方，单根较粗，与迷走神经之间有明显的狭窄间隙。迷走神经由数根细小纤维束所组成。局麻时分离迷走神经时可引起呕吐，用神经钩将舌咽神经钩起，这时将引起剧烈疼痛，如疼痛部位与临床相符，可用钩刀或微型剪刀将神经切断。如疼痛部位涉及外耳深部，为迷走神经耳支影响所致，应同时切断迷走神经前方 1~2 根根丝。神经切断后疼痛不再发作，同侧舌后 1/3 味觉丧失，软腭、扁桃体区及舌根部麻木，咽部干燥不适，轻度软腭下垂及短暂性吞咽困难。

疗效：有效率为 90%，复发率为 4.7%，多在术后 2~6 个月复发。

②舌咽神经根微血管减压术：麻醉、切口、骨窗形成和硬脑膜切开均与舌咽神经根切断术相同。显露颈静脉孔和舌咽、迷走、副神经，将小脑半球向内上方牵开，刺破蛛网膜，放出脑脊液，待脑压降低后，将小脑半球向后内和上方牵开，找出颈静脉孔和舌咽、迷走、副神经。舌咽和迷走两神经自脑干发出后，向前、向内走行至颈静脉孔、副

神经根与脑桥小脑三角处向前行走。舌咽神经仅一根，且较迷走神经粗大，单独自蛛网膜包裹，独自穿过一个硬脑膜孔，很容易与迷走神经的根区别。显露压迫神经的血管襻多在舌咽、迷走神经出脑干处，可见椎动脉或小脑后下动脉压迫神经。在显微镜下细心游离压迫神经的动脉，并在神经与血管间填入适当大小的涤纶片或特氟隆棉。对与舌咽神经粘连的增厚蛛网膜和小脑亦应进行松解。自神经血管减压术应用临床后，不仅解除了疼痛，又保留了神经功能的完整性，优点较多，是最有效的治疗方法。

③经皮穿刺舌咽神经射频毁损术：仅适用于造成声带麻痹的头颈恶性肿瘤所致的继发性舌咽神经痛的患者。

④延髓束切断术：20世纪60年代初有人应用延髓束切断术来治疗舌咽神经痛，当时疗效满意。但并发症多，故未被普遍采用。

对于顽固性疼痛，如癌痛、截肢术后的残端痛和幻肢痛，都可用刺激法镇痛。刺激术前，需对患者进行常规体检、神经系统检查、精神病学及心理学检查，以利于治疗及观察疗效。

脊髓后柱刺激法：过去多采用脊髓后柱直接刺激法。近年来则采用硬脊膜外脊髓后柱的间接刺激法。即应用硬脊膜外麻醉的操作方法，将2个微电极放置于硬脊膜外腔背部，连接到一个可埋藏的脉冲发生器，上肢痛者放置于 $C_7 \sim T_1$，下肢痛者放置于 $T_{12} \sim L_1$。

丘脑腹后外侧核刺激法：主要治疗下肢的患肢痛。目标点（靶点）标志是：矢状面为后连合前缘向前3 mm，下方为第三脑室平面。放置一个白金的双极电极，两极相距4 mm，连接到一个可埋藏的脉冲发生器上，此脉冲器内有一刺激器，可放数个小电池，并有一个磁性开关，此开关可经皮外的磁棒作用使之产生动作。

（三）其他镇痛治疗

1. 适当的活动

如适当的运动、改变姿势、变换体位等有助于缓解疼痛。

2. 物理疗法

简称理疗，在疼痛治疗中应用很广。它的方法种类很多，常用的有电疗、光疗、磁疗和蜡疗等。电疗法中常用的有短波、超短波和微波等高频电疗，以及直流电离子导入、感应电、电兴奋和间动电疗法等。光疗法常用红外线疗法，有近红外线和远红外线2种。理疗的主要作用是消炎、消肿、镇痛、解痉、改善局部血液循环、提高组织新陈代谢、软化瘢痕和兴奋神经肌肉等。

3. 心理疗法

心理因素在慢性疼痛治疗中起着重要作用。心理疗法中的支持疗法是医务人员采用解释、鼓励、安慰和保证等手段，帮助患者消除焦虑、忧郁和恐惧等不良心理因素，从而调动患者主观能动性，增强机体抗病痛的能力，并树立信心，为配合治疗创造良好条件。除支持疗法外，还有催眠、暗示、放松、认知以及生物反馈疗法等。

4. 患者自控镇痛

患者自控镇痛（PCA）是一种新的给药技术，即把镇痛药预置于镇痛泵（机械性或电动性）内，患者根据疼痛的程度自己给予药物。具有用药方便、及时、个体化、镇痛效果确切、不良反应少、符合患者心理、减轻医护人员工作量等优点，是目前手术后、急性创伤后、晚期癌症疼痛的常用镇痛方法。为了保证用药的有效和安全，使用前需对镇痛泵进行设置，主要包括镇痛药的浓度、首次负荷剂量、单次指令剂量、锁定时间、持续给药的背景剂量、单位时间内最大限量等。根据给药的部位，PCA 分为静脉 PCA、硬膜外 PCA、皮下 PCA、外周神经阻滞 PCA、穴位 PCA 等。PCA 所用的药物主要为阿片类镇痛药或（和）局麻药。常用的 PCA 给药模式为：①单纯 PCA，患者完全自控，感觉疼痛时或活动引起疼痛前自行按压给药键；②持续给药 + PCA，持续输注一定的背景剂量，维持一定的镇痛程度，患者感觉疼痛时或活动引起疼痛前自行按压给药键。此方式可减少患者的给药次数，提高镇痛效果；③负荷剂量 + 持续给药 + PCA，先由医务人员给一个负荷剂量，再持续输注一定的背景剂量，患者感觉疼痛时或活动引起疼痛前自行按压给药键。此方式能够较快产生镇痛作用，多用于急性创伤后。

5. 针灸治疗

中医传统的针灸镇痛方法疗效十分显著，尤其对神经疼痛的治疗效果甚至优于药物疗法。经大量的临床实验和观察研究表明，针刺利用可控制的低振幅频率的电流刺激局部组织，或兴奋深部组织包括肌肉在内的牵张、压力等多种感受器，通过各种传入神经纤维将信息传入中枢神经系统，在中枢神经系统的各级水平阻遏或调制伤害性信号的传递和感受。电针的传入冲动主要进入中枢神经系统，激活内源性阿片肽镇痛系统、非阿片肽镇痛系统和经典递质系统而达到镇痛效果。

（李霞）

第十六节　外伤止血、包扎技术

当伤员受伤后失血量达到总血量的 20%（800 ml）以上时，可出现明显的临床症状；如果为大出血且失血量达到总血量 40%（1 600 ml）以上时，就会出现生命危险。因此，争取时间采取有效的止血措施，对抢救伤员的生命具有非常重要的意义。

一、止血法

（一）出血的表现

根据各种出血的不同表现进行分类。

1. 根据出血性质分类

1）动脉出血：血液呈喷射状，速度快，受心搏速度的影响大，色鲜红，在短时间内可大量出血。

2）静脉出血：血液呈暗红色，流出速度慢，危险性相对比动脉出血小。

3）毛细血管出血：全部伤口均有渗血，呈整个创面外渗，不易找到出血点，危险性较小。

4）实质脏器破裂出血：如肝、脾、肾等破裂，其出血情况与大血管出血相似，症状出现较迟，出血量大。

2. 根据出血部位分类

1）外出血：从外伤的伤口流出，易察觉。

2）内出血：只能根据临床症状及体征来诊断。出血可出现全身乏力、头昏、耳鸣、烦躁，甚至嗜睡、口渴、出汗、皮肤苍白、四肢厥冷、脉搏细速、血压下降、体温低于正常、尿量减少等一系列全身症状，如不及时止血，会导致休克。

（二）常用止血法

1. 加压包扎止血法

浅表伤口的出血用生理盐水冲洗局部；毛发部位出血，应剃去毛发再清洗，以1/1 000新洁尔灭消毒后撒上云南白药或其他局部止血药物，伤口周围用75%乙醇擦拭消毒。涂擦时，先从近伤口处向外周擦，然后盖上无菌纱布，用绷带或三角巾适当加压包扎。

2. 填塞止血法

用无菌敷料填入伤口内，外加大块敷料加压包扎。一般只用于大腿根部、腋窝、肩部等难以用一般加压包扎的较大出血部位。

3. 指压止血法

适应证：适用于动脉位置浅表，且靠近骨骼，常在这些部位用手指压迫出血血管的近心端，将血管压闭、阻止血流，达到止血的目的。

1）颈总动脉：阻止头、面部的出血可压迫颈总动脉。颈总动脉经过第6颈椎横突前方上行，将颈总动脉在环状软骨外侧（胸锁乳突肌中点处）用力向后压可将其压在第6颈椎横突上使血流阻断。注意不能同时压迫双侧颈总动脉，以防阻断全部脑部供血。

2）颞动脉：上部位俗称"太阳穴"，用拇指在耳前方对着下颌关节用力压可将颞动脉压住以阻止头部或额部出血。

3）颌下动脉：在下颌角前下凹处压迫颌下动脉可阻止面部出血。

4）锁骨下动脉：在锁骨上血管搏动处向后下方按压锁骨下动脉，可阻止上臂出血。

5）腋动脉：压迫腋动脉可阻止上臂上部以下的出血。

6）肱动脉：在上臂的中部或下部压迫肱动脉可阻止前臂和手部出血。

7）桡动脉和尺动脉：在手腕两侧压迫桡动脉和尺动脉可阻止手部出血。

8）腹主动脉：在下腹正中用力垂直向脊柱压迫腹主动脉可阻止整个下肢大出血。

9）股动脉：用双手拇指重叠压迫腹股沟韧带中点的稍下方将股动脉压在耻骨上，可阻止大腿出血。

10）腘动脉：在二腘窝中部压迫腘动脉可阻止小腿出血。

11）胫前和胫后动脉：在踝关节的前后方压迫胫前和胫后动脉可阻止足部出血。

4. 止血带止血法

一般只适用于四肢大动脉出血或采用加压包扎后不能有效控制的大出血时才选用。

使用不当会造成更严重的出血或肢体缺血坏死。

1）橡皮止血带止血法：抬高患肢，将软布料、棉花等软织物衬垫于止血部位皮肤上。取止血带中间一段，适当拉紧、拉长，绕肢体 2～3 圈，使橡皮带末端压在紧缠的橡皮带下面即可。

2）勒紧止血法：在伤口上部用绷带或三角巾叠成带状或用布料等勒紧止血，第一道绕扎在伤口处皮肤的衬垫上，第二道压在第一道上面，并适当勒紧。

3）绞紧止血法：用三角巾叠成带状或用布条、手帕绕肢体一圈，打一活结，取一小木棒、笔杆、筷子等做绞棒，穿进活结下，绞紧，再将小木棒一端插入活结套内，拉紧固定木棒即可。

4）护理

（1）使用止血带部位要准确，应扎在伤口的近心端，并应尽量靠近伤口。

（2）前臂和小腿不适于扎止血带，因其动脉常走行于两骨之间，所以止血效果差。

（3）上臂扎止血带时，不可扎在下 1/3 处，以防损伤桡神经。

（4）使用止血带压力要适当，其压力以能阻断动脉血流为度，正确时肢端应为苍白色。

（5）止血带下加衬垫，捆扎时先抬高伤肢并垫以 4～5 层纱布或干净毛巾，切忌用绳索或铁丝直接加压。

（6）记录止血带的日期和时间要明显，使用止血带的时间不宜超过 3 小时，并应每 1 小时松止血带 2～3 次；松解止血带前，要先补充血容量，做好纠正休克和止血器材的准备。

二、包扎法

包扎是创伤后急救技术中最常用的方法之一。它有保护创面、压迫止血、固定敷料和夹板、托住受伤的肢体减轻伤员的痛苦等作用。最常用的包扎材料是绷带、三角巾和四头巾，也可就便用毛巾、手绢、被单、布块或衣服等物品。

（一）绷带包扎法

1. 环形法

环形法是最基本的绷带包扎法，将绷带做环形重叠缠绕，但第一圈的环绕应稍呈斜状，第 2～3 圈呈环形，并将第一圈斜出的一角压于环形圈内，最后用胶布将绷带尾部固定，也可将绷带尾部剪成两头并打结。

2. 蛇形法

此法多用于夹板的固定。将绷带按环形法缠绕数圈后，以绷带的宽度做间隔斜向上缠或下缠。

3. 螺旋形法

先将绷带按环形法缠绕数圈，随后上缠的每圈均盖住其前一圈的 1/3 或 2/3，即是螺旋形上缠。

4. 螺旋反折包扎法

环形缠绕两周后做螺旋包扎，然后以一手握住绷带上面正中处，另一手将绷带自该点向下反折，盖过上周绷带的 1/3～1/2。每一反折须整齐排列成一直线，但反折处不宜在伤口或骨隆突处。此法主要用于周径不等的部位，如前臂、小腿、大腿等处，使绷带能更加贴合。

5. "8" 字形包扎法

反复以 "8" 字形在关节上下做斜形旋转，每周遮盖上周的 1/3～1/2。主要用于关节处，如肘、肩、踝、膝等，或用于直径不等的部位。

6. 回返包扎法

用一系列的左右或前后回返绷扎，直至该端全部遮盖后再做环形绷扎两周固定。主要用于包扎顶端部位，如指端、头顶或残肢端等。

（二）三角巾包扎法

适用于急救包扎，优点较多，制作方便。用一块宽 90 cm 的白布，裁成正方形，再对角剪开就成了两条三角巾。底边长约 130 cm，顶角到底边中点约 65 cm。

1. 三角巾的包扎原则

1）包扎前认真评估受伤情况。

2）包扎时部位要准，动作要快、轻，不要触及伤口，以免加重疼痛、出血及污染。

3）包扎的松紧度适宜，即要保证血运，又要注意牢靠，不松脱。打结时要避开伤口。

4）注意伤员舒适及保持功能位。

2. 用三角巾包扎人体各部位的方法

1）头面部包扎

（1）帽式包扎法：将三角巾的底边向上反折后与眉平齐，顶角拉向头后，两底角经两耳上方在枕后交叉，然后绕到前额打结固定。

（2）面具式包扎法：将三角巾顶角打一单结套住下颌，罩住头面，拉紧两底角交叉绕至前额打结。包好后，在相应的部位剪 4 个孔，露出眼、鼻、口，罩住面。

（3）单侧面部包扎法：将三角巾的底边中央至顶角叠成一小三角巾或剪开，将底边斜盖于伤侧面部，用一底角与顶角在健侧颞部打结。然后拉紧另一底角，包绕下颌，在健侧耳前上方打结。

2）肩、背部包扎：两燕尾角等大，夹角朝上，燕尾披在双肩上，两燕尾角分别经左、右肩拉到腋下与燕尾底角打结。

3）三角巾包扎腹部：三角巾顶角朝下，底边横放于脐部，拉紧底角至腰部打结，顶角经会阴拉至臀上方，同底角余头打结。

4）三角巾包扎上肢：将三角巾一底角打结后套在伤侧手上，结之余头留长些备用，另一底角沿着手臂后侧拉到对侧肩上，顶角包裹伤肢，前臂屈至胸前，拉紧两底角打结。

5）三角巾包扎手、足：手指对着三角巾的顶角，将手平放于三角巾中央，底边位于腕部，将顶角提起放于手背上，然后拉两底角在手背部交叉，再绕回腕部，于掌侧或背侧打结。足的包扎与手相同。

6）三角巾包扎膝、肘关节：先将三角巾折成适当的宽度带，然后将其中部放在膝盖上，两端拉至膝后交叉，一端在上，一端在下，再由前向后绕至膝外侧打结。

3. 注意事项

1）包扎伤口时，先简单清创并盖上消毒纱布，然后再用绷带。操作宜小心、谨慎，不要触及伤口，以免加重疼痛或导致伤口出血及污染。

2）包扎时松紧要适宜，过紧会影响局部血液循环，过松易致敷料脱落或移动。

3）包扎时要使伤员的位置保持舒适。皮肤皱褶处，如腋下、乳下、腹股沟等，应用棉垫或纱布衬隔，骨隆突处也用棉垫保护。需要抬高肢体时，应给适当的扶托物。包扎的肢体必须保持功能位置。

4）根据包扎部位，选用宽度适宜的绷带和大小合适的三角巾。

5）包扎方向为自下而上，由左向右，从远心端向近心端包扎，以助静脉血液的回流。绷带固定时的结应放在肢体的外侧面，忌在伤口上、骨隆突处或易于受压的部位打结。

6）解除绷带时，先解开固定结或取下胶布，然后以两手互相传递松解。紧急时或绷带被伤口分泌物浸透干涸时，可用剪刀剪开。

（于艳）

第十七节　骨折固定、搬运技术

一、固定

固定用于骨折或骨关节损伤，以减轻疼痛，避免骨折片损伤血管、神经等，并能防止休克，更便于伤员的转运。对开放性软组织损伤应先止血，再包扎。对疑有骨折的伤员，都应按骨折处理。

（一）适应证

所有的四肢骨折。

（二）固定的原则

1）应认真评估伤情，如有伤口和出血，应先行止血，并包扎伤口，再固定骨折。如有休克应先进行抗休克处理。

2）就地固定，固定前，不要无故移动伤员；暴露伤口，可剪开衣裤（不要脱），要尽量减少伤肢的移动，以免增加伤员的痛苦和伤情。

3）固定的目的只是制动而不是整复，因此，任何试图整复的动作都应禁止。刺出伤口的骨折端也不应送回伤口内，以免增加污染和刺伤神经、血管。但如伤肢因过度畸形而影响固定时，可依伤肢长轴方向，稍加牵引后再行固定。

4）夹板和皮肤之间要加垫棉、布或其他物品，尤其是夹板两端、骨突处和空隙部位，以防局部受压引起坏死。

5）固定必须牢固可靠，夹板长度应超过骨折部的上下2个关节。除固定骨折上下两端外，必须把上下2个关节固定住。并应将患肢固定在功能位置。

6）固定松紧应适宜，不可过松，但也不能过紧，以免影响血液循环。固定四肢时，要露出指/趾尖，以便观察血液循环。如发现指/趾苍白、麻木、疼痛、肿胀和青紫色时，则应及时松解重新固定。

7）固定后应做好标记，并注意保暖。

（三）用物

固定材料可采用合适的木制或金属夹板、可塑性或充气式夹板。紧急情况时可就地取材，如树枝、木棍等，也可将上肢与胸壁、下肢与对侧健肢固定在一起。

（四）固定方法

1. 锁骨骨折

一侧骨折用大悬臂带（整个三角巾）兜起即可；两侧锁骨骨折，可用丁字形夹板贴于背后，在两肩及腰部扎牢。

2. 上臂骨折

上臂骨折可用三角巾做无夹板固定或用夹板固定。

3. 前臂骨折

前臂骨折可用夹板和三角巾做夹板固定或用绷带和三角巾做无夹板固定。

4. 大腿骨折

大腿骨折固定时应上至腋下，下至足跟。

5. 小腿骨折

小腿骨折可用夹板固定或将伤肢靠在健肢固定。

6. 脊椎骨折

脊椎骨折的伤员严禁坐起，未固定前不得轻易搬动，以免加重损伤。

（五）护理要点

1）如有伤口和出血，应先止血、包扎，然后再固定骨折部位，如有休克，应先行抗休克处理。

2）在处理开放性骨折时，不可把刺出的骨端送回伤口，以免造成感染。

3）夹板的长度与宽度要与骨折的肢体相适应，其长度必须超过骨折的上、下2个关节。固定时除骨折部位上、下两端外，还要固定上、下两关节。

4）夹板不可与皮肤直接接触，其间应垫棉花或其他物品，尤其在夹板两端，骨突出部位和悬空部位应加厚衬垫，防止受压或固定不妥。

5）固定应松紧适度，以免影响血液循环。肢体骨折时，一定要将指/趾端露出，以便随时观察末梢血液循环情况，如发现/指趾端苍白、发冷、麻木、疼痛、水肿或青紫说明血运不良，应松开重新固定。

6）固定中避免不必要的搬动，不可强制伤员进行各种活动。

二、搬运

急、危、重伤员在现场救护后，由于发病现场条件的限制和抢救的需要，特别是现场仍存在伤害因素时，往往要把伤员转移到更适合的场所，这须要借助一定的工具或以人为方式安全地把伤员搬运到运输工具上。

（一）担架搬运法

担架搬运法是最常用的搬运方法，因其结构简单、轻便耐用，无论是短距离转运还是较长路段的转送，不管是农村山区，还是海岛丛林、码头车站，均可应用。

1. 担架的种类

①帆布担架。②绳索担架。③被服担架。④四轮担架。

2. 体位

一般伤员在担架上取仰卧位。有恶心、呕吐的伤员，应采取侧卧以利呕吐，防止仰卧时呕吐物吸入气管引起咳嗽或阻塞呼吸道造成窒息。对有颅脑损伤、昏迷等伤员，应将头转向一侧，以防舌根后缩或分泌物阻塞咽喉与气道，必要时将舌牵出用别针别在衣服上。胸、肺部损伤伤员常有呼吸困难，可用一支架或被褥将背部垫起或半卧位，这样可以使症状减轻。

3. 方法

1）由 3~4 人合成一组，将伤员移上担架。

2）伤员头部向后，足部向前，这样后面抬担架的人可以随时观察伤员的变化。

3）抬担架的人脚步、行动要一致，平稳前进。

4）向高处抬时（如上台阶、上桥），前面的人要放低，后面的人要抬高，以使伤员保持在水平状态；下台阶时，相反。

（二）轮椅运送法

轮椅运送法用于运送病情较轻、可以起坐但不能行走的伤员。

1. 用物

轮椅，按季节备毛毯，需要时备外衣。

2. 方法

1）将轮椅推至伤员床旁，使椅背与床尾平齐，面向床头。

2）扶伤员坐起，穿好拖鞋，下地立于床边或坐在床缘等候。

3）救护者站在轮椅背后，以双手扶压椅背，拉起两侧扶手旁的车闸，无车闸则一脚踏住椅背下面的横档，以固定轮椅，使伤员坐下时不致前倾。

4）嘱伤员扶住轮椅扶手，尽量靠后坐，勿向前倾或自行下车，以避免跌倒。支起踏板，将伤员双脚放在踏板上。如果伤员身体虚弱则操作者可到前方扶助伤员，或请另一位救护者协助伤员坐在轮椅上。

（三）徒手搬运法

当现场找不到担架而转运路程较近，病情又轻，可以采用徒手搬运法。此法对伤员、搬运者都比较劳累，故病情重的伤员，不宜采用此法搬运。

1. 单人搬运

1）扶持法：对于病情较轻，能够站立行走的伤员可采取此法，救护者站在伤员一侧，使伤员靠近他的一臂揽着自己的头颈，然后救护者用外侧的手牵着伤员的手腕，另一手伸过伤员背部扶持他的腰，使其身体略靠着救护者，扶着行走。

2）抱持法：伤员如能站立，救护者可站于伤员一侧，一手托其背部，一手托其大腿，将其抱起，伤员如有知觉，可让其一手抱住救护者的颈部。

3）背负法：救护者站在伤员前面，与之面向同一方向，微弯背部，将伤员背起，胸部创伤伤员不宜采用，如伤员卧于地上，不能站立，则救护人员可躺在伤员一侧，一手紧握伤员后，另一手抱其腿，用力翻身，使其负于救护者背上，而后慢慢站起。

2. 双人搬运法

1）椅托式：甲以右膝，乙以左膝跪地，各以一手伸入伤员大腿之下而互相紧握，另一手彼此交替支持伤员背部。

2）拉车式：两位救护者，一位站在伤员头部，两手插到腋前，将伤员抱在怀内，一位站在其足部，跨在伤员两腿中间，两人步调一致慢慢抬起，卧式前行。

3）平抱或平抬法：两人平排将伤员平抱，亦可一前一后，一左一右将伤员平抬。

3. 三人搬运或多人搬运

可以三人平排，将伤员抱起齐步一致前进。六人可面对站立将伤员抱起。

搬运过程中，动作要轻巧，敏捷，协调一致，避免震动，减少伤员痛苦，对路途较远者，则应寻找合适的交通工具进行转送。

（四）特殊伤员搬运方法

1. 腹部内脏脱出的伤员

1）伤员双腿屈曲，腹肌放松，防止内脏继续脱出。

2）脱出的内脏严禁送回腹腔，防止加重感染。可用大小适当的碗扣住内脏或取伤员的腰带做成略大于脱出内脏的环。围住脱出的脏器，然后用三角巾包扎固定。

3）包扎后取仰卧位，屈曲下肢，并注意腹部保温，防止肠管过度胀气。

2. 昏迷伤员

使伤员侧卧或俯卧于担架上，头偏向一侧，以利于呼吸道分泌物引流。

3. 骨盆损伤的伤员

骨盆损伤应将骨盆用三角巾或大块包伤材料做环形包扎，后送时让伤员仰卧于门板或硬质担架上，膝微曲，下部加垫。

4. 脊柱损伤的伤员

搬运时，应严防颈部和躯干前屈或扭转，应使脊柱保持伸直。颈椎伤的伤员，应有3~4人一起搬运，1人专管头部的牵引固定，保持头部与躯干部成直线，其余3人蹲在伤员同一侧，2人托躯干，1人托住下肢，一齐起立，将伤员放在硬质担架上，然后将伤员的头部两侧用沙袋固定。搬运胸、腰椎伤伤员时，3人同在伤员右侧，1人托住肩背部，1人托住腰臀部，1人抱持住伤员的两下肢，同时起立将伤员放到硬质担架上。

（五）搬运伤员的注意事项

1）搬运前应尽可能做好伤员的初步急救处理，如情况允许，一般应先止血、包扎、固定，后搬运。

2）对各种外伤员，应注意伤处的保护，在疑有脊柱骨折时，要使背部保持平稳；不能屈曲躯干，以免造成脊髓损伤。颅脑外伤时，要有人专门固定头部，避免晃动。

3）抬担架上、下楼梯时，应尽量保持水平位置。

4）搬动中对于危重伤员应严密观察，注意其呼吸、脉搏并保证呼吸道通畅。搬运中若不便听诊检查时，可在伤员鼻孔旁贴上两片小棉花，随其呼吸，棉花有规律地被吹动，可借以观察伤员呼吸情况。

（于艳）